In den bayerischen Alpen 1911: Auf einer abgeschiedenen Alm, umgeben von grünen Weiden und wild wachsenden Pflanzen, ist Anna auf sich allein gestellt. Mit ihrem botanischen Wissen und ihrer Töpferkunst versucht sie sich ein neues Leben aufzubauen. Allerdings ist sie den Widrigkeiten der Natur ausgeliefert und muss erst lernen, damit umzugehen. Dennoch ist sie voller Zuversicht ...
München, Ende der bunten 1970er Jahre: Eva hat ein besonderes Talent, mit ihrer feinen Nase kann sie unendlich viele Gerüche unterscheiden und sich merken. Sie führt ein unkonventionelles Leben in einer grünen WG und gründet zusammen mit ihren Freunden einen der ersten Bioläden. Bei der Suche nach ihrer wahren Herkunft bekommt sie Hilfe von unerwarteter Seite, und dann wird plötzlich ihr Leben gleich mehrfach auf den Kopf gestellt ...

Stephanie Schuster lebt mit ihrer Familie und einer kleinen Schafherde auf einem gemütlichen Bio-Hof in Oberbayern. Sie arbeitete viele Jahre als Illustratorin, bevor sie selbst Romane schrieb – zuletzt die Bestseller-Serie »Die Wunderfrauen«. Sie engagierte sich in der Anti-Atomkraft- und Friedensbewegung, in einem »Eine-Welt-Laden« und setzte sich für fairen Handel ein.

STEPHANIE SCHUSTER

Glücks Töchter

EINFACH LIEBEN

ROMAN

Mit Illustrationen
der Autorin

FISCHER
TASCHENBUCH

FSC
www.fsc.org
MIX
Papier | Fördert
gute Waldnutzung
FSC® C014496

Erschienen bei FISCHER Taschenbuch
Frankfurt am Main, 2024

Redaktion: Silke Reutler
Satz: Fotosatz Amann, Memmingen
Druck und Bindung: GGP Media GmbH, Pößneck
ISBN 978-3-596-71063-8

Manche Rätsel löst man besser mit dem Herzen
als mit dem Verstand.

Wie immer für meinen allerliebsten Thomas
und unsere große Wunderfamilie.

Diesmal besonders auch für
Winona, Ida, Lia und James.

Anna

Mai 1911

Auf dem Berg wartete der Garten, den sie schon immer in sich trug. Bienen summten, Hummeln brummten, Blütenduft erfüllte die Luft. Obst reifte und Gemüse gedieh in einer unendlichen Vielfalt an Farben und Formen. Eine Augenweide. In Kochel angekommen, stieg Anna aus dem Zug und wechselte als Erstes das Schuhwerk, tauschte die selbst geknüpften Sandalen gegen die Schnürstiefel. Mehrmals krempelte sie die Wollstrümpfe über dem Schaft, damit sie nicht dauernd rutschten, und schlüpfte in ihre Strickjacke. Der Morgen war kühl, aber wenigstens regnete es nicht. Die Gipfel waren weiß verhangen, und in den Senken hielt sich noch der Schnee. Trotzdem versprach der Tag sonnig zu werden – Anna hoffte es jedenfalls. Beim Bäcker und in einem Kolonialwarenladen kaufte sie sich ein paar Essensvorräte, nur so viel, wie mit einigem Umschichten in den Koffer passte. Und auch bloß das Nötigste, besser, sie sparte. Für das, was sie sich vorgenommen hatte, brauchte sie jeden Pfennig. Jetzt, wo sie völlig auf sich gestellt war, umso mehr. Von wegen teilen. Was mir gehört, gehört dir. Bennis weiche Stimme klang ihr noch in den Ohren, als stünde er neben ihr. Zugleich versuchte sie die abschätzigen Blicke der Einheimischen zu ignorieren, die sie, wie auch schon die anderen Fahrgäste im Zug vorhin, in ihrem luftigen Reformkleid musterten.

»Schau dir das Stadtfräulein an. Is des a Zuagreiste?«

»Koan Huat und koane Handschuah. Naa, naa, ausgschamt. Als ob's noch im Nachtgewand wär«, hörte Anna sie tuscheln. Sie hätte besser gleich ihr Dirndl anziehen sollen, dann würde sie weniger auffallen. Sei's drum. Über solch ein Gerede war sie längst hinaus. Sie trug das, was ihr gefiel, und hielt ihre Locken lieber mit einem gewebten Band aus der Stirn, als sie unter einen Hut zu zwängen, den sie sehr wohl besaß. Das auf dem Monte Verità selbst gefilzte kostbare Stück ruhte gefaltet im Koffer. Sollten sich die Leute doch das Maul zerreißen, dem hielt sie stand. »An halberten Liter vom Essig und vom Distelöl, bittschön«, verlangte sie in breitestem Bayerisch, als sie an der Reihe war, und brachte damit die Ratschkathln zum Verstummen. Über der Ladentheke hing eine schuppige grün angemalte hölzerne Schlange, an der allerlei Schleifen und Bänder aufgefädelt war. Diesem bunten Tand konnte Anna nicht widerstehen und kaufte ein bisschen hier- und davon, außerdem ein paar Tüten mit Samen. Pastinake, Rote Bete, Feldsalat und etliches mehr. Einiges davon würde sie vorziehen müssen, anderes wollte sie sofort im Freien aussäen. Nachdem sie sich mit einem *Vergelt's Gott* verabschiedet hatte, biss sie draußen gleich in eine Butterbreze, lief hinüber zum Brunnen, wo sie ihren Durst löschte und ihre Glasflasche auffüllte. Heimat hier bin ich wieder! Anna atmete tief aus und ein. Sie war zurück, nur zweieinhalb Fahrstunden mit der Kutsche oder einem Kraftwagen von Wessobrunn entfernt, wo sie aufgewachsen war. Sie dachte an Humboldt, ihren Kater, an Komet, ihren Leutstettener Hengst, den sie zurückgelassen hatte, und an all die anderen Tiere auf Dreisonnenquell und fragte sich, wie es ihnen wohl ging. Dazu noch die Pflanzen, besonders die Maulbeerbäume fielen ihr ein, die waren bis zum Tod ihres Vaters, der alles verändert hatte, eigentlich in ihrer Obhut gewesen. Obwohl es erst acht Monate her war, kam es ihr wie eine Ewigkeit vor. Sie verließ die Talstraße und folgte einem Pfad, den ein Holzpfeil wies, zum Rabenkopf steil bergauf. An einem Zaun angekommen, hob sie ihren Koffer darüber und wand sich selbst durch eine Lücke. Es war eine Verschachtelung aus Brettern, die extra für die Wanderer gebaut worden war. Wie das Eck eines Labyrinths, so eng, dass kein Almvieh daraus entkommen konnte. Mit einfachen Mitteln erfinderisch sein – solche Konstruktionen hatten ihr schon immer gefallen. Im Dunst, der den Berg umhüllte, konnte Anna die rotbraunen Kühe kaum erkennen. Sie weideten irgendwo zwischen den Bäumen und Sträuchern, nur das Bimmeln ihrer Glocken war von überall zu hören. Dieses Morgenkonzert begleitete sie noch eine ganze Weile weiter auf ihrem Weg nach oben. Bald wurde es beschwerlicher. Sie stieg durch einen Hohlweg, der einem ausgetrockneten Flussbett glich, kraxelte über Felsbrocken und Kiesel. An den Seiten ragten Wurzeln aus der Erde. Wasser rauschte. Das musste der Pessenbach sein, der sich hinter der Anhöhe eine neue Schlucht gegraben hatte. Ihr fiel ein, wie sie als Kind hier heraufgeklettert war. Damals hatten die Steine fast unüberwindbar groß gewirkt. Dennoch hatte sie keinerlei Erschöpfung gespürt, oder daran gedacht, dass ihr die Kraft ausgehen und sie es nicht bis zum Ziel schaffen könnte. Vielmehr war sie sogar um ihre Eltern herumgetänzelt, immer wieder rauf und runter gehüpft. Voller Freude über die gemeinsame Zeit, in der sie Mamá und Papá ganz für sich haben würde. Denn nur auf der Tonkaalm waren sie als Familie allein gewesen. Schnurgerade führte der Hohlweg nach oben, wie ein umgedrehter Tunnel, der kein Ende nehmen wollte. Zudem musste Anna noch den schweren Koffer schleppen, sie schleifte ihn über das Geröll oder warf ihn voran, wenn er ihr beim Klettern im Weg war. Seine Seiten verkratzten, und der Inhalt wurde ordentlich durchgeschüttelt. Nicht mehr lange und er würde auseinanderfallen und sie ihre Sachen auf dem Arm tragen müssen. Wie praktisch wäre jetzt ein Rucksack, um die Hände freizuhaben und besser balancieren zu können, oder auch eine Kraxe aus Holz, wie sie Bergbauern benutzten. Anna keuchte und musste sich zwingen weiterzugehen. Verflixt und zugenäht – zu zweit wäre alles leichter! Aber es hatte nicht sein sollen. Besser, sie schaute nur auf die Stiefelspitzen und nicht nach oben, sonst schaffte sie es nie hinauf. *Lange Schritte, krumme Knie, kommt man rauf, man weiß nicht wie.* Mit diesem Kinderreim hatte ihre Mutter sie angespornt. Und vor allem nicht an ihn denken. Kaum hatte Anna am Lago Maggiore ihre Lungenschwäche auskuriert und wieder Hoffnung geschöpft, war er aufgetaucht. Benjamin Tardini. Ein Tessiner Bergbauernsohn inmitten der reichen Kurgäste, die hauptsächlich aus Deutschland kamen. Sie verliebte sich in ihn und glaubte, es beruhe auf Gegenseitigkeit. Bis dahin stammte alles, was sie über Liebe und Leidenschaft wusste, aus Büchern oder Gesprächen. Romantik würde sowieso bloß in Romanen vorkommen, hatte sie bis dahin gedacht, und selbst wenn es so etwas tatsächlich gab, dann war das etwas, das nur anderen passierte. Doch dann hatte es sie selbst mit voller Wucht getroffen. Benni schien der Mensch zu sein, nach dem sie sich schon immer gesehnt hatte. Durch ihn wurde alles leicht und frei. Auf einmal gab es nichts Wichtigeres, als dass sie beide zusammen waren – am liebsten rund um die Uhr –, was aber unmöglich war, da er als Bauer viele Verpflichtungen hatte. Und auch sie war auf dem Monte Verità eingebunden, so nahm sie sämtliche Anwendungen wahr, um ihre Genesung voranzubringen. Sie legte sich mit den anderen Kurgästen nackt in die Sonne, die im Tessin bereits im März und April eine große Kraft entfaltete, um sich zu stärken, und wandelte über Morgentau, was die Durchblutung förderte. Zusätzlich half Anna beim Obstbaumschnitt und beim Bestellen der Beete, um sie für die Aussaat vorzubereiten. Deshalb war ihre Haut bereits jetzt im Mai gebräunt, als hätte sie schon einen ganzen Sommer im Freien verbracht. Zusätzlich hatte sie Töpferkurse gegeben, wofür ihr Ida Hofmann, die die Naturheilanstalt leitete, einen Rabatt auf den Aufenthalt gewährte. Benni war meist bis kurz vor Morgengrauen bei Anna geblieben, und wenn sie sich nicht liebten, dann redeten sie und schmiedeten Pläne für ihre gemeinsame Zukunft. Von einem autarken Leben hatten sie geträumt – nur sie beide, für immer. Und dann? Mit einem Mal war alles aus gewesen! Was stimmte nicht mit ihr, dass er sie so unvermittelt fallengelassen hatte? Im letzten Moment hatte er sich umentschieden, konnte oder wollte nicht weg von daheim. Anders als Anna hatte er seine Eltern noch, insbesondere seine Mutter, die er anscheinend mehr liebte als sie. Alles, was Anna hingegen von ihren Eltern geblieben war, war die Tonkaalm, hoch über dem Kochelsee, unterhalb des Rabenkopfes. In ihrer Erinnerung ein Paradies. Aber ob das heute noch so war, musste sie erst noch herausfinden. Sie graute sich ziemlich vor dem, was ihr bevorstand. Wie sah es dort oben wohl inzwischen aus, ganze elf Jahre später? Stand das Haus noch, oder war es längst zusammengefallen? Was würde sie vorfinden? Ein mulmiges Gefühl machte sich in ihr breit. Würde sie es schaffen, allein zu leben und sich selbst zu versorgen? Die Zeiten, einfach in den Speisesaal zu gehen und sich aus dem Regal zu bedienen, waren vorbei. Alles, was sie fortan zum Leben brauchte, musste sie selbst erzeugen, den Rest dazukaufen und den Berg hinauftragen. Von Obst und Maronen wie in der Heilanstalt, konnte sie sich auf der Alm jedenfalls nicht ernähren. Was sie ernten wollte, musste sie zum Wachsen bringen. Das hieß den Boden vorbereiten, die Saat vorziehen und auf Keime hoffen. Pflanzen, gießen, düngen, harken, vor Unwetter und Schädlingen schützen. Sich tagein, tagaus kümmern, bis etwas einen Ertrag lieferte. Das fing schon beim Brot an. Dafür müsste sie erst einmal Getreide anbauen – aber bis sie das würde ernten können, wäre sie längst verhungert. Und Mehl hinaufzuschleppen und in großen Mengen zu horten, war schwierig. Es verdarb viel zu schnell oder würde eine Mäuseplage hervorrufen, wie sie aus Dreisonnenquell wusste. Außerdem hatte sich Zenzi, die Köchin, oft über die Motten beklagt, die aus den Säcken aufgeflogen waren wie aus einem Bienenkorb, obwohl auf dem Gut tagtäglich gebacken und das Mehl schnell verbraucht worden war. Hoffentlich funktionierte der Ofen auf der Alm noch! Es war ein gusseiserner, daran erinnerte sie sich und auch daran, wie sie mit ihrer Mutter Bratäpfel mit Marmelade gefüllt und darin gebraten hatte. Backen und Kochen bedeutete Brennholz besitzen, außerdem wollte sie nicht frieren. Anders als im Tessin würden die Frühlingsnächte in Bayern besonders in dieser Höhe sicher noch kalt sein. Das Baumfällen und Holzhacken hätte Benni übernommen. Nun hing alles an ihr allein. *Lan-ge Schrit-te, krumme Knie* .... Immerhin verstand sie etwas von der Pflanzenzucht, und in den letzten Wochen und Monaten hatte sie viel dazugelernt. Und bis auf den Ringfinger, dem unwiderruflich ein Stück fehlte, war sie robust und wiederhergestellt. Zudem besaß sie noch genügend Geld, um sich ein neues Zuhause zu schaffen und ihrer künstlerischen Leidenschaft, dem Töpfern, nachzugehen. Nein, sie brauchte weder Benni noch sonst jemanden! Sie trotzte allem und jedem. Anna blieb stehen, suchte in ihrer ledernen Jagdtasche nach einem Schnäuztuch, um sich die Stirn und den Nacken trocken zu wischen. Dabei fiel ihr die Karte in die Hand: *Die beste List ist Lust zur Last*, hatte Gusto Gräser, der Mitbegründer des Monte Verità, in seiner schnörkeligen Schrift darauf geschrieben. Den selbst ernannten Naturapostel hatte sie im Zug getroffen und sich mit ihm auf der Fahrt durch den Gotthardtunnel über Künstlergemeinschaften unterhalten. Überall auf der Welt entstanden moderne Lebensformen, die Menschen sehnten sich zurück zur Natur oder zumindest nach einem Ausgleich zu ihrem Alltag. Auch wenn für Anna vieles, was sie von Gräser gehört oder auch selbst auf dem Berg der Wahrheit erlebt hatte, neu gewesen war, so stellte sich heraus, dass es das alles doch schon mal gegeben hatte. So wie sich Geschichten zu jeder Zeit neu erfanden, aber nicht aus dem Nichts auftauchten. Womöglich war auch sie gerade selbst nur Teil einer Geschichte, die gerade irgendjemand irgendwem erzählte oder in einem Buch las, ob morgen oder im nächsten Jahrhundert.

Eva

1977

Der Duft von gerösteten Kürbis- und Sonnenblumenkernen, Haselnüssen und Cashews erfüllte die Küche. Dazu vibrierte der Fußboden von der Musik, die aus dem Keller hinaufdrang. Reggae. Eva hatte ebenfalls das Radio auf volle Lautstärke gestellt. Als *She's always a woman* erklungen war, hatte sie den Regler hochgedreht. Diesen Song mochte sie sehr, besonders die Zeile, in der es hieß, dass diese Frau ihrer Zeit voraus war, sie niemals aufgab, sie nur ihre Meinung änderte.

Galt das auch für einen Abtreibungstermin? Gegen den durchdringenden Rhythmus von Bob Marley, der das gesamte Haus an diesem frühen Freitagvormittag zum Wackeln brachte, kam Billy Joel nicht an und Eva zu keinem klaren Gedanken. Bevor ihr von der Doppelbeschallung die Ohren abflogen, schaltete sie den Radiorekorder lieber aus. Außerdem hatte es geklingelt. »Ecki, kannst du aufmachen?«, brüllte sie und stampfte auf den Boden. Wenn sie so zum Essen rief, klappte das mühelos, und ihr Mitbewohner, der eigentlich Manuel Eckberger hieß und gerade unten im Mediraum an seiner Psychologie-Hausarbeit über Selbsterkenntnis schrieb, hechtete in Sekunden die Treppe hoch. Eva rüttelte und schüttelte die verschiedenen Pfannen, die auf dem alten Wamslerherd standen, damit nichts anbrannte, und lauschte. Nichts – weder Schritte noch Geräusche im Flur. Vermutlich hatte sie sich getäuscht, und von der lauten Musik dröhnten ihr bloß die Ohren. Sie streute verschiedene Gewürze über die Nüsse, scharfe und süße. Eckis geliebtes Chilipulver, nicht zu vergessen. Eine Prise bloß, die trotzdem im Mund explodierte. Jetzt brauchte sie nur noch die Haferflocken kurz mitzurösten. Selbst gemachte aus unbehandelten Körnern. Das Quetschen hatte Milo zum Glück gestern Abend noch übernommen. Einen ganzen Sack voll. Wie sämtliche Zutaten stammte der Hafer aus ökologischem Landbau, der keine chemischen Spritzmittel einsetzte. *Naturbelassen* schrieb Eva mit auf die Etiketten, und genau das war auch ihr Verkaufserfolg und eine echte Alternative zu den herkömmlichen Lebensmitteln aus dem Supermarkt. Sie schüttete die Flocken in die Pfannen, rührte weiter um und schmeckte alles ab. Dabei konnte sie nicht widerstehen und naschte ein paar Löffel mehr. Köstlich. Seit sie schwanger war, hatte sie nicht nur ständig Hunger, sie roch auch intensiver denn je. Allein am Duft erkannte sie, wann die Mischung stimmte. Einatmen bedeutete, einen Geruch wahrzunehmen, doch für Eva waren Riechen und Leben schon immer eins gewesen. Beim Einatmen registrierte sie den Duft, beim Ausatmen ordnete sie ihn zu. Mittlerweile kannte sie die Rezepte für *Milos Knusperknäuschen, Majas Lieblingsnektar, Udos Goldmund, Eckis Superkraft* und ihre Sorte namens *Evas Feigenblatt* zwar auswendig, trotzdem wollte sie zur Sicherheit die Rezepte überprüfen. Die Stammkundschaft, die sie jeden Samstag auf dem Obermenzinger Wochenmarkt aufsuchte, würde sich sofort beschweren, wenn sie etwas abänderte. Mit dem Schürhaken zog sie einen Eisenring der Ofenplatte zur Seite und warf ein weiteres Holzscheit in die Glut. Dann schob sie die Pfannen an den Rand der Platte, wo es weniger heiß war, und nahm die Zettel, die gleich neben dem WG-Plan hingen, von der Pinnwand. Auch Majas Rezept war darunter. Obwohl sie nicht mehr dabei war, verlangten die Kunden nach wie vor auch ihre Sorte – und überhaupt stieg die Nachfrage. Deshalb boten sie seit neuestem zusätzlich den *13ner Traumbeutel* an. Dieses Müsli hatten Eva, Milo und Ecki zusammen entwickelt. Benannt nach den dreizehn Zutaten, die es enthielt. Die Anspielung auf Sigmund Freuds Traumdeutung war Eckis Idee. Es enthielt nicht einfach nur von allen anderen Sorten ein bisschen, sondern darüber hinaus noch einen großen Anteil an Kokosflocken und ölhaltigem Bitterkakao, den Eva mit Honig abmilderte. Sie strich über Majas Zettel und ihre sich gleichmäßig nach rechts neigenden Buchstaben, die wirkten, als hätte ihre liebste Freundin es immer noch auf ein Fleißbildchen in Schönschrift abgesehen. Eva holte Luft, um den Schmerz in ihrer Brust zu dämpfen. Sie sehnte sich so sehr nach Maja, vermisste sie mit jeder Minute mehr. Wäre sie hier, würde sie ihr bestimmt bei dem, was ihr bevorstand, beistehen und auch bei all den anderen Sorgen, die Eva sich machte. Aber Maja war fort. Und Eva noch immer traurig und wütend zugleich. Doch auch wenn es schmerzte, es half nichts, sie musste ohne sie zurechtkommen. Wenn Lieben doch einfacher wäre!

Tun zu können, was man gerne tut, bedeutet Freiheit. Das gerne zu tun, was man tut, bedeutet Glück. Zu ihrem *Lieblingsnektar*-Rezept hatte Maja ein Zitat geschrieben – von Henry David Thoreau, einem der ersten bekannten amerikanischen Aussteiger des neunzehnten Jahrhunderts.

Sein Buch *Walden* war Kult und in ihrer WG als zerfleddertes Exemplar durch die Zimmer gewandert. Als Eva es fertig gelesen hatte, war sie sofort nach unten gelaufen, um mit Udo und Maja darüber zu diskutieren, die beim wöchentlichen Hausputz gewesen waren.

Für Udo dachte Thoreau nicht radikal genug. »Von wegen, Selbstversorger im Wald. Der hat's doch recht bequem gehabt.« Er ließ den Schwamm ins Waschbecken fallen, schlüpfte aus den rosa Gummihandschuhen, schnappte sich das Buch, das Eva in der Hand hielt und faltete den Zeitungsausschnitt auf, den jemand reingelegt hatte. Eva liebte solche Ergänzungen in Büchern. Eine Abbildung zeigte das Innere eines Blockhauses mit den typisch amerikanischen Schiebefenstern. Ein Ofen, ein Schaukelstuhl, ein Schreibpult und ein Bett standen darin.

»Was spricht dagegen, es sich in der Natur gemütlich einzurichten?« Maja rollte den langen Flurteppich ein. »Ich finde es sehr radikal, wenn man sich aus der Gesellschaft mit ihren Erwartungen rauszieht und ein Leben in Einsamkeit wagt.«

»Was hat das mit der Natur zu tun?«, warf Udo ein. »Wenn der Ami wenigstens im Freien oder von mir aus in einem Zelt oder einem Baumhaus gelebt hätte.« Er widmete sich wieder den Badezimmerarmaturen.

»Er hat das Haus selbst gebaut, listet sogar alles auf, was er dafür gebraucht hat«, wandte Eva ein. Hatte Udo das Buch überhaupt gelesen? »Außerdem geht es um eine erfundene Figur, die nicht mit dem Autor gleichzusetzen ist.« Gern hätte sie ein paar Lieblingsstellen vorgelesen, hatte sich einiges markiert, was gar nicht so leicht gewesen war, da bereits andere vor ihr Sätze unterstrichen und Anmerkungen an den Rand geschrieben hatten. Sie setzte sich auf die unterste Treppenstufe. »Das Buch ist mehr ein Gedankenspiel, eine Utopie.«

»Du sagst es, Eva, doch wie wäre es zur Abwechslung mal mit etwas Konkretem, etwas, das wirklich etwas verändert? Nicht immer bloß ein Was-wäre-wenn oder Stell-dir-vor …«

»Du meinst so etwas wie ein sauber glänzendes Badezimmer?« Maja zog Udo auf und besänftigte ihn wieder. Normalerweise steigerte er sich bei solchen Gesprächen so weit rein, bis er alles in Frage stellte, und nur Maja schaffte es jedes Mal, ihn wieder zu beruhigen. »Ich mag solche Utopien aus Büchern. Man kann sich rauspicken, was einem gefällt, und damit seine eigene Erfahrung machen. Auch wenn wir nie so stark wie Pippi Langstrumpf sein werden, so können wir es doch versuchen. Oder, Eva?«

»Du willst ein Pferd hochheben?« Zuzutrauen wäre es ihrer einen Meter dreiundsechzig großen Freundin. Sie half ihr, den schweren Teppich zum Ausklopfen in den Garten zu schleppen, wo sie ihn im Schnee ausbreiteten.

»Ist gerade keins da zum Ausprobieren.« Maja lachte. »Dafür kann ich wie Pippi beim Wischen tanzen.« Sie schlüpfte aus den Birkenstockpantoffeln und den selbst gestrickten bunten Socken, kippte den Eimer mit dem Putzwasser auf den Boden. Eva sprang auf die Treppe. Sofort stand der gesamte Flur unter Wasser. Maja stieg auf zwei Wurzelbürsten und zog einen großen Kreis wie eine Schlittschuhläuferin. Das ließ sich Udo nicht entgehen, und auch er tänzelte mit dem Schrubber samt Wischlappen durch den Flur. Barfuß war er sowieso das ganze Jahr über. Und schwupp war auch Eva dabei, schnappte sich die Rückenbürste aus dem Bad und versuchte, über den Boden zu skaten. Der Vorteil einer WG – sie konnten tun und lassen, was sie wollten! Zumal sie noch in einem frei stehenden Haus wohnten und zwischen ihnen und den nächsten Nachbarn ein großer Garten lag. Leider war es nicht nur beim Spaß geblieben. Kurz danach setzten Maja und Udo ihre Vorhaben in die Tat um. Ohne Eva einzuweihen, zogen sie ihr eigenes Ding durch und entglitten ihr. Udo hatte sein Leben mit einer Protestaktion riskiert, und Maja war vor über einem Monat über den Landweg nach Indien aufgebrochen. Zuletzt hatte sie ihr Anfang Januar geschrieben:

Du solltest die Gesichter der Leute sehen, die wunderschönen Frauen, wie sie riesige Mengen an Brennholz auf dem Kopf tragen und welche Schicksale sich hinter ihren Augen abzeichnen. Nirgends spüre ich das Leben so deutlich wie hier.

Das klang, als wäre es ihr mit Eva langweilig gewesen. So reimte sie es sich beim Lesen jedenfalls zusammen. Laut des Datums und im Vergleich mit dem Stempel auf den vielen Marken, hatte der Brief aus Delhi zwei Wochen gebraucht.

Seither waren noch mal zwei Wochen vergangen, ohne dass sie wieder etwas von Maja gehört hatte. Rasch verdrängte Eva den Gedanken an ihre Liebste, und auch Udos Zustand versuchte sie auszublenden. An dem, was er getan hatte, fühlte sie sich mitschuldig. Besser, sie konzentrierte sich wieder auf das Müslimachen, schnitt für ihre eigene Sorte die getrockneten Feigen klein, verrührte sie mit den Haferflocken und Rosinen in einer Schüssel und streute etwas Zimt, eine Prise Kardamom und Anis darüber. Von wegen WG-Projekt. Am Ende blieb doch alles an ihr hängen, sie hatte sogar die Biochemie-Vorlesung geschwänzt, damit sie es schaffte. Und vom Grübeln hielt sie die Arbeit auch nicht ab, wie sie nun feststellte. Nachdem sie sich heute Morgen wieder übergeben hatte und ihr Kreislauf rebellierte, beschloss sie, zu Hause zu bleiben. Meistens legte sich die Übelkeit im Laufe des Vormittags wieder und machte großem Hunger Platz. So wie jetzt. Doch wie sollte sie nur ihr inneres Chaos beseitigen? Nächste Woche war es so weit, bei örtlicher Betäubung würde Helga Knaup, eine Starnberger Ärztin, eine Ausschabung vornehmen. Danach dürfte Eva aber nicht Auto fahren. Sie musste also jemanden einweihen, denn allein in der S-Bahn sitzen wollte sie in dem Zustand auch nicht. Aber wen? Udo und Milo wussten noch nichts davon. Eva hatte sich erst selbst klar werden wollen, bevor sie es ihnen sagte. Würden sie versuchen, es ihr auszureden, oder ihr bedingungslos beistehen? Seit Anfang Januar war Udo auf Reha in Bad Heilbrunn und Milo nach seiner Arbeit als Fotograf fast jeden Abend bei einer politischen Versammlung. Beide hatten eine andere Ausrede oder Verpflichtung, oder wie man es nennen sollte, und so übernahm sie stellvertretend für alle die Vorbereitungen für den Wochenmarkt. In Udos Müsli fehlten noch die Mandelblättchen. Sie schüttete sie in eine freigewordene Eisenpfanne und gab etwas Öl dazu. Dann schlug sie ihr Teedrogenbuch auf, wählte einen Begriff und sagte dazu auswendig und laut auf, was sie für die nächste Klausur wissen musste. »Rosae pseudofructus, die Hagebutte.« Nicht nur die lateinischen Namen, sondern auch die Stammpflanzen, die Pflanzenfamilien, und wofür man sie anwendete, sollte sie kennen.

»Sie hilft bei Vitamin-C-Mangel, mit Hilfe der Malve wird die rote Farbe verstärkt.« Auf dem Ofen qualmte es, aber es war nur ein Öltropfen, der verdampfte. Weiter. Die nächste Droge. Sie musste mehr Walnüsse knacken, fiel ihr ein, das waren eindeutig zu wenige für Majas Mischung. Apropos, Walnuss. Eva suchte die Stelle im Buch. Die Walnuss, genau, da stand es, lateinisch *juglans regia.* Sie sagte es mehrmals vor sich hin, setzte den Nussknacker an und pulte die Kerne aus den Schalen. Das hätten sie gestern auch alle zusammen vorbereiten können, aber da hatte wie üblich keiner mehr Lust gehabt. Eva eingeschlossen. Als sie nach den Vorlesungen in der Uni und den Medizinlieferungen im Auftrag der Apotheke heimgekommen war, war sie so erledigt gewesen, dass sie wie eine Omi beim Fernsehen auf dem Sofa eingeschlafen war, was Milo und Ecki amüsiert hatte. Aber zurück zu juglans regia. »Walnussbaumblätter helfen als Tee bei Magen-Darm-Katarrh und zur Blutreinigung.« Jetzt hatte sie es intus. Und was war mit dem Huflattich? Die kleinen gelben Blüten hatte sie vor Augen und roch sie auch, aber ihre Verwendung wollte ihr nicht einfallen. Zum Gurgeln bei Halsschmerzen vielleicht? Oder galt das eher für den Eukalyptus, logisch, aus ihm stellte man Hustenbonbons her. Sie spickte ins Buch. Sekretolytisch und motorisch. Also schleimlösend und die Bewegung steuernd. Aber was bedeutete das genau? Ach, wenn sie doch bei der Prüfung anstelle von Fragebögen echte Pflanzen vorgelegt bekäme – die könnte sie sofort am Geruch unterscheiden und zuordnen. Dazu bräuchte sie nur ihre innere Duftbibliothek abzurufen. Eva seufzte. Mist, jetzt waren die Mandelblättchen doch angekokelt. Rauch stieg aus der Pfanne auf. Rasch leerte sie alles auf einen Teller und wendete es. Nichts mehr zu machen, die Unterseite war schwarz. Sie musste sie wegwerfen und noch mal von vorne anfangen. Der Gestank war unerträglich und erinnerte sie wieder an den Inhalt des Rattankoffers, den man ihr mitgegeben hatte, als sie adoptiert worden war. Ein paar Kinderkleider, kleine, altmodische Schuhe und das Tagebuch ihrer Großmutter Anna von Quast. Jedenfalls vermutete Eva, dass sie ihre Großmutter war. Obwohl sie erst wenige Seiten ihrer Notizen entziffert hatte, war es jedes Mal, als tauchte sie in eine andere Welt ein. Klare Bergluft, wilde Tiere und Herdenvieh, seltene Blumen und ein karger Boden, dem alles, was man zum Existieren brauchte, mit viel Schweiß abgetrotzt werden musste. Das alles noch dazu vor über sechzig Jahren. Anna hatte erst in Wessobrunn und dann auf einer Alm gelebt, nicht weit von Evas alter Heimat Murnau. Auch wenn sie von einer Tonkaalm noch nie gehört hatte. In den Einträgen hatte Anna ein Kind namens Helene erwähnt, das sie 1918 zur Welt gebracht hatte. Eine Helene von Quast war wiederum in Evas Geburtsurkunde als ihre leibliche Mutter angegeben. Demnach wäre Helene heute neunundfünfzig und hätte sie 1954, mit sechsunddreißig Jahren, bekommen. Relativ spät für damalige Verhältnisse – aber Eva hatte keine Ahnung von den Umständen. Vielleicht war das Alter einer der Gründe gewesen, weshalb ihre Mutter sie nicht hatte haben wollen. Möglicherweise hatte sie noch mehr Kinder, und Eva, als ihr letztes, war eins zu viel gewesen? Sämtliche Varianten hatte sie sich schon ausgemalt, so sehr sie auch dagegen ankämpfte, es nicht zu tun. Wozu sich mit etwas auseinandersetzen, was sie nicht ändern konnte? Andererseits wollte sie wissen, was damals geschehen war, auch wenn damit die Angst einherging, dass die Wahrheit nur schwer zu verkraften sein könnte. Eva öffnete das Fenster, um frische Luft hereinzulassen, und streifte mit dem Ellbogen den Teller. Er rutschte vom Tisch und zerschellte klirrend auf den Fliesen. Die verkohlten Mandeln flogen in alle Richtungen. Zitternd starrte Eva auf das Durcheinander. Plötzlich war ihr alles zu viel. Ihr Leben erschien ihr allein schon kompliziert genug, wie sollte sie es da mit einem Kind schaffen? Nein, ihr Entschluss war gefasst. Nächste Woche um diese Zeit würde sie nicht mehr schwanger sein.

»Huhu, Eva.« Eine picklige Stirn unter einer Kapuze ragte über das Fenstersims. Jasmin, ihre ehemalige Mitstudentin, stand draußen im Schnee. »Ich hab schon tausendmal geklingelt.« Sie klang heiser, drückte sich ihr Tuch fester an den Hals. »Ich dachte schon, es ist wirklich keiner da, und ihr habt nur vergessen, die Musik auszumachen.« Nach wie vor wummerte Reggae in Dauerschleife aus dem Keller.

»Warte, ich mach dir auf.« Eva versuchte, sich wieder zu fassen, vergewisserte sich schnell, dass sonst nichts anbrannte, und stieg über das Desaster am Boden. Als sie die Haustür aufzog, fiel eine große Korbtasche herein, und lauter kleine Dosen purzelten in den Flur. Auf dem Fußabstreifer stapelte sich noch mehr Zeug. »Was bringst du denn alles mit?«, fragte Eva, als Jasmin wieder um die Hausecke bog.

»Na, meine Sachen. Den Webrahmen und meine Didgeridoos hab ich schon in eurer Garage gebunkert.« Sie räusperte sich, als ihre Stimme versagte, und wegen ihrer festen Zahnspange lispelte sie leicht. »Wenigstens da war offen. Freddy musste wieder los, er hat mir bei der Herfahrt im Bus mit seinem Jehovaroller geholfen.« Sie meinte so ein Nachziehwägelchen, wie es alte Leute oder die Zeugen Jehovas hatten, und Freddy war vermutlich einer aus Jasmins Clique. »Schön warm bei euch.« Sie trat in den Flur und rieb sich die Hände. »Das war vielleicht eine Fahrt, und was es für unfreundliche Leute gibt. Das Karma in Deutschland ist dermaßen verseucht.« Nun musste auch sie gegen Bob Marley anschreien. Jasmin zog sich die Kapuze vom Kopf, befreite sich vom Fransentuch, das sie noch zusätzlich umgeschlungen hatte, und schlüpfte aus dem Bundeswehrparka, bei dem sie, wie viele andere auch, die Deutschlandfahne am Ärmel mit einem Peacezeichen übermalt hatte. Perlen glitzerten an türkisfarbenen Haaren. »Ich zieh doch heute bei euch ein.«

Das war Eva neu. Durch Udos und Majas Abwesenheit standen zwar momentan zwei Zimmer leer, aber davon, dass Jasmin ihre Mitbewohnerin werden wollte, hatte sie noch nichts gehört. »Wissen Ecki und Milo Bescheid?«

»Na klar. Ecki hat's mir an Silvester angeboten, und hier bin ich.«

Dunkel erinnerte sich Eva, dass Jasmin gegen Mitternacht mit Ecki rumgeknutscht hatte und mit ihm in seinem Zimmer verschwunden war. »Und was ist mit Lutz?« Soviel sie wusste, waren Jasmin und er ein Paar und hatten zumindest bis jetzt zusammen mit anderen direkt an der Isar in Zelten gelebt.

»Der ist Geschichte, noch dazu halte ich die verdammte Kälte im Freien nicht mehr aus.« Sie stellte die klobigen Moonboots an die Garderobe, machte aber keine Anstalten, den dicken Pullover, den sie über einem dünnen Rolli trug, abzulegen. »Das ständige Schwemmholzsammeln, nur damit ich keine Frostbeulen kriege. Dazu die vielen Intrigen untereinander.« Dafür dass sie heiser war und die laute

Musik übertönen musste, redete sie ziemlich viel. »Du glaubst ja nicht, was abgeht, wenn man Tag und Nacht aufeinander hockt.«

»Willst du nicht noch eine Schicht ausziehen?« Eva war nur in T-Shirt und Latzhose, bei offenen Türen heizte der Wamslerherd das gesamte Erdgeschoss.

»Ich wärme mich erst mal auf.« Jasmin stieg über ihre Sachen, breitete die Arme aus und drehte sich mit klimpernden Flechten um sich selbst. »Ah, bei euch ist es herrlich! Kochst du gerade? Was gibt's denn? Oder wird das ein Kuchen?« Sie schnupperte. »Hier riecht's wie in einer Backstube. Mir ist alles recht, ich hab nämlich noch nicht viel gegessen heute.«

»Weder noch.« Eva hatte keine Lust, die Gastgeberin zu spielen. »Ich mach gerade die Müslis für den Wochenmarkt.«

»Richtig, deshalb wollte ich auch mit dir reden. Kann ich meinen Schmuck an eurem Stand mit anbieten? Ich bin nämlich total pleite.« Sie sammelte die vielen scheppernden Dosen, den Silberdraht und die Zange ein und warf alles in die Korbtasche zurück. Wie selbstverständlich ging sie auf löchrigen Strümpfen an Eva vorbei die Treppe hoch.

Eva schaute ihren nassen Fußspuren hinterher. Anscheinend waren die Mondtreter nicht mehr dicht. Wer war als Nächstes mit Putzen dran? Milo? »Und wie willst du die Miete bezahlen?« Zurzeit machte Jasmin eine Ausbildung an der Heilpraktikerschule, die ihre Eltern finanzierten.

»Das hab ich mit Maja schon geregelt, sie ist so ein Schatz.« Auf dem Treppenabsatz wandte sie sich um.

»Hast du Kontakt zu ihr?«

»Natürlich. Wir telefonieren ständig. In der Bücherei gibt's einen Apparat, wo man sich anrufen lassen kann. Aber unter uns, ganz ehrlich, ich könnte es keine fünf Minuten in diesem Land aushalten – das schmutzige Wasser und diese Stehklos. An der Isar durften wir wenigstens die öffentlichen Toiletten von der Stadt benutzen, die sind zwar ohne Beleuchtung, aber mit Waschbecken und Türen zum Abschließen. Maja gefällt's in Indien, sie will sogar noch weiter nach Sri Lanka und später in den Himalaya reisen. Ach so, ganz vergessen, ich soll Grüße ausrichten.« Das hieß, Maja blieb länger als drei Monate. Davon hatte Eva nichts gewusst. Mit Jasmin hatte Maja offenbar eine deutlich engere Beziehung als mit ihr. Na und? Obwohl die Eifersucht an ihr nagte, machte sich nun auch Trotz in ihr breit. Sollten sie doch machen, was sie wollten! War nicht einer ihrer gemeinschaftlichen Grundsätze, tolerant zu sein? Und das war täglich aufs Neue zu erkämpfen. »Eva, sei doch so nett, und bring die Hutschachtel mit rauf, auf der ›wichtig‹ steht. Da sind meine Klangschalen und die Räucherstäbchen drin.« Eva hatte nicht vorgehabt, Jasmin bei überhaupt irgendwas zu helfen. Eigentlich war sie in der Küche beschäftigt. Aber sie tat ihr den Gefallen, schließlich lebten sie ab jetzt zusammen. »Nein, nicht die, die runde«, dirigierte Jasmin von der Treppe aus, »oder nimm gleich alle beide, wenn's geht.« Eva glaubte, Blei zu stemmen, als sie die Schachteln anhob. Sie spürte ein Stechen in ihrem Unterleib, und unwillkürlich dachte sie an das ungeborene Kind und fragte sich, ob sie es damit verletzt hatte. Was für eine grausame Vorstellung. Aber war es nicht das, was sie wollte? Es wegmachen, es auslöschen? Auf diese Weise würde sie sich alles weitere sparen. Doch was hatte sie dann noch? Sie strich sich über den Bauch, bis der Schmerz nachließ, packte dann die runde Hutschachtel am Griff, klemmte sich die andere unter den

Arm und lud beide oben in Majas Zimmer ab, das Jasmin bereits inspizierte.

»Huch, hier steht ja noch alles voll. Hat Maja das etwa so hinterlassen?« Sie nahm etwas Selbstgetöpfertes aus dem Bücherregal, schlenkerte es in einer Hand, als wollte sie es gleich fallen lassen. »Wohin damit?«

Die Vase war aus Tonwülsten geformt und ziemlich klobig, aber von Maja gemacht und damit einmalig schön. Eva nahm sie ihr ab und presste sie an sich.

»Das Bett und der Schrank müssen raus. Ich schlaf in einer Hängematte. Das Regal kann bleiben.« Mit schräggelegtem Kopf schaute Jasmin die Bücher durch. »Siddharta wollte ich sowieso mal lesen, und, ach, die Yogananda-Biographie hat sie auch? Spitze. Weißeln müsst ihr nicht, ich häng sowieso alles zu.« Maja hatte das Zimmer hellgrün gestrichen. Grün in allen Nuancen war ihre Lieblingsfarbe – zumindest bis zuletzt. Vielleicht hatte sich das auch geändert. Die Kante zur Decke war mit einer Borte aus Kartoffeldruck verziert, so wie früher in alten Bauernhäusern. »Die Muster sind hübsch, sie erinnern mich an meine Silberschmuckentwürfe. Das Bild gefällt mir auch.« Sie meinte das Temperagemälde mit einer rothaarigen Frau, die voller Hingabe an einer Heckenrose roch. Im Kunstkurs ihrer Ausbildung zur Erzieherin hatte Maja dieses Gemälde eines Präraffaeliten kopiert. Auch wenn die Gesichtszüge leicht verschoben waren, so schien die Frau eine Art Selbstporträt zu sein. Wenn Eva es ansah, stieg ihr sofort der feinherbe Duft in die Nase, der Maja immer umgab.

»Und warst du eigentlich bei der Starnberger Ärztin?« Jasmin faltete ein großes Fransentuch auseinander und hielt es an die Wand.

Auch wenn das überraschend kam, nickte Eva. »Danke für die Empfehlung, Doktor Knaup ist sehr nett und einfühlsam.« Von Jasmin hatte sie die Adresse erhalten, als in einer hitzigen Frauenrunde über die neue Reform des Paragraphen 218 diskutiert wurde. Nun durfte man nur abtreiben, wenn man vergewaltigt worden oder das Ungeborene schwer geschädigt war. Es sei denn, jemand war bereit zu bescheinigen, dass man sich in einer sozialen Notlage befand. Den meisten Frauen ging diese Lösung nicht weit genug. Sie wollten selbst bestimmen – nach dem Motto *Mein Bauch gehört mir!* Und sie verlangten völlige Straffreiheit nach einem Abbruch. Ob Jasmin bereits selbst abgetrieben hatte, wusste Eva nicht. Man redete viel und überall mit, aber allzu persönlich wurde es dabei nie. »Dann hast du's schon hinter dir?«, fragte Jasmin.

»Nein, erst am Donnerstag«, gestand Eva ihr. Ohne, dass sie es zurückhalten konnte, flossen auf einmal Tränen. Sie schniefte. »Verdammte Scheiße aber auch.«

»Du armes Haselmäuschen. Na, komm mal her, Schwester.« Jasmin warf das Tuch zur Seite, zog Eva an sich und drückte sie fest. Sie roch nach Altkleidern und abgestandenem Wasser, stellte Eva fest, was hauptsächlich von ihren verfilzten Haarsträhnen ausging. Früher hatte sie mit Jasmin eher den Geruch von Pferd und Weichspüler verbunden, weil ihre Eltern eine Wäscherei betrieben. Sie kannten sich seit dem Gymnasium, waren nur zwei Dörfer entfernt voneinander aufgewachsen, hatten sich aber erst im Studium enger angefreundet. Eva fühlte sich ein bisschen wie von einem muffigen Plüschteddy umarmt. Trotzdem tröstete es sie, und es tat gut, dass sie ihr Vorhaben laut ausgesprochen hatte wie einen pharmazeutischen Begriff.

»Lass uns am Wochenende was Schönes zusammen machen«, schlug Jasmin vor, »damit du abgelenkt bist.«

»Das bin ich auch so. Aber du kannst von mir aus gerne mit an den Stand morgen Vormittag kommen. Ist eh besser, wenn wir zu zweit sind, dann kann sich jede mal kurz abseilen.« Früher hatte sie den Müsliverkauf mit Maja gemacht, aber in den letzten Wochen war sie meistens allein gewesen. »Ecki hat ein Selbstfindungsseminar, und Milo ist auf einer Hochzeit.«

»Wer heiratet denn?«

»Keine Ahnung, ist von seiner Arbeit aus. Als Fotograf wird er von seinem Chef ständig irgendwohin geschickt. Und ansonsten muss ich lernen.« Von all dem anderen, was Eva umtrieb, ganz zu schweigen.

Anna

Endlich tat sich eine Lichtung auf, die Sonne beschien eine Wiese, die saftig grün leuchtete. Schmetterlinge schwirrten zwischen Veilchen und Huflattich umher. Auf einem sonnigen Fleck entdeckte sie sogar schon einen Stengelenzian. Anna legte eine Pause ein, erleichterte sich hinter einer Fichte und setzte sich anschließend auf einen bemoosten Stamm, um sich auszuruhen. Sie war ganz außer Puste. Offenbar musste sie sich an solch eine Anstrengung erst wieder gewöhnen. Vermutlich war sie in der Hoffnung, dass sie so rascher oben wäre, zu schnell losgegangen. Als sich ihr Atem beruhigt hatte, trank sie einen Schluck Wasser, aß Rosinen und eine Karotte und biss schließlich noch in einen verschrumpelten Apfel, den sie einer Frau am Bahnsteig, noch in Bellinzona, abgekauft hatte. *Jelmini*, eine alte Apfelsorte aus dem Tessin, wenn sie sich nicht täuschte, die rot gestreift war und angenehm süßsauer schmeckte. Außer dem Krach, den sie selbst beim Essen veranstaltete, war es still ringsum. Kein Mensch befand sich in ihrer Nähe, so nahm sie jedenfalls an. Almen gab es mehrere in der Gegend, doch sie lagen weit auseinander, so viel sie sich erinnerte. Sie gähnte. In den letzten Wochen war sie mit sehr wenig Schlaf ausgekommen, stellte sie nun fest. Was gäbe sie jetzt für ein

Bett, um sich auszustrecken. So eines, wie sie es in der *Casa Selma* gehabt hatte. Wo würde sie auf der Tonkaalm schlafen? Bevor sie noch müder wurde, raffte sie sich auf und beschloss, langsamer und in einem gleichmäßigeren Tempo weiterzugehen. Nach einer Weile stellte sie fest, dass ihr Herz nicht mehr wie vorhin raste, obwohl der Weg nicht weniger steil blieb. Er wand sich durch den Wald, mal nach rechts, mal links hinauf. Kurve um Kurve. Anna orientierte sich an den rotweißen Kreisen, die der Alpenverein in mühsamer und gewissenhafter Kleinarbeit überall in den Bergen auf Baumstämme und Steine gemalt hatte. So hatte es ihr Vater damals erklärt, und sie war als Kind eifrig dabei gewesen, diese Zeichen als Erste auf dem Weg nach oben zu entdecken. Die Markierungen boten den Wanderern Sicherheit, selbst wenn der Pfad durch Regen, Schnee oder Steinschlag nicht mehr zu erkennen war. Wer den Zeichen folgte, blieb auf dem Weg und konnte sich nicht verlaufen, hatte Papá ihr eingeschärft. Außerdem wurde so die Natur vor übereifrigen Bergsteigern geschützt, die gern abseits der Routen seltene Blumen als Trophäen pflückten. Blumen, die sowieso vertrockneten und später im Tal dann achtlos weggeworfen wurden. Besonders das Edelweiß, das der Alpenverein als Symbol nutzte, war dadurch fast ausgerottet worden. Anna freute sich auf ihr neues Zuhause. Sie sehnte sich nach der in sich geschlossenen kleinen Welt, die die Alm in ihrer Vorstellung war. Wenn sie diesen Aufstieg schaffte, so sagte sie sich vor, dann würde ihr auch alles andere gelingen. Auch wenn sie dort bestimmt hart arbeiten musste, um es am Ende des Tages gemütlich zu haben. Sobald das Feuer prasselte, das Essen auf dem Ofen dampfte und ein Tee duftete, würde sie ihrer Kunst nachgehen und sich in ihre Ideen vertiefen. Ein Lied kam ihr in den Sinn, vielmehr der Bruchteil einer Melodie. Um einen Hansl ging es, dem jemand antwortete. Ein Singsang wie ein Gespräch, das ihre Mutter ihr vorgesungen hatte, damit sie durchhielt. Hansl fragte Gretl – wen sonst? Oder umgekehrt? Richtig, die Gretl verlangte etwas vom Hansl. Anna versuchte, das Lied einzufangen, summte laut vor sich hin und wiederholte die Melodie mit jedem Schritt, bis sie ihr schließlich ganz einfiel.

Geh, mei Hansl, auf die Alm, derma fanga Kiah und Kalm, geh, mei Hansl, wos i di bitt. Na, mei Gretl, heit mog i no nit.

»Warum mog der Hansl ned, Mamá?«, hatte sie damals ihre Mutter gefragt. Und gemeinsam hatten sie sich lauter Gründe überlegt – und schwupp die Alm erreicht. Auch jetzt trieben Anna die Gedanken an das Lied ein Stück voran. Sie schwitzte, setzte den Koffer ab und wischte sich über die Stirn. Dann zog sie die Strickjacke aus und band sie sich um die Hüfte. Bergschafwolle, selbst gesponnen und gestrickt, ein bisschen kratzig, aber dafür wasserabweisend wie feinster Loden. Die Jacke roch nach dem Lanolin einer ganzen Schafherde und war mollig warm. Erneut nahm sie den Koffer auf, hängte sich ihre Tasche über die Schulter. Manchmal waren ihre Eltern und sie ein Wochenende lang auf der Alm geblieben, aber oft auch nur ein paar Stunden. Das letzte Mal dort oben war sie zehn Jahre alt gewesen – vor zwölf Jahren also. Wenn sie gewusst hätte, was danach geschehen sollte, hätte sie sich alles besser eingeprägt und wahrscheinlich jeden Augenblick noch mehr genossen. Doch damals hatte sie nicht geahnt, dass ihre Mutter wieder schwanger gewesen war und ihr der Weg für ein weiteres

Mal zu beschwerlich sein würde. Auch nicht, dass sie kurz nach der Geburt sterben würde, genauso wie das Kind, Annas kleiner Bruder. Und nun war auch Vater seit letztem Sommer tot, und Anna eine Waise. Abgesehen von ihrer neuen Stiefmutter und ihrem Stiefbruder, der in Kiel bei der Kaiserlichen Flotte angeheuert hatte, war ihre einzige noch lebende Verwandte eine greise Großtante in Sachsen. Ihr hatte sich Papá widersetzt, als er ihre Mutter, eine Bürgerliche, heiratete – Gesine, einzige Tochter eines Wirts aus Garmisch, die er im Vorgarten des Gasthofes kennengelernt hatte, wo sie arbeitete. Wieder und wieder hatte sich Anna als Kind diese Geschichte erzählen lassen. Jeder Elternteil schmückte sie anders aus und variierte sie, hatte Anna mit den Jahren festgestellt. Ihr Vater war gerade erst von seinen Reisen als Pflanzenjäger zurückgekehrt. Es hätte lange gedauert, bis er das schöne und stolze Fräulein Hornsteiner zu einem Spaziergang überreden konnte. Viele Male war er nach Garmisch gefahren und hatte sich bei der Familie einquartiert, bis er ihr Herz gewann. Ihre Mutter hatte hingegen behauptet, sie wäre diejenige gewesen, die ihn eingeladen hätte. Den Blumenbaron, wie man ihn in der Gegend nannte, der ihr von Anfang gefiel. Damals hatte sie noch Schauspielerin werden wollen, und er, als Mann von Welt, hatte bestimmt schon viele Aufführungen gesehen und verstand etwas von dieser Kunst, so hoffte Gesine es jedenfalls. Das Theater blieb ein Traum von ihr, denn kaum hatten sie sich verlobt und geheiratet, kam auch schon Anna zur Welt. Von da an verpflichtete sich Gesine ganz der Familie und vor allem ihrem Mann, half ihm bei der Gutsverwaltung und begleitete ihn zu gesellschaftlichen Verpflichtungen, was nach ihrem Tod Anna, noch ein Backfisch, übernommen hatte. Auch wenn ihre Mutter ihr zuliebe die Schauspielerei aufgegeben hatte, so hatten sie sich gemeinsam die schönsten Spiele ausgedacht. Einmal hatten Mamá und sie sich so verkleidet, dass die Dienstboten sie für Besucher hielten und sie zum Warten in den Pavillon führten, wo sie ihnen Tee servierten, weil die Herrschaft unauffindbar war. Was für ein Spaß! Anna, als kleiner dicker Herr, mit Melone auf dem Kopf, im viel zu langen Schwalbenschwanzanzug, die Weste mit einem Kissen ausgestopft, und Mamá als Gesandter des Prinzregenten mit aufgeklebtem Bart und schmalziger Stirnlocke. In den letzten Jahren war Anna so eng mit ihrem Vater verbunden gewesen, dass sie die Zeit mit ihrer Mutter fast vergessen hatte. Dabei war sie immer bei ihr geblieben – so kam es Anna jetzt mit jedem Schritt vor, mit dem sie sich weiter nach oben kämpfte.

Sie verließ den Kiesweg und folgte einem engen Pfad durch den Wald. In der Ferne glaubte sie noch den Bach rauschen zu hören, oder vielleicht war es auch nur der Wind, der durch die Blätter fuhr? Vereinzelt sangen Vögel, und Anna versuchte, sie zu erkennen und zuzuordnen. War das das Schnarren einer Drossel? Es knackte unter ihren Sohlen, als sie weiterging. Der Waldboden war mit Tannennadeln übersät. Eine Spitzmaus huschte an ihr vorbei. Fast war es, als würde sie sich ans andere Ende der Welt begeben. Ein Ende, das für sie ein Neuanfang werden sollte. Plötzlich, und ohne dass sie es bemerkt hatte, endete der Weg. Anna blieb am Hang stehen und wandte sich um. Wurzeln, Laub und Steine, aber kein Pfad oder auch nur eine schmale Spur zeichnete sich dazwischen ab. Sie suchte an den Baumstämmen nach einem Hinweis, nach der Alpenvereinsmarkierung oder irgendeinem Zeichen, dass hier jemals ein Mensch vorbeigekommen war. Nichts. Was sollte sie inmitten eines bayerischen Urwalds tun? Sie ging ein Stück zurück, um herauszufinden, wo sie falsch abgebogen war. Doch nichts als Wald umschloss sie. Wieder, wie schon so oft in ihrem Leben, kam sie sich ziemlich einfältig vor. Ohne Plan und ohne Bergführer einfach loszumarschieren, mit dem Vertrauen, dass sie den Weg schon selbst finden würde. Warum hatte sie vorhin im Laden keine Landkarte erstanden? Nicht mal einen Kompass besaß sie. Sie schnaufte erst mal durch. Sich zu ärgern oder sich zu beklagen, half jetzt auch nicht weiter. Sie schaute zum Himmel, um abzuschätzen, wo die Sonne stand. Die Tonkaalm lag südlich, das wusste sie, sonst würde dort gar nichts wachsen. Und die Sonne hatte noch nicht ihren höchsten Punkt erreicht. Das erkannte sie auch an den Schatten, die sich noch deutlich auf dem Waldboden abzeichneten. Es musste kurz vor Mittag sein, etwa zehn oder elf Uhr. Sie konnte nicht genau einschätzen, wie viele Stunden sie bereits gegangen war, aber vermutlich waren es eher zwei als drei. Noch hatte sie Zeit, den Aufstieg zu schaffen, egal wie lang er dauerte. Noch musste sie nicht fürchten, von der Dämmerung eingeholt zu werden, und das Wetter hielt auch stand. Doch was, wenn sie sich weiter irrte? Wenn sie sich komplett verlief und überhaupt keinen Weg mehr fand. Sollte sie auf einen Baum klettern, um sich einen Überblick zu verschaffen? Weit konnte es doch nicht mehr sein. Am besten sie kehrte um und versuchte, die letzte Markierung zu finden. Vorher wollte sie sich die Stelle, wo sie sich befand, einprägen, damit sie merkte, wenn sie im Kreis lief. Sie sah sich nach etwas um, was sie später wiedererkennen würde. Ein großer Stein oder ein besonderer Baum. Doch alles wirkte auf einmal zu ähnlich oder nicht augenfällig genug. Sie sammelte ein paar flache Steine und schichtete sie unter einer Fichte aufeinander. Dabei scheuchte sie einen Hasen auf, der sich unter den Wurzeln, die wie Finger verschränkt waren, gekauert hatte. »Tut mir leid, das wollte ich nicht.« Sie schaute ihm nach, wie er davonhoppelte und verschwand. So nah war sie einem wilden Tier noch nie gewesen. Gab es hier noch mehr? Rehe, Füchse oder sogar Wölfe? Anna entfernte sich etwas von der markierten Stelle und drehte sich um. Wenn ihn niemand vorher umstieß, würde sie den Steinturm wiederfinden. Mit frischem Mut beschloss sie, weiter hochzusteigen, da huschte etwas an ihr vorbei. Eine Eule?

»Ja, Fräulein, hast du dich verirrt?« Ein graubärtiger Mann, der eine Flinte über der Schulter trug, stand auf einmal neben ihr, als wäre er aus dem Nichts aufgetaucht. Womöglich wäre sie fast erschossen worden, wenn er es auf den Hasen abgesehen hatte.

Dennoch freute sich Anna, ihn zu sehen. »Kann man wohl sagen, Grüß Gott. Ich bin vom Weg abgekommen. Wissen Sie, wo der ist?«

»In de' Berg' duzn mir uns«, sagte er auf Bayerisch. »Wo willst denn hin mit deinem Kofferl? Zum Bahnhof nunter?«

»Naa, do kumm i grod her.« Auch sie sprach im Dialekt. »Ich will zur Tonkaalm.«

»So, so, da hast du noch ein hartes Stückerl vor dir. Was willst du denn da droben? Falls du auf eine Bewirtung hoffst, muss ich dich enttäuschen, die Tonkaalm ist nicht mehr bewohnt.«

»Das ändert sich, ich zieh dort ein. Ich bin die Besitzerin, die Anna von Quast.«

»Dachte ich es mir doch, dass ich dich, vielmehr Sie, gnädiges Fräulein, kenn', die Tochter vom Blumenbaron, gell? Das letzte Mal, als ich Erna gsehng hob …«, nun siezte er sie wieder, »waren Sie aber erst so groß.« Mit der Handkante zeigte er auf eine Stelle oberhalb seiner Knie.

Diese Begegnung musste aber dann schon wesentlich länger her sein, dachte Anna und lächelte. Ein Glück, hier war ein Mensch, der sie kannte und ihr hoffentlich weiterhalf. »Bleiben wir doch beim Du, wenn's recht ist. Und du bist?« Ihr gefiel der Brauch, dass man sich in den Bergen duzte, und die adligen Gepflogenheiten hatte sie sowieso längst abgelegt.

»Der Fiedler Paul, uns gehört die Alm im Kessel unterhalb der Pessenbacher Schneid.« Er zeigte durch das dunkle Grün hindurch nach oben.

»Richtig, die Fiedleralm, ich erinnere mich. Beim Auf- oder Abstieg haben meine Eltern und ich euch besucht. Dann hat's Himmel und Erde gegeben, köstlich.« Zweierlei Apfelsorten, aber nur dem Namen nach. Die Frucht vom Baum, also Himmel, in Form von Apfelmus, und zerstampfte Erdäpfel, also Kartoffeln, vermischt zu einer Speise.

»Das Fräulein Baronesse, wie nett.« Mitten im Wald, noch dazu am Hang machte er eine leichte Verbeugung und reichte ihr zugleich die Hand.

»Einfach Anna, das genügt.«

»Dann bin ich der Paul. Meine Meta wird sich freuen. Komm mit.« Wie selbstverständlich leitete er sie quer durch den dichten Wald, und bald erreichten sie einen Kessel, wo ein grün gestrichenes Häuschen stand, das sich durch Farbe und Form kaum von der Umgebung abhob. Eine kräftige

Frau mit einem silbergrauen Dutt öffnete die Fensterläden und staunte, als sie zu zweit ankamen. »Die Baronesse von Quast mag bestimmt eine Pause bei uns einlegen und mit uns essen.« Er sprach die Einladung aus, und seine Frau fügte sich. Sie wirkte nicht ganz so beschwingt wie Paul, nachdem sie erfahren hatte, wer sie war. Anna war froh, sich etwas ausruhen zu können, und duckte sich unter dem niedrigen Türstock durch in die vollgestellte Stube. In den Ecken hockte noch der Schnee, jedenfalls roch es so. Meta Fiedler, eine Frau um die sechzig, brachte den Kanonenofen in Gang, den sie auch zum Kochen benutzte.

»Wir bereiten alles für die Sommeralm vor, wenn unsere Kühe raufsteigen.« Paul hängte die Schrotflinte an die Wand.

»Die rotbraune Herde auf der ersten Wiese unten, ist das eure?«, fragte Anna.

»Ja, unsere Murnau-Werdenfelser.« Er nickte. »Die sind robust und bestens für alle Arbeiten geeignet.«

»Und wunderschön dazu«, ergänzte Anna. Sie hatte Kühe immer schon gemocht. Paul erwiderte nichts. Dass man Nutztieren Schönheit zusprach, war ihm, wie den meisten, offensichtlich fremd. So viel wusste Anna noch aus Wessobrunn von den Bauern, wenn sie sich als Apfel-Anna um die Obstbäume gekümmert hatte. Den Grund für diese Distanz vermutete sie darin, dass man die Tiere auch schlachten musste. Wozu sich mit etwas anfreunden, wovon man sich bald wieder trennte?

Vom Aufstieg erhitzt, fror sie nun, als sie zwischen Dosen und aufgestapelten Kisten auf der Bank Platz nahm, die sich durch den halben Raum zog. Das schien Meta zu bemerken, wortlos gab sie ihr eine Decke. Dann schlug sie ein halbes

Dutzend Eier in eine Eisenpfanne, rührte Milch und Gewürze hinein und stellte schließlich das dampfende Omelett zusammen mit Brot und Käse auf den Tisch. Die Fiedlers murmelten ein kurzes Gebet, und dann zogen beide aus einem Futteral, das unter der Tischplatte befestigt war, einen hölzernen Löffel. Anna sollte sich einen von ihren Buben nehmen.

»Dann seid ihr auch zum ersten Mal in diesem Jahr oben?« Möglichst unauffällig wischte sie den Löffel mit ihrem Kleid sauber, bevor auch sie sich aus der Pfanne bediente.

Wieder war es nur Paul, der sprach, obwohl Anna sich extra an Meta wandte. »Ja, von Mai bis zum September. Den Hof haben wir an unseren Ältesten übergeben, den Winter über leben wir unten im Austrag. Jetzt verirrt sich noch selten jemand zu uns, du bist die erste heuer. Die Sommerfrischler treibt es meistens erst Mitte Juni rauf, und dann gibt's bei uns eine Brotzeit.«

Meta schenkte dampfenden Kaffee ein. Jedenfalls meinte Anna es der Farbe nach. Er roch aber nicht so. Hauptsache heiß! Sie wärmte sich die Finger an der Tasse und nippte am Gebräu. »Was ist das für eine Sorte?«

»Aus Bucheckern und Eicheln. Die sammeln wir im Herbst, rösten, trocknen und mahlen sie wie Bohnenkaffee. Schmeckt's?«

»Ja, danke.« Der Kaffee war gallenbitter, sie wusste nicht, wie sie aus Höflichkeit den gesamten Inhalt der Tasse hinunterzwingen sollte.

»Und wie geht's deinem Herrn Papá?« Paul betonte Papá genauso auf der letzten Silbe, wie sie es immer getan hatte.

»Er ist letztes Jahr gestorben.« Anna erzählte von der

Hochzeit und seinem plötzlichen Tod. Paul und Meta kondolierten ihr.

Meta drückte sogar Annas Hand. Für einen kurzen Moment hellte sich ihr Gesicht auf, so als wäre sie erleichtert, als sie davon erfuhr. Was ging hier vor? »Und die Alm, wie geht's mit der weiter?« Endlich sprach auch sie. Sie klang mürrisch.

»Die habe ich geerbt und möchte dort oben leben«, erklärte Anna.

»Als Dirndl allein da droben? Respekt!«, sagte Paul.

»Was genau willst du denn da oben machen?«, fragte Meta.

»Na, einfach dort leben. Erst mal schau ich nach dem Rechten, und dann will ich einen Garten anlegen, und ich hoffe, bald etwas zu ernten.« Anna erzählte von ihren Plänen.

»Du willst in dieser Höhe etwas pflanzen?« Paul lachte laut auf. »Ich kann mich nicht erinnern, dass das schon mal jemandem wirklich gelungen ist.«

Dafür erhielt er von Meta einen Stoß mit dem Ellbogen.

»So lass sie doch. Nichts ist unmöglich, bevor man es nicht versucht hat.« Sie wandte sich wieder an Anna. »Willst du auch Viecher halten?«

»Nein, erst mal nicht.« So weit konnte sie noch nicht denken, zunächst musste sie allein zurechtkommen. Zur Not kann ich mich an euch wenden, wenn ich darf, oder?«

»Selbstverständlich. Wir Almerer halten zusammen, mit Rat und Tat.«

»Vielleicht könnt ihr mir auch mit Brennholz aushelfen? Gegen Bezahlung natürlich. Ich weiß nicht, was oben noch liegt, aber ein Vorrat kann nicht schaden.«

»Das kann der Severin machen, unser zweiter Bub, der ist Zimmerer. Ich schick ihn dir in den nächsten Tagen mit einer Fuhre hoch.«

Anna bedankte sich, hob die immer noch heiße Tasse, um auf gute Nachbarschaft anzustoßen. »Wenn ich heute noch meine Alm erreichen will, muss ich jetzt aber aufbrechen.« Möglichst unauffällig leerte sie das Getränk in eine Blechwanne, die neben ihr auf dem Boden stand. Als sie die Tür öffnete und zurückblickte, erkannte sie, dass Wäsche darin lag. Zu spät. »Ich hoffe, ihr besucht mich auch mal auf eine Brotzeit?«, sagte sie schnell, um der Peinlichkeit entgegenzuwirken. Damit stellte sie etwas in Aussicht, von dem sie nicht wusste, ob sie es einlösen konnte.

»Gern, oder Meta?« Paul begleitete sie hinaus und wandte sich erneut an seine Frau, die stumm nickte und, ohne sich zu verabschieden, im hinteren Teil des Hauses verschwand. »Lass doch den Koffer da, den kann unser Bub mitbringen«, schlug er vor. »Das Trumm hindert dich doch bloß nachher beim Klettern.«

Anna lehnte ab. »Danke, aber das ist alles, was ich besitze, und das brauche ich.« Das Sonnenlicht blendete sie, als sie ins Freie trat. Vor ihr erhob sich der Gipfel, an dem sie seitlich hinaufmusste.

»Wenn der Schnee sich nicht gelöst hat, sind dort noch befestigte Stufen.« Zur Sicherheit erklärte ihr Paul den genauen Weg. Den Steig hinauf, dann bis zum Kreuz der Pessenbacher Schneid und dann wäre sie schon am Rabenkopf, den sie umrunden müsste, um zur Tonkaalm zu gelangen. »Also dann, auf bald.«

»Wart. Ich hab noch was für dich.« Meta schleppte einen vollen Buckelkorb herbei und leerte die Kartoffeln, die sich darin befanden, in einen Kübel. »Hier, nimm den. Dann hast du die Hände frei.« Der Koffer passte genau hinein, und auch ihre Umhängetasche hatte noch Platz. Die Fiedlerbäuerin half Anna beim Einstellen der Ledergurte, damit sie den Korb einigermaßen bequem auf dem Rücken tragen konnte.

»Danke. Was bin ich schuldig?«

»Nichts. Der gehört sowieso euch, den haben wir uns vor ein paar Jahren geliehen. Ach, und hier«, Meta nahm zwei Handvoll Kartoffeln und schichtete sie um die Sachen herum. »Magst du auch noch einen Liter Milch dazu?«

Den nahm Anna gern, sie wusste nur nicht, wie sie den transportieren sollte. In ihrer Flasche vielleicht? Aber dann hätte sie kein Trinkwasser mehr. Doch dafür wusste Meta ebenfalls etwas. Sie brachte ihr die Milch in einer Blechkanne, die bereits ein paar Beulen hatte, klemmte ein Pergamentpapier unter deren Deckel, damit nichts hinausschwappte, und stellte sie mit in den Korb.

Beschwingt und gestärkt, erklomm Anna die Stufen den Steilhang hinauf und erreichte die Pessenbacher Schneid, wie Paul es beschrieben hatte. Einen breiten, grasgrünen Sattel, auf dem ein großes Holzkreuz stand. Der weite Blick über die Alpenkette und bis in die Täler hinab belohnte sie für die Strapaze. Links von ihr erhob sich die Benediktenwand, und vor ihr lag das Karwendelgebirge. Anna atmete tief ein und aus. Ja, hier wollte sie sein! Frei und glücklich. Die Vergangenheit, ob gut oder schlecht, lag tief unter ihr und war spitzmauseklein. Sie kehrte der Benediktenwand den Rücken und umrundete einen Felshang auf einem fußbreiten Pfad, der kaum zu erkennen war. Immer wieder unterspülten Rinnsale den Weg, und Anna klammerte sich an alles, wo sie Halt fand. Ein falscher Tritt und sie würde abstürzen. Wie sollte ein Fahrzeug hier heraufgelangen? Wie eine Fuhre mit Holz? Nur allein auf Schusters Rappen kam man hier vorwärts.

Und auf einmal lag sie vor ihr, die Tonkaalm. Anna beschleunigte ihre Schritte, flog förmlich über die Buckelwiesen dahin. Einen Schlüssel besaß sie nicht, aber sie wusste noch, wo einer versteckt war, und hoffte, dass er dort noch lag. Ihre Stimmung trübte sich, als sie näher kam. Das Haus war alles andere als heil. Dachschindeln fehlten. Die Läden vor den Fenstern hingen schief oder waren herausgerissen. Eine Scheibe war zerbrochen. Sogar die Haustür hatte jemand aus den Angeln gehoben. Anna fiel das merkwürdige Verhalten der Fiedlerbäuerin ein. Hatte sie geahnt, was Anna vorfinden würde? Aber warum hatte sie sie dann nicht gewarnt oder sie sogar abgehalten? Einzig der Tonkabohnenbaum, der der Alm ihren Namen verlieh, stand noch da und trug kleine grüne Blätter. Mittlerweile reichte er ihr bis zur Brust. Zuletzt war er bloß ein Pflänzchen gewesen, das ihre Mutter, die es von Annas Vater zu ihrer Geburt geschenkt bekommen hatte, sorgsam gehegt und gepflegt hatte, damit der Schmetterlingsblütler, der aus den Tropen stammte, überlebte. Zögernd trat Anna über die Schwelle ins Haus. Drinnen schaute es noch schlimmer aus. Die Möbel waren umgeworfen, das Geschirr aus den Schränken gerissen, vieles zerbrochen, die Scherben verteilt. Überhaupt war der Fußboden mit allem Möglichen übersät. In einer Ecke scheuchte sie eine Kröte auf, hob sie hoch und trug sie nach draußen. Unter der Eiche, die neben dem Heustadel wuchs, setzte sie sie im Schatten ab und schaute ihr zu, wie sie davonsprang. Dann wandte sie den Blick zurück zur Alm, die mehr ein Trümmerhaufen als ein Paradies war. Wieder im Haus ließ sie sich auf einem Stuhl nieder, der unter ihr zusammenbrach. Wer auch immer hier gehaust hatte, hatte versucht, ein Feuer zu machen, und dafür eines der Stuhlbeine in den Ofen geschoben. Wie sie jetzt erkannte, ragte noch ein verkohltes Stück davon aus der Schür. Wie sollte sie das bloß alles schaffen, fragte sie sich und fühlte sich entmutigt. Aber was blieb ihr übrig? Besser ein halbwegs sicheres Heim als nichts. So raffte sie sich nach einer Weile auf und wärmte sich draußen in der Sonne, wo sie der herrliche Ausblick mit allem versöhnte. Immerhin war das Plumpsklo noch intakt, abgesehen davon, dass sie das Sitzbrett besser erneuern sollte. Sie umrundete das Haus und blieb beim Garten stehen, oder vielmehr bei dem, was davon noch übrig war. Der Zaun, der die Anpflanzungen vor Wild schützen sollte, war niedergetrampelt und verfault, der Deckel des Mistbeetkastens zerbrochen. Die Beete verwildert, die Steinplatten vermoost. Anna setzte sich auf den schmalen Rand der Einfassung und strich über das, was einmal Salat, Kohlrabi, Radieschen, Sellerie oder Fenchel gewesen waren. Ihre Mutter hatte diesen kleinen Garten angelegt. Auf Dreisonnenquell unter der Leitung ihres Mannes, dem berühmten Pflanzenforscher, hatte sie es nicht gewagt, aber hier oben durfte sie allein schalten und walten. Ihr Vater wanderte oder saß auf der Hausbank, wo er sich in Bücher und seine Notizen vertiefte. Falls sie, Gesine von Quast, gescheitert wäre, hätte sie immer behaupten können, es läge an der Witterung und der Abgeschiedenheit – so hatte sie es jedenfalls Anna erklärt, als sie die ersten Erdbeeren geerntet und genüsslich verspeist hatten. Einmal, fiel Anna jetzt ein, als sie einige Wochen nicht auf der Alm gewesen waren, war alles, was ihre Mutter liebevoll ausgesät, gezogen und eingepflanzt hatte, gefressen worden. Ob von Gämsen, Rehen oder Steinböcken oder von den Kühen, sie hatten es nie erfahren. Trotzdem hatte sich Mamá nicht kleinkriegen lassen und noch einmal begonnen, sogar selbst diesen Zaun geflochten, mühsam aus Weidenzweigen, und Papá nur ganz ausnahmsweise, als ihre Finger bluteten, erlaubt, dass er ihr half. Diese Erinnerung bestärkte Anna und gab ihr wieder Kraft. Ihr blieb nichts anderes übrig, als aufzuräumen und anzufangen, und wenn es sein musste, wieder und wieder. Sie ging zurück, hob die Bratpfanne und die Töpfe vom Boden auf, fand Schaufel und Besen zwischen allem, was verstreut in der Wohnküche lag, kehrte Schutt, Steine, Blätter und Abfall – all das, was nicht ins Haus gehörte – zusammen und häufte es draußen auf. Bald schon kam der schöne Fliesenboden zum Vorschein. Hellblau mit schwarzgelbem Muster – wie hatte sie den vergessen können. Anna wollte Wasser aus dem Brunnen über die Pumpe, die sich am Spülstein befand, heraufholen, doch als sie den Schwengel auf und ab bewegte, geschah nichts. Erst als sie von draußen, wo es eine Tränke gab, Wasser mit Hilfe ihrer Flasche in die Pumpe goss, gurgelte es, und ein Schwall frisches Quellwasser schoss heraus. Immerhin, verdursten würde sie nicht, und richtig sauber machen konnte sie nun auch. Mit Hilfe ihrer Streichhölzer, die sie im silbernen Etui immer bei sich trug, versuchte sie ein Feuer in Gang zu setzen, aber sie brachte keinen Zug zustande. Der Ofen qualmte zum Ersticken. Ein Wunder, dass nicht längst alles abgebrannt war. Doch mit einem Mal fiel ihr ein, woran es lag, dass der

Rauch nicht abzog. Der Kamin! Er war verstopft – und zwar absichtlich. Jedes Mal, bevor sie wieder ins Tal gestiegen waren, hatte Vater einen passgenauen Stein in den Rauchfang gelegt, damit es in ihrer Abwesenheit nicht hineinregnete.

Als es schließlich dunkel wurde, lag Anna tatsächlich in dem großen eisernen Doppelbett mit seinem verschnörkelten Kopfteil, in dem sie früher zu dritt geschlafen hatten. Sie behauptete stets den Platz in der Mitte, zwischen ihren Eltern. Dennoch war sie morgens oft auf der Seite aufgewacht und hatte sich nicht erklären können, wieso. Jetzt hatte sie all ihre Sachen und sogar die Strümpfe anbehalten und die Matratze, aus der an einigen Stellen das Seegras quoll, mit sämtlichen Tüchern, die sie finden konnte und die noch halbwegs sauber waren, abgedeckt. Inmitten ihres gemütlichen Lagers verschränkte sie die Arme hinter ihrem Kopf und lugte durch das Loch zwischen den Schindeln in den Himmel. Zur Sicherheit, falls es regnete, hatte sie darunter einen Kübel aufgestellt. Ein Stern funkelte sie an. Heute hatte sie viel geschafft, dachte sie, und morgen würde sie weitermachen. Mit letzter Kraft hatte sie vorhin noch die Haustür nach innen gewuchtet und sie mit einem Brett, das sie unter die Klinke klemmte, verbarrikadiert. Vorher war sie aufs Dach gestiegen, um den Stein aus dem Kamin zu entfernen. Draußen, an der Hauswand, hatten noch ein paar Scheite gelegen, die zwar fast zerfielen, als sie sie in den Ofen schob, aber Hauptsache, sie brannten. Es knackte, und bald breitete sich eine wohlige Wärme in der gesamten Stube aus. Anna kochte einen Teil der Kartoffeln – den Rest wollte sie als Saatgut verwenden – und aß sie zusammen mit warmer Milch. Ein richtiges Festmahl, und es würde, wenn sie es sich einteilte, auch noch für ein paar Tage mehr reichen. Der Anfang war gemacht! Dennoch gab es noch viel zu tun, und sie würde sich Hilfe holen müssen. Sie brauchte jemanden, der die Haustür reparierte und das Dach abdichtete. Ihr fiel wieder ein, was ihr Vater ihr eingeschärft hatte. *Benutze deine Hände, Annerl, Verstand hast du genug.* Ihr Hände brannten, ein Daumennagel war eingerissen, als sie den Schlamm von den Fliesen gekratzt hatte, und die Narbe an ihrem verkürzten Ringfinger pochte. Ihr gesamter Körper schmerzte, und ihre Beine zuckten. Woher sollte sie bloß die Kraft nehmen, morgen aufzustehen und weiterzumachen? »Gute Nacht, Stern«, sagte sie erschöpft, deckte sich mit ihrem Dirndl zu und ließ ihren Kopf auf ihre Jacke sinken. In der Nacht wälzte sie sich zur Seite und deckte sich wieder auf. Sie erwachte von einer Berührung an den nackten Waden, ganz sanft, als streichelte sie jemand. Genauso glitt etwas über ihre Arme. Rasch wickelte sie sich wieder in ihre Kleider. Bestimmt nur ein Traum, dachte sie, und sah ganz in der Ferne das Gesicht ihrer Mutter.

Eva

Dank Jasmins Hilfe waren gegen Mittag alle Müslis in durchsichtige Tüten gefüllt und mit bunten Baumwollbändern aus Majas großem Wollbestand verknotet. Anfangs hatten sie Tüten aus Papier verwendet, aber die waren ständig gerissen, da war Zellophan die bessere Alternative und anders als Plastik kompostierbar. Und außerdem mussten sie so nicht ständig die Tüten öffnen, um den Kunden zu zeigen, was sich darin befand. Jetzt kochten sie Tee, schmierten sich Brote mit Frischkäse und streuten Schnittlauch darüber, den Eva zusammen mit anderen Kräutern am Fenster zog. Jasmin half ihr sogar die Küche aufzuräumen. Dabei redeten sie über alles Mögliche, und das in breitestem Bayerisch. Inzwischen hatte sich Jasmin auch aus dem Wollpulli geschält, trug jetzt nur noch einen dünnen Rolli und eine Cordhose mit breitem Schlag. Beides in Dunkelblau. Ihre Phase, in der sie sich auffällig extravagant angezogen hatte, war anscheinend vorbei.

»Ist das Kind von Milo, oder warst du noch mit jemand anderem zusammen?« Zu gern wollte sie wissen, von wem Eva schwanger war, und bohrte bei jeder Gelegenheit nach. Auch als sie ihr im Bad zeigte, wo sie ihre Sachen hinstellen konnte.

»Es ist …«, Eva kroch halb in den Schrank unterm Waschbecken, »selbst gemacht. Also mein Deo.« Sie kam mit einem kleinen Schraubglas wieder zum Vorschein. »Ganz ohne Konservierungsstoffe und Chemie. Riech mal.« Sie öffnete es und hielt es Jasmin unter die Nase.

»Deo als Creme? Ich kenn das nur als Spray.«

Und das war wahrscheinlich auch schon eine ganze Weile leer, ergänzte Eva im Stillen. »Auf Sprays kann man verzichten, sie zerstören die Ozonschicht, dieses hier geht genauso und hält sogar den ganzen Tag. Du kannst es gerne ausprobieren.«

»Und aus was ist das?«

»Natron, Wasser und Salbeiöl. Für deine Haut können wir übrigens auch mal eine Maske machen, wenn du magst.« Eigentlich hatte sie dafür keine Zeit, aber Jasmins Pickel hatten sie schon immer herausgefordert.

»Oh ja, gerne. Ich dachte, bei der Kälte würden sie eingehen, lebt ja sonst kaum noch was draußen, aber meine Pickel sprießen fröhlich weiter. Melli hat ein Körperritual mit Rosmarin bei mir gemacht, nach einem uralten Rezept ihrer Großtante, die so eine Heilerin im bayerischen Wald ist. Aber entweder hat die Melli nicht gescheit aufgepasst, oder es lag an dem Öl, das schon leicht ranzig war, weil es danach eher noch schlimmer geworden ist. So als hätte ich mich in tausend Nadeln gewälzt. Von Kopf bis Fuß habe ich einen Ausschlag bekommen, schrecklich, aber dann habe ich Honig essen müssen, und dann ist der Ausschlag, von den Füßen angefangen, wieder verschwunden. War schon irgendwie magisch.«

Was Jasmin von Herzfeuern, Trommelekstase und Geisterbeschwörungen erzählte, klang fremd für Eva und hörte sich absurd an, trotzdem interessierte sie sich dafür. Schließlich war so gut wie jeder, den sie kannte, auf Sinnsuche, und man wusste nie, ob nicht doch etwas Brauchbares dabei war. Ob Bhagwan, Hare Krishna oder Eckankar. Man bediente sich aus allen Kulturen und Religionen, Hauptsache, es erweiterte das Bewusstsein. Ihr kam es vor, als würde eine heilsbringende Geisteslehre morgen schon wieder von der nächsten abgelöst. Quasi Reinkarnation im Diesseits. Katholisch in dem Sinne, dass sie an die Vergebung der Sünden glaubte, war Eva schon lange nicht mehr – trotz ihres biblischen Vornamens –, und was die Kirche sonst so trieb, lehnte sie ohnehin gänzlich ab. Vor Betzi, ihrer Adoptivoma, musste sie nun nicht weiter rechtfertigen, warum sie nicht mehr in den Sonntagsgottesdienst ging. Seit Eva letzten Sommer ausgezogen war, redeten sie kein Wort miteinander, was sie sehr bedauerte, aber momentan nicht ändern konnte. Ihre Bewusstseinserweiterung bestand darin, ihre Gabe, die Riechkunst, weiter zu vertiefen und sie hoffentlich eines Tages beruflich nutzen zu können. Weniger als Parfümeurin oder Apothekerin, ihr schwebte etwas anderes vor. Wer weiß, vielleicht beduftete man bald Räume, um eine angenehme Atmosphäre zu erzeugen? Auch wenn die meisten Leute, wenn sie wählen müssten, am ehesten auf den Geruchssinn verzichten würden, so wusste Eva aus schmerzlicher Erfahrung, wie furchtbar es war, ihn zu verlieren. Wie es ihr letztes Jahr bei einer Demo durch den Einsatz von Tränengas, dem man wahrscheinlich noch schlimmere Stoffe zugesetzt hatte, passiert war. Der Geruch verknüpfte sich in Sekundenschnelle direkt mit dem Gedächtnis, noch bevor das Gehirn benennen konnte, was genau eingeatmet worden war. Dadurch hatte man die Möglichkeit, mit Hilfe von Düften ein Wohlbefinden zu erzeugen und vielleicht sogar Ängste zu nehmen.

Weiter im Haus herumzuführen brauchte sie Jasmin nicht, sie war schon oft genug hier gewesen, um sich zurechtzufinden, aber die WG-Regeln erklärte Eva ihr. Die hatten Maja und sie hart gegen die Männerriege durchgesetzt, damit eine gewisse Grundordnung herrschte und man nicht ständig über einen Berg Schuhe, schmutzige Wäsche oder Essensreste stolperte.

Zurück in der Küche zeigte sie Jasmin ein freies Fach für ihre persönlichen Vorräte. »Wer mit Kochen an der Reihe ist, bezahlt die Lebensmittel, die er oder sie dafür braucht. Bis auf Ecki sind wir alle Vegetarier. Du doch auch, oder?«

»Sagen wir mal so, ich muss kein Fleisch haben, und bei Wurst mag ich nur Schinken. Kochen kann ich, ehrlich gesagt, nicht besonders, aber vielleicht lerne ich es bei euch.«

»Und was habt ihr dann in eurer Gemeinschaft gegessen? Seid ihr auf die Jagd gegangen?« Das konnte sich Eva nicht verkneifen.

»Was willst du in München fangen? Am Stachus eine Taube? Ich wüsste gar nicht, ob die genießbar ist. Werden die nicht systematisch vergiftet, damit sie sich nicht so stark vermehren?« Jasmin meinte es durchaus ernst, und Eva tat ihre Bemerkung leid.

»Ich dachte, ihr habt vielleicht was aus der Isar geangelt«, versuchte sie sich rauszureden.

»Ich glaub, in der gibt's gar keine Fische, und selbst wenn, fehlt mir dazu die Geduld. Die Melli hat von der Kantine bei Siemens, wo sie arbeitet, einiges abgezwackt, das haben wir aufgewärmt. Manchmal sind wir auch zu den Müllcontainern von den Supermärkten gegangen. Du glaubst nicht, was die alles wegschmeißen, ganze Kartons voller Obst und Tomaten, Paletten mit Joghurt, Toastbrote und Eier.« Eva sah es direkt vor sich. Eine Gruppe von Möchtegernschamanen, die sich nachts auf den Hinterhof eines Supermarkts schlich und in den Tonnen wühlte.

»Du kannst natürlich kochen, was du willst, wenn du an der Reihe bist.« Eva zog die Holzwäscheklammer mit Majas Namen vom Wochenplan, drehte sie um und beschriftete sie mit Jasmin. »Milo und Udo, wenn er zurück ist, ich und auch Ecki, soweit ich weiß, legen Wert auf naturbelassene Lebensmittel. Die bietet ein Demeter-Betrieb auf dem Wochenmarkt an, wo wir auch manchmal draußen in Schäftlarn mitarbeiten. Dafür gibt's dann Rabatt. Oder Milo und Ecki bringen was mit, wenn sie beim Güterbahn-Kurti die Zutaten fürs Müsli holen.«

»Ist das auch ein Ökobauer?«

»Nein, ein Großhändler, der in Laim direkt aus seinem Waggon verkauft.«

»Und woher hat der die Sachen? Du hast mir doch gesagt, ungespritzte Lebensmittel gibt's noch nicht so viele.«

»Das stimmt. Die kommen hauptsächlich aus anderen Ländern in Europa. Viele sind da schon viel bewusster und weiter als wir Deutschen. Aber über die genauen Einzelheiten weiß Milo besser Bescheid. Er fährt immer nach Laim.« Seit sie mit dem Müsliverkauf sozusagen in den Handel eingestiegen waren, erfuhren sie immer öfter von anderen Quellen. Die Naturkost und der damit verbundene Wunsch, die Erde zu retten, oder sie und sich selbst zumindest nicht weiter zu verseuchen, zog immer größere Kreise. Auch in München schien sich langsam, aber stetig, eine alternative Szene zu entwickeln.

Ecki kam herein, schnappte sich ein Schnittlauchbrot. »In Schwabing verkauft ein Reformhändler in der Tiefgarage unterhalb seines Ladens direkt aus dem Wagen, hat mir jemand erzählt. Hey, Jasmin. Wie schön, dass du da bist.« Sie küssten sich wie selbstverständlich auf den Mund, und es schien, als würden sie eine Weile zusammenkleben.

»Du wusstest also auch, dass sie einzieht. Warum hast du mir nichts gesagt?«, unterbrach Eva das Geknutsche.

»Ich?« Ecki löste sich von Jasmin und nahm sich noch ein Brot. »Mir ist es recht, die Bude muss doch nicht leer stehen.«

Dafür erhielt er noch mal einen Extrakuss von Jasmin.

»Sag mal, Eckilein, habt ihr irgendwo, in einer Werkzeugkiste oder so, Haken für die Wand, damit ich meine Hängematte festmachen kann?« Jasmin wusste offenbar genau, wie sie ihn bezirzen konnte. Zumal er gerade solo war, jedenfalls seit vorgestern, wie Eva mitgekriegt hatte. Zwei Frauen gleichzeitig, das wäre selbst ihm zu viel.

»Haken wie für eine Schaukel? Die kann ich auftreiben, ich muss sowieso noch was besorgen.« Schon war er wieder fort. Eva lief ihm hinterher und sah, wie er in seine Lederjacke schlüpfte und sich noch rasch die sich bereits lichtenden Haare am Hinterkopf, die ihm aber bis über die Schultern fielen, vor dem Garderobenspiegel zurechtzupfte.

»Vergiss nicht, dass du heute Abend mit Kochen dran bist«, erinnerte ihn Eva.

»Ja, ja, ich treib was auf. Entweder gibt's Eintopf oder einen Topf für alle.« Er grinste, und Eva verdrehte die Augen.

Kaum war sie zurück in der Küche, streckte Milo den Kopf zur Tür herein. »Na, hier sind aber schon viele fleißige Bienchen am Werk gewesen.« Er begrüßte Jasmin mit einer kurzen Umarmung, aber einen Kuss erhielt nun Eva. Ihr Geliebter roch nach Fixierbad. Auch klebten die Düfte anderer Leute an ihm, vermutlich aus der S-Bahn oder von der Kundschaft, die er in Szene setzte. Und dennoch machte sie unter all dem auch Vanille aus, ihren Lieblingsduft, der in Kombination mit dem herben, intensiven Sandelholz der unverwechselbare Milo-Geruch war, seit sie ihn kannte.

»Ich fahre zu Udo, magst du mitkommen?« Er löste sich von ihr, nahm die beschlagene Hornbrille ab und zog das Hemd aus der Hose. Bei Foto Porsch, wo er eine Lehre machte, musste er Anzug und Krawatte tragen, was ihm sehr widerstrebte.

»Was, jetzt gleich?«

»Der nächste Zug geht in einer halben Stunde, es sei denn …« Milo hauchte in die Brillengläser und wischte sie am Saum wieder klar.

»Ich verstehe, du willst dir mein Auto ausleihen oder von mir chauffiert werden. Also gut, aber ich fahre.« Sie grinste ihn an. Dank Jasmin war sie schneller fertig geworden als gedacht, und lernen konnte sie später noch. Warum nicht die Gelegenheit nutzen, es endlich hinter sich zu bringen und Udo und ihm zusammen ihren Entschluss mitzuteilen?

»Eva, ich dachte, du hilfst mir beim Zimmerausräumen. Und was ist mit meiner Gesichtsmaske?« Jasmin wirkte enttäuscht.

»Das übernimmt Ecki bestimmt, wenn er zurück ist. Und das Peeling mach ich dir vorm Einschlafen, da wirkt es am besten.«

Gerade als sie loswollten, klingelte das Telefon, das auf dem Schuhkasten stand, mit einem ewig langen Kabel, das, wenn man es entwirrte, bis in die Zimmer im ersten Stock reichte. Nur Milo hatte davon nichts, sein Zimmer befand sich im Dachgeschoss, hatte dafür aber einen Balkon und Zugang zum Speicher, wo er sich in einem isolierten Winkel eine Dunkelkammer eingerichtet hatte. Eva gab Milo schon mal den Autoschlüssel und nahm noch rasch den Hörer ab. »Klein.« Es knisterte und rauschte in der Leitung, dann waren Leute zu hören, die sich unterhielten. Ganz leise bloß und unverständlich. »Hallo?«

»Wer ist dran? Eva, bist du's?«

Sofort schlug ihr Herz bis zum Hals, Maja, allein ihre Stimme zu hören, löste all den Groll, den sie gegen ihre Freundin hegte, in ihr auf. Endlich meldete sie sich. »Wie geht's dir? Hallo, Maja.« Sie lauschte. »Ich versteh dich leider ganz schlecht.« Jetzt waren die anderen Stimmen weg, dafür hörte sie im Hintergrund Verkehrslärm. Hupen und Motorengeräusche.

»Warte, ich geh mehr ums Eck. So besser? Mir geht's phantastisch. Aber du glaubst nicht, wie schwer es ist, hier zu telefonieren.«

Wer von beiden log? Jasmin oder Maja? Eva presste die Lippen aufeinander.

»Überhaupt ein post office zu finden, das ein freies und dazu noch funktionierendes Telefon hat, ist ein tagesfüllendes Programm. Heute war wieder mal power cut, und ich musste stundenlang warten, bis die Leitung repariert wurde. Jetzt wird's gleich Nacht. Das heißt, dass es mit einem Schlag stockdunkel wird, zack! Keine Abenddämmerung oder so, bei der man noch gut zurück ins Hostel findet. Bei euch dürfte es erst Mittag sein, oder?«

»Äh ja, es ist halb zwei.« Dass sie mit Maja als Erstes über die Tageszeit redete, hätte Eva auch nicht gedacht.

»Und bei dir? Wieviel Uhr ist es? Und wo bist du überhaupt?«

»Gleich halb sechs, und ich bin in Delhi. Zum Glück hab ich ein dickes Buch dabeigehabt, bei der Warterei. ›Die drei Pfeiler des Zen‹, kennst du das? Philip Kapleau war Gerichtsreporter bei den Nürnberger Prozessen und ist jetzt Zen-Mönch. Das Buch hat mir die Nele gegeben, die ich im Schweigekloster kennengelernt habe, eine Schweizerin aus Basel. Ihr ging es ähnlich schlecht wie mir mit den Moskitos und so. Hast du meine Post gekriegt?«

»Eine Postkarte aus dem Ashram und einen Brief aus Delhi.«

»Was, nur so wenig? Ich habe dir fast täglich von unterwegs geschrieben. Aber dann stimmt es. Mir wurde nämlich erzählt, dass die hier tricksen. Wenn man bezahlt und weggeht, kleben sie die gekauften Marken gar nicht auf den Brief, sondern werfen ihn einfach weg. Ach, schade. Aber ich rede und rede, und das Geld rinnt durch. Erzähl, was gibt's Neues bei euch?«

»Neues? Äh ...« So plötzlich mitten im Zuhören auf sich und ihre Sorgen zurückgeworfen zu werden, überforderte Eva. Wo sollte sie auf die Schnelle anfangen? Wie ihr das, was Udo getan hatte, erklären und auch dass sie schwanger war und bald wieder nicht?

»Also mein Geruchssinn ist zurück, seit kurz vor Weihnachten schon ...«, fing sie an. Weihnachten und Silvester, das hatten sie eigentlich zusammen groß feiern wollen – alles nur Versprechungen, die Maja nicht eingelöst hatte.

»Juhu, das ist ja wunder..., oh, wie mich das freut. Erzähl, kam das, ganz plötz...« Nun waren wieder nur Bruchstücke zu verstehen. Es knirschte, und jemand anderes schien in der Leitung zu sein, wieder dieses Wispern eines anderen Gesprächs. »Bist du noch dran?« Maja war zurück.

»Ich bin hier«, sagte Eva. Wo sonst, dachte sie und spürte wieder diese Wut in sich aufsteigen. Zwei Feuer brannten in ihr – Freude und Wut. Was war mit der Liebe? Vielleicht war ihr die schon abhandengekommen.

»Sag, wie kam's, dass du wieder riechen und schmecken kannst?«, fragte Maja. Dabei hatte Eva nichts vom Schmecken gesagt. »Just a moment, yes, please, I'll hurry, I promise.« Offenbar versprach Maja jemand anderem auch gerade etwas. »Tut mir leid, da drängelt einer. So, hier bin ich wieder. Wo waren wir? Mensch, ich vermiss dich so. Ach, könntest du doch bei mir sein. Stell dir vor, wir würden Indien gemeinsam erleben.« Das fiel ihr aber früh ein. Warum hatte sie letztes Jahr nicht gefragt?

»Du wolltest doch unbedingt allein reisen, oder etwa nicht?« Eva hörte selbst, wie eingeschnappt sie klang, maulend wie ein Kind.

»Manches muss man allein anfangen, aber das heißt ja nicht, dass es auch allein weitergehen muss.«

Offenbar hatte sie ihre Zen-Pfeiler, oder was auch immer, gefressen und strotzte nur so vor Weisheit. Auch wenn sie Milo und alle anderen um sich hatte, wusste Eva sehr genau, was Alleinsein bedeutete. Ohne Maja zu sein, das war wie Nichtsein, als wäre man eine leere Hülle, die einfach weiterlebte. Anfangs hatte sie den Schmerz fast nicht ausgehalten, hatte geglaubt, keinen weiteren Atemzug mehr zu schaffen, bis Maja zurückkehrte. Dann hatte sie sich damit gerettet, dass sie versucht hatte, in Majas Haut zu schlüpfen, mit ihren Sinnen zu fühlen. Durch Majas Augen, Ohren, ihre Nase und ihren Mund zu verstehen, was in ihrem

Herz vorging, dass sie ihr das antat – sie einfach zurückließ für eine Weltreise, von der sie vielleicht nie mehr wiederkehrte. Gedanklich im Körper der unbeschwerten, fröhlichen Maja, die immer und überall gute Laune verbreitete und die so wunderschön und so ein besonderer Mensch war, spürte Eva, dass sie sie noch mehr verlor. Als sie sich nach durchweinten Nächten zwang, sich wieder auf sich selbst zu besinnen und aufstand, war es, als könnte sie keinen Schritt mehr tun, die Arme nicht mehr heben, ja, nicht mal die Finger bewegen. Milo stand ihr die ganze Zeit bei, mit seiner grenzenlosen Geduld und seinem unendlichen Verständnis. Einmal trug er sie sogar in die Badewanne, hatte Lavendelöl ins Wasser getropft und setzte sich hinter sie mit hinein, als hätte er Angst, dass sie alleine unterging. Dabei hätte er doch allen Grund, eifersüchtig zu sein. Also, was brachte es, wenn sie jetzt ihr Innerstes Maja anvertraute? Aber eins sollte sie vielleicht doch wissen. »Udo hatte einen Unfall, als er …« Eva holte kurz Luft, bevor sie weitersprach. Sie nickte Milo zu, der noch mal zur Tür hereingekommen war und nach dem Autoschlüssel fragte. Sie kramte ihn aus der Manteltasche. »Als er einen Strommasten angesägt hat. Er wollte ein Zeichen setzen und alles lahmlegen. Ist ihm auch fast gelungen. Wegen dem gekappten Mast hatten sie in Tirol stundenlang keinen Strom. Erst haben wir gedacht, er stirbt.« Sie verstummte. »Das Ganze hat er lange vorbereitet, ohne uns vorher einzuweihen«, ergänzte sie dann rasch, wie um zu rechtfertigen, warum sie ihn nicht davon abgehalten hatten. »Wir, also, Milo und ich, sind dabei gewesen, aber wir hatten keine Ahnung, dass er …« Sie hielt inne. Wenn jemand schuld an der ganzen Misere war, dann Maja – aber das sagte sie nicht, das dachte sie nur, zum tausendsten Mal. Immer wieder. Maja war schuld an allem. Wäre sie nicht fortgegangen, dann wäre Udo nicht durchgedreht. Wäre sie geblieben, wäre Eva glücklich, und alles wäre leichter. Maja war gegangen und ihr Vierergespann auseinandergebrochen.

Maja reagierte nicht, sagte kein Wort.

»Sag mal, wusstest du davon?« Eva lehnte sich an die Wand vor der Treppe und streckte die Beine aus.

»Nein, also nicht, was er vorhatte, keine Silbe, ehrlich. Jasmin hat mir erzählt, dass er in Großhadern auf der Intensiv liegt. Da hab ich ihn angerufen, und …«

»Ach so, dann kann ich mir ja das ganze Gerede sparen.« Plötzlich wurde es Eva zu viel.

Kaum war Milo gegangen, kam Jasmin die Treppe herunter und stellte sich neben sie. Sie riss die Augen auf und bedeutete ihr mit einer Geste, dass sie Maja auch gern sprechen wollte, trippelte regelrecht, als müsste sie dringend aufs Klo. Mittlerweile trug sie Majas buntgeringelte selbstgestrickte Socken, die sie hiergelassen hatte. Die ihr aber deutlich zu klein waren, die Ferse war schon auf der Mitte des Fußes.

»Du, ich geb dich weiter, ich muss nämlich weg. Ach, weißt du was, Maja? Von mir aus kannst du mit Nele oder wen du noch alles unterwegs aufgabelst, ins Pfefferland gehen, falls du da noch nicht warst.« Ihr reichte es. Am liebsten hätte sie den Hörer mehrfach auf die Gabel geknallt oder gleich das Kabel aus der Wand gerissen. Sie beherrschte sich – in ihrem Leben gab es Wichtigeres, als Maja nachzutrauern. »Und spar dir auch die Schreiberei, ich will keinen einzigen Brief mehr von dir.«

Mit einem Zucken der Mundwinkel, wie ein Lächelautomat, der nicht richtig anspringen wollte, übergab sie Jasmin den Hörer, und die stürzte sich in das Gespräch, als wären die beiden beste Freundinnen. Und das waren sie vermutlich auch.

»So, erledigt. Milo, tut mir leid, dass du warten musstest.« Eva versuchte, alles von sich abzuschütteln, bevor sie in ihren schwarzen Käfer mit den selbst aufgemalten leuchtend bunten Blumen stieg. Trotz Umweltbedenken lief der Motor bereits, damit die Scheiben von innen nicht beschlugen. Außen hatte Milo sie vom Eis befreit. »Danke fürs Freikratzen, das nächste Mal fahre ich in die Garage, aber gestern Abend war ich dafür einfach zu müde. Vorausgesetzt, Jasmins Kram ist weg.« Sie legte den Rückwärtsgang ein. Es war frisch im Wagen, sie drehte die Lüftung höher, die noch mehr Kälte ausspuckte. Vor, zurück, vor, zurück, zentimeterweise lenkte sie das Auto aus der Parklücke. Abgesehen davon, dass die anderen Wagen dicht abgestellt waren, türmte sich zudem noch der Schnee zwischen Bürgersteig und Straße. »Was ist los, was hast du?«

Mit ernster Miene starrte Milo aus dem Fenster und ließ sich wie in einer Schiffschaukel durchschütteln. Erst an der nächsten Ampel brach er das Schweigen. »Was genau hast du Maja gesagt?«

»Nichts. Was meinst du?« Darüber wollte sie jetzt nicht reden, sondern das beschissene Telefonat bloß abhaken und vergessen.

»Du hast ihr von Udos Aktion erzählt. Weißt du, was das heißt? Was, wenn wir abgehört werden? Das BKA hat uns doch längst auf dem Kieker.«

»Das Bundeskriminalamt, uns? Du übertreibst.«

»Tu ich nicht, ich weiß es. Die fotografieren die Leute auf den Demos und filtern sie systematisch per Computer raus. Unsere Namen und unsere Adresse haben die längst, wir stehen doch auf sämtlichen Protestlisten. Eine Steilvorlage. Zusätzlich gehen die über die Einwohnermeldeämter, vergleichen die Adressen mit denen von Hausverwaltungen und Stromversorgern, um die herauszufischen, die noch nicht registriert sind, die zum Beispiel Miete und Strom bar bezahlen. Das nennt sich Rasterfahndung. Ist wie ein Art Baukastensystem.«

»Steinchen auf Steinchen?« Sie konnte ihn gerade nicht ernst nehmen, nachdem, was mit Maja vorgefallen war.

Doch Milos Miene verfinsterte sich. »Wir müssen echt vorsichtig sein. Ich dachte, das ist dir bewusst. Wegen dem ganzen RAF-Terror hat die Polizei sämtliche Maßnahmen verschärft. Es ist nur eine Frage der Zeit, bis die uns auf die Spur kommen.«

»Uns? Wir haben doch gar nicht gewusst, was Udo vorhat.« Langsam begann sie zu begreifen, was er ihr zu erklären versuchte. »Er hat es allein geplant und durchgezogen.«

»Heißt das, du willst ihn im Stich lassen?«

»Natürlich nicht.« Das war das Letzte, was Eva wollte.

»Wie willst du den Bullen dann beweisen, dass wir keine Ahnung hatten? Wenn die dich erst mal in die Mangel nehmen, dann gestehst du alles.«

Eindeutig, er schob Paranoia, dachte Eva. Das kam von den ganzen politischen Gruppierungen, in denen er aktiv war. Solch ein Horrorszenario mochte es gegeben haben, und vermutlich hatte es einer, den er kannte, auch am eigenen Leib erfahren, doch nicht bei ihnen, in der Benderstraße vier, einer harmlosen Studenten-WG, wo man sogar die

Fliegen mit einem Glas einfing, um sie in die Freiheit zu entlassen.

»Jetzt mach mal halblang. Wir reden mit Udo, sprechen uns ab für den Fall der Fälle. Dann hat jeder eine Strategie.«

Auch das noch. Anscheinend wollte ihr jeder irgendetwas reindrücken. Doch dann fielen ihr die Nebengeräusche ein, das Knistern und Knacken in der Leitung, die Stimmen, die sie gehört hatte. Waren das Polizisten gewesen, die miteinander getuschelt hatten? Schön blöd, dass Eva sie dabei belauscht hatte, die würden bestimmt von ihrem Chef eins auf den Deckel kriegen, wenn das rauskam. Möglicherweise hatten sie die Vorgehensweise besprochen und planten bereits ihre Verhaftung.

»Merkt man das? Ich meine, kriegt man das mit, wenn man abgehört wird?«

»Nicht unbedingt, kommt drauf an. Wieso, war da was?«

Sie nickte. »Die Verbindung war schlecht, es hat die ganze Zeit gerauscht. Von Obermenzing bis nach Delhi, da könnte sich die ganze Welt dazuschalten, und vorher gab's einen Stromausfall, hat Maja gesagt.« Eva schluckte, und auch Milo war wieder verstummt. Sie lenkte durch das Chaos in der Innenstadt, bis sie auf die Autobahn Richtung Garmisch auffuhr. Dabei hatte sie gedacht, das Schlimmste wäre überstanden. Udo hatte überlebt und würde, so behaupteten es zumindest die Ärzte, wieder vollständig gesund werden. Er sei beim Hausstreichen von der Leiter gefallen, hatte er behauptet, als er befragt worden war, und so stand es auch in seiner Krankenakte. Und letztendlich stimmte es, na ja, abgesehen davon, dass der Pinsel eine Axt gewesen war und die Leiter ein Strommast, den er Tage zuvor schon angesägt hatte. In Gedanken ging sie noch einmal durch, was sie eigentlich mit den beiden besprechen wollte. Plötzlich tauchte ein anderes Bild vor ihrem inneren Auge auf, wie sie hochschwanger in einer Gefängniszelle saß, weil sie jetzt und hier verhaftet worden war und niemand ihr glaubte. Wenn sie an die Zukunft dachte, sah sie sich jedes Mal hochschwanger, oder war das eher ihr schlechtes Gewissen, das ihr einen Strich durch die Rechnung machen wollte?

»Tut mir leid, ich hab nicht dran gedacht«, fing sie bei neunzig Stundenkilometern an, mehr gab der Käfer auch bei durchgedrücktem Gaspedal nicht her. Er surrte über die gesalzene Straße wie ein Maikäfer, der gleich abheben wollte. »Wie war eigentlich dein Tag? Wie lief's im Geschäft?«

Milo zuckte mit den Schultern. »Ich weiß nicht, ob ich weitermache.« Nachdem er das Studium abgebrochen hatte, ging er seit einem halben Jahr in die Lehre. »Das, was ich da den ganzen Tag mache, hat so wenig mit Fotografieren zu tun. Ich dachte, ich lerne etwas über Bildformate, Objektive und Belichtungszeiten, aber Porsch lässt mich entweder Staub wischen, Bestellungen auspacken oder die Filmrollen eintüten, die die Kunden abgeben.«

»Zumindest durftest du heute mal in die Dunkelkammer«, warf Eva ein.

»Woher weißt du das?«

»Schwefel und Karbid, ich hab's gerochen.«

»Ach so, klar, du Spürnase. An dir ist ein Hund verlorengegangen. Ich durfte Passbilder entwickeln, doch das war's dann auch schon.« Milo fotografierte immer schon mit Leidenschaft, hatte sogar den zweiten Preis bei einer Zeitschrift gewonnen, für ein Porträtfoto von ihr, das er auf ihrem Kennenlerntrip am Gardasee gemacht hatten. Eine seiner vielen Stärken war die genaue Beobachtung und seine Wahrnehmung für feinste Nuancen, vor allem wenn es um sie ging – Eva. Er hatte einen Blick für Details, die sonst keiner sah, die aber durch seine Bilder sichtbar wurden.

»Und bei den Jobs am Wochenende, da hast du doch einigermaßen freie Hand, oder?«

»Warst du schon mal auf einer Hochzeit?«

»Nur als Zuschauerin, wenn in Murnau jemand geheiratet hat, als Gast noch nicht.« Die Ehe war in ihren Kreisen ja eher verpönt, man versuchte zu lieben, wen man wollte, und lebte häufig nicht mal zusammen.

»Wenn ich wenigstens fotografieren dürfte, was ich will, aber mein Chef hat alles vorher genau mit den Auftraggebern abgesprochen, damit es nicht zu teuer wird. Ein paar Brautpaarbilder vor irgendeinem kitschigen Hintergrund, dann die klassische Massenaufnahme der Hochzeitsgesellschaft, das war's. Dabei gäbe es so viele besondere Momente festzuhalten, Schnappschüsse, die so ein Fest einzigartig machen.«

»Und wenn du die nur für dich sammelst?« Dass er bei allem Realismus auch ein Romantiker war, wusste Eva, doch dass ihm Hochzeiten gefielen, hatte er ihr noch nicht anvertraut.

»Du meinst mit einer zweiten Kamera, meiner eigenen?« Milo überlegte.

»Vielleicht solltest du mit deinem Chef reden und ihm sagen, was du anders machen möchtest?«, schlug Eva vor.

»Das versuche ich ständig, aber er hört mir nicht zu. Wenn ich mich beschwere, weil ich wieder putzen muss, während er mit den Kunden im Studio verschwindet, sagt er ›Lehrjahre sind keine Herrenjahre‹ und so 'nen Scheiß. Außerdem lässt er nur seine Erfahrung gelten, dass er mit siebzehn in den Krieg musste und dass wir Jungen gar nicht wüssten, wie gut's uns geht. Mensch, wenn ich so ein Geschwafel nicht schon von zu Hause kennen würde, würde ich wahrscheinlich heute wie meine Alten in der Molkerei arbeiten, wäre glücklich und mit einem Milchbart gesegnet.«

»Ach, deshalb rasierst du dich?« Über die Gangschaltung hinweg strich sie ihm kurz über die Wange, froh, dass sie ihn offenbar etwas aufgemuntert hatte und sie wieder miteinander sprachen. »Immerhin hat Porsch dich heute früher gehen lassen.« Normalerweise musste Milo auch freitags bis achtzehn Uhr arbeiten.

»Ich hab gefragt, ob ich die Überstunden für die Wochenenddienste nehmen darf, bezahlt kriege ich sie nicht. Dreihundertzehn Mark im Monat und keinen Pfennig mehr. Da würde ich in einem selbstverwalteten Plattenladen mehr verdienen.« Nur ein Hungerlohn, da hatte er recht, sogar die Fahrkarte müsste er selbst übernehmen, deshalb fuhr er bei Wind und Wetter mit dem Fahrrad nach Gräfelfing. Jeden Tag vierzehn Kilometer. »Ich hatte gedacht, ich helfe dir noch beim Müslimachen, bevor wir Udo besuchen, wenn ich dich schon morgen auf dem Markt wieder im Stich lasse, doch das habt ihr ja schon alles erledigt. Ist doch fein, dass Jasmin jetzt bei uns wohnt, oder? Du wolltest doch von Anfang an, dass sie dabei ist.«

»Schon.« Eva fühlte sich dennoch eher überrumpelt und vor vollendete Tatsachen gestellt, vielleicht auch, weil sie insgeheim gehofft hatte, dass Maja schneller wieder da wäre. Ein paar Wochen, Monate womöglich, ein langer Urlaub, aber dass sie ihr Zimmer hergab, ließ es nicht wirken, als würde sie jemals zurückkehren. Bei Sindelsdorf setzte

Eva den Blinker, fuhr von der Autobahn ab und weiter über die Landstraße nach Benediktbeuern. Hier, nahe der Alpen, im Blauen Land, das durch die Gemälde von Gabriele Münter, Kandinsky und Franz Marc weltbekannt geworden war, war sie aufgewachsen. Wo Fremde die Idylle sahen, verband sie als Kind fast jede Ecke mit Enge, Langeweile und dem Wunsch, einfach nur weg zu wollen. Erst später, als Jugendliche, als sie sich zusammen mit anderen für den Schutz vom Murnauer Moos und gegen die Zerstörung der Natur einzusetzen begann, lernte sie auch, ihre Heimat zu schätzen, und ahnte, was die Künstler zu Beginn des Jahrhunderts ins Voralpenland gezogen hatte.

»Ich will was bewegen, Eva, was verändern«, ergänzte Milo, offenbar noch ganz in seinen Sorgen gefangen. »Als Fotoreporter arbeiten, das ist mein Traum.«

»Also kann es sein, dass du hinschmeißt und morgen abhaust?« Würde auch er sie verlassen, durchfuhr es sie plötzlich.

»Das würde ich niemals tun. Und wenn, dann nehme ich dich mit.«

»Und wenn ich aber nicht wegwill?« Das Gespräch entwickelte sich erneut in die falsche Richtung.

»Will ich doch auch nicht. Ich will hier bei uns im Land was erreichen.«

»Politisch?«

Er nickte, öffnete das Handschuhfach und wühlte darin herum. »Aber es ist alles so träge, und manchmal gehen mir diese ewigen Diskussionen dermaßen auf die Nerven.«

Wem sagte er das? Eva hielt es bei den Sponti-Abenden keine fünf Minuten aus. »Ich muss auch was loswerden, nein …« War das ein Freud'scher Versprecher, wie Ecki ihn ihr erklärt hatte? »Es betrifft Udo genauso, also erfahrt ihr es am besten gleich zusammen, wenn wir bei ihm sind.«

»Oha, du machst es spannend.« Milo hatte einen zerdrückten Schokoriegel aus dem Uniautomaten im Handschuhfach gefunden und verschlang ihn mit ein paar Bissen. »Krieg ich mehr als diese Andeutung, oder muss ich ausharren?«

»Wir sind doch in fünf Minuten da.« Sie erreichten Bad Heilbrunn.

»Was Gutes oder was Schlechtes?«

»Weder noch.« Sie folgte dem Schild zur Privatklinik Schön und fuhr über eine gekieste Einfahrt zu den Parkplätzen, die von hohen Bäumen umgeben waren.

»Etwas Neutrales also. Wie die Schweiz? Oder in der Art von fadem Mineralwasser?«

»Du brauchst nicht weiterzubohren.« Sie wusste, dass er gern seine besonderen Tricks einsetzte, um sie zum Reden zu bringen. »Quatschkopf.« Trotz aller Ernsthaftigkeit, die in Milo war, brachte er sie oft zum Lachen. Und darum liebte sie ihn umso mehr.

»Maximilian Leopold Sattler, seines Zeichens Hofnarr seiner Majestät Königin Eva.« Er verbeugte sich, stieß sich dabei die Stirn am Griff des Handschuhfachs, was ordentlich krachte. Auch wenn Eva wusste, dass er sich nicht wirklich verletzt hatte, er es so machte wie die professionellen Komiker, die scheinbar mit Vollkaracho gegen Türen rannten, wirkte es täuschend echt.

»Hast du schon mal über eine Karriere als Kabarettist nachgedacht? Zusammen mit Udo? Vielleicht politisches Kabarett wie in der Lach- und Schießgesellschaft?« Bei einem ihrer komischen Auftritte war sie den beiden letztes Jahr zum ersten Mal begegnet. Obwohl sie bis heute nicht wusste, ob es damals einstudiert gewesen war oder sich einfach so ergeben hatte.

»Ich und öffentlich auf einer Bühne reden? Da schwitz ich ja jetzt schon.«

»Aber bei den Versammlungen sprichst du doch auch.«

»Gezwungenermaßen.« Also wenn es darum ging, die Welt zu verändern, konnte er seine Schüchternheit durchaus überwinden.

Sie stiegen aus, durchquerten den Park bis zu der imposanten Villa mit Zwiebelturm und fragten an der Rezeption nach Udo Tannstetter.

»Bezahlt sein Vater die Reha für ihn?«, fragte Eva. Von seinem Bademeistergehalt konnte er sich solch einen Luxus bestimmt nicht leisten. Bis zu dem Unfall hatte Udo im Müller'schen Volksbad gearbeitet und war jetzt noch krankgeschrieben.

»Ich glaub schon, vielmehr die Versicherung, die sein Vater für ihn abgeschlossen hat.«

»Ein Glück«, sagte Eva. »Wie hat Udo doch auf diese ganzen Absicherungen fürs Leben geschimpft, und nun kann er froh sein.«

»Und was war zwischen dir und Maja?«, fragte Milo auf dem Weg durch ein breites Treppenhaus mit knarrenden Stufen.

»Fragst du das aus eigenem Interesse?« Eva hatte gehofft, dass sie nicht darüber sprechen musste. In ihren Beziehungen miteinander waren sie offen, doch gelegentlich musste Eva sie neu ausloten, damit diese Toleranz auch erhalten blieb. Eine Zeitlang hatte sie gedacht, dass sie vier zwei ganz normale Mann-Frau-Paare werden würden. Maja mit Udo und sie mit Milo, doch da Eva bereits mit Udo zusammen gewesen war, bevor es mit Milo so richtig gefunkt hatte, und sie sich spät, vielmehr zu spät, über ihre Gefühle für Maja klar geworden war, war alles nicht so eindeutig – jedenfalls für sie. Aber für ihre Freunde schienen Milo und sie ohne Frage ein Paar zu sein.

»Immer, wenn's dir gut geht, geht's mir auch gut. Aber es klang wie ein Streit am Telefon«. Oben angekommen, drückte er gegen die moderne Glastür auf der deutlich ZIEHEN stand. »Geht die elektrisch auf?« Er stemmte sich dagegen.

»Wer hat's bequemer, Kaffee oder Tee?« Von Kindheit an hatten sich Eva und ihr Adoptivvater gegenseitig Rätsel gestellt und es mit den Jahren zu einer Art Sport entwickelt, doch seit sie in München wohnte und sie und Ludwig Klein sich kaum noch sahen, knobelte niemand mehr mit ihr.

»Sag mal, willst du von meiner Frage ablenken?« Milo schaute sich um, als ob es irgendwo einen Türöffner geben müsste.

»Es ist der Kaffee, der darf sich setzen, und Tee muss ziehen.« Mit einem Kuss auf seinen Mund, der noch nach Schokolade schmeckte, schob sie ihn zur Seite und zog die Tür auf.

Anna

Tatsächlich fühlte sie sich erholt, als sie am nächsten Tag aufwachte. Die merkwürdige Berührung fiel ihr ein. Konnte man so lebendig träumen, dass man es körperlich spürte? Es tropfte vom Dach. Schnell raffte sie ihre Kleider zusammen, damit sie nicht nass wurden. Doch es nieselte nur, bald ließ der Regen nach, und die Sonne kam heraus. Sie legte das Bettzeug ins Freie, schleppte auch die Matratze hinaus, in der Hoffnung, dass die Wärme das Ungeziefer, was sich vermutlich noch darin verbarg, vertrieb. Später würde sie alles gründlich abbürsten und zusätzlich mit verdünntem Essig abreiben. Sonnenlicht und Säure. So hatten es die Hausmädchen auf Dreisonnenquell mehrmals im Jahr gemacht. Pure Schönheit offenbarte sich Anna, als sie nach dem Frühstück die Umgebung erkundete. Überall, wo der Schnee fort war, zeigten sich Blumen, spross zartes Grün. Etwas unterhalb am Weidezaun, der längst erneuert oder zumindest ausgebessert werden musste, stand der Stadel, der zur Tonkaalm gehörte. Er war ihr gestern, als sie einen schattigen Platz für die Kröte gesucht hatte, bereits aufgefallen. Sie begutachtete ihn und stellte fest, dass er noch halb voll Heu war. Es roch darin wie auf einer Sommerwiese voller Kräuter, als sie ihre Nase tief hineinsteckte. Das Heu war also noch recht frisch und konnte nicht schon jahrelang hier gelagert worden sein. Sie wusste nicht, ob es einen Verwalter oder Pächter gab. Im Erbschein stand jedenfalls nichts davon, dass sich jemand um die Wiesen kümmerte. Früher oder später würde sie demjenigen bestimmt begegnen, dachte sie, und dann könnte sie es klären. Oder sollte sie ihre Stiefmutter, die Dreisonnenquell seit dem Tod ihres Vaters allein verwaltete, fragen, ob sie inzwischen Unterlagen zur Tonkaalm gefunden hatte? Besser nicht. Ruth hatte behauptet, von dem Anwesen hier oben nichts gewusst zu haben, und das sollte auch so bleiben. Nicht dass sie als Witwe doch noch Anspruch erhob. Anna umrundete die Alm, stieg auf den Rabenkopf, fand Glockenblumen zwischen den Felsen und skizzierte sie. Ein Salamander sonnte sich auf einem Stein. Sie verharrte in der Bewegung, um ihn studieren zu können. Doch schon huschte er davon. Als sie den Gipfel erreichte, glaubte sie, über der Erde zu schweben. Wie aufgesteckte Schafwolle hingen die Wolken über der Alpenkette, die sich in vielfachem Zickzack ringsum erstreckte. Darunter war der Himmel noch gelb und darüber schon türkisblau. Ja, hier wollte sie leben und versuchen, sich ein Auskommen zu schaffen. Wie wäre es, wenn sie eines Tages ihre Keramiken auf dem Kocheler Markt anböte? So hätte sie zusätzliche Einnahmen, die sie für Lebensmittel, und dafür, was sie sonst noch brauchte, verwenden konnte. Bücher vielleicht, Papier und Farben für neue Ideen. Aber das setzte voraus, dass sie einen Brennofen und eine Drehscheibe besaß. Also würde sie ein paar Handwerker überreden müssen, hier hinaufzusteigen, um die Alm instand zu setzen und einen Ofen einzubauen. Keine leichte Aufgabe und bestimmt kostspielig dazu. Erneut fiel ihr das Pferd ein. Ihr

Komet könnte einige Lasten tragen und sie auf ihm reiten. Heu, von wem auch immer, stand ja zur Verfügung. Auf dem Rückweg sammelte sie die Kräuter, die sich mit ihren ersten Blättern aus der Erde streckten. Sie würde sie nicht nur für einen Tee verwenden, sondern auch, um die Hütte auszuräuchern. An einem Sonnenhang entdeckte sie sogar rosafarbene Nelken und wild wachsenden Lavendel, und am Waldrand stand schon Johanniskraut, das zwar noch nicht blühte, aber dennoch gegen Mücken und Motten und auch bei Schlafstörungen half und generell zur Beruhigung beitrug. Annas Herz schlug manchmal so schnell, dass sie glaubte, es würde wie ein Propeller abheben und ihre Brust durchbrechen. War es die Wut auf Benni, dass er sie im Stich gelassen hatte, oder mehr auf ihre Dummheit und Blauäugigkeit, dass sie ihm vertraut hatte? Außerdem hatte sie bei der Morgentoilette auf ihrem Bauch kleine Bisse entdeckt, die höllisch juckten und vermutlich von Wanzen stammten. Sie kannte zwar die geheime Zutat nicht, mit der Kolb die Schlafkammern auf Dreisonnenquell ausgeräuchert hatte, aber sie würde an jeden Bettpfosten ein Kräuterbüschel aus Minze, Nelken und Lavendel hängen, in der Hoffnung damit auch das ganze andere Ungeziefer zu vertreiben, das sich sonst noch in der Stube aufhielt.

Als sie zurück zum Haus kam, wartete ein hagerer Bursche mit einer Anzugjacke und Krawatte über der Bundledernen auf der Hausbank. Er war etwa in ihrem Alter, Anfang bis Mitte zwanzig, aber mindestens einen Kopf größer. Das stellte sie fest, als er aufsprang und seinen Hut lupfte. Ein Schopf strubbeliger Haare kam zum Vorschein. War das jemand Offizielles, einer vom Amt? So schnell konnte es sich doch nicht herumgesprochen haben, dass sie hier war, oder doch?

»Ich soll das Holz bringen.« Er zeigte auf das Rückengestell, das er neben dem Eingang abgesetzt hatte. Es bestand nur aus einem rechten Winkel und zwei Seitenleisten und war dicht mit Holzscheiten beladen. Der Sohn der Fiedlers, das musste er sein. Das war ja schnell gegangen.

»Bist du der Severin?«

Er nickte.

Die Stupsnase, die einer Boxernase ähnelte, hatte er von der Mutter, das lange Kinn vom Vater, dachte sie. Aber warum hatte er sich so vornehm gekleidet?

»Ich kann auch noch mehr Holz schlagen, von dort drüben, wenn's recht ist.« Er zeigte auf die Bäume unterhalb der Tonkaalm.

»Ich weiß nicht genau, wo die Grundstücksgrenze verläuft und ob das mein Wald ist.«

»Ist es«, erwiderte er.

»Hast du meinen Vater gekannt?«

»Den Blumenbaron? Nein.«

»Und woher weiß du dann, was mir gehört?«

»Das weiß man halt.« Und nach einer Pause ergänzte er. »Sind auch Grenzsteine zu finden.«

Anna besaß also mehr, als sie geahnt hatte. »Na, dann zeig mir doch, wo und auch wie das geht, damit ich selbst zurechtkomme.«

»Was genau?« Ähnlich wie seine Mutter schaute er ihr kaum in die Augen, kratzte sich unterm Kragen, wo ihn die Krawatte einschnürte.

»Die Grenze und dann das Holzmachen.« Sie hatte sich doch verständlich ausgedrückt, oder etwa nicht? »Ich hab gehört, dass man ein Holzstück siebenmal in die Hand nehmen muss, bis es wärmt.«

»Kann sein, nachgezählt hab ich noch nicht. Hast du Werkzeug?« So wie andere ein Taschenmesser, hatte er eine Axt dabei.

»Hinten, im Rabenkopf,« das klang, als ob es wirklich ins Innere des Berges ging, »da liegt auch noch ein Stapel Schindeln. Du bist doch Zimmerer, haben deine Eltern gesagt. Kannst du mir auch mit der Tür und dem Dach helfen?« Warum nicht gleich Nägel mit Köpfen machen, wenn schon ein Handwerker hier war.

»Anschauen kann ich es mir.« Das nahm Anna als Zustimmung und ging voraus. Der Schuppen, der halb im Berg lag, war als einziger noch unversehrt und versperrt gewesen. Ein Wunder, nach so vielen Jahren! Sogar der Schlüsselbund für sämtliche Schlösser auf der Alm hatte hinter einem Pfettenbrett in Herzform gehangen. Säuberlich aufgeräumt hatte sie sämtliche Gerätschaften und Werkzeuge vorgefunden. Spaten, Grabgabeln, Rechen, Schaufel und Gießkanne. Eine wahre Schatzgrube an Geräten, die ihr auch im Haushalt weiterhalfen. In weiser Voraussicht vor Plünderern hatten ihre Eltern das meiste hier gesichert, auch Mamás Porzellangeschirr. Sogar ihre silberne Kaffeekanne war noch da. Sie gehörte nur etwas aufpoliert, fast so als wäre Gesine von Quast erst letzten Sommer hier gewesen. Und auch die Getreidemühle und die blumenbemalte Kaffeemühle mit der kleinen Schublade waren noch vorhanden. Mamá hatte Kaffee geliebt. Und was war schon Kaffee ohne Kuchen? Beide Mühlen standen neben dem Geschirr auf einem Sims. Hinten lehnte eine Schubkarre an der Wand, und Anna hatte auch noch Steigeisen und Skier gefunden.

Halt alles, was man für einen längeren Urlaub, vielleicht sogar einen endlosen Aufenthalt auf einer Alm brauchte. In einem der letzten gemeinsamen Winter hatten sie die Schneegaudi für sich entdeckt, zumindest Papá war mehrmals talabwärts auf den neumodischen Holzbrettern gesaust, das wusste Anna noch, und sie hatte es mit ihren neun Jahren an Mamás Stelle mit zittrigen Knien gewagt. Außerdem gab es auch einen Kanister mit mehreren Litern Petroleum für die Lampen, somit hatte Anna vorerst genügend Licht und konnte sich auch abends beschäftigen. Die große Truhe, die in einer Ecke stand, hatte sie noch nicht geöffnet. Dazu hatte sie sich, nach dem langen anstrengenden Tag, nicht überwinden können. Nur die Leiter hatte sie gleich benutzt, um den Stein aus dem Kamin zu holen. Ohne sich noch einmal bitten zu lassen, suchte sich Severin das passende Werkzeug zusammen. Bevor er aufs Dach kletterte, zog er das Jackett aus, schlüpfte aus der Krawatte und fing im weißen Hemd zu arbeiten an. Zwei Stunden später hatte er die Schindeln eingesetzt, andere marode Stellen ausgebessert und auch die Haustür wieder eingehängt. Er stellte sie sogar passgenau ein, so dass Anna sie wieder verriegeln konnte. Nun war sie behütet und rundum sicher in ihrem Haus. Sie bedankte sich herzlich.

»Ach, sag mal«, ihr fiel die komische Berührung im Halbschlaf ein, »vielleicht hab ich es mir auch nur eingebildet, aber in der Nacht ...« Sie zögerte, wollte Severin nicht in Verlegenheit bringen, doch nun war es schon halb gesagt, dann konnte sie es auch zu Ende bringen. »Es war, als würde mir im Bett etwas über die Arme kriechen und die Beine auch.« Bei ihrer Schilderung spürte sie es wieder deutlich. Das war kein Traum gewesen. »Kann das irgendein Tier sein, ein Vogel vielleicht, der durch das Loch im Dach reingeschlüpft ist?«

Severin hatte ihr aufmerksam zugehört. »Vermutlich war das eine Schlange, vielleicht auch zwei oder mehr.«

Anna erschauderte. »Und du meinst, die sind jetzt irgendwo im Haus?« Bei der Vorstellung würde sie kein Auge mehr zutun können, geschweige denn überhaupt irgendwo ruhig sitzen.

»Ach, die sind harmlos, das sind bloß Blindschleichen.«

»Und die sind über das Dach reingekommen?«

»Eher durch eine undichte Stelle in der Wand. Wenn du willst, finden wir sie.«

Das wollte Anna unbedingt.

Auf dem Monte Verità hatte es auch Schlangen gegeben. Man musste beim Barfußgehen, aber auch in Sandalen aufpassen. Einer der Gäste war von einer Zornnatter gebissen worden, die bei jeder seiner Schilderungen länger und länger wurde. Zum Glück war sie ungiftig, aber das mulmige Gefühl blieb, wenn sie durchs Gras ging. Dass es auch hier Schlangen gab, hatte sie nicht erwartet. Gemeinsam suchten sie jeden Riss im Mauerwerk nach Schlupflöchern ab. Severin kroch unter die Möbel und auch hinters Bett. Anna leuchtete ihm mit einer Petroleumlampe. Endlich entdeckten sie den Durchschlupf, hinter der Kommode, kaum ein Mauseloch groß. Severin verstopfte ihn mit Schutt und dichtete ihn zusätzlich mit Holzkeilen ab. Anna stand auf, klopfte das Dirndl aus, das sie anstelle des Reformkleides wieder trug. »Aber was, wenn die Blindschleichen sich irgendwo im Haus versteckt haben?«

»Das kann natürlich sein, aber die sind, wie gesagt, harmlos.«

»Du meinst, ich soll versuchen, mit ihnen zu leben?« Die Vorstellung behagte ihr ganz und gar nicht. Selbst wenn sie sich die Schlangen bei Tisch mit einer Serviette um den langen Hals vorstellte, oder wie sie ihnen abends etwas vorlas, damit sie Ruhe gaben.

»Am besten du schaffst dir einen Hund an, dann wäre das sofort erledigt.« Er grinste sie an, und als sich ihre Blicke trafen, wurde er wieder ernst. »Wäre sowieso besser, wenn du allein hier oben bleiben willst.«

»Wurde der Wolf in den Alpen nicht ausgerottet?«

»Ein paar überleben immer.«

»Dann wird ein Hund wohl kaum etwas gegen ein ganzes Rudel ausrichten können, oder?«

»Echte Wölfe meiden Menschen, sie sind mehr an Vieh interessiert, aber es gibt auch menschliche Wölfe, die es hochtreiben könnt, wenn sich herumspricht, dass hier eine junge Sennerin wohnt.«

Sie verstand, was er damit meinte, wollte sich aber keine Angst machen lassen. »Ich muss erst schauen, wie ich selbst zurechtkomme, bevor ich mir einen Wachhund anschaffe. Gibt es denn keine andere Möglichkeit, die Schlangen zu vertreiben?«

»Doch schon.« Severin kratzte sich am Hinterkopf. »Wenn du sie fütterst, allerdings mit etwas ohne Salz.«

»Aber ich will sie doch eher loswerden und nicht noch mästen?«

»Erst lockst du sie raus und dann ... Hast du vielleicht Milch?«

Sie holte die Blechkanne aus dem Erdkeller, der sich unter einer Luke des Küchenbodens verbarg. Dort hielt sich auch im Hochsommer die Kälte, wie sie noch von damals wusste.

Ein perfekter Kühlraum für Vorräte. Severin schüttete etwas von der Milch auf einen Teller und schob ihn unter die Kommode. »Erledigt. Solange sie was zu fressen haben, bleiben sie von deinem Bett fern. Lass sie, wenn sie satt sind, einfach zur Tür raus.« Er stand wieder auf. Sein Hemd hatte inzwischen Flecken, und seine Haare waren grau. Obwohl es Anna immer noch schauderte, musste sie bei seinem Anblick schmunzeln.

»Was ist? Warum lachst du?« Er setzte sich auf den einzigen unbeschädigten Stuhl und stützte seine großen Hände auf die Knie.

»Ich glaub, du bist gerade um Jahre gealtert. Du hast lauter Spinnweben auf dem Kopf.« Sie widerstand der Versuchung, sie ihm herauszufischen, wollte keine falschen Hoffnungen in ihm wecken. Auch wenn sie selbst diesen Impuls als mütterlich empfand. Erst vorgestern hatte sich Benni von ihr getrennt, und sie spürte keinerlei Bedürfnis, mit einem anderen anzubandeln. Wenn es sein musste, blieb sie lieber für den Rest ihres Lebens allein. Noch einmal so enttäuscht zu werden, das wollte sie nicht.

Severin beugte sich vor, schüttelte sich den Dreck aus dem Schopf und versuchte, sich hinterher das Haar wieder zu glätten, was nicht gelang. »Besser?«

Sie nickte. »Ich geh mit zum Holzmachen, dann kannst du mir die Grundstücksgrenze zeigen.« Zusammen schritten sie den Besitz ab, der sich weit um den Rabenkopf herum bis ins Tal erstreckte. Überall lagen halbwegs trockene Äste, so dass Severin noch keinen Baum zu fällen brauchte. Stattdessen befreiten sie die Äste gleich an Ort und Stelle vom Laub, und er hackte sie zurecht, damit sie in Annas Buckelkorb und sein Traggestell passten.

»Hast du immer deine Axt dabei?«, fragte Anna.

Er nickte. »Wenn ich nur ein Werkzeug haben dürfte, um zu überleben, würde ich die Axt nehmen. Mit der könnte ich sogar ein Haus bauen. Die Klinge hab ich von meinem Großvater geerbt, und falls ich eines Tages einen Sohn habe, schenke ich sie ihm.«

»Ein schöner Gedanke. Oder auch deiner Tochter? Was spricht dagegen, dass auch Frauen eine Axt bei sich tragen?«

»Nichts.« Er lächelte sie an. »Nur den Stiel muss man ab und zu erneuern und dafür sorgen, dass die Klinge immer scharf ist. Wenn man sich die Nägel damit schneiden kann, ist sie perfekt.«

Dafür benutzte Anna lieber eine Schere. »Hast du dich noch nie damit verletzt?«

»Man muss sie bei der Arbeit nah am Leib halten und die Bewegungen kontrollieren, dann passiert nichts.«

»Für mich sind die Streichhölzer unverzichtbar und meine Lupe.« Sie zeigte ihm das silberne Etui, das sie in der Rocktasche trug. Darin waren auch ihr Füllfederhalter und eine kleine Schere.

»Auch nicht schlecht. Ohne Feuer kann man in der Wildnis kaum überleben.«

Nach ihrer Rückkehr zur Hütte leerten sie das gesammelte Holz aus, und Anna wollte es an der Almwand stapeln. Doch es rollte weg, bis Severin ihr zeigte, wie sie es machen musste. »Erst die Seiten, dann zur Mitte hin schichten«, erklärte er. Sie versuchte es erneut und legte eine Wiege aus Ästen, die sich gegenseitig stützten. Also auch dafür gab es eine bestimmte Technik. Vor lauter Dienstboten hatte sie vieles gar nicht mitgekriegt. Wie selbstverständlich waren die Arbeiten, die so viel Wissen und Können erforderten, von anderen verrichtet worden, nur damit es die Herrschaft behaglich hatte.

Als alle Äste richtig lagen, war sie stolz, und der Anblick gefiel ihr. Manche Baumringe bildeten ein Muster wie Wirbel aus Zeit.

»Darf ich?« Anna lieh sich Severins Axt, die auf dem Hackstock lag und versuchte, ein Holzstück zu spalten, schließlich musste sie täglich einschüren, um kochen zu können. Er stellte sich hinter sie und führte ihren Arm. Ein komisches Gefühl beschlich sie auf einmal. So nah war sie einem Mann außer Benni noch nie gewesen.

Auch er wirkte plötzlich peinlich berührt und stellte sich wieder vor sie. »Schon richtig, du musst halt üben, dann wird's. Am besten fixierst du mit den Augen eine bestimmte Stelle auf dem Hackstock, bevor du ausholst, und versuchst, genau auf diese Stelle draufzuschlagen.« Er nahm die Axt und zeigte es ihr. »Auch wenn du kurz weggehst, um das nächste Scheit zu holen, musst du dann immer wieder dieselbe Stelle anvisieren und treffen.« Zack, mit einem Schlag spaltete er das Holzstück wie nichts.

»Pfundig. Du beherrschst es.«

»Warte, ich schärfe noch eure Axt.« Er holte sie aus dem Schuppen und setzte sich damit auf die Hausbank. »Im Laufe des Sommers bringe ich noch mal einen Ster Holz, damit es bis zum Winter trocknen kann«, versprach er. Es war bereits gegen Mittag. Vor lauter Tun und Machen hatte sie Severin gar nichts zu essen angeboten. Wie unhöflich. Seine Eltern hatte sie als Erstes bewirtet, kaum dass sie bei ihnen eingetroffen war. Die Sonne brannte auf sie nieder, und lauter Insekten schwirrten durch die Luft, als wäre es schon Zeit zum Tanzen. Severin gab ihr die frisch geschliffene Axt, krempelte sich die Hemdsärmel runter und setzte den Hut wieder auf. »Das nächste Mal hab ich auch Fensterkitt dabei und setze neue Scheiben ein.« Die zwei fehlenden Vierecke zwischen den ohnehin kleinen Fensterkreuzen hatte er provisorisch mit Brettern vernagelt, was die Stube zwar zusätzlich verdunkelte, aber warm und wetterfest machte.

»Bevor du gehst, lass uns noch zusammen Brotzeit machen. Nimm Platz, ich richte was her.«

»Besser nicht, wenn ich mich jetzt noch mal niedersetz, werde ich nur recht müde, und komm nicht mehr auf. Außerdem muss ich wieder in die Zimmerei runter. Mein Meister hat mir nur einen halben Tag freigegeben. Ich schätze, ich komm sowieso schon zu spät.«

»Dann wenigstens Brot für den Weg.« Sie gab ihm ein paar Scheiben und ein großes Stück Käse, holte auch ihren Geldbeutel, um ihn für die viele Arbeit und die Handgriffe, ohne die sie aufgeschmissen gewesen wäre, zu entlohnen. »Was macht das alles zusammen?«

»Passt schon.« Stehend verschlang er mit großen Bissen das Brot und schob den Käse hinterher. Er schien ausgehungert zu sein, kaute mit vollen Backen und schluckte schwer.

»Kommt nicht in Frage. Sonst steh ich noch ewig in eurer Schuld.« Diesmal wollte Anna das Geschenk nicht annehmen und zog einen Fünfzigmarkschein heraus. »Deine Eltern waren bereits äußerst großzügig zu mir, und du hast so viel getan.« Sie hatte keine Ahnung, wie viel ein Klafter Holz und die Reparaturarbeiten kosteten, und hoffte, dass fünfzig Reichsmark genug waren. Oder besser hundert? Ihr

Verhältnis zum Geld war noch nicht sehr gefestigt, darum rann es ihr auch mehr oder weniger durch die Finger.

»Eher sind wir dir noch was schuldig«, gab Severin zu. »Deine Wiesen, die haben wir nämlich in den letzten Jahren, ohne zu fragen, gemäht oder von unseren Kühen abweiden lassen.«

So etwas Ähnliches hatte sie sich schon gedacht, als sie hörte, dass die Murnau-Werdenfelser der Fiedlers nach und nach die Alm hochstiegen. »Wunderbar, was wäre das sonst für eine Wildnis hier oben. Das können wir gerne weiterhin so halten.« Sie bedankte sich, was ihn irritierte. Er schulterte die Kraxe und verabschiedete sich. »Vergiss dein Jackett und die Krawatte nicht.« Anna trug ihm beides hinterher. »Kleidest du dich immer so elegant?«

»Man arbeitet ja nicht jeden Tag für eine Baronesse.« Schon stolperte er davon, den Berg hinab. Anna lächelte in sich hinein. Freundliche und hilfsbereite Nachbarn zu haben, wenn auch eine halbe Gehstunde entfernt und nur den Sommer über, war sehr beruhigend.

In der Nacht wankte sie im Halbschlaf aus dem Bett und setzte sich aufs Haferl, um ihre Notdurft zu verrichten und nicht im Dunkeln nach draußen zu müssen. Der Mond schien durch die Fenster und tauchte die Küche in sanftes Licht. Obwohl es windstill war, zappelten merkwürdige Schatten über den Boden, so als wehten die langen Fransen einer Teppichkante im Luftzug. Dabei besaß sie doch gar keinen Teppich. Anna schlich sich zur Kommode und spähte darunter. Kurz hielt sie den Atem an. Dort wimmelte es von Schlangen, einer ganzen Brut, manche kaum größer als Regenwürmer. Fünf Blindschleichen zählte sie, die im Mondlicht silbrig glänzten. Mit ihren wunderschön gezeichneten Köpfchen schleckten sie die Milch, und fast meinte Anna, ein Schmatzen zu hören. Auch wenn es sie ein wenig gruselte, so war es doch ein faszinierendes Naturschauspiel, das man bestimmt nicht in einem dieser neumodischen Lichtspielhäuser zu sehen bekam, die es in den Städten gab. Genau deshalb war sie heraufgezogen. Das war es doch, was sie gewollt hatte, dachte sie, und schaute den Blindschleichen zu. Als sie den Teller geleert hatten, drehte Anna den Schlüssel in der Haustür und öffnete sie einen Spalt. Mit angezogenen Beinen verharrte sie auf der Bank in der Fensternische und wartete, bis die gesamte Familie, von Nesthäkchen Fingerlang bis Mama Spann, über die Schwelle davongekrochen war.

Nachdem Anna sich in den nächsten Tagen einigermaßen eingerichtet hatte, machte sie schließlich bei einer Kanne Johanniskrauttee eine Bestandsaufnahme. Möglichst bald, das war das erste Ziel, wollte sie sich von ihren eigenen Erzeugnissen ernähren. Also musste sie Gemüse, Obst, essbare Blumen und Kräuter anpflanzen, die auch hübsch anzusehen wären. Jede Pflanze bräuchte genügend Platz für ihre Wurzeln, aber auch Luft ringsum, das musste sie beachten. Vielleicht gelang es ihr, auch Erdbeeren zu ziehen. Und später wollte sie Obstbäume pflanzen. Wilde Äpfel und Kirschen gab es hier vereinzelt, das hatte sie bemerkt, doch nahe am Haus einen Birnbaum zu haben, von dem sie im Herbst ernten und für den Winter einmachen konnte, würde ihr gefallen. Für all das beschloss sie, noch einmal ins Tal zu gehen. Nicht nur, um sich neue Essensvorräte zuzulegen und die Liste mit ihren Besorgungen abzuarbeiten, von den restlichen Ersparnissen, die sie bereits auf der Schweizer Bank in Reichsmark umgetauscht hatte, wollte sie auch größere Anschaffungen tätigen. Die wiederum sollten die Grundlage ihrer Existenz bilden, sie hatte sich alles genau überlegt. Einmal im Tal würde sie als Erstes nach Wessobrunn fahren, um nach ihrem Pferd und ihrem Kater zu sehen. Jetzt, Anfang Juni, war Dreisonnenquell bestimmt eine Pracht. Blühende Beete und Bäume, eine überbordende Fülle an Rosenranken, Stauden und Zierblumen, duftende Kräuter im Buchslabyrinth. Vermutlich gab es Nachwuchs in den Ställen, und überall würde eine rege Geschäftigkeit herrschen. Kein Vergleich zu ihrer noch kargen und ruhigen Alm. Außerdem war sie neugierig, wie Ruth, ihre Stiefmutter, mit der Verwaltung des großen Pflanzenguts zurechtkam. Dabei wollte Anna die Gelegenheit nutzen, um sich mit ihr auszusprechen. Sie waren zwar nicht im Streit auseinandergegangen, aber auch nicht im Guten. Es war Zeit, all das, was sich seit dem Tod ihres Vaters und auch schon davor aufgestaut hatte, endgültig zu bereinigen. Vielleicht könnte sie Ruth auch um eine Zuflucht bitten. Zumindest zeitweise, oder notfalls im Winter. Diese Aussicht würde ihr den Anfang erleichtern, und das beflügelte Anna. Darüber hinaus wollte sie Kolb um ein paar Pflanzen bitten. Seine Setzlinge waren robuster als von jeder anderen Gärtnerei gekaufte. Außerdem würde sie dadurch nicht alles selbst vorziehen müssen und könnte das erste Gemüse gleich draußen einpflanzen. Was sie wiederrum schneller voranbringen würde, die warmen Tage auf dem Berg waren gezählt. Und nicht zuletzt hätte Kolb vielleicht auch noch den ein oder anderen Rat für sie als Selbstversorgerin.

Als sie letzten November, von ihrer langen Krankheit noch geschwächt, ihre Heimat verlassen hatte, waren die Bäume kahl gewesen, und über den Wiesen und Feldern hatte Nebel und Frost gelegen. Jetzt hatte man einen Weitblick über den Pfaffenwinkel. Die Luft flirrte voller Vögel und Insekten, und alles leuchtete im Frühlingsgrün. In Wessobrunn stieg Anna aus der Postkutsche, hängte sich ihre Tasche um und steckte ihren violetten Topfhut mit der asymmetrischen Krempe, den sie auf dem Monte Verità selbst gefilzt hatte, mit der Haarnadel fest. Nicht dass ihn der Wind davonblies. Sie wartete, bis ihr einer der Postillione den noch leeren Buckelkorb vom Gepäckdach reichte, und bedankte sich mit einer Silbermünze. Von weitem wirkte Dreisonnenquell genauso wie immer. Trotzdem kam es ihr beim Anblick der Gebäude wie eine Ewigkeit vor, seit sie hier gewesen war, und es zog in ihrer Brust. Wie hatte sie ihre Heimat vermisst! Jeder Stein und fast jeder Grashalm hatten einst zu ihrem Paradies gehört. Sämtliche Winkel hatte sie erforscht, sie als Kind zu ihrer eigenen Behausung erklärt und in ihrer Phantasie in Höhlen oder Paläste verwandelt. Behütet, beschützt und in völliger Freiheit war sie aufgewachsen. Der graue Herzog, wie sie den alten Römerturm nannten, stand wie eh und je vor den drei Quellen, die dem Gut seinen Namen verliehen. Unter ihr am Hang erstreckte es sich in Hufeisenform. Und doch spürte Anna, dass sich etwas verändert hatte. War sie es selbst, die eine andere geworden war? Irgendetwas hing in der Luft. Zielstrebig ging sie zum Hauptportal, und als sie den Brunnen mit dem wasserspeienden Steindrachen umrundete, wusste sie, was es war. Der besondere Duft fehlte, den es nur hier gab, stattdessen lag über allem ein übler Gestank. Jemand hatte die oberen

Luken im Theatertrakt geöffnet, wie der westliche Teil des ehemaligen Klosters hieß, um Dampf abzulassen. Dort, in großen Kupferkesseln, die man, wenn man von außen durch die Milchglasscheiben hineinspähte, erahnte, hatte ihr Vater eine Destillation für Pflanzenextrakte eingerichtet, um ätherische Öle und Heilmittel herzustellen. Er hatte die Hausapotheke mehr als ein Versuchslaboratorium gesehen. Seine Haupttätigkeit war die Kultivierung von Pflanzen gewesen, die es in Europa noch nicht gab – besondere Blumen für die Gärten des bayerischen Prinzregenten, aber auch Nutzpflanzen für die Landwirtschaft. Zusätzlich hatte er ständig über etwas Neuem gebrütet. Zuletzt wollte er mit Hilfe des Wassers aus den drei Quellen Strom erzeugen, und davor hatte er Maulbeerbäume gepflanzt, um Seide herzustellen, worin er auch Anna miteinbezog. Anders als früher, als der Duft von Salbeiextrakt, Minze oder Melisse die Umgebung erfüllt hatten, reizte ein fürchterlicher Gestank ihre Nase und löste Übelkeit in ihr aus. Es roch nach Malz, aber auch nach einer Würze, in der etwas Schwefeliges lag, als hätte jemand Hefe zu lange gären lassen. Seit wann brauten sie Bier auf Dreisonnenquell? Und welchen Pfuscher hatten sie dafür eingestellt? Auch wenn es die Anlagen, die Sudpfannen und Läuterkessel aus dem alten Klosterbestand dafür gab, so hatte ihr Vater sich nie an diese Kunst gewagt, sondern sich das Bier liefern lassen. Hastig zog sie an der Klingel und hoffte, dass man ihr möglichst bald öffnete. Gerade als sie zusätzlich klopfen wollte, tat sich ein Türflügel auf. Anstelle von Götz, dem langjährigen Diener, stand Anna einer hochgewachsenen, hageren Frau mit auffällig knochigen Wangen gegenüber, die eine graue Schürze und ein Kopftuch trug, das sie im Nacken geknotet hatte. War Blau-Grau die neue

Hausmädchenuniform? Anna lächelte sie an, versuchte dabei, durch den Mund zu atmen. Es dauerte kurz, bis sie sich erinnerte, wer da vor ihr stand. Ruths jüngere Schwester. Sie hatte die gleiche kleine Nase, kaum sichtbar von vorne, aber dennoch vorhanden. Anna hatte sie auf der Hochzeit kennengelernt. Zumindest war sie zusammen mit ihr in einer Kutsche zur Kirche gefahren. Gesprochen hatten sie damals kaum, doch da sie nun verwandt waren, duzte Anna sie einfach. »Grüß dich Gott, Maria, wie schön, dass wir uns wiedersehen.« Auch jetzt schaute Maria Anna bloß an, reichte ihr weder die Hand noch trat sie beiseite, um sie einzulassen.

»Wer ist es, Mitzi?« Ruth erschien, in ähnlicher Montur, mit geknöpfter Schürze auf dem Busen – nur war sie einen Kopf kleiner und deutlich molliger. »Ach, schau an, die Madam Weltenbummlerin zeigt sich mal wieder.« Sie schubste ihre Schwester zur Seite und stellte sich in die Tür. Offenbar packte sie selbst mit an, schien dabei um Jahre gealtert zu sein. Vielleicht wirkte es aber auch nur so, weil sie keine Schminke trug und jegliche Eleganz abgelegt hatte. War das ein gutes Zeichen? Eine neue Malzwolke waberte aus dem Kamin und senkte sich nieder.

»Lässt du mich rein?« Wenn Anna nicht bald diesem Gestank entkam, musste sie sich in das Sternmoos übergeben, das in einer Amphore neben dem Eingang wuchs.

»Wieso, was willst du?« Ruth stemmte die Arme in die Hüfte.

»Dich besuchen.« Mehr fiel ihr für den Anfang nicht ein.

Zuletzt hatte sie ihr an Weihnachten einen Brief geschrieben, mit den besten Wünschen für die Feiertage und fürs kommende Jahr. Für die paar Zeilen hatte sie ewig gegrübelt, es schließlich dabei belassen und nur noch im PS nach Dietmars Adresse gefragt. Sie hätte zu gern gewusst, wie es ihrem Stiefbruder bei der Kaiserlichen Flotte erging, ob es auf einem Schiff besser war als vorher in der Kadettenanstalt. Post hatte sie im Tessin weder von ihm noch von Ruth erhalten, und es war ihr schwergefallen, die Enttäuschung von sich zu schieben. Das war ihr erst gelungen, als Benjamin Tardini in ihr Leben trat. Sie brauchte keine Verwandten, ob alt oder neu, nah oder fern, wenn sie ihn und seine Liebe hatte. Wie sie sich doch hatte täuschen können!

»Besuchen, wozu? Falls du vorhast, dich hier einzunisten, kannst du gleich wieder gehen. Du hast mir genug angetan.«

»Ich?«

»Ja, du, lässt mich mit allem im Stich, traust dich frech dann wieder her und stellst Forderungen.«

Was für ein freundlicher Empfang, dachte Anna, anscheinend setzte Ruth gleich auf Konfrontation. »Ich fordere gar nichts, und ich hab dir auch nichts getan.« Nicht mit ihr – sie war nicht mehr die kleine Anna, die sie herumkommandieren konnte. Sie war die Tochter von Christoph von Quast, der Dreisonnenquell aufgebaut hatte, in Liebe, bis zuletzt. Und obwohl Papá und sie kurz vor seinem Tod gestritten hatten, was Anna noch immer schmerzte, hätte er nicht gewollt, dass sie von seiner neuen Frau wie eine Aussätzige behandelt wurde. Sie hatte das Recht, genauso hier zu sein. »Ich will nur ein paar Sachen holen.«

»Was für Sachen? Ich dachte, das hätten wir geklärt.« Dennoch gab Ruth den Weg frei. Im Eingang lagerten Getreidesäcke und Fässer, und auch hier roch es nach Malz und Hopfen und all den anderen Dämpfen, die sie nur aus Andechs kannte, wo es auf dem berühmten heiligen Berg eine Klosterbrauerei gab. Anna folgte Ruth in den Fürstentrakt mit seinem stuckverzierten Gewölbe. Über ihr hing noch der alte, märchenhafte Prunk, der ihre kindliche Phantasie befeuert hatte, und unter ihr war eine Baustelle. Anna sprang über ein Loch im Fußboden. Die kostbaren Solnhofener Platten waren voller schlammiger Fußabdrücke oder zum Teil herausrissen, als hätte jemand den Untergrund durchwühlt. In den Fensternischen stapelten sich Trichter, Bügelverschlüsse und Gärspunde. Alles war voller Staub und Spinnweben, so als ob hier schon lange keiner mehr sauber gemacht hatte.

»Wie geht es mit den Bauarbeiten voran?«

»Nach was sieht's denn aus? Ich hab das Gefühl, ich wohne in einer Ruine, nirgends komme ich hinterher.«

»Hast du kein Personal mehr, das dich unterstützt?« Wo waren die Zeiten hin, da Ruth hauptsächlich auf der Chaiselongue fläzte und Zeitschriften studierte? Apropos Zeitschriften, Anna fiel etwas ein.

Ruth schüttelte den Kopf. »Nach dem Tod von Christoph haben sich alle gegen mich verschworen, besonders die Köchin samt Küchenmädchen hat sich meinen Befehlen verweigert oder sie nur schlampig ausgeführt. Die Floßbergerin hat dann ganz plötzlich von einem Tag auf den anderen gekündigt, weil sie sich von meiner Schwester in der Küche partout nichts sagen lassen wollte. Dabei hat die Mitzi in München ein ganzes Gasthaus verköstigt und wohl mehr Erfahrung als so eine plumpe Landköchin.«

Zenzi Floßberger plump zu nennen, war eine Frechheit. Abgesehen davon, dass sie Anna das Leben gerettet hatte, war sie eine Spitzenköchin, die selbst aus den einfachsten Zutaten ein Festmahl zaubern konnte, das seinesgleichen suchte. Anna biss sich auf die Zunge, um nichts zu erwidern. »Und wo arbeitet Zenzi jetzt?«

»Woher soll ich das wissen? Soll ich mich jetzt etwa auch noch um das Auskommen der Dienstboten kümmern, die mir in den Rücken fallen? Von mir hat sie jedenfalls kein Empfehlungsschreiben erhalten, im Gegenteil.«

Wer wollte auch schon von einer ehemaligen Dirne empfohlen werden, dachte Anna. »Und Götz und Elvira?« Den langjährigen Hausdiener nicht an der Tür gesehen zu haben, wie vorhin, war ungewöhnlich, und das Zimmermädchen Elvira hatte ihr besonders während ihrer Krankheit sehr zu Diensten gestanden. Ohne sie hätte Anna ihr hüftlanges Haar, das sie bis nach ihrem Fortgang noch gehabt hatte, nicht pflegen können. Darum hatte sie es sich auch spontan in München auf Kinnlänge abschneiden lassen, bei einem netten Friseurmeister und seiner kleinen Tochter, schräg gegenüber vom Rathaus am Marienplatz. Mittlerweile waren ihre braunen Locken wieder nachgewachsen und streiften die Schultern, so dass sie einen kurzen dicken Zopf flechten konnte, der sogar ohne Band hielt. Doch am liebsten trug sie die Haare nach wie vor offen, als wallende Mähne und Zeichen der neuen weiblichen Unabhängigkeit, jedenfalls nicht so streng als Dutt aufgesteckt, wie Ruth es tat.

»Gleich und gleich gesellt sich gern. Götz und Elvira haben geheiratet und sind nach Kaufering gezogen«, sagte Ruth. »Von den Gutsarbeitern ganz zu schweigen, die hab ich an Lichtmess entlassen.«

Es war also niemand mehr da, den Anna kannte?

»Was ist mit Kolb?« Dem Plantagengärtner hatte Ruth bereits zugesetzt, als Anna noch hier gewohnt hatte.

»Der hat als Erster das Handtuch geworfen. Von wegen

treu an meiner Seite und all diese Versprechungen, die die gesamte Dienerschaft noch einstimmig nach der Beerdigung gegeben hat. Nichts als Fürze im Wind. Aber was soll's! Wir Weisers haben uns noch nie unterkriegen lassen. Mein Onkel aus Dachau will herziehen. Wozu also Fremde für Arbeit bezahlen, die man innerhalb der Familie erledigen kann?«

Nichts war mehr wie früher. Von all dem hatte Anna im fernen Ascona nichts geahnt. »Was ist mit dem Strom, läuft der noch?« Sie hielt nach Glühbirnen Ausschau, entdeckte nur Kerzenstummel in den Leuchtern.

»Noch ist gut. Hat der jemals funktioniert? Wenigstens hat die Turbine Geld eingebracht, als wir sie verkauft haben.« Es gab also ein Wir und kein Ich, wie noch letztes Jahr. »So, da ist es.« Hinter einer marmorierten Säule stand eine Korbtruhe. Ruth hob einen Träger mit Flaschen herunter. »Dein Zeug. Ich wollte es dir hinterherschicken lassen, aber weißt du, wie teuer das ist? Und dann dachte ich mir, früher oder später tauchst du sowieso wieder auf, und ich hab recht behalten.«

Anna hob den Deckel. Ihr Töpferwerkzeug lag darin und eine Mappe mit Zeichnungen, Ruth musste ihre Werkstatt in der ehemaligen Hostienbäckerei ausgeräumt haben. Dann waren da noch ungebrannte Tonrohlinge, die meisten davon zerbrochen. Sie hob ein paar Scherben heraus, die zu einer Ziege gehörten, die sie geformt hatte. Dabei hatte sie nicht bedacht gehabt, dass die Beine den schweren Tierbauch samt Euter nicht trugen, so war sie beim Trocknen mehr zu einer Zwergziege, ja, fast zu einem Ziegendackel geschrumpft. Dennoch schade. Der Kopf mit dem langen Bart lag in ihrer Hand. Die Ziege war vielleicht nie vollkommen gewesen, aber originell und eins ihrer Werke.

»Tut mir leid, das waren meine Neffen. Vor ihnen ist nichts sicher. Richtige Hundskrüppel sind das.« Als hätte Ruth sie gerufen, preschte eine Horde Kinder um die Ecke. Sie hatten einen von ihnen in ein Geschirr gespannt und trieben ihn mit einer Peitsche vor sich her. »Jakob, Quirin, Sepp, Flori, hab ich euch nicht gesagt, dass ihr im Haus nicht rumrennen sollt?« Die Kinder scherten sich nicht um ihre Tante oder um Anna, zogen einfach an ihnen vorbei und galoppierten die Stufen ins nächste Stockwerk hinauf, wo sie auf der Galerie weiterlärmten.

»Lebt deine Schwester jetzt hier?«

Ruth nickte. »Mein Bruder Gottfried auch und seine Frau Cäcilie.«

»Und wer kümmert sich um euren Betrieb in der Au?« Ihre Stiefmutter stammte aus München, wo ihre Familie einen Gasthof besaß. Anna legte die Reste ihrer Arbeit zurück in die Truhe. Auf die Alm mitgenommen hätte sie sie sowieso nicht, aber dass sie zerstört worden waren, damit hatte sie nicht gerechnet. Trotz allem brauchte sie noch mehr und versuchte einzulenken.

»Die Wirtschaft war einmal, Gottfried will auf dem Land ganz neu anfangen. Ihm schwebt was Großes vor.«

»Und deshalb riecht es so stark nach Malz?«

»Ach das?« Ruth rümpfte ihr Näschen, dabei hing der Gestank überall. »Heute ist Brautag. Ich versuche schon, alle Fenster und Türen geschlossen zu halten, aber Mitzi, das Dummerchen, musste ja an die Tür gehen.«

»Ruth, wo bleibst du?« Eine Männerstimme hallte durch den Gang.

»Ich muss zum Läutern. Du findest hoffentlich selbst wieder raus.« Sie raffte ihre Schürze und machte kehrt. Kein

Wort des Abschieds, keine Frage, was Anna vorhatte oder wo sie lebte. Auf Dreisonnenquell schien es endgültig keinen Platz mehr für sie zu geben.

»Wie geht's Dietmar?« Wenigstens das wollte sie noch wissen.

»Gut, soweit es einem beim Militär gutgehen kann. Es ist kein Zuckerschlecken, und sie lassen ihn auch vorläufig nicht heim.«

»Kannst du mir seine Anschrift geben?«

Ruth seufzte, aber offenbar fiel ihr kein Grund ein, sie ihr zu verweigern. Also stapfte sie zu einem Stehpult und klappte es auf.

Auf einem Bord neben Schreibfeder und Tinte stand ein schwarz-goldener Apparat. »Ihr habt einen Fernsprecher?«

»Das war das Erste, was ich hab einrichten lassen, man muss doch mit der Zeit gehen. Dein Vater hatte solch glorreiche Ideen, aber die einfachen Dinge hat er abgelehnt.« Sie nahm einen Brief aus dem Fach, riss den Absender von der Umschlagrückseite ab und gab ihn ihr. Anna strich über Dietmars jugendliche Handschrift, er schrieb in lateinischen Druckbuchstaben, nicht in Sütterlin.

»Hast du Post für mich?« Vielleicht hatte ihr Dietmar ja hierher geschrieben, und Ruth rückte seine Briefe endlich raus.

»Nur die Zeitschrift. Ich hatte dich doch gebeten, damit aufzuhören.« Sie reichte Anna einen Stapel Hefte der *Frauenbewegung*, die etwas zerfleddert wirkten.

Anna hatte vergessen, das Abonnement abzubestellen, aber umso besser, so hatte sie einiges zum Nachholen. »Hast du sie gelesen?«

»Wozu? Du kennst meinen Standpunkt. Sonst noch was?«

Anna nickte. »Ich will mein Pferd mitnehmen, ich brauche es.« Komet war zwar eher für die Zucht und weniger als Lasttier geeignet, aber auf den schmalen Wegen zur Alm hoch würde er ihr dennoch gute Dienste leisten.

»Deins? Welches soll das gewesen sein?«

»Der Leutstettener Hengst. Komet. Du weißt doch genau, welcher. Papá hat ihn mir vorletztes Jahr geschenkt.«

»Ach, der. Ja, der wurde krank, bekam Koliken, es war eine einzige Quälerei. Wir mussten ihn …« Sie hielt inne. »Sei froh, dass du das nicht miterlebt hast. Tagelang Pferdefleisch, das ist nicht meins. Aber wir wurden eine Zeitlang satt.«

Komet war tot? Als Anna Dreisonnenquell verlassen hatte, war ihr Pferd noch gesund und kräftig gewesen. Hatte ihn der Kummer geschwächt, oder war er vernachlässigt worden? Sie konnte es nicht fassen. Was wurde ihr denn noch alles angetan? »Warum hast du mir nicht Bescheid gegeben? Ich habe dir doch geschrieben. Du wusstest, wo ich war.«

»Du meinst, ich soll dir für ein paar lumpige Weihnachtsfloskeln auch noch dankbar sein? Und selbst wenn, wärest du wegen diesem Gaul extra angereist?« Ruths Beziehung zu anderen Lebewesen außer zu sich selbst war wirklich mehr als zweifelhaft.

Anna war den Tränen nahe, wollte sich aber vor ihrer Stiefmutter keine Blöße geben und riss sich zusammen. »Und die übrigen Tiere?« Das war auch etwas, das ihr sofort aufgefallen war, diese Stille. Kein Geschnatter, Blöken oder Grunzen der Schweine, nicht mal die Frösche hörte sie im Teich quaken. Nach Kater Humboldt wagte sie gar nicht erst zu fragen, wer weiß, was sie mit ihm angestellt hatten.

»Was nicht im Kochtopf gelandet ist, wurde verkauft. Wir wollen aber neue Zugpferde oder Ochsen für den Biertransport anschaffen.« Ruth hob eine Holzkiste vom Stapel und stellte sie ihr vor die Füße. »Hier, unser Dunkles, zum Probieren. Du kannst mitnehmen, so viel du tragen kannst, wenn du gehst. Aber rühr sonst nichts an.« Bier hatte Anna noch nie gemocht, und am liebsten, nach all dem, was sie erfahren hatte, würde sie die Flaschen direkt neben Ruth an die Wand schmeißen. Dennoch legte sie ein paar in die Kraxe als Geschenk für Severin oder die Fiedlers, wenn sie zu Besuch kamen. Ihr fiel die Prägung auf, die erhobenen Buchstaben im Glas. Weiserbräu stand da in einem Halbkreis auf dem Flaschenbauch. Offenbar waren die Flaschen schon extra für Dreisonnenquell angefertigt worden. So etwas entschied man nicht von heute auf morgen, das wirkte wie von langer Hand geplant. Sie wartete, bis ihre Stiefmutter außer Sicht war und ihre Schritte verklungen waren, dann nahm sie nur ihre Mappe mit den Zeichnungen und das Werkzeug aus der Truhe und schlich sich zur Treppe, immer auf der Hut, nicht den Kindern zu begegnen, die sie bestimmt verpetzen würden. Ob Vater im Sinn gehabt hatte, als er Ruth als Alleinerbin einsetzte, dass sie sein Pflanzengut in eine Brauerei verwandelte?

»Hab ich es euch nicht gesagt? So schnell werden wir die nicht los.« Sie erwartete Anna auf dem Treppenabsatz, zusammen mit Maria und einem bulligen Mann, der eine Kappe ohne Rand trug und einen schmutzigen Lederschurz. Er wirkte mehr wie ein Metzger als ein Brauer. »Dachte ich es mir doch, dass du nicht einfach gehst.« Ruth baute sich neben ihren Geschwistern auf und versperrte Anna den

Durchgang. »Du hast mich schon einmal hintergangen und spurst auch jetzt noch nicht.«

»Für dich muss ich überhaupt nicht spuren, merk dir das«, rief Anna. Sie war es leid. »Du schreibst mir nichts mehr vor. Ich kann tun und lassen, was ich will.«

»Aber nicht hier im Haus, da habe ich das Sagen. Also geh endlich, bevor dir Gottfried Beine macht.« Stufe für Stufe kam der Kerl auf Anna zu und drängte sie zur Tür. Zu gern wäre sie noch in die Bibliothek gegangen, um sich ein paar Bücher mit auf den Berg zu nehmen – etwas von Carl von Linné, der ein Schema zur systematischen Pflanzenforschung erfunden hatte, oder eines der kostbar illustrierten Werke von Maria Sibylla Merian oder ein Buch von Hildegard von Bingen, doch sie gab auf.

Als sie das Haupthaus umrundete, fiel ihr auf, dass die Beete brachlagen. Nichts war geharkt oder vorbereitet, manche noch mit verdorrten Daxen abgedeckt. Auch im Hochbeet wuchs nichts außer einer Reihe Kopfsalat, an dem sich wohl hauptsächlich die Schnecken bedienten. Selbst das Kräuterlabyrinth, das Kolb über Jahre liebevoll gehegt und gepflegt hatte, war zugewuchert. Anna hörte ein Geräusch über sich und schaute zum Fürstentrakt hinauf. Ein Fenster wurde geschlossen, und die Vorhänge bewegten sich. Sicherlich beobachtete man sie weiterhin, doch draußen konnte ihr niemand den Aufenthalt verbieten, dazu war das Gelände viel zu weitläufig. Schwalben flogen aus dem großen Treibhaus auf, direkt durch den Sonnenfang, der nur mehr ein Eisengestell war, weil die Scheiben fehlten. Hatte es in Bayern einen Hagelsturm gegeben, der das Glas zerschlagen hatte? Anna schaute sich nach Splittern um, fand aber keine. Auch im maurischen Tor fehlten die Rautenfenster, und der große Heizkessel, der im Innern für zusätzliche Wärme sorgte, war auch fort. Immerhin gab es die Maulbeerbäumchen noch, die meisten jedenfalls, soweit Anna das beurteilen konnte. Hüfthoch waren manche schon gewachsen und zeigten zartes Grün. Zum Stall wollte sie nicht. Komet war tot, und alles hatte sich verändert. Anna dachte daran, wie der Hengst bei ihr angekommen war und tagelang nichts hatte fressen wollen. Offenbar seiner Mutterherde entrissen, war er durcheinander gewesen und hatte sich erst eingewöhnen müssen. Anna hatte ihm das Laufen und die neue Freiheit schmackhaft gemacht, indem sie ihm voraus auf die Weide gerannt war. Als bräuchte ein Pferd einen Menschen, der ihm zeigte, wie Galoppieren ging. Aber Komet war ihr gefolgt, hatte sich endlich unter die vier Haflinger gemischt, mit denen er sich fortan die Umzäunung teilte.

Der Einzige, der unerschütterlich in seiner ganzen Herrlichkeit dastand, als wäre nichts geschehen, war ihr Lieblingsbaum. Was waren aus seiner Sicht schon ein paar Monate, auf tausend oder mehr Jahre gesehen? Von weitem ragte seine ausladende Krone über die Mauer, und in seiner Blütenpracht empfing er sie, als Anna auf dem Steg, der über den Bach führte, zu ihm lief. Es zirpte, summte und zwitscherte in der Tassilolinde, dazu erfüllte ein feiner Duft die Luft und überlagerte endlich den Malzgestank. Anna atmete tief ein und aus. Bevor sie zwischen den dicken Wurzeln ins Innere des Baumes kletterte, stellte sie ihren Buckelkorb ab und nahm auch den Hut herunter. Dann lehnte sie sich an einen der vielen Stämme. Schon von klein auf hatte sie sich in diesem Baum geborgen gefühlt. Sie war zu Hause, zumindest hier. Wie hatte sie nur glauben können, dass sie sich mit Ruth versöhnen würde? Im Vergleich zum letzten Jahr war ihre Stiefmutter nur noch schlimmer geworden, zumal sie nun auch noch Rückhalt von ihrer Sippschaft bekam. So jemanden gab es doch nur im Märchen und nicht in der Wirklichkeit. Aber speisten sich die Geschichten in den Büchern nicht aus wahren Begebenheiten? Dass sie Komet und Humboldt im Stich gelassen hatte, würde Anna sich nie verzeihen. Sie ließ ihren Tränen freien Lauf, weinte und schluchzte laut. Über ihr miaute es. Jagte hier eine Dorfkatze den Vögeln nach?

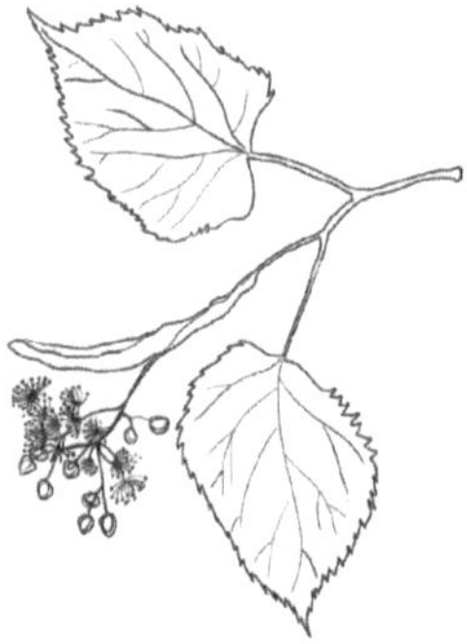

Eva

Gleich doppelt wunderbarer Besuch! Welch eine Freude.« Udo, mit einer hellroten Narbe am Kinn, da wo ihm ein Stück seines Vollbarts wegrasiert worden war, empfing sie im Zwiebelturm. Ein großes halbrundes Zimmer, das abgesehen von ein paar Sportgeräten und dem verstellbaren Krankenbett wie ein kleiner Salon wirkte. Zwei Sessel, ein Couchtisch und eine Konsole mit Fernseher samt Stereoanlage gab es auch. Sogar die medizinischen Geräte waren in edlen Hängeschränken mit geriffelten Glasfronten verborgen, und nur ein paar Kabel hingen heraus. Ausnahmsweise trug Udo heute weiße Tennissocken zu Shirt und Turnhose, wie Eva gleich auffiel. Er lag im hochgestellten Bett und rauchte. Zur Abwechslung eine Selbstgedrehte, kein Hasch. Beim Sturz aus fünf Metern Höhe hatte er sich einen Lendenwirbel gebrochen, was ihm die schlimmsten Wochen seines Lebens beschert hatte, wie er hinterher sagte. Noch dazu, weil kein legales Mittel der Welt seine Schmerzen hatte lindern können. Zusätzlich musste er absolute Ruhe einhalten. Allein das war für Udo, der durch und durch hibbelig war, eine Herausforderung. Seine Hüfte war in ein Stützkorsett gezwängt. Hautfarben und mit Rüschen verziert, warum auch immer. Wenn er könnte, könnte er damit beim Cancan-Tanzen in Paris auftreten, sagte er. Wenigstens das nahm er locker.

Gerade als er die Zigarette in einer Tasse mit einem Rauchverbotszeichen ausdrückte, beugte sich Eva über ihn und begrüßte ihn mit einem Kuss. Eigentlich hatte sie seine Wange treffen wollen, doch er drehte ihr schnell seinen Mund zu und zog sie an sich. Erst schwach, dann deutlicher nahm sie durch das Nikotin und die vielen medizinischen Gerüche seinen eigentlichen Duft wahr, Minze und einen Hauch Moschus. Für sie wie ein Erkennungsmerkmal, sie müsste nur ihrer Nase folgen und würde auf diese Weise jeden ihrer geliebten Freunde aus einer Menge herausfiltern wie ein Hund sein Rudel. Endlich gab Udo sie wieder frei, wo sie doch schon halb auf ihm lag. »Danke, Kleineva, das hab ich jetzt gebraucht.«

Sie rappelte sich hoch, schaute kurz zu Milo, der an der Tür stehen geblieben war. »Was ist?«

»Nichts. Ich warte nur, bis ich an der Reihe bin.« Jetzt umarmte auch er seinen besten Freund. »Ich hab dir was mitgebracht.« Rasch steckte er ihm etwas zu, das Udo wie ein Taschenspieler unter seinem Kopfkissen verschwinden ließ. Als ob Eva nicht wüsste, was das war. Zumindest hatte sich Milo die Drogen abgewöhnt, er nahm nur noch selten etwas. »Und hier die Supertramp-LP, die du wolltest, und auch die neueste Scheibe von Uriah Heep.« Er holte die Platten aus der Jutetasche.

»Danke, leg doch gleich mal auf.« Stöhnend zog sich Udo am Bettgalgen hoch und zündete sich eine weitere Kippe an.

»Darf man hier rauchen?« Eva zeigte auf die Tasse.

»Ach, die hat mir meine Krankengymnastin geschenkt,

sie ist genauso besorgt um mich wie ihr.« Er grinste und blies den Rauch zur Decke. »Eigentlich sollen wir zum Rauchen in das Salettl im Garten gehen. Aber wisst ihr, wie weit es bis dahin ist? Ich müsste jedes Mal einen Pfleger bitten, dass er mich hinkarrt. Noch dazu ist es draußen arschkalt. Ich hätte ja lieber etwas anderes als Nikotin …« Er zwinkerte Milo zu. »Schon komisch. Droge ist nicht gleich Droge. Doch wer bestimmt das?«

»Kann ich kurz ein Fenster kippen?« Eva war der Qualm zu viel. Sie brauchte frische Luft, sonst würde ihr schlecht, und für das, was sie den beiden sagen wollte, brauchte sie einen klaren Kopf.

»Klar, reiß ruhig auf, ich muss mich sowieso abhärten. Von der vielen Rumliegerei bin ich total verweichlicht.«

Bevor Eva am geschwungenen Griff des Rundbogenfensters drehte, deckte sie Udo zu. Von hier oben hatte man einen wunderbaren Blick in den Park. »Wie geht's dir inzwischen?« Anfangs hatte sie befürchtet, er könnte vielleicht nie wieder laufen.

»Es muss, wie meine Oma immer gesagt hat.« Hilde Tannstetter, von der Udo sämtliche Küchenutensilien geerbt hatte, die sie zur Müsliherstellung brauchten, war an Neujahr in einer Seniorenresidenz gestorben. Seit einigen Jahren war sie bereits geistig umnachtet gewesen, wie man es vornehm nannte, wenn das Gedächtnis nachließ, aber kurz nach Weihnachten hatte dann ganz plötzlich ihr Körper versagt. Selbst ans Bett gefesselt, konnte Udo nicht zu ihrer Beerdigung gehen. An seiner Stelle waren Milo und Eva zum Münchner Waldfriedhof gefahren, wo Oma Hilde in der Tannstetter-Gruft beigesetzt wurde. Bei der Gelegenheit hatte Eva zum ersten Mal Udos Familie getroffen. Bis auf

Frau Kohut, die Haushälterin, kannte sie noch keinen. Seine Eltern waren zwar nicht geschieden, lebten aber getrennt. Und zwar durch Kontinente. Seine Mutter stammte aus Paraguay und war vor einiger Zeit zurück in ihre Heimat gezogen. »Zum Heilungsschmerz, wie es die Ärzte nennen, ist jetzt auch noch ein Muskelkater gekommen. Diese Foltergeräte stehen nicht nur zur Zierde hier, und Kamilla kennt kein Erbarmen.« Er zeigte auf den Barren.

»Wer ist Kamilla?«, fragte Milo

»Na, meine neue Krankengymnastin. Ich hatte den ganzen Vormittag Anwendungen bei ihr, wie sie es nennt, oder mit ihr, wie ich sagen würde. Aber ein Häkelkurs ist das nicht, das kann ich euch versichern. So geschwitzt habe ich selbst in meinem Job bei der Baumschule nicht, als wir einen ganzen Wald umgepflanzt haben, und dabei hab ich heute nur ein paar Trippelschritte geschafft – und selbst die nur mit ihrer Unterstützung. Doch es wird hoffentlich mit jedem Tag besser. Am Wochenende will ich nämlich unbedingt heim. Ihr kommt genau richtig. Zwei Stunden Pause hat mir Kamilla gegönnt, um drei drangsaliert sie mich wieder. Volles Programm.«

Milo schaltete die Anlage ein. Der Tonarm des Plattenspielers schwenkte vollautomatisch, die Nadel setzte auf die A-Seite der *High-and-Mighty*-LP. *One way or another* war der erste Song. Den kannte Eva schon. Der passte auch zu ihrer Situation, dachte sie, als das lange Intro erklang und der Sänger von Uriah Heep mit seiner Fistelstimme von Veränderungen sang.

»Und was sagt der Arzt?« Eva bat Milo, etwas leiser zu drehen, damit sie sich unterhalten konnten, und packte aus, was sie mitgebracht hatte. Udos *Goldmund*, seine Müslisorte, ein paar Quarksemmeln, ungespritztes Obst aus Kurtis Waggon und ein Glas Haselnussaufstrich.

»Wahnsinn, Kleineva, du rettest mich. Das Essen hier reicht mir nämlich nie und nimmer, als Vegetarier kriegt man dasselbe wie die Fleischesser, nur ohne Fleisch, und da bleibt nicht viel.« Er ließ es sich schmecken, krümelte und kleckerte das Bett voll. »Erzählt, was ist bei euch los?«

Eva setzte sich in einen Sessel und schaute erneut zu Milo, der sich neben seinen Freund aufs Bett gequetscht hatte und sich ebenfalls eine Semmel schnappte. Also fing sie an, schließlich musste sie es irgendwann hinter sich bringen. Als Erstes mit dem leichteren Teil. »Jasmin ist heute bei uns eingezogen, in Majas Zimmer, und dann muss ich euch …«

Die Tür ging auf, und ein Mann in kariertem Anzug und mit eingedrehtem Schnurrbart rumpelte ins Zimmer. »Immer hungrig, mein Herr Sohn, aber offenbar geht's dir besser.« Udos Vater, Georg Tannstetter, der Mathematikprofessor. »Ah, deine Freunde sind auch da. Da muss man ja gesund werden. Maximilian Leopold. Bleib nur, bleib.« Er nickte Milo zu, der kurz aufsprang und wie in Habachtstellung grüßte, lauter Krümel auf der Hose. Es war selten, dass jemand Milos volle Vornamen aussprach. »Und das Fräulein Eva. Wie schön, dass wir uns nun mal unter erfreulichen Umständen wiedersehen.« Er trat auf sie zu und schüttelte ihr die Hand, noch bevor sie sich aus dem Sessel hieven konnte. »Tut mir leid, dass wir auf der Beerdigung keine Gelegenheit hatten, uns zu unterhalten, dafür jetzt umso besser. Sie beide als Paar, hat das Zukunft?«

»Papa!« Udo verdrehte die Augen.

»Das wird man doch wohl noch fragen dürfen.« Vater und Sohn umarmten sich kurz. »Ihr jungen Leute seid so was von empfindlich.« Vergnügt zwirbelte sich Herr Tannstetter den Bart, knöpfte das Jackett auf und plumpste in den zweiten Sessel neben sie. Eva wusste nicht, ob er das ernst gemeint hatte, also schwieg sie dazu. »Ich würde mich jedenfalls sehr freuen, wenn ich eine Schwiegertochter bekäme, die so talentiert ist. Erstes Staatsexamen mit Anfang zwanzig, Respekt! Und Udo hat mir erzählt, dass Sie tausende Gerüche identifizieren können. Solch eine Gabe wäre doch in einer profanen Apotheke verschwendet. Erzählen Sie mir mehr davon. Ist das mit dem Riechen bei Ihnen so wie bei mir mit den Zahlen? Die sehe ich nämlich in Farben vor mir. So ist es simpel, sie zu ordnen, quasi wie Memory spielen.« Er schlug die karierten Beine übereinander und wippte mit den polierten Lederslippern. Darin kamen gepunktete Socken zum Vorschein. In Sachen Auffälligkeit übertraf er damit fast seinen Sohn, der allerdings Klamotten vom Flohmarkt oder aus der Altkleidersammlung bevorzugte, doch am liebsten hatte er so wenig wie möglich an und zu Hause meistens nichts. Kleidung engte Udo nämlich ein. Das spitzenbesetzte Korsett musste eine Qual für ihn sein. »Jetzt kennen Sie mein Geheimnis. Und wie ist Ihres?«

»Sie meinen, warum ich mehr Düfte als andere wahrnehme?«

»Richtig. Wenn Sie aber sonst noch etwas verbergen, können Sie das natürlich auch erzählen.« Aus blauen Augen, die etwas heller waren als die von Udo, strahlte er sie an. Jetzt wusste sie, woher Udo sein Slapsticktalent hatte. Die Mutter eine temperamentvolle Südamerikanerin, die nur gebrochen Deutsch sprach, der Vater ein Geck, der für die reinen Zahlen schwärmte. Einladungen zu WG-Feiern oder auch nur auf einen Kaffee hatten seine Eltern bisher ausgeschlagen.

»Äh, es stimmt, manche Gerüche sind für mich auch wie Farben. Doch so genau habe ich darüber noch nicht nachgedacht.« Doch auf einmal sah sie es vor sich – trotz seines bunten Auftritts roch Herr Tannstetter schiefergrau, was im Widerspruch zum flüchtig wirkenden Lavendelduft stand, den er verströmte und den sie grundsätzlich sehr mochte, der aber ihrem Empfinden nach eindeutig violett war, wie die Pflanze an sich. Verwendete er Lavendelwasser für seinen Bart? Udo dagegen duftete für sie minzgrün. Milo dunkelblau wie die Nacht. Er war sowieso Evas Ruhepol, in dem sie all die Gerüche, die ihrer gemeinsamen Stimmungen, Zweifel und ihrer Liebe vereinte. Aber das verriet sie nicht. »Manches riecht für mich eher warm, anderes kalt«, gab sie stattdessen preis. Majas Honigduft, zum Beispiel, der sich immer wieder in den Vordergrund drängte, war ihr sehr warm in Erinnerung geblieben. »Die Kunst und damit die Schwierigkeit beim Riechen ist es, die Worte dafür zu finden. Vielleicht ist das ähnlich wie mit Ihren Zahlen, man muss sich Beschreibungen aus anderen Abteilungen leihen, eben von Farben oder Gefühlen.«

Darüber schien er eine Weile nachzudenken. »Nein, die Mathematik ist bei mir ein geordneter Regenbogen, dabei bleib ich. Leider hab ich das weder meiner Frau noch meinem Sohn nahebringen können. Für Udo sind Zahlen nur Chaos, aber …« Nun wandte er sich an seinen Sohn, der mit Milo weitermampfte und ihnen über Uriah Heep hinweg zuhörte, als säßen sie vor einer Fernsehdebatte. »Halt dir das Mädchen warm, Udo. Die ist klug und lenkt dich hoffentlich in andere Bahnen. Bademeister, das ist doch kein Beruf.«

»Und ob, Papa. Allein die Verantwortung, die man während einer Beckenaufsicht hat.«

»Verantwortung? Du meinst wohl eher das Aufpassen, dass jeder eine Badekappe aufhat.« Tannstetter lachte.

»Wart's ab, wenn du mal im Wasser einen Krampf kriegst und ich dich rausfischen muss«, konterte Udo.

»Vielleicht schaffen Sie es ja, Fräulein Eva, ihm diesen Unsinn auszureden. Er könnte im Ausland noch das Abitur nachholen und studieren. Es muss ja keine Mathematik sein, die Hoffnung hab ich längst aufgegeben, aber von mir aus Agrarwissenschaft. Man muss doch größer denken, an etwas mit Zukunft, um eines Tages seine Familie ernähren zu können und nicht immer bloß von einem Aushilfsjob zum anderen zu springen, und am Ende geht's immer weiter bergab.«

Also doch! Darauf wollte er hinaus. Wie viel wusste er über die wahre Ursache für Udos Verletzung? Eva fühlte sich in die Enge getrieben. Nicht dass sie noch gegen ihren Freund aussagen musste und alles ans Licht kam. Für einen Moment blitzte in ihr ein anderer Gedanke auf, jetzt, auf der Stelle zu sagen, dass Udo oder Milo ein Kind gezeugt hatten, und Herr Tannstetter möglicherweise der Großvater war. Was würde sich ändern? One way or another? Eva schwurbelte der Kopf. Sie musste weg und erst mal versuchen, Halt zu finden, bevor sie neue Erwartungen erfüllte. »Hat mich auch sehr gefreut, Sie wiederzusehen.« Sie stand auf, gab Herrn Tannstetter die Hand und schnappte sich ihre Tasche. Rasch wandte sie sich an die beiden auf dem Bett und küsste sie, den einen auf die haarige Wange, den anderen auf den süßen Mund, bevor sie etwas einwenden konnten. Milo schmeckte nach Quark und Kurkuma. »Gute

Besserung weiterhin, Udo. Wir sehen uns spätestens nächstes Wochenende.«

»Was ist los? Wohin musst du so plötzlich?« Milo eilte ihr hinterher und holte sie kurz vor der Treppe ein. »Du wolltest uns doch was Wichtiges sagen.«

»Das geht jetzt nicht, ich erzähl es dir später. Ich muss erst mal ein paar Stunden für mich sein. Vielleicht kann dich Herr Tannstetter nach Tölz zum Bahnhof bringen, wenn Udo Krankengymnastik hat. Wir sehen uns heute Abend.«

»Eva, warte.« Milo hielt sie am Arm zurück. »Du und Udo, läuft da noch was zwischen euch?«

»Das ist vorbei, war es letztes Jahr schon, als Maja …« Sie brach kurz ab. »Das hab ich dir doch schon erklärt.«

Er nickte. »Er sagt das auch, aber ich wollt's nur noch mal wissen. Also dann bis später.« Er küsste sie noch einmal.

An der Salontür hing ein Zettel: *Vom 09.01.–17.01.77 Betriebsferien.* Wie ungewöhnlich. Außer am Montag, wie bei Friseuren üblich, hatten die Kleins nie zugesperrt, geschweige denn Urlaub gemacht. Zumindest so lange Eva noch zu Hause gewohnt hatte. Möglicherweise waren sie verreist, ohne ihr etwas zu sagen. Als sie zuletzt mit ihren Adoptiveltern an Neujahr telefoniert hatte, erwähnten sie mit keiner Silbe etwas von diesen Ferien. Cordula hatte nur vom vertrauten Tohuwabohu vor und nach den Feiertagen berichtet, der Hochsaison, die kaum einen Moment des Durchschnaufens bot. Wie üblich wollte jeder Kunde das alte Jahr perfekt frisiert beenden. Außerdem hatte ihre Adoptivmutter von ihrer Allergie erzählt, die sie seit neuestem hatte. Auf Schweinefleisch, seit Betzis Weihnachtsbraten, der viel zu fett gewesen war. Cordula wägte schon ab, ob sie das Fleischessen ganz sein lassen und auch Vegetarierin wie Eva werden sollte.

»Dann musst du aber auch den Aufschnitt weglassen«, hörte Eva Ludwig aus dem Hintergrund.

»Wieso? Ist da überhaupt Fleisch drin?« Also aus Evas Sicht war alles beim Alten in Murnau gewesen. Obwohl sie einen Schlüssel besaß, klingelte sie und wartete. Nichts. Sie trat ein paar Schritte zurück und schaute an der rot und weiß bemalten Fassade des kleinen Häuschens hoch, das zwischen einem graublauen und einem lindgrünen Haus klemmte, darauf bedacht, nicht überfahren zu werden. Täglich donnerten die Autos und Lastwagen auf der Bundesstraße durch den an sich malerischen Ort mit den kleinen Biedermeierhäusern. Es war ein Lärm und Gestank und oft lebensgefährlich, auf die gegenüberliegende Seite zu kommen. Dabei könnte es bei diesem Bergblick so idyllisch in Murnau sein. Die Gardine im Giebel, wo Betzi wohnte, bewegte sich. Prompt wurde Eva von einem Mercedes angehupt, schnell sprang sie auf den Bürgersteig, sperrte die Haustür auf und stieg hinauf. Die Wohnung oberhalb des Friseursalons wirkte verwaist und aufgeräumt, bis auf etwas Geschirr in der Spüle. Die beiden waren offenbar wirklich verreist. »Oma?«, rief sie und korrigierte sich sofort. »Betzi, bist du da?« Sie stieg eine weitere Treppe hinauf, wo Elisabeth Klein ihre zwei Zimmer mit Balkon und Blick in den Garten hatte. Eva klopfte an die Stubentür. Keine Reaktion. Sie lauschte, hörte den Fernseher. Ein Glück, sie lebte noch, zumindest hoffte sie es. Gesehen hatten sie sich seit Evas Auszug im letzten Sommer nicht mehr. Betzi hatte ihr offenbar nicht verziehen, dass sie weggezogen war, um ihr eigenes

Leben zu leben. Eva trat einfach ein. Da saß sie, ihre kleine Adoptivoma mit den weißen Wuschelhaaren, die sie streng auf eine Seite scheitelte, auf ihrer Polsterbank mit der steilen Rückenlehne, die an einen Chorstuhl erinnerte. Im Dritten Programm, dem Bayerischen Rundfunk, lief der *Club der kochenden Männer*, Betzis Lieblingssendung. Noch immer in Schwarzweiß, obwohl es längst Farbfernseher gab.

»Entschuldige, dass ich einfach so reinplatze, aber du hast nicht auf mein Klingeln reagiert.« Die Luft war stickig wie in einer Backstube, es roch unverkennbar blumig-herb, nach ihren Veilchenpastillen und dem Muff der vergangenen Jahrzehnte, der sich in Betzis Sammelsurium aus alten Möbeln und Erinnerungen verbarg.

»Ich wusste nicht, dass du's bist. Da könnte ich sonst den ganzen Tag rauf- und runterlaufen, nur um einer Kundschaft zu erklären, dass wir ohne Ausnahme geschlossen haben, selbst für Touristen.« Betzi hatte ihr gestricktes Schultertuch umgelegt, die winzigen Füße in den dicken braunen Seidenstrümpfen, die zusätzlich selbst gehäkelte Schuhe umhüllten, lagen auf einem Schemel. In einer Hand hielt sie ein Taschentuch, mit dem sie sich ab und zu unter die Nase fuhr.

»Bist du krank?« Eva schaute sich nach einer Sitzgelegenheit um, dabei fielen ihr die Grünpflanzen auf, die auf den Fensterbrettern standen und bisher Betzis ganzer Stolz gewesen waren. Bleistiftstrauch, Wolfsmilch und sogar der Geldbaum. Ein trauriger Anblick. Sie waren fast kahl oder vertrocknet. Verdorrte Blätter lagen auf der Heizung. Dass Pflanzen litten, konnte Eva kaum aushalten, sie umrundete den Chorstuhl und prüfte die Erde. Manche hätten längst umgetopft gehört, andere brauchten nur Wasser.

Betzi gab keine Auskunft zu ihrer Befindlichkeit, schaute stur auf den Fernseher, wo Paul Englhofer auf der Burg Schreckenstein kochte.

»Ich wusste gar nicht, dass ihr Betriebsferien macht«, versuchte es Eva weiter.

»Ich auch nicht.«

»Und wo sind Cordula und Ludwig?« Sie überfiel sie mit Fragen.

»Beim Skifahren im Zillertal.«

»Skifahren, wann haben sie damit angefangen?« Was hätte Eva als Kind dafür gegeben, mit ihren Eltern – für die sie die Kleins damals noch gehalten hatte –, wie all die anderen Familien, in die Berge zu fahren. Nur einen Tag wenigstens, damit sie in der Schule hätte mitreden können. Zumal sie fast in den Bergen wohnten und sich die Übernachtung gespart hätten. Doch alles war wichtiger als das, außerdem war eine Skiausrüstung teuer, und als Kind bräuchte sie jedes Jahr eine neue. Tausend Gründe, weshalb sich Eva jeden Winter mit einem Schlittenberg begnügen musste. Heute, seit sie sich mit der Umweltzerstörung auseinandersetzte, sah sie den gesamten Alpinsport kritisch.

»Sie hat es sich eingebildet, nachdem sie mit der Rosi Mittermaier jeden Abend Skigymnastik gemacht hat. Der Wickerl musste natürlich jetzt mit auf die Bretter.« Mit »sie« meinte sie ihre Schwiegertochter, die beiden hakelten sich, seit Eva denken konnte.

»Rosi Mittermaier gibt in Murnau einen Kurs?« Die zweifache Olympiasiegerin vom letzten Jahr kam aus dem nur dreißig Kilometer weit entfernten Garmisch.

»Für uns wird die *Goldrosi* keine Zeit mehr haben.« Das klang, als hätte Betzi ihr auch schon mal die Haare geschnitten. »Naa. Mit Hilfe einer Schallplatte, einem Weihnachtsgeschenk von einer Kundin, hat die Cordel trainiert.« Die Männer im Fernseher unterhielten sich über die bestmögliche Zubereitung einer Brennsuppe. »Meiomei, eine Einbrenn', die ist doch kinderleicht, stellt's euch nicht so an«, ereiferte sich Betzi. Daher kam wohl auch der bayerische Spruch, ob man auf der Brennsuppn dahergeschwommen sei, fiel Eva ein.

»Soll ich deine Pflanzen gießen?«, probierte sie es weiter.

»Das kann ich selbst.«

»Ich will mir einen Tee machen, wenn's recht ist. Magst du auch einen?«

Betzi hatte ein Glas für ihr Quartel Bier neben sich stehen, aber das war bis auf ein Noagerl bereits leer getrunken.

»Wenn du meinst. Unten ist auch noch ein Nusskuchen, den hab ich gestern umsonst gebacken.«

»Schau an, als hättest du geahnt, dass ich zu Besuch komme.« Eva liebte Betzis Gebäck, und ihr Magen knurrte obendrein. Sie könnte einen ganzen Kuchen allein verspeisen, na ja, nicht ganz allein, anscheinend forderte das Kind in ihr auch etwas. Mit einem Tablett voller Köstlichkeiten kehrte sie aus der Küche zurück und stellte es auf dem Nierentisch ab. Hoppala, fast wäre sie über eines der drei wackeligen Beine gestolpert, die schräg nach außen standen. Es wäre schade um die Sahne gewesen, die Eva noch im Kühlschrank gefunden und mit der mechanischen Doppelkurbel geschlagen hatte, aber vor allem gefährlich für sie und … Dabei wollte sie es doch loswerden, oder etwa nicht? Betzi raffte sich auf und schob die Wollknäuel zur Seite. Inzwischen hatte sie den Fernseher ausgedreht und sich in ihr Strickzeug vertieft. Sie trug eine übergroße viereckige Brille, die noch von ihrem verstorbenen Mann stammte. Seit einigen Jahren sah sie auf die Nähe nicht mehr so gut, doch sie weigerte sich, zum Optiker zu gehen, wo doch die Sehhilfe von ihrem geliebten Fritz noch wunderbar zum Auftragen taugten. Friedrich Klein hatte Eva nicht mehr kennengelernt, er war im Zweiten Weltkrieg gefallen. Bis zu seiner Einberufung war er Polier bei einer Murnauer Baufirma gewesen und hatte ebenfalls Klein geheißen, so dass Betzi durch die Heirat ihren Namen nicht hatte ändern brauchen. Einerseits praktisch, betonte sie stets, weil sie kein neues Schild für den Salon anfertigen lassen musste, den sie nach dem Tod ihres Vaters allein betrieb. Andererseits glaubten viele, dass sie mit ihrem Fritz in einer wilden Ehe lebte, und das, wo sie doch sonst so gottesfürchtig war. Klein, geborene Klein, stand in ihrem Ausweis und auf allen anderen Dokumenten. Wie oft musste sie sich fragen lassen, ob das ein Fehler wäre. Solch einen Zufall gab es nur im echten Leben, in einem Roman würde man das kaum glauben. Die Brille des *kleinen Fritz*, wie sein Spitzname gewesen war, obwohl er wie Evas Adoptivvater über eins neunzig gewesen war, benutzte Betzi nur zu Hause. Vor allem zum Handarbeiten und Rezepte ablesen. Zum Färben und Schneiden im Salon, und für ihre Spezialität – die Dauerwelle –, genügte ihr Fingerspitzengefühl. Außerdem behandelte sie mittlerweile so gut wie jeden Kopf auswendig, behauptete sie.

Die Pflanzen schluckten fast hörbar, als Eva sie goss.

»Deine Sundaville hat sich übrigens bereits vielfach vermehrt und rankt über mein Bücherregal.« Letztes Jahr, als sie sich bei ihrer Adoptivfamilie für die Unterstützung mit einer Essenseinladung bedanken wollte, hatte Betzi ihr einen

Ableger der japanischen Petunie geschenkt, war aber selbst nicht mitgekommen.

»Ja, ja, das Zeug wächst wie Unkraut.« Betzi klapperte mit den Nadeln.

»Ich würde sie dir ja gerne zeigen, wenn du mich mal besuchst.«

»Die Sundaville? Die kenn ich doch. Was gibt's da zu sehen?«

Eva schnappte sich den Stuhl von der Singer-Nähmaschine, die im Tisch versenkt und mit einem Spitzendeckchen abgedeckt war, stellte ihn neben Betzi, schenkte Tee ein und teilte den Kuchen aus. Er schmeckte so köstlich wie er ausschaute, und das sagte sie auch. Saftig, locker und nicht allzu süß. Weil Betzi wegen ihres Diabetes darauf achtete. »Wie läuft es im Salon, machst du noch Hausbesuche?« So schnell gab sie nicht auf. Auch wenn sie nicht blutsverwandt waren, so waren sie vom selben Schlag. Schließlich hatte sie mit Betzis Sturheit von klein auf umzugehen gelernt.

»Was für eine Frage. Das muss ich doch, viele in meinem Alter können nicht mehr aus dem Haus.« Sie wurde dieses Jahr achtundsiebzig, kurvte nach wie vor mit ihrem weißen Goggomobil mit der feuerroten Innenausstattung, in dem kaum mehr als zwei Leute und ein Wackeldackel auf der Rückbank Platz hatten, als fahrende Schere durch die Gegend.

»Warum bist du bloß so sauer auf mich, was hab ich dir getan?« Eva fand, dass es Zeit für eine Aussprache war, mit dem Risiko, dass sich Betzi ganz verschloss. »Ich dachte, wir mögen und verstehen uns. Also ich mag dich auf jeden Fall immer noch. Sehr sogar. Was kann ich dafür, dass ich adoptiert bin? Du hast es gewusst, im Gegensatz zu mir.«

Sie brach ab, wollte ihr nicht erneut Vorhaltungen machen. In dieser Angelegenheit würde sie nicht zu ihr durchdringen. Das war schon letztes Jahr so gewesen, als Eva ihre Geburtsurkunde gefunden hatte, und würde sich bestimmt nicht verändert haben.

Betzi schwieg, trank ihren Tee, setzte die Tasse ab und nahm das Nadelspiel wieder auf. Sie strickte eine Schlange, als Türstopper vielleicht.

»Danke für den Kuchen.« Eva gab auf und erhob sich, wollte den Stuhl wieder zurücktragen. »Du willst nicht mit mir reden, dann halt nicht.« Einen Trumpf hatte sie noch, ein letzter Versuch, dann wusste sie auch nicht mehr, wie sie diese harte Betzinuss noch knacken konnte. »Grüß Ludwig und Cordula von mir. Ich ruf sie an, wenn sie vom Skifahren wieder da sind, ich muss dringend mit Cordula sprechen.« Doch da fiel ihr ein, dass sie erst nach dem Abtreibungstermin zurück wären, sie brauchte aber jetzt, auf der Stelle jemandem, mit dem sie über all ihre Sorgen reden konnte. Dann musste sie sich eben doch Jasmin anvertrauen. Warum auch nicht, schließlich wohnten sie nun zusammen.

»Bleib.« Eva spürte Betzis kleine Hand am Arm. »Setz dich und bete zuerst mit mir.« Dazu hatte Eva überhaupt keine Lust, doch sie tat es. In Erwartung dessen, was danach vielleicht kam. Schon zog Betzi einen Rosenkranz aus ihrer Schürzentasche, tauschte ihn gegen das Strickzeug und murmelte die ersten Worte. »Gegrüßet seist du, Maria, voll der Gnade, der Herr ist mit dir …«

Allein beim Zuhören fand Eva die Litanei unerträglich. Die katholische Scheinheiligkeit, dass alle Sünden mit ein paar Gebeten vergeben wären, wenn man sie nur beichtete, teilte sie nicht. Dazu der ganze Weihrauch, der jeden Gläubigen benebelte – schon beim Gedanken daran, und als der Geruch sich in ihrer Erinnerung breit machte, wurde ihr schlecht.

»Du bist gebenedeit unter den Weibern und gebenedeit ist die Frucht deines Leibes, Jesus, den du, oh Jungfrau zu …« Sie holte Luft und ergänzte. »Zu Elisabeth getragen hast.« Damit meinte sie wohl ihre eigene Namenspatronin. »Heilige Maria, Mutter Gottes, bitte für uns Sünder, jetzt und in der Stunde unseres Todes.«

In das Amen fiel Eva mit ein, in der Hoffnung, dass es ein Ende fand. Ungerührt fuhr Betzi mit der nächsten Strophe fort. Eva hielt es nicht mehr aus. »Hör auf mit der Beterei und sprich endlich mit mir. Du hast meine richtige Oma gekannt. Du bist ihr begegnet, als Kind im Friseursalon deines Vaters in München. Sie hat sich bei euch die Haare schneiden lassen. 1910 war das, du warst also elf Jahre alt.« Eva redete, als erzählte sie die Geschichte von jemand anderem, dabei war es ihre eigene oder zumindest die ihrer Familie. »Es steht in Anna von Quasts Tagebuch.«

Betzi drehte die Perlen in den knöchernen Fingern. »Ein Tagebuch? Davon weiß ich nichts. Aber …« In ihren Häkelschuhen schlurfte sie zur Kommode, auf der Liesl und Lotte saßen, zwei Käthe-Kruse-Puppen. Die eine war ein Original, die Betzi für Ludwig gekauft hatte, wenn er eine Charlotte geworden wäre, und die andere hatte Eva für das Halbjahresprojekt im Kunstleistungskurs nachgebildet. Damals sollten sie im Gymnasium eine bedeutende Persönlichkeit aus ihrer Heimat vorstellen. Die meisten suchten sich Franz Marc, Kandinsky oder auch Gabriele Münter aus. Eva wählte die Puppenmacherin, die ihre letzten Lebensjahre in Murnau verbracht hatte. Kurz vor ihrer richtigen Großmutter war Käthe Kruse, die damals noch Katharina Simon geheißen hatte, in Ascona gewesen und hatte mit ihren unehelichen Kindern den Roccoloturm bewohnt, den Anna von Quasts Freundin Fanny von Reventlow nach ihr mietete, wie Eva aus dem Tagebuch erfuhr. Nach Franz Marc, von dem sie vielleicht sogar ein Originalaquarell besaß, noch so ein Klein-von-Quast-Zufall, dachte sie jetzt. Eva hatte die neue Puppe, die der anderen wie ein Zwilling glich, Liesl genannt und sie mit großem Eifer zusammen mit Betzi eingekleidet. Die Besonderheit dieser alten Stoffpuppe war, dass ihr Körper mit Sand gefüllt war, damit sie so viel wie ein echtes Baby wog und zum richtigen Spiel einlud, anders als die Porzellan- oder Zelluloidpüppchen, die kaum zu mehr als zum Anschauen getaugt hatten. Eine Weile wühlte Betzi in der Schublade, in der sie ihre Stoffe hortete. Mit lauter kleinen Mustern, aus denen sie ihre Kleiderschürzen nähte, die sie im Winter wie jetzt über Rock und Bluse trug. Sie hob ein paar alte Fotografien von Haarmodellen heraus, die wie Darsteller aus Schwarzweißfilmen wirkten, und blätterte bis zu einer jungen Frau. »Das ist sie. Sie hatte hüftlange Haare, eine Pracht. Damals dachte ich, sie wäre eine echte Prinzessin, so wie die Kaiserin Sisi, als mein Vater ihr den Zopf auskämmte. Dazu der Name einer Adligen. Sie wollte eine Kurzhaarfrisur oder vielmehr einen Bob, wie man das heute nennt, und war ihrer Zeit weit voraus. Kurze Haare trug damals noch fast keine Frau, die Bubiköpfe kamen erst in den Zwanzigern in Mode.« Sie gab Eva das Bild, das leicht zerknickt war. »Als dein Urgroß…« Sie stockte. »Also, als mein Vater gestorben ist, habe ich die Fotos gefunden und … Dreh's mal um.« In Sütterlinschrift, in der auch das Tagebuch verfasst war, stand etwas auf der Rückseite. Das große A war wie das kleine in der heute gebräuchlichen lateinischen Schrift geschrieben. Eindeutig, Anna von Quast, das konnte Eva leicht entziffern, und November 1910 stand dabei. »Ich hab noch oft an die schöne junge Frau gedacht, nur ihren Namen und dass es das Foto gab, hab ich vergessen. Mein Vater hat eine Menge Geld vom Perückenhändler für ihren Zopf bekommen, das weiß ich noch. An dem Tag musste ich nicht in die Schule, ich bin da ehrlich gesagt sowieso nicht so gern hingegangen. Der Lehrer Tasch war sehr streng, für die kleinsten Vergehen gab es Schläge mit dem Rohrstock auf die Finger. Manchmal wusste man gar nicht, wie man es vermeiden oder es richtig machen konnte. Meiner Mutter konnte ich nichts vorspielen, aber mein Papa glaubte mir immer, dass ich Kopfweh oder Bauchweh hatte, um zu Hause zu bleiben. Allerdings musste ich dann im Salon mithelfen, doch das tat ich liebend gern.« Langsam kam sie ins Reden. »Als du zu uns kamst und der Wickerl sagte, wie du früher geheißen hast, ist es mir wieder eingefallen. Von Quast, ein seltener Name.«

Eva betrachtete das Foto. Es war, als schaute sie sich selbst an, nur in eine andere Zeit versetzt. 1889 geboren, dann wäre ihre Großmutter heute achtundachtzig. Ob sie noch lebte? »Und warum hast du mir das nicht schon früher gezeigt und erzählt?«

»Ich wollte mich nicht in der Cordel ihre Erziehung einmischen, hab mir sowieso ständig anhören müssen, was ich alles falsch mache. Und später hatte ich dir gegenüber solch ein schlechtes Gewissen, das mir jetzt erst die heilige Jungfrau Maria wegnehmen musste.« Wie praktisch, dachte Eva. »Es quält mich, Engelchen…«, Betzi legte die Brille zur Seite und tupfte sich die Augen, »dass ich es dir nicht gesagt habe, aber ich hab nicht gewusst wie. Ich hab sogar nach ihnen gesucht. Nach deinen richtigen Verwandten, nach der Anna oder der Helene von Quast, oder überhaupt nach der Quastfamilie. Das kann doch nicht so schwer sein, die zu finden, habe ich mir gedacht.« Sie wackelte wieder zur Polsterbank zurück und setzte sich.

»Und hast du jemanden gefunden?« Eva hielt es kaum aus. Alles in ihr pulsierte. Sie wusste nicht, ob sie weinen oder lachen sollte, ob sie es jetzt, wo sie so nahe dran war, überhaupt hören wollte, was ihr Betzi gleich erzählte.

»Dein Gezappel wie das von der Cordel macht mich nervös, man könnte fast meinen ... Nein, alles sind doch nicht die Gene.« Eva setzte sich rasch, legte Annas Jugendfoto auf die Knie wie ein Geschenk. »Wie üblich habe ich sämtliche Telefonbücher durchforstet.« Diese Technik kannte Eva von ihr. Wenn Betzi neugierig war, wo jemand wohnte oder auch wenn sie nur eine Nummer hatte, aber keinen Namen dazu, dann studierte sie das gesamte Murnauer Telefonbuch, Zeile für Zeile. Ganze Nächte lang. »Ich habe meine Suche bis München ausgeweitet, die Bücher in der Post studiert, hab herumgefragt, bei unseren Kunden und sonst überall, wo ich hinkam. Sogar auf Standesämtern war ich, aber mir geben sie keine Auskunft, haben sie gesagt. Und Wickerl und seine Frau haben unterschrieben, dass sie keine Nachforschung betreiben, also kam ich nicht weiter. Du weißt ja, ein Friseur erfährt alles, aber diesmal wurde ich nicht fündig.« Der Funke Hoffnung verglomm.

»In dem Tagebuch ist die Tonkaalm erwähnt, sie liegt bei Kochel. Hast du schon mal von der gehört?«

Betzi schien eine Weile nachzudenken, schüttelte dann aber den Kopf. »Almen gibt es viele, so viele wie Hausnamen in jedem Dorf, und damals wahrscheinlich noch mehr.« Vermutlich hatte sie recht. Der Nachname einer Familie und der Hausname waren oft unterschiedlich, und führten meistens auf einen der Vorbesitzer zurück. Sollte Eva also nach jemandem suchen, der Tonka hieß? Das klang norwegisch oder zumindest skandinavisch.

»Im Winter kannst du sowieso nicht auf eine Alm. Aber, was ich noch sagen wollte …« Betzi war anscheinend noch nicht fertig. »Bevor die Mauer gebaut wurde, war ich bei einem Treffen der Friseurinnung in Westberlin. Und an einem der Abende, wo man gemütlich beieinandersitzt und sich Geschichten erzählt, da hat jemand den Namen von Quast fallen lassen. Der Sichler Edi war's, der hat sein Geschäft in Eisleben. Ein Bayer in Sachsen. Kannst du dir das vorstellen?« Betzi taute auf. »Jedenfalls hat er mir dann einen Zeitungsausschnitt geschickt. Engelchen, bring mir mal die schwarze Schachtel aus dem Schlafzimmer.« Immerhin rief sie sie wieder bei ihrem Kosenamen. Eva holte das Gewünschte, eine lederbezogene Schachtel mit Goldkante, die in ihrem Nachtkästchen stand. Betzi wühlte darin, es dauerte eine Weile, bis sie den richtigen Umschlag fand. Endlich zog sie einen vergilbten Zeitungsschnipsel heraus, das Foto darauf war kaum noch zu erkennen. Es zeigte ein Schwimmbad mit Publikum auf den Rängen ringsum. Darunter stand: *Für hundert Meter Rücken gehen einundzwanzig Athletinnen aus vierzehn Ländern an den Start. Für das Deutsche Reich: Unsere Olympiahoffnung Helene von Quast. Wir drücken ihr die Daumen fürs Finale am 13. August 1936.*

Erst Rosi Mittermaier und nun schon wieder Olympiade? Ungläubig betrachtete Eva den Artikel. »Du glaubst, das war meine Mutter? Eine Olympiaschwimmerin für die Nazis?«

»Dass sie für die von der Partei geschwommen ist, heißt noch nicht, dass sie auch eine von denen war«, sagte Betzi, als ginge sie das Dritte Reich gar nichts an, dabei hatte sie beide Weltkriege erlebt. Eva spürte, wie ihre Finger das ohnehin brüchige Papier wellten. Sie legte den Zeitungsausschnitt auf den dazugehörigen Umschlag zurück, wusste nicht, wie viel sie heute noch verkraften konnte, wo sie doch wegen etwas ganz anderem hergekommen war. Oder vielleicht hing das eine auch mit dem anderen zusammen? Sie hob den Wollkorb vom Polster, quetschte sich neben Betzi auf die Bank und lehnte sich an sie. So wie früher, wenn sie etwas Unverzeihliches angestellt hatte oder Ludwig und Cordula stritten. Nur dass sie jetzt die Große war und Betzi die Kleine. Aber genauso wie damals sagte Betzi jetzt:

»Was ist denn los, Engelchen?« Sie drehte sich zu ihr und strich ihr über die Locken.

»Ich weiß einfach nicht weiter. Ich hab gehofft, dass Ludwig oder Cordula, ach, scheiße, Mama und Papa oder wenigstens du mir helfen könnt. Und jetzt erfahre ich, dass meine richtige Mutter ...« Ja, was denn? Sie wusste nicht, als was sie den Fund bezeichnen sollte und ob das, was sie zu sagen hatte, Betzi schockieren würde. Aber die hatte sie ja schon wieder ausgetrickst und ihr etwas vorenthalten, was sie ihr eigentlich längst hätte zeigen sollen. Ihr fiel ein, dass es ihr schon als Kind so gegangen war. Die Erwachsenen pflegten ihre Geheimnisse, und Eva grämte sich, weil sie gestehen musste, dass sie Cordulas Lieblingstasse zerschmissen oder den Geldbeutel mit zwanzig Mark verloren oder die zweite Fünf in Mathe geschrieben hatte und versetzungsgefährdet war. Immer hatte sie Angst gehabt, dass sie von ihrer warmen und weichen Oma verstoßen wurde. Dabei war doch sie die Oberschlawinerin, was das Vertuschen betraf.

Und jedes Mal hatte Betzi das gesagt, was sie auch nun wieder sagte. Eva trieb es gleich zu Beginn die Tränen in die Augen. »Erzähl es mir, und sei es auch noch so schlimm. Es gibt für alles einen Weg auf Gottes Erde …«

»… manchmal muss man nur die Richtung ändern«, fiel Eva mit ein. Sie nahm Betzis Hand, die voller Schwielen war und deren Haut an vielen Stellen von der Säure der Dauerwelle und der Chemie in den Farben verätzt war. Dazu waren ihre Fingergelenke von einem langen arbeitsreichen Leben gekrümmt. Eva holte Luft und sprach laut aus, was tief in ihrem Herzen schon längst beschlossen war. »Du wirst Uroma.«

Anna

Humboldt, du lebst?« Sie freute sich so, den Kater zu sehen, und hoffte, dass er unversehrt war. Er trippelte hoch über ihr von einem Ast zum anderen, als traute er sich nicht herab. Sie kletterte ihm entgegen, reckte die Arme, um ihn aufzufangen. Wie ein maunzender Riesenapfel ließ er sich schließlich pflücken und plumpste auf sie nieder, was Anna zum Straucheln brachte. Sie setzte sich mit ihm in die Tassilolinde, drückte und kraulte ihn ausgiebig und vergrub ihre Nase in seinem rotweißen Fell. Er schnurrte und knetete mit seinen Pfoten ihre Dirndlschürze. Anna weinte. »Weißt du, dass du alles bist, was ich noch habe? Wie hast du es bloß geschafft, dich gegen die Weiserbande zu behaupten?« Als Antwort rollte er sich auf ihrem Schoß ein, als wären sie nie getrennt gewesen. Anna tastete ihn von oben bis unten ab, fand zwei Zecken in seinem Nacken und drehte sie heraus. Unter seinem dichten Fell war Humboldt magerer geworden, doch er wirkte gesund. Sie lehnte sich zurück und genoss den Moment, auch wenn sie wusste, dass sie gleich wieder Abschied nehmen mussten, es sei denn … »Soll ich dich mitnehmen auf die Tonkaalm? Ich könnte Gesellschaft brauchen. Um dein Futter müsstest du dich allerdings selbst kümmern.« Früher hatte ihm Zenzi ab und zu ein paar Fleisch- oder Fischreste hingestellt, doch Anna aß kein Fleisch mehr, zumindest hatte sie nicht vor, selbst ein Tier zu schlachten oder auf die Jagd zu gehen. Doch unterhalb vom Rabenkopf gab es ja genügend Mäuse und andere Kleintiere, wie sie inzwischen wusste. Nur wie sollte sie den Kater auf den Berg transportieren? Etwa im Korb festbinden? Gefallen würde ihm das bestimmt nicht, aber wenn es nicht anders ging, wäre das eine Möglichkeit. »Willst du überhaupt?« Anna setzte ihn auf den Boden und verließ die Linde. Humboldt verharrte, so wie sie ihn abgestellt hatte, als könnte er nicht glauben, dass das Wiedersehen bereits beendet war. »Na, komm mit.« Erst schien es, als ob er ihr folgte, doch als er einen Vogel sah, sprang er ihm nach und verschwand im hohen Gras. Anna wischte sich die Tränen fort, schulterte den Korb und stieg den Hang erneut hinauf, außen an der Mauer vorbei, die noch von der Klosteranlage stammte. Auf der Poststation wollte sie sich erkundigen, ob heute noch eine Kutsche zum nächsten Bahnhof fuhr. Sie musste nach Kochel zurück, ihre Besorgungen machen. Nur eine Sache hatte sie noch in Wessobrunn zu erledigen. Immer wieder drehte sie sich um, ob der Kater ihr nicht doch hinterherkam. Manchmal raschelte es in den Sträuchern am Wegrand, aber Humboldt tauchte nicht mehr auf. Er würde sich schon durchschlagen, dachte sie, wenn er es bis jetzt geschafft hatte, dann würde er es auch weiterhin hinkriegen. Vielleicht war es besser, dass er hierblieb, und sie ihn nicht seiner gewohnten Umgebung und seinem Revier entriss. Wer weiß, gegen wen er auf der Alm kämpfen musste? Ein Fuhrwerk rumpelte den Weg entlang. Sie stellte sich an die Seite, um es vorbeizulassen.

»Öha«, rief der Mann auf dem Kutschbock und bremste

mit den Zügeln das Pferd. »Ja, die Apfel-Anna ist mal wieder im Lande. Habe die Ehre!« Er lupfte den Hut.

»Grüß Gott, Herr Oberfellner.« Es war einer der Bauern, denen sie oft auf seiner Streuobstwiese beim Pelzen, wie man das Pfropfen und Veredeln der Bäume nannte, geholfen hatte. Bei der Arbeit im Dorf war sie eine von ihnen gewesen, kein Fräulein Baronesse. »Wie geht's Ihnen und der Familie?«

»Danke, allen so weit gut. Mein Jüngster ist als Maurer auf der Walz und die älteste Tochter jetzt endlich auch unter der Haube. Fanni hat nach Passau geheiratet, einen Juwelier.«

»Herzlichen Glückwunsch zum neuen Schwiegersohn.« Das Pferd schnaubte, als sie ein paar Freundlichkeiten austauschten. Anna dachte erneut an Komet, und wieder überfiel sie eine tiefe Traurigkeit. Wie grausam konnte das Leben sein. Sie beherrschte sich, nicht noch mal zu heulen. Was würde sonst Herr Oberfellner von ihr halten, der ihr weiter von seinen vierzehn Enkelkindern vorschwärmte? Anna straffte die Riemen ihres Buckelkorbs. Nach vorne denken und nicht zurück, ermahnte sie sich und zwang sich zu einem freundlichen Lächeln. »Sie liefern Holz aus?« Oberfellner hatte mehrere Stehr aufgeladen.

»Für Ihre Frau Mutter, äh, die Frau Baronin«, verbesserte er sich, »die vierte Fuhre bereits, aus meinem Wald bei Paterzell. Und ein Ende ist nicht abzusehen, eure neue Brauerei frisst viel.«

»Mit mir hat das nichts zu tun, Herr Oberfellner. Ich lebe nicht mehr hier.«

»Dann ist an den Gerüchten doch etwas dran? Erst hieß es, man hätte Sie ins Ausland an einen russischen Grafen verheiratet, dann kam mir zu Ohren, Sie lebten in einer

Kolonie in der Schweiz, und neulich hörte ich, Sie wären auf eine Alm gezogen?«

»Dann war ich Dorfgespräch?«

»Immer. Wir vermissen unseren Blumenbaron aus tiefster Seele, und wir vermissen natürlich auch unsere Apfel-Anna.«

»Danke.« Es schmerzte und freute sie zugleich, das zu hören. »Ich hoffe, Sie kommen mit den Weisers, also meinen neuen Verwandten, zurecht und meine Stiefmutter bezahlt Sie angemessen?«

»Das muss sich noch herausstellen.« Er zuckte mit den Schultern. »Bisher wurde ich vertröstet, und meine Ausstände sind nicht die einzigen.« Er beugte sich weiter vor und flüsterte nun, als würden sie jenseits der Klostermauer belauscht. »So etwas hätte es bei Ihrem Herrn Vater nicht gegeben, Fräulein Anna. Der Herr Baron hat uns oft sogar im Voraus entlohnt, weil er wusste, dass wir mit unseren großen Familien haushalten müssen.«

»Das zu hören, tut mir leid. Ich wollte, ich könnte etwas für Sie tun.« Am liebsten hätte sie ergänzt, dass ihr die Hände gebunden waren, da sie selbst vor die Tür gesetzt worden war.

»Oh, das brauchen Sie nicht. Ich werde einfach auf mein Geld bestehen. Wär doch gelacht. Und wohin gehen Sie jetzt, wenn ich fragen darf?«

»Ich muss zurück nach Kochel.« Ihr fiel etwas ein. »Sagen Sie, könnten Sie mich später mitnehmen?« Von Paterzell aus, das unterhalb von Wessobrunn lag, würde es leichter sein, eine Mitfahrgelegenheit zu finden.

»Gerne, doch es wird eine Zeitlang dauern, bis ich abgeladen habe.«

»Ich muss noch in die Hafnerei, das passt also. In einer Stunde etwa?« Beide schauten sie auf die Sonnenuhr am Römerturm.

»Dann bis später.« Er schnalzte mit der Zunge, das Pferd trabte an und zog den schweren Wagen an ihr vorbei.

Die Überraschung war groß und die Begrüßung herzlich, als Anna die Hafnerei betrat, die abseits der Dorfmitte lag. Sie stellte ihren Korb ab und schüttelte Herrn Bartl, dem Hafnermeister, seiner Frau und seiner Tochter Liese, reihum auch den beiden Gesellen und dem Lehrbuben die Hand und erkundigte sich nach ihrem Befinden. Inmitten der Geschäftigkeit, die sie ihr zuliebe kurz unterbrachen, war es, als wäre sie doch noch nach Hause gekommen. Was hatte sie diesen Ort geliebt und wie oft sich hierher geflüchtet. In der Werkstatt war alles beim Alten, zumindest erschien es Anna so. Allein das wohlige Geräusch der schnurrenden Töpferscheiben klang wie ein Konzert in ihren Ohren. Die einen waren mit Formen und Drehen beschäftigt, die anderen bearbeiteten die bereits gebrannten Keramiken und glasierten sie. Alles fand auf engstem Raum statt, wo sie perfekt abgestimmt einander zuarbeiteten. Hand in Hand. Als Baronesse hatte sie zwar ein gewisses Privileg genossen, wenn sie von Meister Bartl Lehrstunden erhalten hatte, dennoch hatte sie sich mitten unter ihnen ein bisschen zugehörig gefühlt. Anna erzählte kurz vom Monte Verità, wo sie Töpfern unterrichtet hatte, und dass sie nun auf einer Alm zwischen Kochel und der Jachenau lebte. Im Gegenzug erfuhr sie, dass Liese mit dem Altgesell Michael Stürzer verlobt war, der demnächst die Meisterprüfung machte.

»Ich werde mich zur Ruhe setzen, Fräulein Anna. Mein

Schwiegersohn in spe wird nach der Hochzeit das Geschäft übernehmen. Aus der Hafnerei Bartl wird die Hafnerei Stürzer.«

»Dass du das Zepter beziehungsweise den Schneidedraht aus der Hand gibst, glaub ich erst, wenn ich es sehe«, sagte seine Frau. Das junge Paar, Liese und Michael, schickte sich Blicke. Anna spürte eine gewisse Anspannung in der Familie, reibungslos verlief die Übergabe anscheinend nicht.

»Aber solange ich noch das Sagen habe, setzt ihr die Arbeit fort. Unsere Kundschaft wartet.« Meister Bartl klatschte in die Hände, dass der Lehmstaub flog.

Das sah auch Anna als Aufforderung, ihr Anliegen vorzutragen. »Ich will Sie nicht lange aufhalten, Herr Bartl, heute komme auch ich als Kundschaft zu Ihnen. Ich brauche einen Brennofen auf meiner Alm, dazu eine Töpferscheibe und sämtliches Zubehör. Darf ich Sie damit beauftragen?« Sie zeigte ihm ihre Liste. »Ich kann Ihnen auch eine Anzahlung machen.« Nach dem, was sie vom Oberfellner gehört hatte, wollte sie mit ihrer Stiefmutter und ihren Zahlungsgepflogenheiten nicht in einen Topf geworfen werden.

Er studierte die Seite in ihrem Notizbuch, auf der sie das Wichtigste unterstrichen hatte, und kratzte sich unter der Kappe. »Bis nach Kochel, das sind drei Stunden einfache Fahrt und dann auf einen Berg, da braucht es Tragtiere für das ganze Material und zusätzliche Arbeiter, damit der Ofen möglichst bald steht. Wie hoch liegt die Alm?«

»Auf tausenddreihundertzwanzig Metern. Die Kosten für weitere Umstände übernehme ich selbstverständlich auch.« Anna hoffte, dass ihre Ersparnisse dafür reichten.

»Grob geschätzt würde das bedeuten, dass wir eine Woche unser Tagesgeschäft unterbrechen müssten, was bei der momentanen Auftragslage unmöglich ist. Sie wissen, dass ich Ihnen stets zu Diensten war, doch diesmal muss ich leider passen.« Er gab ihr das Notizbuch zurück. »Am besten wenden Sie sich an einen Hafner vor Ort.«

»Entschuldige, dass ich mich einmische …« Altgesell Michael war von seiner Töpferbank aufgestanden. »Das Fräulein Baronesse hat doch zugesagt, dass sie die Kosten übernimmt. Hab ich recht?« Anna nickte. »Und über das magere Tagesgeschäft hast du dich erst heute Morgen beklagt. Ich sehe es als Herausforderung, Schwiegerpapa, dass wir zwei gemeinsam einen Brennofen in dieser Höhe setzen. Den Jockel und den Bertl nehmen wir mit, und Maultiere werden sie in Kochel zum Verleih haben. Warum also nicht eine Unterbrechung einlegen und dem Fräulein behilflich sein?« Liese, die an einem Seitentisch die Krüge mit Blumen bemalte, hatte jedes Wort ihres Zukünftigen verfolgt. Nun biss sie sich auf die Lippe und grinste in sich hinein.

»Anscheinend spielst du dich vor deiner Zeit schon auf?« Bartls Blick verfinsterte sich.

»So lass ihn doch, Johann. Geht es dabei nicht um deine Ofenbaukunst, die du noch mal beweisen kannst? Und wenn es sich hinterher herumspricht, ist bestimmt doppelt Gewinn gemacht.« Frau Bartl, die Henkel formte, stand ihnen noch mal zur Seite. »Liese und ich kümmern uns so lange um das, was ansteht, und den Rest vertrösten wir.«

»Heißt das ja? Darf ich mit Ihnen rechnen?« Anna strahlte.

»Meinetwegen.« Offenbar fühlte sich der Meister überstimmt, oder auch geschmeichelt ob des Lobs. Er holte sein Auftragsbuch und übertrug ihre Liste, zusammen mit ihrer

Adresse, vielmehr einer Wegbeschreibung, die ihn hoffentlich nicht wieder zurückschrecken ließ. Gleichmütig schrieb er alles auf. Nur als es um eine Anzahlung ging, lehnte er ab. »Wir kennen uns doch, Fräulein Anna. Außerdem muss ich erst alles zusammenrechnen und Ihnen ein Angebot machen.« Aber Anna bestand darauf und zählte ihm tausendfünfhundert Reichsmark auf die Hand. Was ihr sonst noch vom Umtausch der amerikanischen Schecks geblieben war, musste für alles weitere reichen.

Beschwingt und voller Vorfreude, dass wenigstens dieses Vorhaben zu gelingen schien, schlenderte sie zurück in Richtung Dreisonnenquell. Oberfellner war noch mit Abladen und Aufschichten beschäftigt und winkte ihr von weitem mit einem Holzscheit zu. Als Anna am Meierhof vorbeikam, der nebenan lag, lugte sie über den Zaun in den kleinen Gemüsegarten. Dort kniete ein Mann in Hemd und Weste an einem Beet und setzte Jungpflanzen ein. Sie erkannte ihn nicht gleich, da er einen breitkrempigen Strohhut trug und ihr den Rücken zukehrte. Erst als er sich umwandte und sie den rötlichen Spitzbart sah, wusste sie, wer es war. »Herr Kolb?« Der Plantagengärtner von Dreisonnenquell.

»Wie schön, Sie wiederzusehen, Fräulein Baronesse.« Er erhob sich, nahm den Hut zur Begrüßung ab und entblößte seine Glatze.

»Sie arbeiten hier?«

»Ich bringe nur den Gemüsegarten meiner Frau ein wenig in Ordnung, sie liegt mit unserem dritten Kind im Wochenbett.« Kinder und Ehen gediehen anscheinend in Wessobrunn.

»Ich gratuliere, wie erfreulich. Bub oder Mädchen?« Zum Glück gab es auch einige gute Neuigkeiten im Dorf.

»Ein Bub, wir wollen ihn …« Er zögerte kurz. »Christoph taufen, wenn Sie erlauben.« Kolb hatte ihren Vater auf der Pflanzenjagd rund um den Globus begleitet und war dabei sein engster Vertrauter gewesen.

»Selbstverständlich. Wie schön, dass es wieder einen Christoph in Wessobrunn gibt. Der Kleine wird Ihnen bestimmt in allem nacheifern und auch bald ein großer Gärtner werden.« Sie fühlte sich gerührt und geehrt, dass er sie um Erlaubnis fragte.

»Das glaub ich kaum, auf Dreisonnenquell hab ich nichts mehr zu melden.«

»Dann stimmt es, dass man Ihnen ebenfalls gekündigt hat?«

»Sagen wir so, ich bin vorher selbst gegangen und mit mir einige andere, was ich nicht verhindern konnte.«

»Das tut mir leid.« Ob sie wollte oder nicht, fühlte sie sich verantwortlich für das, was ihre Schwiegermutter tat.

»Es ist nicht Ihre Schuld, Fräulein Baronesse. Erzählen Sie lieber, wie's Ihnen geht. Kommen Sie doch herein. Darf ich Ihnen etwas anbieten? Ein Glas Erdbeerminze vielleicht? Den Sirup hat meine Frau angesetzt.«

»Gerne. Ich bräuchte nämlich dringend Ihren Rat.«

»Umso besser.« Er öffnete die Gartentür.

Anna nahm auf der Hausbank Platz, so konnte sie schräg gegenüber Herrn Oberfellner im Blick behalten – nicht, dass er ohne sie abfuhr. »Wie geht's Ihrer Frau und den Kindern?«, fragte sie, als Kolb mit einem Glas rotem Saft für sie, einer langen kunstvoll gedrechselten Pfeife und einem Tabakbeutel für ihn wieder herauskam. Besonders seine älteste Tochter Margarete, die schon in die Schule ging, hatte Anna ins Herz geschlossen.

»Unsere beiden Großen sind für eine Weile bei meiner Schwägerin in Huglfing. Alle sind wohlauf. Nur bei meiner Frau gab's Komplikationen, deshalb musste sie nach Weilheim ins Krankenhaus zum Entbinden. Es ist aber alles im Lot soweit. Und Sie, Fräulein Anna, sind Sie wohlbehalten zurückgekehrt?« Obwohl man ihm die Sorgen ansah, lenkte er das Gespräch auf sie über.

»Die Kur im Tessin hat sehr geholfen, ich bin wieder ganz gesund.« Auch der Abstand zu ihrer Heimat hatte seinen Teil zu ihrer Genesung beigetragen, dachte sie. »Da fällt mir ein, dass ich mich noch nicht für die frischen Blumen bedankt habe, die Sie mir jeden Tag bringen ließen, als ich krank gewesen bin.«

»Es war mir eine Freude und Ehre.« Kolb setzte sich neben sie, stopfte den Porzellankopf seiner Pfeife, zündete sie an und paffte. Ein süßlicher Duft umhüllte Anna, der ein bisschen nach Kakao roch – bei weitem besser als der Brauereidunst, der bis zu ihnen waberte. Den Tabak baute Kolb bestimmt selbst an. »Es gibt wenige Menschen, selbst auf einem Pflanzengut, die die Schönheit der Natur zu schätzen wissen. Für die meisten soll sie vor allem eines bringen, nämlich Geld.« Er schaute ebenfalls nach drüben.

»Aber das Gut hat doch einiges eingebracht.« Von außen betrachtet ließ Dreisonnenquell nicht erahnen, was sich drinnen abspielte.

»Nur für den, der ein Händchen hat und Geschick dazu. Doch jetzt, wo Sie zurück sind, wird das Gut wieder aufblühen.«

»Das glaube ich kaum. Meine Stiefmutter hat mir schneller die Tür vor der Nase zugeschlagen als aufgemacht. Dazu hab ich auch noch mein Pferd verloren …« Sie brach ab.

»Ihren Komet?«

Anna nickte. »Ich hatte gehofft, dass ich ihn abholen kann, aber nun ist er tot.«

»Tot? Als ich ihn zuletzt sah, war er quicklebendig. Soviel ich weiß, hat Ihre Stiefmutter den Hengst an einen Viehhändler verkauft. Sie kennen ihn bereits.«

»Etwa Dellinger, der auch als Hochzeitslader arbeitet?«

Kolb nickte. »Das scheint seine Masche zu sein, so hat er den besten Einblick in den Bestand eines Hofes und kann herausfinden, ob es etwas zu holen gibt.« Er hielt inne. »Verzeihen Sie, das steht mir nicht zu, ich will mich nicht in Ihre Familienangelegenheiten einmischen.«

»Doch, ich bitte darum. Von wem sonst soll ich mehr erfahren? Wo finde ich diesen Dellinger?«

»So ein Händler zieht von Markt zu Markt und reicht die Tiere weiter. Dass Sie Ihr Pferd zurückbekommen, wird aussichtslos sein.« Kaum hatte Anna Hoffnung geschöpft, war sie wieder erloschen. Zumindest lebte Komet noch irgendwo, das beruhigte sie. Ein teures Zuchtpferd würde wohl kaum geschlachtet worden sein, das hätte sie auch gewundert.

»Würden Sie mir Bescheid geben, falls Sie über diesen Dellinger etwas in Erfahrung bringen?«

»Das würde ich gerne machen, doch ich bin nicht mehr lange hier. Sobald meine Frau wieder auf den Beinen ist, ziehen wir nach München. Ich hab eine Anstellung im Volkspark von Nymphenburg bekommen. Im Schloss kann Irmgard als Kammerfrau für die Wittelsbacher arbeiten.«

»Das ist ja großartig.« Bisher hatte Kolbs Frau als Wäscherin und Büglerin gearbeitet, dann war der Fortgang auch für sie ein Aufstieg. »Dennoch sehr schade, dass Sie wegziehen.« Anna trank von dem verdünnten Sirup, er schmeckte erfrischend fruchtig.

»Ja, besonders den Kindern wird's schwerfallen – von der ländlichen Freiheit und der guten Luft in die Enge der Großstadt.« Er zog an seiner Pfeife. »Doch zu Ihnen. Sie sagten, Sie bräuchten meinen Rat?«

Annas Bisse um den Schürzenbund juckten wieder, da fiel ihr ein, was sie nicht vergessen durfte. »Als Erstes würde ich gerne wissen, womit Sie jedes Jahr unsere Schlafkammern ausgeräuchert haben. Es war ein exotischer, sehr angenehmer Duft, der sich noch tagelang gehalten hat.«

»Mit Chrysanthemen.«

»Wirklich?« Sie staunte. »Ich dachte, diese schönen goldenen Blumen wären nur zur Zierde bei uns gewachsen.«

»Fast alle Pflanzen sind vielfältig einsetzbar, man muss nur ihr Geheimnis entschlüsseln. Einige Arten der Chrysanthemen habe ich damals schon bei den Wittelsbachern kultiviert. Da hatten wir einen großen Bedarf.« Er grinste und stieß den Rauch durch beide Nasenlöcher aus. »In Königshäusern, unter all dem Pomp und Prunk, tummeln sich Flöhe und Wanzen besonders gerne. Ich gebe Ihnen ein Fläschchen meiner Essenz mit, die ich im Herbst noch für uns angesetzt habe, und auch etwas getrockneten Wacholder, der reinigt die Luft. Verschließen Sie alle Fenster und Türen, dichten Sie jede Ritze ab, dann zünden Sie ein Schälchen davon an und warten ein paar Stunden im Freien. Hinterher müssen Sie gründlich kehren und alles, was tragbar ist, draußen ausstauben, und das Ungeziefer ist fort.«

»Wunderbar, vielen Dank.« Das würde Anna gleich nach

ihrer Rückkehr in Angriff nehmen. »Und jetzt hab ich noch eine gärtnerische Frage. Auf längere Sicht will ich mich auf der Tonkaalm selbst ernähren. Ich weiß, wenn ich mir Ihren prächtigen Garten ansehe, dass es heuer schon fast zu spät für die erste Aussaat ist, aber ich möchte es versuchen. Zumindest würde ich gern für den Winter ein bisschen und dann auch für darüber hinaus vorsorgen.«

»Es ist nie zu spät. Am besten fangen Sie klein an. Wählen Sie die Sorten mit Bedacht und bauen Sie nicht zu viele auf einmal an. Erweitern Sie lieber im nächsten Jahr, wenn sich schon eine Gruppe gebildet hat, die harmoniert. Das heißt nicht, dass Sie die Pflanzen nicht mischen können. Auf diese Weise wird sogar die Duftstoffbildung untereinander angeregt, und das hält Schädlinge und Krankheiten fern.« Er deutete mit der Pfeife auf ein Schwarzwurzelbeet, in dem auch Salatköpfe gediehen und sich zugleich herrlich orangefarbene und gelbe Ringelblumen entfalteten. »Der Salat lockt Drahtwürmer an, aber die Ringelblumen halten sie ab.«

Die Larven des Schnellkäfers hatte Anna studiert und sogar in ihrem Skizzenbuch festgehalten. Sie wurden zwei bis drei Zentimeter lang, ihr gelblicher Rumpf fühlte sich wie Draht an, daher der Name. Doch dass die Ringelblume, aus der sich eine wunderbare Heilsalbe für Wunden und Entzündungen herstellen ließ, Gift für diese Würmer war, war ihr neu.

»Sie glauben also, dass Pflanzen Freunde sein können?«

»Oder Feinde. Warum sollte das in der Natur anders als bei uns Menschen sein? Nur weil wir meistens wie von einem wilden Eber verfolgt durch die Welt hetzen und nicht sehen, wie die Tentakel eines Krauts sprießen, heißt das nicht, dass …« Er lächelte. »Wenn Sie mich nicht schon früher für einen Spinner gehalten haben, so tun Sie es jetzt bestimmt. Darum sage ich mal lieber so – dass Pflanzen ein Eigenleben haben, das gestehen wir Menschen ihnen zumindest inzwischen zu. Manche behaupten sich über die Wurzeln, wie Sie vielleicht noch wissen, andere über den Duft.«

Anna nickte. »Und sie tauschen miteinander Nährstoffe aus.«

»Genau. Dazu gibt es welche, die das Aroma einer anderen Gemüsesorte verbessern können, wenn sie neben ihr angebaut werden. Bohnen vertragen sich mit allen Kohlarten, auch Sellerie, Tomaten und Gurken, sollten aber nicht in der Nähe von Erbsen und Zwiebelgewächsen wie Fenchel angebaut werden. Die wiederum können Sie gut zusammen mit Rhabarber, Karotten und Rettich pflanzen. Wenn Sie noch Dill dazwischensetzen, dann verbessert der sogar das Aroma der Erbsen.« Kolb redete mehr als in all den Jahren, in denen sie tagtäglich zusammengearbeitet hatten. Ganz in seinem Element, schien er auch gelöster zu sein, vermutlich weil er nun sein eigener Herr und nicht mehr ihr Untergebener war. Anna rauschten die Sinne bei so viel Wissen, das sie sich einprägen sollte. Sie machte sich Notizen, damit sie nichts vergaß. »An die Ränder einer Kartoffelanhäufung pflanzen Sie am besten Pfefferminze und Baldrian.« Er stand auf und zeigte auf die Reihen, wo das Kartoffelkraut bereits wucherte.

»Ihre Erdäpfel gedeihen ganz wunderbar. So weit werde ich es vermutlich dieses Jahr nicht mehr bringen.« Allein vom Anblick des wuchernden Krauts bekam sie Lust auf Butterkartoffeln oder Püree.

»Ich habe noch ein paar Vorgekeimte im Keller. Die kann

ich Ihnen mitgeben und ein paar andere Pflanzen auch. Sagen Sie mir einfach, welche Pflanzen Sie haben wollen.« Er legte seine Pfeife weg, holte einen Korb und eine Schaufel. »Ich ziehe meistens mehr vor, als wir brauchen. Außerdem werden wir sowieso nichts nach München mitnehmen. Ist auf der Alm noch das Fass eingegraben? Darin können Sie Brennnesseljauche ansetzen und haben so den besten Dünger, sofern Ihnen kein Mist zur Verfügung steht.«

Stimmt, das hatte Anna auch noch nicht bedacht. »Dann waren Sie schon mal auf der Tonkaalm?«

Er nickte. »Als Sie noch ein Kleinkind waren, hat mich Ihre Mutter einmal gebeten, mir ihren Garten anzusehen.«

»Und wie ist Ihr Urteil ausgefallen?«

»Das stand mir nicht zu«, sagte er schlicht. »Die Frau Baronin war mit dem Herzen dabei, nur das zählt.« Sie schwiegen eine Weile. Anna starrte auf die Bohnen, die bereits an den Stangen hochkletterten. Fast meinte sie, sie tatsächlich wachsen zu sehen, einen Hauch nur, aber immerhin.

»Was wird jetzt aus den Maulbeerbäumen?«, fragte Anna in das Spektakel oder die optische Täuschung hinein.

»Um die mach ich mir am wenigsten Sorgen. Die halten auch noch das nächste Jahrhundert aus, sofern sie keiner fällt. Schade ist, dass der Vertrieb, den Ihr Vater mit den Kulturpflanzen aufgebaut hat, verloren geht.«

»Ist das so?«

»Soweit ich weiß, hat Ihre Stiefmutter alle Lizenzen verkauft. Dabei hätten bestimmt noch Generationen von den Erträgen leben können.«

Es war bitter, das zu hören und auszuhalten, fast sehnte sich Anna wieder auf den Berg zurück, um fort von all dem zu sein. Wenigstens hatte Ruth ihr dieses Erbe nicht nehmen können. »Sie wussten also von der Tonkaalm. Warum haben Sie meiner Stiefmutter nichts davon gesagt?«

»Weil sie nicht gefragt hat. Wer nichts fragt, erhält auch keine Antworten. So betrachtet, ist die Frau Baronin das Gegenteil Ihres Herr Vaters, Fräulein Anna. Der Herr Baron hat stets betont, dass Wissen durch Fragen und Nachfragen entsteht. Nur das hat uns auf unseren Reisen weitergebracht. Auch wenn wir oft die Sprache der Einheimischen nicht verstanden haben und ganz auf Dolmetscher angewiesen waren, so haben wir uns immer bemüht, so viel wie möglich in Erfahrung zu bringen.«

»Zu gerne würde ich mehr darüber hören, was Sie alles gemeinsam erlebt haben, aber ich fürchte, das müssen wir vertagen.« Anna sah, wie der Bauer den leeren Wagen wendete und den Hang hinauflenkte. »Der Holzlieferant nimmt mich ein Stück mit, dann muss ich nicht auf die Postkutsche warten.« Anna winkte Oberfellner, der sie zum Glück sah und auf das Meierhaus zusteuerte. Sie bedankte sich bei Kolb und wollte sich verabschieden.

»Warten Sie, ich hol noch die Chrysanthemenessenz und den Wacholder, und dann ich hab noch etwas für Sie.« Schon verschwand er im Haus. So lange verstaute sie die ausgestochenen Setzlinge in ihrem Buckelkorb. Es freute sie sehr, dass sie trotz allem nun ein Stück Heimaterde mit auf die Alm nehmen würde. Anna kletterte auf den Kutschbock. Sie glaubte schon, Kolb käme nicht mehr heraus, doch da spurtete er auf die Straße und reichte ihr eine Kiste zusammen mit einem kleinen dicken Buch, das in Leder gebunden war. »Das sind die Aufzeichnungen unserer Reisen.«

»Mein Vater hat Tagebuch geführt?«

»Nicht direkt. Er hat mir diktiert, was ihn beschäftigte.

›Was man nicht festhält, geht verloren, Kolb‹, damit hat er mir unterwegs ständig in den Ohren gelegen. Manchmal mussten wir geschwind anhalten, und ich sollte Stichpunkte oder eine Liste mit den wichtigsten Erkenntnissen und Ereignissen notieren. Gelegentlich sind aber ganz nette Geschichten darunter, die wir erlebt haben. Und er hatte recht, die Erinnerung trügt und verändert sich mit den Jahren. Vieles, dachte ich, sei anders gewesen, als ich es neulich nachgelesen habe. Darum habe ich mir auch erlaubt, die Aufzeichnungen mitzunehmen, als ich, also, als man mir nahegelegt hat, das Gut zu verlassen. Ich weiß nicht, ob Sie es in der Kürze Ihres Besuchs gesehen haben, die Refugien Ihres Vaters sind alle aufgelöst, aber von dem Versteck wusste nur ich. Es ist …« Er hielt eine Hand an den Mund, und Anna beugte sich zu ihm runter, um ihn zu verstehen.

»Vor aller Augen im Tassilosaal? Raffiniert.« Sie glaubte kaum, dass sie jemals die Gelegenheit haben würde, das Versteck zu inspizieren, aber man wusste ja nie. »Und was ist da drin?« Sie schob das weit gereiste Buch in ihre Umhängetasche und öffnete die Schließhaken an der Kiste.

»Das Vermächtnis des Blumenbarons.« Lauter beschriftete Papiertüten kamen zum Vorschein, fein säuberlich in kleinen Fächern geordnet. »Wenn Sie wollen, können Sie daraus einen ganzen Garten Eden erschaffen, Ihr Paradies. Aus einem Samenkorn entsteht schließlich die Welt.«

Nun stieg Anna noch mal vom Wagen und umarmte Kolb. »Ich danke Ihnen für alles, was Sie mir gegeben haben und was ich von Ihnen lernen durfte. Alles Gute für Sie und Ihre Familie.« Dabei brach ihr die Stimme, sie ließ ihren Tränen freien Lauf, und auch Kolb weinte. Er half ihr zurück auf den Kutschbock und winkte ihr so lange, bis das

Fuhrwerk um die Kurve bog. Mehrmals wandte sie sich um und prägte sich ihren Geburtsort ein. Würde sie jemals zurückkehren? Anna versuchte, sich zu fassen, und musste auch ihren Hut festhalten, den Wessobrunner Berg ging es rasant bergab. Ein rotweißes Tier flitzte über die Straße, nur knapp an den Rädern vorbei. »Bitte halten Sie an.« Ihr blieb fast das Herz stehen, als sie sich umwandte.

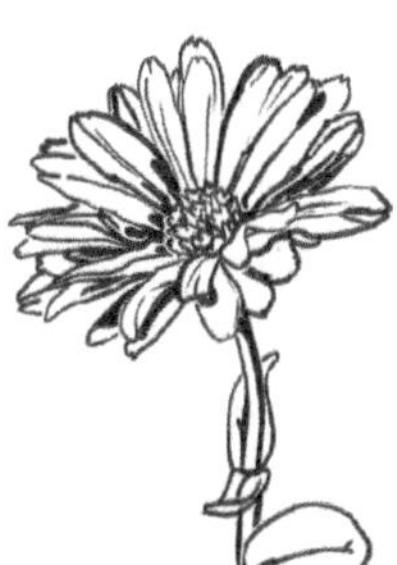

Eva

Auf der Heimfahrt schneite es in immer dichter werdenden Flocken, die Autos krochen über die Fahrbahn. Zusätzlich erschwerte die einbrechende Dunkelheit die Sicht. All das störte Eva nicht. Sie reihte sich ein, drehte die Heizung und das Radio voll auf und fühlte sich auf einmal von der ganzen Welt umhüllt. Sie hatte eine Entscheidung getroffen – und es war allein ihre. So wie sie zuerst gegen das Kind gewesen war, wollte sie es nun mit aller Entschiedenheit bekommen und freute sich auf dieses große Abenteuer. Noch dazu hatte sie jetzt Oma Betzi an ihrer Seite. Laut schmetterte sie im Rhythmus der kratzenden Scheibenwischer, die gegen den Schnee ankämpften, einen alten Song von *The Kinks* mit. »La-la-la-la Lola.« Als sie eine gelbe Telefonzelle am Straßenrand aufleuchten sah, scherte sie aus und rief in der Praxis an, um die Abtreibung abzusagen.

Wieder war Helga Knaup, die Ärztin, selbst am Apparat und keine Sprechstundenhilfe. »Geht's Ihnen gut, Frau Klein?«

»Ja, sehr gut sogar.«

»Dann gratuliere ich Ihnen herzlich.« Sie bot ihr an, zur Schwangerschaftsvorsorge zu ihr zu kommen, aber das wollte Eva in München machen, das wäre einfacher.

»Ich kann Ihnen einen Kollegen in der Innenstadt nennen, der einen Ultraschall anbietet.«

»Ich weiß nicht, ob ich grießelnde Aufnahmen von meinem Inneren brauche.« Eva hatte schon von dieser Methode gehört, doch am liebsten würde sie jetzt, wo die Entscheidung gefallen war, ihren Bauch und damit das ungeborene Kind vor allen fremden Einflüssen schützen. Woher diese Eingebung kam, wusste sie nicht, doch sie war plötzlich unumstößlich.

»Probieren Sie es aus. Sonographie ist völlig ungefährlich, also nicht wie Röntgenstrahlung. Sie könnten das erste Mal das schlagende Herz Ihres Kindes sehen. Es ist ein Wunder.« Dr. Knaup, die sie so freundlich und kompetent beraten hatte, wirkte sehr angetan von dieser neuen Technik. Dabei hatte sie, wie sich im weiteren Gespräch herausstellte, ihren Sohn zu Hause, vielmehr im Gemischtwarenladen einer Freundin, entbunden, wie sie rasch erzählte. »Also, nicht direkt im Laden.« Sie lachte. »Was ich damit sagen will, ich verstehe Ihre Skepsis, Frau Klein.« Von Anfang an hatte sie Frau zu ihr gesagt, nicht Fräulein. Das hatte Eva gefallen. Wozu verniedlichen, war ihre Haltung, wo sie doch gleichberechtigt waren, beziehungsweise es den Herren gegenüber sein sollten. »Ich befürworte die natürliche Geburt, doch es gibt Fortschritte in der Medizin, die sehr nützlich sein können. Das klingt vielleicht widersprüchlich, wenn eine Ärztin das sagt, ist es aber nicht. Sie, als werdende Mutter, wissen intuitiv, was das Beste für Sie und Ihr Kind ist.« Das überzeugte Eva, und so rief sie auch gleich in der Sendlinger Straße an, um einen Termin bei Dr. Print für die kommende Woche zu vereinbaren. Manchmal löste eine Hürde bereits die nächste und immer so weiter, dachte sie, als sie den Hörer einhängte und das restliche Kleingeld in der eiskalten Zelle, in der es obendrein nach Urin stank, durch den Apparat rasselte.

»Dass du in anderen Umständen bist, hab ich sofort gespürt, als du zur Tür reingekommen bist,« hatte Betzi behauptet, nachdem sie es ihr gesagt hatte. »Das Engelchen wird Mama, hurra!« Kein Hauch von Grant oder Gebrechlichkeit mehr, stattdessen hievte sie sich voller Elan aus ihrem Sessel und suchte im Schrank nach Babywolle. »Willst du lieber einen Strampler oder eine Garnitur?«, fragte sie Eva, ließ ihr aber nicht mal Zeit zu antworten. »Oder, weißt du was? Du fängst sowieso bei null an, ich strick einfach beides, und am besten in Gelb, das ist neutral für Bub oder Mädchen. In welchem Monat bist du?«

»Elfte Woche, also im dritten.« Eva amüsierte sich über Betzis plötzliches Aufblühen.

»Dann wird's ein Sommerkind, trotzdem kann es auch mal kühl sein oder regnen. Vor allem das Köpfchen sollte man immer warmhalten, darüber geht die meiste Hitze verloren. Soll ich Baumwolle oder Schurwolle nehmen? Von Polyester hältst du vermutlich nichts, wie ich dich kenne. Obwohl's pflegeleichter wäre.« Sie legte das sonnengelbe Wollknäuel zurück. »Ich lass mich morgen gleich von der Gundel beraten« – *Gundels Wollparadies* lag schräg gegenüber dem Friseursalon –, »die hat bestimmt auch moderne Handarbeitshefte. Du wirst sehen, frieren wird's meinen Urenkel oder meine Urenkelin nicht, und ausstaffiert wird sie oder er wie seine Majestät.« Drunter ging es nicht, da waren sie sich beide einig. »Und die andere Angelegenheit, die lösen wir gemeinsam. Wäre doch gelacht, wenn wir den adligen Quasts nicht auf die Spur kommen. Schließlich bringst du einen ihrer Nachkommen auf die Welt.« Ja, vielleicht sollte Eva ihre Herkunft wirklich endlich klären, noch bevor sie das Kind bekam. Eine eigene Familie zu gründen, ohne zu wissen, woher man stammte, fühlte sich merkwürdig an. Sie wollte herausfinden, wo ihr Ursprung lag, dann konnte sie sich bei allem, was sie erwartete, besser zurechtfinden. Also warum sich nicht zusammen mit Oma Betzi, der Frau mit dem siebten Sinn, auf die Suche machen?

»Hallo, du.« Eva nahm die Hand von der Kuppelung und strich sich über den Bauch. Fast war es, als antwortete das Kleine mit einer sanften Berührung wie von einem Schmetterlingsflügel, so als wollte es sagen, endlich bekennt sie sich zu mir – hat aber lang gedauert! Doch das konnte nicht sein, Eva musste sich täuschen. In so einem frühen Stadium war das Kind vermutlich kaum größer als eine Erbse, wenn überhaupt. Nun freute sie sich richtig auf den Ultraschalltermin. Sie würde den Arzt mit Fragen löchern. Zusätzlich beschloss sie, in die Bibliothek zu gehen, um sich sämtliche Bücher über Schwangerschaft und Geburt auszuleihen. Ach, Maja, schade, dass du das nicht miterlebst! Eva tat es leid, dass sie sie vorhin so angeblafft hatte. Immer dieses Hin und Her, was die Gefühle zu ihrer Freundin, falls sie das noch war, betraf. Trotzdem schickte sie ihr einen Gruß quer durch den bayerischen Winterhimmel über die Kontinente hinweg. Erst mal sollten die Väter es erfahren, noch heute und am besten gleich.

Zu ihrem Erstaunen empfing Milo sie schon in der Einfahrt. Er räumte Schnee und öffnete für sie das Garagentor, damit sie reinfahren konnte. Kaum hatte sie den Motor ausgestellt, schloss er die zweiflügelige Tür hinter ihnen und knipste das Licht an. Eva stieg aus, um ihren Schneemann, dessen Brillengläser unter der bunt geringelten Ohrenklappenmütze beschlugen, zu umarmen, zu küssen und ihm, noch ganz von Betzis religiöser Stimmung angehaucht, die frohe Botschaft zu verkünden. Doch dazu kam es nicht. Milo schnappte sich eine der Decken, die auf den Sommerreifen an der Wand lagen, und warf sie über das Autodach.

»Los, pack mit an«, forderte er sie auf.

»So kalt wird's heute Nacht doch nicht, dass sogar die Scheiben in der Garage einfrieren.« Eva lachte. »Jetzt hat's die Joan aber kuschelig.« Sie hatte das ehemalig gelbe Postauto, das sie mit Maja zusammen angemalt hatte, nach der amerikanischen Folksängerin benannt, die sich auch für Bürgerrechte und die Umwelt engagierte und die sie beide sehr mochten. Besonders ihr Album *Diamonds and Rust* – das hatten sie, noch kurz bevor Maja in Richtung Indien aufgebrochen war, zusammen angehört. Vielleicht würde Eva die LP nachher mal wieder rauskramen, ihr war heute nach Joan Baez' glockenklarer Stimme und den tiefsinnigen Texten.

»Hat dich jemand gesehen oder ist dir gefolgt?« Milo breitete eine zweite Decke aus und kontrollierte, ob die Karosserie ringsum verhängt war.

»Abgesehen von all den anderen auf der Straße keiner. Wieso?«

»Dein Käfer wird gesucht. Kann sein, dass in Kürze die Bullen bei uns aufkreuzen.«

»Wieso? Was ist denn los?« Eva verstand nicht.

Milo zog sie über die Seitentür ins Haus, hängte seine nassen Sachen an die Garderobe und konnte es kaum abwarten, bis Eva aus Schuhen und Mantel geschlüpft war und ihm nach oben folgte. Nun flüsterte er sogar und legte den Finger an die Lippen. »Jasmin weiß noch nichts davon, also besprechen wir das am besten in meinem Zimmer.« Im zweiten Stock angekommen, wo er das Dachgiebelzimmer bewohnte, schloss er die Tür hinter ihnen und drehte den Schlüssel um – geheimer ging es kaum in ihrer WG. Das meiste fand bei offener oder angelehnter Tür stand, normalerweise hatten sie nichts voreinander zu verbergen. Zumal er als Einziger in dem verwinkelten Altbauhaus ganz oben wohnte, eine Luke höher befand sich nur noch der Speicher, den sie im Winter zum Wäschetrocknen benutzten.

»Was ist passiert?« Eva keuchte, so schnell hatte er sie die Treppe hochgezerrt. Sie stützte sich kurz an Milos Boxsack ab, der bereits vielfach mit Klebeband geflickt war. Seine Sanftheit käme nur daher, dass er sich beim Boxen genügend abreagierte, behauptete er. Dann setzte sie sich auf sein Bett, das noch ziemlich zerwühlt von letzter Nacht und ihnen beiden war. Einen Moment blitzte der Duft in ihr auf oder vielmehr das Mischmasch ihrer beider Gerüche, das sie jedes Mal in einem Extraregal ihrer inneren Duftbibliothek ablegte. Sie besaß schon bald ein ganzes Milo-Eva-Regal, wenn sie sich weiter liebten – und das taten sie hoffentlich. Jetzt, wo sie nicht mehr verhüten mussten, umso mehr. Wie befreiend! Sie brannte darauf, es ihm endlich zu sagen.

»Hier, schau dir das an.« Aus einem Marx-Buch, das tausend Eselsohren hatte und voller Markierungen war, holte er eine Zeitungsseite heraus und faltete sie auf. »Das hab ich auf der Heimfahrt in der S-Bahn in einem Stapel alter Tageszeitungen gefunden, stammt von vorgestern. Ein Fahndungsaufruf. Sie suchen nach uns, vielmehr nach dir.«

»Nach mir?« Unter einer Schlagzeile war eine nächtliche Schwarzweißaufnahme von einem VW, der am Waldrand stand. Die Lackierung war unregelmäßig, hob sich kaum gegen die Bäume ab. Sie hatte hellere Flecken, eher unscharfe Punkte, die fast wie Schneeklumpen wirkten. Das Nummernschild war nicht zu erkennen, zum Glück, aber kein Zweifel, das war ihr Käfer, halb von Schnee verdeckt. Und wer ihr Auto kannte, wusste, dass diese Flecken Blumen waren. Eva erinnerte sich an diese Stelle im Aubinger Wald, wo sie letzten Dezember geparkt hatte, als Udo den Strommast umgesägt hatte. Zugleich fiel ihr Betzis Fundstück wieder ein, das von der Olympiade 1936. Ein Zeugnis ihrer Mutter, eine allererste Spur, wenn auch eine beunruhigende. Und jetzt das hier. Vor lauter Herzrasen hatte sie Schwierigkeiten, sich auf den Text in der Zeitung einzulassen.

»Begreifst du? Es ist nur eine Frage der Zeit, bis sie uns verhaften.« Milo tippte auf den Artikel, und Eva zwang sich zum Lesen:

Strommastsägerfall

TATFAHRZEUG GESICHTET

Bisher tappte die Polizei im Dunklen, was die Identifizierung der Strommastsäger betraf, die durch ihre Tat im Dezember letzten Jahres einen stundenlangen Stromausfall in Innsbruck ausgelöst hatten, (wir berichteten), doch nun gibt es einen Zeugen. Dem Berufsjäger und Hobbyfotografen B.T. aus Aubing fiel am Abend des 13. Dezember 1976 ein Fahrzeug auf, als er die Futterkrippen für Reh- und Rotwild befüllte. Laut seiner Aussage parkte ein bunt bemalter VW-Käfer am Abend des Anschlags in der Nähe des Waldstücks, wo die Hochspannungsleitung massiv geschädigt wurde. »So ein richtiges Gammlerauto, wie es diese ganzen Autonomen fahren, und denen trau ich so etwas zu!«, gab Herr T. der Redaktion zu Protokoll. Auf unsere Nachfrage hin, warum er sich erst so spät gemeldet habe, gab er an, dass der 36-er Film in seiner Kamera erst vor kurzem voll geworden sei und das Entwickeln dann auch noch mal gedauert habe. Außerdem sei der Vorfall über die Feiertage an Weihnachten und Silvester in Vergessenheit geraten, bis er neulich zwischen den ganzen Familienfotos diese merkwürdige Aufnahme entdeckt und sich erinnert habe. Anfangs habe er sie für einen Fehlabzug gehalten und sich im Fotogeschäft beschweren wollen, aber dann sei ihm das Strommastattentat wieder eingefallen, beziehungsweise seiner Frau, der er von seiner Beobachtung erzählt hatte. Von der Straftat selbst – dass der Mast gefallen war – habe er nichts bemerkt, da seien die Rehe bereits versorgt und er wieder zu Hause gewesen. Nun hofft die Polizei der Stadt München auf weitere Anhaltspunkte. Wer hat den Tathergang oder die Täter beobachtet? Wer kennt den Halter eines solchen Fahrzeugs? Zeuginnen und Zeugen, die Hinweise zum Sachverhalt oder den unbekannten Tatverdächtigen geben können, werden gebeten, sich zu melden. Anrufe in allen Dienststellen werden an das zuständige Dezernat weitergeleitet. RH für Münchner Stadtbote

»So viel ich verstehe, ist das alles sehr vage und heißt eigentlich nichts. Ein bunt bemalter Käfer. Ich glaube, jeder, der einen gebrauchten VW hat und etwa in unserem Alter ist, hat den auch angemalt. Andererseits …«, Eva dachte laut, »jetzt kann uns, beziehungsweise mich, jeder hinhängen. Sogar mein Chef, der Apotheker, weiß, dass ich so einen Käfer fahre.«

»Am besten du lässt das Auto erst mal in der Garage, so lange, bis die Sache vergessen ist. Ich hab die anderen Zeitungen durchgeschaut, es ist nur diese kleine Meldung im Stadtboten, die hat dein Apotheker hoffentlich nicht gelesen und auch keiner von den Kunden, die du mit Medikamenten belieferst. Ich glaub nicht, dass einer drauf aus ist, uns hinzuhängen, aber man weiß ja nie. Braucht bloß Ecki oder ein anderer wegen Drogenbesitz oder einem anderen Delikt geschnappt und von den Bullen in die Mangel genommen zu werden. Oder jemand sieht das Fahndungsplakat und ...«

»Du meinst, da hängt jetzt in jedem Präsidium ein Foto von meinem Käfer neben dem Plakat der gesuchten RAF-Terroristen?«

»Kann doch sein. Ich weiß aus den Sponti-Gruppen, dass die Polizei mit aller Härte gegen die Straftäter vorgehen will.« Diese Gruppen, in denen sich Milo politisch engagierte, setzten auf die Spontanität der Massen, um etwas zu bewegen, und grenzten sich damit von der kommunistischen Idee ab, wie sie angeblich in der DDR gelebt wurde.

»Übertreibst du nicht ein bisschen? Außerdem war es doch nicht unser Einfall, wir wussten ja nicht, was Udo geplant hat. Im Gegenteil, als es uns klar geworden ist, wollten wir ihn davon abhalten.«

»Und du meinst, das glauben uns die Bullen? Wir hängen mit drin, Eva, und schon ein paar Stunden in einer Einzelzelle oder, schlimmer noch, in Isolierhaft, sind kein Spaß, das kann ich dir versichern.«

Irgendwie war ihr auf einmal schlecht, und sie war nahe dran, sich zu übergeben, dabei hatte sich die Morgenübelkeit schon gelegt. »Ich muss dir auch etwas sagen.« Jetzt oder nie. Offenbar war heute der Tag der großen Beichten.

»Ich wollte es dir beziehungsweise euch heute Nachmittag in der Reha sagen, aber …« Sie holte Luft. »Ich bin schwanger.« Milo drückte die Brille auf der Nase fest und schaute sie mit großen Augen an. »Und ich will das Kind. Also versuch nicht, es mir auszureden.« Sie hatten bisher noch nie über das Was-wäre-Wenn gesprochen. Von Anfang an hatte Eva in Eigenregie verhütet. Als angehende Apothekerin kannte sie sich aus. Von der Pille mit all ihrer Chemie hielt sie allerdings nichts. Und Milo verließ sich, was das anging, nur allzu gern auf sie. »Und weil ich mir denken kann, was deine nächste Frage ist. Ja. Du, trotz Kondom. Vielmehr du und vielleicht auch Udo, letztes Jahr, noch bevor er sich in Maja verliebt hat. Ich weiß nicht genau, wer von euch beiden der Vater ist.«

»Du meinst, wir drei kriegen ein Kind zusammen? Jetzt in diesem ganzen Desaster?« Wir drei, das traf es. Seine Gesichtszüge entspannten sich, doch er schwieg erst eine Weile. »Ich wusste es.«

»Wie, du wusstest es?«

»Na, dass es dir morgens immer schlecht war, meinst du, das ist mir nicht aufgefallen?« Und jetzt gestand Eva ihm alles, dass sie erst dagegen gewesen war, das Kind zu bekommen, aber auch nicht wirklich, dass sie verwirrt war, auch aufgrund ihrer Lebensgeschichte und ihrer noch ungeklärten Herkunft. »Ich hoffe, du verstehst, dass ich es dir noch nicht erzählen konnte, ich musste mir erst selbst klar werden. Und das bin ich jetzt, nachdem ich bei meiner, also bei Betzi war.«

»Oh, Kleineva.« Das war der Spitzname von Udo und Milo für sie, seit sie sich kannten. »Was für ein Glück! Ich freu mich so.« Endlich küsste er sie, und sie umarmten sich.

»Scheiß auf die Bullen.« Eva ließ den Zeitungsausschnitt fallen. Er flatterte auf den Boden und landete zwischen den Papierstapeln von Milos politischen Manifesten, an denen er fortwährend feilte.

Anna

Für eine freiheitsliebende Katze benahm sich Humboldt außergewöhnlich sittsam, als sie ihn am Straßenrand einfing. Auf der Weiterfahrt kauerte er sich auf ihrem Schoß zusammen oder ließ sich von ihr festhalten und tragen. Nur als sie an der Endstation Kochel ausstiegen und ihn ein Dackel anbellte, der an der Leine seines Herrchens zerrte, sprang er aus ihren Armen und stürmte über den Bahnsteig. Anna fürchtete schon, er würde vom wieder anfahrenden Zug erfasst werden. Sie suchte ihn, lockte ihn mit Zungenschnalzen und fand ihn schließlich. Humboldt hatte sich unter der letzten Bank verkrochen. Nach einigem Zureden durfte sie ihn wieder hochnehmen, er schnurrte sogar. Anscheinend hatte er sich entschlossen, sie zu begleiten und bei ihr zu bleiben. Er verhielt sich mucksmäuschenstill, was für eine Katze fast ein frevlerisches Verhalten war. Während sie ihre Einkäufe erledigte, ruhte er in ihrem Buckelkorb zwischen den Pflanzen, so dass ihn niemand bemerkte oder sich an ihm störte. Bloß auf dem Postamt schreckte er hoch, als der Beamte die Briefe der Dame, die vor ihr an der Reihe war, abstempelte. Ein Nervenkitzel. Anna nahm den Korb vom Rücken, hob Humboldt heraus und versuchte, ihn zu beruhigen.

»Hunde draußen anlei-« Der Beamte, dessen Koteletten sich wie Keile über die Wangen zogen, stockte, als er den Kater sah.

»Ist Post für mich abgegeben worden? Anna von Quast.«

Er drehte sich um und schaute ins Regal hinter sich. Das Fach mit Q schien leer, das konnte Anna auch aus der Entfernung sehen. »Nichts, oder warten Sie …« Mit einem merkwürdigen Geräusch, das hoffentlich von seinem Sitzkissen herrührte, erhob er sich und griff tief ins Fach. »Ach, doch, eine Sendung, bitte sehr. Liegt schon eine Weile hier, wir wollten sie zurückschicken, doch die Absenderadresse fehlt.«

Dankend nahm sie den Brief entgegen. Ihr allererster, seit sie hier war. Doch von wem stammte er? Das Öffnen und Lesen mussten warten, sonst entkam ihr Humboldt noch mal. Sie setzte den Kater zurück in den Korb, schulterte das Gepäck und verließ das Postamt.

»Schau mal, die Hexe hat sogar eine Katze dabei«, sagte ein Mädchen mit strohblonden Zöpfen, das mit seiner Mutter hereinkam.

»Psst. Leise. Das ist doch keine Hexe«, fuhr die Frau ihr Kind an, zog es aber zu sich, als Anna an ihnen vorbeiging.

»Vielleicht doch.« Sie zwinkerte dem Mädchen zu und schenkte ihm ein Schneckenhaus, das sie vorhin am Bahnsteig aufgehoben und eingesteckt hatte. »Da wohnt noch jemand drin, und sie mag gerne frische Löwenzahnblätter.«

Kurz vor dem Aufstieg durfte Humboldt endlich raus. Er lief den Berg voraus, kam wieder zurück, umkreiste sie, immer war er auf der Lauer. Ständig duckte er sich oder plusterte sich auf. Seine Ohren bewegten sich in sämtliche

Richtungen. So viel gab es zu entdecken. Mal einen Schmetterling, mal einen flirrenden Mückenschwarm in der Luft. Manchmal blieb der Kater länger liegen und hechelte, besonders, als es steiler wurde. »Puh, anstrengend.« Sie strich ihm über den Rücken. »Ich hab mich auch verausgabt, als ich das erste Mal hier heraufgestiegen bin. Soll ich dich noch mal ein Stück tragen?« Doch das wollte Humboldt nicht, er sprang ihr von den Armen, als sie ihn hochhob, und flitzte weiter voran. Anna war froh, dass sie nun jemanden hatte, mit dem sie sich unterhalten konnte. Nicht dass sie schrullig wurde. Manchmal sprach sie laut vor sich hin, hielt nicht nur mit sich Zwiesprache, sondern sie redete auch mit den Pflanzen, den Insekten, sogar den Steinen, die sie aus den Beeten umschichtete. Jedem erklärte sie, was sie tat, als gäbe es ein unsichtbares Publikum, das ihr zuschaute. Das half ihr über ihren Kummer hinweg, der an ihr nagte. Ohne ihr Zutun war sie in die Einsamkeit gezwungen worden. Erst war sie aus ihrem Heim katapultiert worden, zu dem nun der Rückweg endgültig verschlossen schien, dann verliebte sie sich, wollte sich mit dem Mann ein gemeinsames Leben aufbauen, doch der hatte in letzter Minute einen Rückzieher gemacht. Was stimmte nicht mit ihr? Vielleicht war sie längst schrullig und eignete sie sich nicht zum Zusammenleben mit Menschen. Tiere und Pflanzen urteilten nicht. Dennoch musste Anna oft über sich selbst lachen, wenn sie solche Selbstgespräche führte wie dieses: »So, jetzt muss ich noch den Schuppen absperren, oder hab ich das schon getan? Ich glaube nicht. Dann gehen wir mal. Wieso wir, sind wir schon zu zweit? Zwei Beine mal zwei Beine ist gleich vier? Ein Glück, dass ich kein Tausendfüßler bin. Obwohl, dann könnte ich mit dem Hinterteil in der Küche bleiben und mit dem Vorderteil draußen absperren. Oder geht noch jemand anderes mit? Huhu, ist da wer?« Ja, jetzt war Humboldt bei ihr. Die einsame Zeit war vorbei. Anna stützte sich auf einen Stock, den sie am Wegrand entdeckt hatte, und versuchte, ihre Schritte gleichmäßig zu setzen. Ein Schritt, ein Atemzug. Der Kater tat sich leichter. Auf vier Beinen und mit einem Schwanz zum Ausbalancieren hangelte er sich an der Felswand entlang, flitzte voraus, schaute sich am Gatter um, ob sie ihm mit der schweren Last auch folgte. Als sie die Tonkaalm erreichten, dämmerte es bereits. Humboldt inspizierte nur kurz das neue Zuhause und verschwand dann im Wald. Anna hoffte, dass er zurückkehrte und nur sein neues Revier erkundete. Solange heizte sie ein, setzte Teewasser auf und richtete sich das Nachtmahl her. Für Humboldt hatte sie zum Einstand beim Metzger ein paar Fleischfetzen gekauft. Sie rief nach ihm, doch er blieb verschwunden. Müde, auch aufgewühlt und erfüllt von dem langen Tag zündete sie die Lampe an, setzte sie sich an den Tisch und breitete ihre Schätze aus. Nun hatte sie alles, was sie für den Garten brauchte. Jungpflanzen und Samen. Eine ganze Kiste voll, fein säuberlich in Papiertüten verpackt und beschriftet. Und noch mehr. Sie strich über das weitgereiste Buch, knüpfte die Lederbänder auf, die seine ledernen Deckel zusammenhielten, und schlug es auf. Das Papier hatte sich bräunlich verfärbt und war brüchig, so dünn, dass die Schrift von der nächsten Seite durchschien. Es knisterte, als sie vorsichtig eine Seite umblätterte.

Die Natur fühlen, kein Wissen und keine Klassifizierung von Mineralien, Blumen oder Bäumen kann ersetzen, was wir erleben, hatte Kolb am zweiten Oktober 1884 notiert. Wo sie sich befanden, auf welchem Kontinent, in welchem

Land oder ob sie auf dem Schiff waren, hatte er nicht vermerkt.

Wir taumeln vor Freude, gäbe es ein Paradies auf Erden, so vermischt sich das, was wir in unserer Vorstellung tragen, mit dem, was wir vorfinden.

Anna blätterte weiter, ob es irgendwo eine Karte oder ein genaues Ortsverzeichnis gab, und blieb an einer anderen Passage hängen. Dort listete Kolb auf, was sie als Pflanzenjäger nicht vergessen durften, oder, falls etwas zu Bruch ging, möglichst bald ersetzen sollten:

Ein großes und ein kleines Teleskop sowie mindestens ein Mikroskop, eine Pendeluhr, ein Kompass, mehrere Glasphiolen für Samen- und Bodenproben, vor allem Papier, jede Menge Papier! Silberminenstifte und Silberminen als Ersatz und auch Graphit. Pinzetten, Pipetten und Messer, und Nadeln, auch Huntsche Nadeln nicht vergessen. Nummer eins bis sieben, jeweils ein halbes Dutzend, wenn welche aufzutreiben sind. Anna wusste, dass damit Sicherheitsnadeln gemeint waren, die von einem Engländer namens Hunt erfunden worden waren. Der Rest der Liste war verschmiert und unleserlich. Sie konnte förmlich spüren, wie die Feder über das Papier gekratzt und wie beim Überprüfen und Abgleichen mit dem Reisegepäck der Eintrag verwischt worden war. Vielleicht hatte das Buch auch eine Zeitlang aufgeschlagen herumgelegen, und die Tinte hatte sich in der Feuchtigkeit aufgelöst. Natürlich hatte Papá Anna von seinen Reisen erzählt, als sie klein gewesen war und auch später ab und zu. Viele Geschichten hörte sie mehrmals, in verschiedenen Varianten, abhängig von ihrem Alter und der Gesellschaft, in der sie sich gerade befanden. Nun einen Teil davon festgehalten und damit verewigt zu wissen, war eine

Kostbarkeit und zusammen mit dem Saatgut, unbezahlbar. Eine Entschädigung für das, was sie mit Ruth erlebt hatte, somit war ihr geliebtes Dreisonnenquell nicht gänzlich verloren. Aber da war ja noch der Brief! Anna holte ihn aus ihrer Tasche. Den Druckbuchstaben nach, mit denen jemand an *Fräulein Anna von Quast, Tonkaalm unterhalb Rabenkopf, Post Kochel lagernd*, geschrieben hatte, ahnte sie, von wem er war. Eilig riss sie den Umschlag auf. Als sie das Blatt Papier auffaltete, fielen zwei zartrosa Blütenblätter heraus.

Liebste Anna, verzeih, wenn ich dich so nenne, aber dies ist nicht mein erster Brief an dich, wie du hoffentlich weißt. Ich bin es leid, mich zu verstellen. Zumal ich dir zum wiederholten Male schreibe und endlich auf Antwort von dir hoffe. Selbst wenn es nur ein Lebenszeichen ist. Ich möchte bloß wissen, dass es dir, wo auch immer, gut geht und du glücklich bist. Meine Kameraden lachen mich schon aus und glauben mir nicht, dass wir nur Stiefgeschwister sind, weil ich dir gegenüber so hartnäckig bleibe und immer wieder von neuem schreibe. Von Mutter erfahre ich nichts bezüglich deines Verbleibs. So hoffe ich nun auf die Beharrlichkeit der Deutschen Post, dass sie dir eines Tages diesen Brief aushändigt. Deshalb habe ich absichtlich keinen Absender auf den Umschlag geschrieben, damit er postlagernd bleibt. Raffiniert, findest du nicht? Viele meiner anderen Briefe an dich sind nämlich ungeöffnet zurückgekommen. Schon komisch, wenn man auf hoher See seine eigenen Briefe ohne Antwort zurückerhält. Ach, Anna, wo steckst du bloß? Sollte dies das Erste sein, was dich von mir erreicht, willst du vielleicht wissen, was ich so treibe. Also versuche ich, die letzte Zeit, die sehr turbulent war, seit wir uns verabschiedet

haben, zusammenzufassen. Auf dass wir bald voneinander hören und uns austauschen können. Wie nicht anders zu erwarten, besteht der Alltag bei der Kaiserlichen Flotte aus ähnlichem Drill wie in der Kadettenanstalt, nur dass wir jeden Tag mit unserem Einsatz im Krieg rechnen müssen. Um 6.30 Uhr werden wir geweckt, raus aus der Hängematte, um 7 Uhr strammstehen beim Appell an Deck, egal, ob Wellengang oder Flaute. Erst danach erhalten wir das sogenannte Morgenbrot. Weiter geht's mit dem Dienst an der Waffe, was auch die Manövrierfähigkeit der Kanonen an Bord einschließt. In erster Linie muss ich also weiterhin Befehle befolgen, Meerblick hin oder her. Ein Paar Stiefel habe ich schon durchmarschiert. Immerhin ist das Essen vorzüglich, und jeder Kadett, einschließlich mir, wird ordentlich satt. Sofern meine Seekrankheit, die mich leider oft genug plagt, es zulässt. Ich dachte, ich komme als Erstes Richtung Amerika oder zumindest in den Süden, auf den Spuren deines Vaters, doch das fiel wegen der Marokkokrise aus. Im März haben wir auf der SMS Schleswig-Holstein in Rekordzeit Tonnen von Kohle verladen und überführt. SMS steht für Seiner Majestät Schiff, wusstest du das? Nun schippern wir Richtung Norwegen. Anstelle von Papageien krieg ich vermutlich bald Eisbären zu sehen.
Es grüßt dich herzlich
Dietmar

PS: Die zwei Rosenblätter stammen vom Tag meiner Vereidigung, als sogar der Kaiser kurz an Bord unseres SMS ging und uns allen in seinem Namen eine Rose überreicht wurde. Auf Wiedersehen!

Dietmar, endlich. Sie las den sechs Wochen alten Brief noch mal, diesmal langsamer und genauer, und sah dabei ihren Stiefbruder vor sich, wie er wahrscheinlich unter Deck, im Bauch eines riesigen Schlachtschiffes in der Hängematte lag und für sie seine Gedanken formulierte. Anna freute sich so sehr, von ihm zu hören. Nun würden sie sich, egal, wo auch immer er gerade war, zumindest schreiben können. Die Kaiserliche Flotte war, was den Posttransport auf dem Seeweg betraf, bestimmt genauso zuverlässig wie die Reichspost sonst. Doch zunächst hatte sie anderes zu erledigen, außerdem würde sie wieder ins Tal gehen müssen, um den Brief aufzugeben, ein bisschen musste ihre Antwort also noch warten. Nachdem sie gegessen hatte, holte sie ihre eigenen Schreib- und Zeichensachen heraus und hielt fest, was sie erlebt hatte; das half ihr, den Kopf frei zu kriegen. Dann nahm sie sich noch mal die Gartenskizzen vor und verfeinerte sie nach dem Prinzip der Mischkultur, so wie Kolb es ihr erklärt hatte. Etwas kratzte am Fenster. Humboldt. Offenbar war er von seiner ersten Jagd zurück. Sie ließ ihn herein und streichelte ihn. Er roch nach Wald und frischer Bergluft, hatte Tannennadeln und kleine weiße Blüten im Fell. Bevor er das Futter fraß, das Anna auf einen Unterteller gegeben hatte, beschnupperte er alle Zimmerecken. Gesättigt knetete er sich ihre Strickjacke zurecht, die in der Fensternische lag, und rollte sich ein. Er war zu Hause.

Gleich am nächsten Morgen fing Anna mit dem Einsäen in kleinen Töpfen auf den Fensterbänken und der Pflanzung im Freien an. Sie verbrachte den ganzen Tag draußen. Oberhalb des Südhangs, wo die Wiese eine Kuppe bildete und das Beet ihrer Mutter wie ein Urzeitrelikt noch zu erahnen war, steckte sie mit Hilfe der Restwolle ihrer Strickjacke und einigen Ästen die Felder ab. In drei Beeten würde sie jährlich wechseln, im vierten wollte sie Dauergemüse züchten. Verkleinern könnte sie immer noch, dachte sie, als sie das Areal betrachtete, das sich fast über die gesamte Ebene erstreckte. Sie hatte sich viel vorgenommen. Das Zeichnen war im Vergleich zur Umsetzung leicht gewesen. Schon nach ein paar Spatenstichen glaubte sie, niemals auch nur ein ganzes Beet zu schaffen. Der Boden war hart und schwer und voller Steine, die sie herausklauben musste. Es dauerte, bis sie die Erde umgestochen hatte und überhaupt tiefer kam. Nun wusste sie, warum ihre Mutter sich auf wenige Quadratmeter beschränkt hatte. Normalerweise legte man Beete im Herbst an, damit der Boden über den Winter die Nässe und die Nährstoffe speicherte, denn im Frühjahr bestand die Gefahr, dass er austrocknete. Aber jetzt ging es nun mal nicht anders, außerdem regnete es in den Bergen sowieso häufiger. Anna schwitzte, zog ihre Dirndlbluse unter dem Oberteil aus und arbeitete im ärmellosen Kleid weiter, wischte sich immer wieder mit der Schürze den Schweiß von der Stirn. Ab und zu trank sie ein wenig Quellwasser mit einer Prise Salz, damit sie nicht austrocknete. Nicht an das Ganze denken, ermahnte sie sich beim Weitergraben, sondern immer nur an den nächsten Schritt. Ihre Hände brannten, und die Blasen platzten wieder auf. Sie kühlte sie in der Tränke, goss sich Wasser in den Nacken, der sich heiß anfühlte und von der Sonne verbrannt war. Trotzdem waren die Beete nicht an einem Tag oder zweien zu schaffen. Allein für eins würde sie wahrscheinlich eine Woche brauchen. Sie dachte an Kolb und die Anlagen auf Dreisonnenquell. Wie leicht und einfach dort alles gewirkt hatte. Übersichtlich und gepflegt. Verständlich – den anstrengenden Teil hatten andere, fast wie unsichtbare Geister für sie erledigt. Mühsam raffte sie sich nach einer Pause wieder auf, harkte die bereits gegrabene Fläche und glättete sie, damit sich die Feuchtigkeit hielt. Die Sonne verdunkelte sich, und die Wolken zogen sich zusammen. Obwohl es sich im Schatten angenehmer arbeitete, wusste Anna auch, dass in den Bergen schnell Gewitter aufzogen. Ehe sie sich versah, würde sämtliche Erde den Hang hinabgespült. Sie wollte dem Regen zuvorkommen und beeilte sich. An die Beetränder wollte sie Sträucher pflanzen, die sie im Wald ausgraben würde. Himbeeren, Brombeeren und Ähnliches. Es raschelte hinter ihr, und sie erschrak. Ein Bär? Doch es war bloß Humboldt, der das Laub vom Vorjahr aufwirbelte. Als sie mit zwei kleinen Himbeersträuchern zurückkehrte, war er in das Loch gesprungen, das sie zuvor ausgegraben hatte, und wälzte sich darin, als hätte er eine neue Wiege bekommen.

Abends, nach getaner Arbeit, legte sie Spitzwegerich auf die wunden Handflächen, die schrecklich brannten. Das Kraut linderte, half zugleich auch gegen die vielen Stiche. Das Ungeziefer im Haus hatte sie dank Kolbs Elixier besiegt, aber draußen, wo es von Tag zu Tag wärmer wurde, wimmelte es nur so von Mücken und Bremsen. Die übrigen Spitzwegerichblätter kochte sie sich als Gemüse, was zusammen mit anderen Kräutern, die sie beim Ausgraben der Sträucher gesammelt hatte, eine feine Suppe ergab. Sie tauchte das restliche Brot darin ein. Eine Getreidemühle besaß sie zwar, aber noch kein Korn. Beim Essen dachte sie über ihr Tagwerk nach. Sie wusste so vieles noch nicht.

Durfte sie die Erde unbedeckt lassen? War der Boden gut genug vorbereitet? Hatte sie die Brennnesseljauche nach Kolbs Anleitung richtig angesetzt? Und dennoch war Anna stolz auf das, was sie geleistet hatte.

Kaum hatten sich die Blasen über Nacht geschlossen, rieb Anna sie am nächsten Morgen wieder auf. Doch sie biss die Zähne zusammen und machte weiter, auch wenn sie sich abends kaum noch rühren konnte, halbtot ins Bett fiel und glaubte, morgens niemals mehr hochzukommen. Humboldt, der sich zu ihr gelegt hatte, blinzelte sie an, als wollte er sagen, mach's wie ich, bleib liegen. Doch das konnte sie sich nicht erlauben. Sie streckte und dehnte sich, beugte sich zum Kater und küsste ihm ins Fell. »Im Winter, mein Lieber. Versprochen.« Sie gähnte und zwang sich aufzustehen. Sobald es schneite und alle Arbeit getan wäre, würde sie vermutlich bis über Weihnachten und Neujahr hinweg schlafen, so erschöpft, wie sie war.

Zur Belohnung, und auch weil sie dringend eine kurze Pause brauchte, besuchte sie am Wochenende die Fiedleralm und genoss Metas Aprikosenkuchen mit Schlagrahm, und diesmal gab es sogar echten Bohnenkaffee mit Milch. Sie bezahlte die Bewirtung, genauso wie die anderen Sommerfrischler, die es in die Berge trieb. Bevor Anna wieder aufbrach, half sie der Bäuerin beim Abwasch und bat sie um ein paar einfache Backrezepte, die sie in ihr Notizbuch schrieb. Gerade als sie ihr von ihren Fortschritten und dem Töpferofen erzählte, kam Severin dazu.

Sie bat ihn um einen weiteren Gefallen. »Könntest du mir bitte Roggen und Weizen bringen?«

»Selbstverständlich. Wie viel willst du?«

»Fünf oder zehn Kilo, nur so viel, wie du tragen kannst, ohne dich abzumühen.«

»Die haben wir auf dem Hof. Wenn du sonst noch etwas brauchst, sag Bescheid.«

Anna überlegte. Sie konnte ihn ja nicht um alles bitten, besser ging sie selbst noch mal ins Tal. »Salz, Zucker und Eier vielleicht. Aber das wird schwierig, oder?«

»Die krieg ich schon heil hinauf. Ein Glaser weiß sich auch zu helfen bei einer Lieferung.« Als er mit ihr sprach, wechselte seine Gesichtsfarbe von rot zu weiß, vielleicht lag es am wechselnden Dämmerlicht in der Hütte.

»Sag mal, war der Friesenegger noch nicht bei dir?«, fragte Meta, die sie beide offensichtlich gerne zusammen sah.

»Besuch hatte ich außer von deinem Sohn und einer Blindschleichenfamilie noch keinen. Wer soll das sein?«

»Der Hausierer, der hat ein ganzes Warenhaus auf dem Buckel. Wenn ich ihn das nächste Mal sehe, schicke ich ihn gleich zu dir rauf.« Meta beugte sich zu ihr und flüsterte auf einmal »Scheu dich nicht, ihn auch um delikatere Dinge zu bitten, die sind seine Spezialität.« Anna stutzte, was genau meinte sie? Doch vor Severin, dessen Gesicht schon wieder dunkelrot war, traute sie sich nicht nachzuhaken.

Zwei Tage später näherte sich ein langer Tross der Alm. Es war der Ofensetzer mit seinen Gesellen, zusammen mit vier voll beladenen Maultieren. »Grüß Gott, Fräulein von Quast, do samma, wenn's passt.« Mit diesem Reim nahm Meister Bartl seine Kappe ab, der Schweiß tropfte ihm vom Gesicht.

»Haben Sie gut heraufgefunden?« Anna freute sich so sehr, sie zu sehen.

»Mehr oder weniger. Das letzte Stück am Fels entlang war ein Nervenkitzel. Zwischendurch hab ich schon geglaubt, ich seh unserem Herrgott in die Augen, so steil, wie's an einer Stelle runtergeht.« Er tupfte sich mit einem Tuch die Stirn. »Ich hab jetzt noch weiche Knie. Wir mussten die Tiere abladen und das Zeug selber schleppen, damit sie überhaupt auf dem schmalen Pfad an der Felswand vorbeikamen.« Er stutzte, tastete seine Hose und auch die Jacke ab, schaute sich um. »Oha, anscheinend hab ich meine Winkelschmiege verloren. Die liegt jetzt irgendwo im Abgrund.«

»Hauptsache, Ihnen allen ist nichts passiert, Herr Bartl. Die Schmiege ersetze ich Ihnen selbstverständlich. Oder warten Sie, ich habe Werkzeug, das noch von meinen Eltern und vom Vorbesitzer der Alm stammt. Vielleicht ist da so etwas für Sie dabei?« Sie wusste gar nicht, was eine Winkelschmiege war und wofür man sie brauchte.

»Passt schon.« Ihr Angebot schien ihn nicht zu überzeugen. »Die ist unersetzbar, da war mein Name eingraviert.« Der Hafnermeister murrte noch etwas, was sie nicht verstand.

»Jedenfalls wunderbar, dass Sie alle da sind, trotz der Strapazen.« Sie begrüßte jeden einzeln mit Handschlag. Die Gesellen und auch der Lehrbub reagierten zögerlich, lupften zusätzlich ihre Kappen und verbeugte sich. Ganz bekam man es nicht weg, dass sie als Baronesse wie eine höhergestellte Person wirkte. »Nach dem Abladen können Sie die Maultiere bei der Eiche dort drüben anbinden. Im Stadel gibt's auch Heu für die Tiere. Und für Ihre Verköstigung sorge ich.« Sie hoffte, dass sie mit ihren kargen Vorräten für vier gestandene Mannsbilder auskam. Zur Not würde sie auf der Fiedleralm um Lebensmittel bitten.

»Dann schlagen wir auch dort drüben, unter dem Baum, unser Lager auf, wenn's recht ist, wir haben Zelte dabei«, sagte Michael, der Altgesell. Sie waren bestens ausgerüstet, hatten an alles gedacht und Annas gesamte Bestellung mitgebracht. Die Töpferscheibe, mehrere Tonklumpen und die Zutaten für die Glasurrezepte. Farbpigmente, Bleifritte, Kaolin, Kreide, Kalifeldspat, Flint und einiges mehr. Allein die seltsamen Wörter der Rohstoffe verzauberten Anna. Als sie sich einigermaßen eingerichtet hatten, besichtigten sie die Almhütte und besprachen sich. Michael hatte mehrere Zeichnungen dabei, die sie noch anpassen mussten. Es sollte ein kleiner Ofen werden, in dem sie nur wenige Stücke brennen konnte. Dann wäre es leichter, die Temperatur beim Einheizen zu halten, und sie bräuchte nicht allzu lange zu warten, bis er gefüllt wäre.

»Wo ist der Kaminanschluss?«, fragte Bartl.

»Hier vorne, bei meiner Kochstelle.« Anna zeigte aufs Dach.

»Den hab ich schon gesehen, aber der reicht nicht, der Ofen braucht einen eigenen Abzug. Ich dachte, der wäre bereits vorhanden. Dafür sind wir nicht ausgerüstet.«

»Und was heißt das jetzt? Daran wird es doch nicht scheitern, oder?« Annas Begeisterung flaute ab. War das Vorhaben doch ein Ding der Unmöglichkeit?

Der Hafnermeister überlegte, und wieder sprang Michael, sein zukünftiger Schwiegersohn, ein. »Dann müssen wir uns halt mit Material behelfen, das wir hier oben finden. Lenz, Heinzi, los, Steine sammeln.« Anna half auch mit und holte mit den beiden jüngeren Gesellen Steine. Die zeigten ihr, welche sich zum Mauern eigneten. Stein war nämlich nicht gleich Stein. Michael hatte so lange in der Schubkarre Mörtel angerührt und Meister Bartl den genauen Platz für Kamin und Ofen ausgewählt – an der Ostseite des Hauses mit einem Durchbruch in die Wohnküche, damit sie ihn von innen befeuern konnte, was sehr praktisch war. So musste sie bei Wind und Wetter nicht hinaus. Mit Brettern errichteten sie ein Fundament, drückten die dicksten und größten Steine in den noch weichen Mörtel und schichteten sie aufeinander. Der Grundstock musste nun bis morgen trocknen, inzwischen begannen sie die Stelle für den Ofen auszugraben. Am Nachmittag kam Severin dazu.

»Woher wusstest du, dass die Hafner eingetroffen sind?« Anna begrüßte ihn herzlich.

»Ich hab dich doch am Wochenende mit meiner Mutter reden hören, und heute hat's mir der Müller Edi gesteckt, der einen Maultierverleih betreibt. Er hockt fast jeden Vormittag bei uns in der Werkstatt auf eine Halbe oder zwei. Falls es um Veränderungen an der Almhütte geht, ist ein Zimmerer nicht verkehrt, hab ich mir gedacht.« Wie bisher kam er auch dieses Mal nicht mit leeren Händen, sondern hatte sich einen Zehn-Kilo-Sack Getreide aufgeladen. Obenauf sogar noch Eier in Salz verwahrt, was sie vor dem Zerbrechen schützte, Milch, Quark, Frühkartoffeln und als Überraschung Kirschen. Wie selbstverständlich packte er bei den Bauarbeiten mit an und nahm auch weitere Flickarbeiten am Haus vor. Bald gab es wieder überall Fensterscheiben, und sogar das Brett im Plumpsklo erneuerte er. Anna versorgte alle Männer mit frischen Quarksemmeln und Wildkräutersuppe, reichte das Weiserbier dazu, das auf Dreisonnenquell gebraut worden war. Jeder nippte nur daran, und schließlich kamen sie überein, dass sie es besser als Schneckenfalle für ihren Garten benutzen sollte. Obwohl das ein doppelt grausamer Tod wäre, in dieser Plörre zu ersaufen, meinte der Altgesell. Jedenfalls schienen sie erleichtert zu sein, dass Anna nur wenige Flaschen davon hatte. Lieber begnügten sie sich mit Quellwasser, das aus der Viehtränke sprudelte, hatten aber auch eigenes Bier in einem kleinen Fass dabei. »Sonst wären wir doch nicht auf den Berg raufgekommen«, erklärte Michael. Später bewirtete Anna die Handwerker mit frischem, noch warmem Kirschkuchen, der an einer Seite leicht angebrannt war. Im Backofen eine gleichmäßige Hitze zu halten war schwer, das hatte sie schon bei den Semmeln gemerkt, die eher zu hell geraten waren. Das Verkohlte ließ sich abkratzen, und die Männer hatten den Kuchen in Nullkommanichts verputzt. Besonders Severin überschlug sich mit Lob, er hätte noch nie so einen guten Kirschkuchen gegessen. Wenn das Meta, die Meisterbäckerin, hören würde. Gegen Abend verabschiedete er sich mit dem Versprechen, morgen wiederzukommen. Er würde sich den Rest der Woche freinehmen, um beim Wanddurchbruch zu helfen. Auf ihn war Verlass.

Am Freitag war es mit vereinten Kräften vollbracht. Wie ein Bauch wölbte sich der Töpferofen aus der Ostseite der Hütte. Severin hatte das Dach ein Stück verlängert, so dass sich der Ofen darunter schmiegte, als würde die Tonkaalm Nachwuchs erwarten. Bald wirkte es so, als wäre diese Ausbuchtung schon immer da gewesen. Anna freute sich und bedankte sich herzlich bei allen Beteiligten, besonders bei Severin für seinen Beistand und die Großzügigkeit. »Was kriegst du für deine Arbeit?«

»Nichts«, war seine übliche Antwort. Doch diesmal bestand sie darauf, ihn zu bezahlen. Schließlich hatte er wegen ihr sogar Urlaub genommen. Außerdem beglich sie die Ausgaben für die Lebensmittel und bezahlte auch das Heu für die Maultiere, das die Fiedlers im Stadel eingelagert hatten. Widerwillig nannte er ihr einen Preis, den sie aufrundete. Nachdem sie die Hafnerleute samt üppigem Trinkgeld ebenso entlohnt hatte – auch da wollte sie sich nicht lumpen lassen –, erklärte ihr Bartl, worauf sie beim Brennen achten sollte.

Anna versuchte sich alles genau einzuprägen, schrieb es zusätzlich auf. »Kleine Teile nach oben, große nach unten. Die Hitze langsam steigern. Den Deckel einer Kanne oder eines Topfs während dem Brand auf das Gefäß setzen, richtig?«, wiederholte sie und ging dabei ihre vielen Notizen durch. Sobald sie wieder auf sich allein gestellt war, gab es niemanden, den sie fragen konnte. Also wollte sie die Gelegenheit nutzen, um sich noch so viel wie möglich anzueignen. Vor lauter Hektik fiel ihr das Buch aus der Hand und landete prompt in der Viehtränke. Rasch fischte sie es heraus und trocknete es mit ihrer Schürze. Die Seiten waren hoffentlich nicht nass geworden. Sie überprüfte es, tupfte den letzten Eintrag ab. »Äh, wo waren wir? Ach ja, bei Deckel und Kanne.« Sie fand die Stelle, unterstrich sie, gravierte dabei in das aufgeweichte Papier.

Der Hafnermeister tätschelte ihr den Arm. »Seien Sie am Anfang nicht zu streng mit sich, Fräulein von Quast, Sie können schon mehr, als Sie sich zutrauen. Die Erfahrung bringt den Erfolg.« Kaum waren die Ofensetzer und auch Severin fort, und Anna noch dabei ihr kostbares Almtagebuch zu retten, klopfte es noch mal an der Tür. Heute ging es ja zu wie im Taubenschlag. Vermutlich hatte einer der Handwerker etwas vergessen, dachte sie und öffnete.

Ein alter Mann verbeugte sich und brachte dabei die Schöpflöffel und Kruzifixe, die rings um sein großes Rückengestell hingen zum Scheppern. »Nägel, Messer, Scheren, Knöpfe, Garn in allen Farben, genauso wie Zwirn, dazu Fingerhüte, Bleistifte, Tinte, Schuhbänder und auch welche aus Seide fürs Haar und vieles mehr und von jedem etwas. Habe die Ehre, gnäd' Frau, ich bin Ihnen zu Diensten mit allem, was das Herz begehrt.« Unter dem gepolsterten Brett, das auf seinem Kopf auflag, fieselte er seinen Hut heraus und zog ihn vor ihr.

»Ah, Sie sind der Herr Friesenegger? Sie wurden mir bereits angekündigt.« Sein Besuch passte genau, durch die Gäste, eine ganze Woche über, waren ihre Vorräte stark geschrumpft. »Haben Sie auch Lebensmittel?«

»Selbstverständlich. Und was ich jetzt nicht dabeihabe, bring ich das nächste Mal.« Vorsichtig stellte er die voll beladene Kraxe, die vermutlich so viel wog wie er selbst, auf der Hausbank ab, öffnete Kisten, die wiederum viele kleine Schubläden und Fächer besaßen, und zeigte ihr seine Waren. Auch wenn Anna sich ihr verbliebenes Geld einteilen musste, so kaufte sie doch mehr, als sie vorerst brauchte. Allein das Schreibmaterial lockte sie. An Radiergummis und Bleistiften konnten sie nie genug haben. Schon der Geruch von Graphit verleitete sie, etwas zu zeichnen. Noch dazu hatte Friesenegger eine freundliche einnehmende Art, weder aufdringlich noch bestimmend. Sein markantes Gesicht mit der krummen Nase und die knochigen Hände erzählten Geschichten, so dass sie bald in ein Gespräch verwickelt waren. Den Blumenbaron, den habe auch er gekannt, nicht persönlich, aber so manches Pflänzchen von Dreisonnenquell habe er über die Alpen und in die Täler getragen. »Jede

Bäuerin, die etwas auf sich gibt, will Storchschnäbel auf dem Balkon«, behauptete er.

»Storchschnäbel?« Ob das etwas Zweideutiges war, und er damit auf das hinweisen wollte, was Meta Fiedler ihr angedeutet hatte?

»Sie sagen vielleicht Geranien zu der Blumensorte.«

Erleichtert lachte Anna auf. »Stimmt, mein Vater hat eine purpurfarbene Sorte davon zur Verbreitung kultiviert.« In Botanischen Gärten, die es inzwischen nicht nur in Königshäusern, sondern auch zur öffentlichen Begehung fürs gemeine Volk gab, waren Geranien in allen Farben und Formen sehr beliebt.

»In manchen Dörfern hat sogar eine Art Wettstreit unter den Bäuerinnen eingesetzt, wer die üppigsten Balkonkästen präsentiert. Dabei durfte auch ich mit meinen Storchschnäbeln mein Scherflein beitragen. Vielleicht sollte ich den Händler außen vorlassen, der mir die Pflänzchen verkauft hat, und mich direkt an Wessobrunn wenden, um einzukaufen.«

»Diesen Weg können Sie sich sparen.« Und Anna berichtete ihm von ihrer neuen Verwandtschaft und von den Veränderungen auf Dreisonnenquell. Es tat so gut, jemandem davon zu erzählen, auch wenn es ein Fremder war – oder gerade deshalb.

Friesenegger hörte aufmerksam zu. Fast meinte sie, es hinter seiner faltigen Stirn rasseln zu hören, so als ob er sich freute, diese Neuigkeiten weiterzutragen. »Sie haben einen Brotbackofen bekommen, Fräulein Baronesse? Ich hab die Handwerker mit ihren Saumtieren vorhin an der Pessenbacher Schneid getroffen.«

»Nennen Sie mich bitte einfach nur Anna, den Adelsstand

habe ich schon länger abgelegt. Und nein, zum Backen benutze ich den Herd in der Küche, das ist ein Töpferofen, den mir der Hafnermeister aus meiner alten Heimat eingerichtet hat.«

»Dann sind Sie Keramikerin? Für gutes Geschirr finde ich immer Abnehmer, sobald Sie welches zum Verkauf haben, Fräulein Anna, zeigen Sie es mir. Und wenn ich Post aus Kochel mitbringen soll oder Sie Briefe zum Aufgeben haben, kann ich das auch gerne für Sie erledigen.« Der Anfang war gemacht, dachte sie, ob im Garten, beim Töpfern und überhaupt. Mit einem Mal fiel ihr auf, dass sie bei dem ganzen Trubel, der auf der angeblich so einsam gelegenen Tonkaalm herrschte, kaum noch an Benni gedacht hatte.

Eva

Milo nahm es erstaunlich gelassen auf, dass er die Vaterschaft mit Udo teilte. »Sag mal, macht dir das gar nichts aus, also dass ich mit Udo vor ungefähr drei Monaten, eher vier geschlafen habe?«, fragte sie ihn.

»Du willst wissen, ob ich eifersüchtig bin?«

Sie nickte.

»Ach, Kleineva, da hätte ich viel zu tun. Ich hab dich von Anfang teilen müssen.«

»Aber jetzt nicht mehr.« Sie zog ihn erneut an sich. »Jetzt gehöre ich ganz und gar dir.«

»Niemand gehört jemand anderem. Ist das nicht unser Grundprinzip?«

»Da hast du auch wieder recht. Ich wollte bloß romantisch sein. Aber ich liebe dich. Darf ich das sagen?«

»Und ich liebe dich.«

Nach einigem Hin und Her beschlossen sie, die freudige Nachricht noch für sich zu behalten. Auch Udo wollten sie erst bei seiner Rückkehr in alles einweihen. Nicht nur in die Schwangerschaft, sondern auch, dass sie polizeilich gesucht wurden. Besser er wurde schnell gesund und erholte sich noch die restliche Zeit in Bad Heilbrunn, fand Milo. Eva war anderer Meinung, schließlich hatte er ihnen das Ganze eingebrockt. Aber Milo nahm seinen besten Freund wie üblich in Schutz: »Udo hat mit seinem Vater genug um die Ohren, du glaubst nicht, wie der noch rumgestresst hat, als du schon weg warst.«

»Weiß Herr Tannstetter, was sein Sohn getan hat?«

»Nein, das wollte sich Udo für einen besonderen Moment aufsparen, wenn sein Alter ihn wieder unter Druck setzt, in Sachen Berufswahl und Was-aus-sich-Machen.«

»Dann war die ganze Strommastaktion also mehr eine Form von Widerstand gegen seinen Vater?« Hauptsache anti war das Motto ihrer Generation.

»Versucht nicht jeder von uns, das Schweigen zu durchbrechen, über das, was unsere Eltern im Krieg getan haben?« Das alte Thema, das sie und vermutlich auch noch ihre Kinder, Enkel und Urenkel belasten würde. Schon oft hatten sie in der WG darüber diskutiert.

»Ich hab keine Eltern, jedenfalls keine leiblichen«, erinnerte sie ihn. Und sie wüsste auch nicht, ob sie gegen diese Anna von Quast aus dem Tagebuch, die offensichtlich ihre Großmutter war, aufbegehren würde. Sie war ihr zu ähnlich, jedenfalls hatte sie den Eindruck, obwohl sie damals in einem völlig anderen Umfeld und vor allem zu einer anderen Zeit gelebt hatte. Womöglich würde sie eher mit ihrer Mutter streiten, die für die Nazis an einem Wettkampf teilgenommen hatte. Oder sie zumindest um eine Erklärung bitten, damit sie es nachvollziehen konnte. In Annas Notizen war Helene von Quast nur ein Kleinkind, das auf einer Alm aufwuchs. Weit entfernt von einem Schwimmbad oder einer Wettkampfsituation. Wie war sie vom Berg bis nach Berlin gelangt, wo Eva 1954 geboren worden war? Sie hatte schon immer vermutet, dass ein dunkles Geheimnis hinter ihrer Adoption steckte, und nun hatte sie den Beweis.

»Verzeihung, ich hab nicht sofort dran gedacht.« Er umarmte sie.

Sie schmiegte sich an ihn. »Zuerst habe ich nichts über meine Herkunft wissen wollen. Du weißt ja, wenn, dann hat Maja mich gedrängt, etwas herauszufinden. Ich hatte vor allem Angst vor dem, was ich erfahren könnte, und nun weiß ich es.« Sie holte den Zeitungsausschnitt von 1936 aus ihrem Notizbuch und zeigte ihn Milo.

Als er die vergilbten Zeilen entziffert hatte, schaute er sie an. »Deine Mutter war eine Olympiaschwimmerin?«

Eva nickte und erzählte ihm von Betzi und wie sie es herausgefunden hatte. »Mehr ist es bisher nicht, aber wir machen zusammen weiter. Ich will endlich wissen, wo meine Mutter heute lebt, wie sie so tickt und warum sie mich weggegeben hat.« Hunderte Fragen würde sie stellen wollen, falls sie sich jemals kennenlernen sollten. Und ein paar davon vertraute sie Milo jetzt an, weil sie sie beschäftigten. »Glaubst du, dass ich ihr ähnlich sehe und auch ähnlich bin?«

»Besonders sportlich bist du nicht.«

Dafür knuffte sie ihn in die Seite, und er grinste. »Extrem sportlich, meine ich, oder rechtsextrem.«

»Hör auf, das ist nicht witzig.« Eva blieb ernst. »Ich hab gespürt, dass da was Beklemmendes dahintersteckt.«

»Aber das weißt du doch noch nicht. Dass sie an der Olympiade teilgenommen hat, macht sie noch nicht von vorneherein zu einer Anhängerin Hitlers.«

»Das sagst du nur, um mich zu trösten.« Sonst ließ Milo mit Verdächtigen oder Mitläufern aus dem Dritten Reich keine Milde walten.

»Ich kann mich mal umhören, ob jemand weiß, wie das 1936 ablief«, bot er an. »Ein ehemaliger Kommilitone, der über Heinrich Mann promoviert hat, hat mal irgendwas von einer Gegenolympiade erzählt, an der der Schriftsteller damals teilgenommen hat, als Boykott der Nazi-Propaganda.«

»Danke ja, vielleicht bringt mich ihr das näher. Ich frage mich, wie sie überhaupt zum Schwimmen gekommen ist, wer ihre Begabung dafür entdeckt hat. Ob sie das selbst war? Und dann der Leistungsdruck. Würdest du ein Regime unterstützen, nur damit du einen Vorteil daraus ziehst?«

Er zuckte mit den Schultern. »Da sind wir wieder bei dem, was unsere Eltern von sich behaupten, oder jedenfalls die meisten. Sie hätten von Hitlers Gräueltaten nichts gewusst. Aber wenn man genauer nachforscht, stellt man fest, dass das nicht stimmen kann, und genau das macht uns alle heute zu Zerrissenen. Ich glaube, dass wir, falls wir irgendwas aus der schrecklichen Zeit lernen können, immer wach bleiben müssen. Bei allem, was wir tun, sollten wir abwägen. Die Freiheit ist immer die Freiheit der Andersdenkenden, hat Rosa Luxemburg gesagt, und dann wurde sie ermordet. Wir haben heute die Freiheit zu protestieren, wenn uns etwas nicht passt, und unsere Meinung zu äußern, zumindest in Westdeutschland.« Das stimmte – aus der Sicherheit heraus, urteilte es sich leicht. Im Vergleich zu früher hatte Eva es gut. Sie lebte in einer Gemeinschaft von Gleichgesinnten, musste weder frieren noch hungern, hatte geliebte Menschen um sich, die sich um sie sorgten, denen sie vertraute. Sie konnte für ihren Lebensunterhalt selbst aufkommen und hatte obendrein noch das Privileg, studieren zu dürfen, was für Frauen erst seit Anfang des Jahrhunderts überhaupt möglich war. Ihre Großmutter Anna von Quast, die auf der Kunstakademie hatte studieren wollen, war noch ausgeschlossen worden. Eva sollte dankbar sein, und das war sie auch, besonders jetzt in inniglicher Nähe zu Milo. Trotz der beunruhigenden Neuigkeiten, die sie von allen Seiten einholten, empfand sie ein Glücksgefühl, als läge ein Kinderlächeln in der Luft. Dabei hatte sie noch keine Vorstellung von dem Baby, selbst sein Duft hatte sich ihr noch nicht offenbart. Er musste ihrem eigenen ähnlich sein, glaubte sie.

Die Woche fing mit der letzten Klausur vor den Semesterferien an, in der sie verschiedene Arzneistoffe wie Chinin, Safinamid und Olanzapin analysieren sollte. Wohlgemerkt auf dem Papier, nicht bei einem praktischen Versuch, bei dem sie sich deutlich leichter getan hätte. Dabei hätte sie nur in sich die Gerüche der verschiedenen Substanzen abzurufen brauchen. Sie versuchte, es sich vorzustellen, skizzierte die Reaktion mit Schwermetall, beschrieb die Formel und seine Reinheitsprüfung, so als würde sie tatsächlich im Labor hantieren und säße nicht zusammen mit hundert anderen Studenten, die leise mit ihren Bleistiften kratzten oder radierten, an kleinen Tischen im Prüfungssaal. Halbwegs zufrieden, aber dennoch mit einem mulmigen Gefühl, gab sie pünktlich ab. Die Praxis lag ihr einfach mehr als die Theorie, sie lernte besser durch Ausprobieren. Ihr Lieblingsfach war die Humanbiologie, weil sie darin ihre Gabe auch wissenschaftlich verstehen lernte. Davon, dass die Sinnesnervenzellen, die sich in den Schleimhäuten befanden, Flimmerhärchen besaßen, die wiederum die Rezeptoren für Gerüche einließen, wie eine Passstelle an einem Grenzübergang, hatte sie erst im Studium erfahren. Die Nase wählte somit aus, was oder wen sie riechen wollte. Durch all das, was Eva über ihre Riechkunst erfuhr, tat sich eine neue Welt für sie auf. Es gab noch so viel zu forschen und zu entdecken, und das wollte sie trotz Schwangerschaft weiterhin unbedingt tun. Sie hoffte auch, dass sie nach der Geburt weiterstudieren konnte. Milo hatte versprochen, sie dabei zu unterstützen. Dabei trieb ihn selbst genug um, die Ausbildung als Fotograf, sein Engagement in der Politik – wo gab es da bei ihm noch Platz, sich um ein Baby zu kümmern? Blieb noch Udo. Wie würde er darauf reagieren, dass er genauso der Vater sein konnte? So oder so, eine vielversprechende, aufregende Zukunft lag vor ihr, die sie fortan und für immer zu zweit haben würde, das stand für sie fest. Ihr Kind und sie, untrennbar verbunden. Selbst wenn sie nichts weiter über ihre wahre Herkunft herausfand, so gäbe es endlich einen Menschen, der ganz und gar zu ihr gehörte, weil er mit ihr verwandt war. Bei all diesen Überlegungen tauchte ständig Maja auf. Eva dachte oft an sie, fragte sich, wie es ihr wohl ging, ob sie sie auch vermisste. Zugleich schreckte sie davor zurück, wieder auf sie zuzugehen, sofern sich überhaupt die Gelegenheit dazu bieten würde. Als Jasmin vor kurzem gut gelaunt von einem Telefonat zurückgekehrt war und einfach losgesprudelt hatte, dass in Indien die meisten Restaurants unterteilt wären in veg und non-veg – »Trotzdem kann man dort keinen Salat essen, ohne als Europäer krank zu werden, weil der mit verunreinigtem Wasser abgespült wird, sagt Maja. Die Inder vertragen das, aber wir Mimosen … Und wisst ihr, was Maja noch erzählt hat?« –, war Eva aufgestanden und gegangen. Sie hatte nichts von Maja hören wollen. Es sei denn, sie erzählte es ihr eines Tages selbst.

Seither hielt sich Jasmin daran. Es war, als gäbe es eine stille Übereinkunft zwischen ihnen. Aber was, wenn Maja etwas zustieß oder sie in Not geriet? Sie hatte sich ein Loch in die Sohle ihrer Birkenstocksandalen gemacht, wo sie Geld versteckte, immerhin das. Und falls ihr wirklich etwas passierte, würde Jasmin bestimmt ihr Schweigen brechen, das hoffte Eva jedenfalls. Warum musste sie auch so kompliziert sein? Warum konnte sie die Monate oder vielleicht Jahre, die Maja fort war, nicht einfach aushalten? Weil sie wusste, und das gestand sie sich ein, dass, wenn sie zurückkam, nichts mehr wie vorher sein würde, wo sich doch schon jetzt so viel veränderte.

Geschafft, auch diese Klausur lag hinter ihr, und das Ergebnis war nicht mehr zu beeinflussen. Eingedeckt mit allen Büchern über Hitlers Machtergreifung und die Olympiade 1936, die sie in der Bücherei gefunden hatte, wollte sie sich später in die Lektüre vertiefen. Viel war es nicht, dazu ziemlich trocken, da las sie schon lieber Annas Tagebuch. Das galt auch in Bezug auf die Ratgeber über Schwangerschaft und Geburt, einer stammte laut Impressum noch aus der Vorkriegszeit, fiel halb auseinander und war mehrfach geklebt worden. Mit schwerem Rucksack wartete sie in der Eiseskälte auf die nächste Tram Richtung Innenstadt. Als sie einfuhr und sie sich zusammen mit vielen anderen hineinzwängte, schob sie eine Hand durch die Knopfleiste ihres Mantels und legte sie schützend auf ihren Bauch. Fast meinte sie schon eine Wölbung zu spüren, als ob sich das Baby bereits streckte, jetzt, wo es endlich willkommen war. Hinter ihr hob ein verwahrloster Mann einen Buggy in den Waggon. Er trug eine abgewetzte Jeansjacke mit vielen bunten Aufnähern und Turnschuhe mit zusammengestückelten Bändern, stank nach Urin und Alkohol, was trotz der Enge im Abteil für einen Bannkreis um ihn herum sorgte. Auch Eva war froh, nicht direkt neben ihm zu stehen. Doch die Ausdünstungen der anderen Leute strömten genauso auf sie ein. Ein Gedränge war jedes Mal eine Herausforderung für sie. Rasch schnupperte sie an ihrem Handgelenk, die einzige Stelle ihrer Haut zwischen Handschuh und Ärmel, die sie auf die Schnelle erreichte. Das neutralisierte ihre Nase wieder. Anstatt eines Kindes hatte der Mann ein Transistorradio auf den Kinderwagen geschnallt, aus dem Reklame dröhnte. Die ausgefahrene Antenne wackelte und drohte, den Nächstbesten aufzuspießen, als sich die Türen schlossen und die Tram am Karolinenplatz um den Obelisken kurvte. Mangels eines Sitzplatzes lehnte sich Eva an den Fahrkartenentwerter, um nicht auf den Mann zu fallen. Dennoch strömte erneut sein Geruch auf sie ein und weckte ihre innere Duftbibliothek. Auf einmal war es so, als sähe sie seine vergangenen Lebensjahre vor sich. Der Alkohol in Form von Bier und Schnaps begleitete ihn vermutlich schon seit der Kindheit. Bei den meisten Menschen, die Gelegenheitstrinker waren, verflüchtigte sich der Geruch schnell oder hielt sich nur so lange, bis man sich als Gegenüber daran gewöhnt hatte. Bei diesem Mann war er zu einem Teil von ihm geworden und strömte aus all seinen Poren. Allerdings nahm sie auch einen angenehmen Duft wahr, unter dem Fusel nur schwach und schwer auszumachen. Eva musste lange in ihrem Gedächtnis stöbern, bis sie ihn benennen konnte, aber dann fand sie ihn: Der Mann roch nach Sumpfdotterblume, die im Frühjahr an Bachrändern wuchs und giftig war, so dass Tiere sie verschmähten. Oma Betzi hatte erzählt, dass sie die goldgelbe Schönheit während des Krieges gesammelt, in Essig eingelegt und als Kapernersatz verwendet hätten. Aber woher besaß der Mann diese Herznote? Noch wuchsen diese Blumen nirgends, höchstens in einem Botanischen Garten.

»Was ist, was willst du von mir?« Er hatte bemerkt, dass sie ihn anstarrte. »Passt dir meine Rübe etwa nicht?«, pflaumte er sie an. Eva fühlte sich ertappt. Was sollte sie erwidern? Wie ihm erklären, was in ihr vorgegangen war. Doch er schien es gewohnt zu sein, dass man ihm nicht antwortete, wandte den Blick ab und drehte am Radio, bis die Nachrichten erklangen.

»Gundremmingen.« Die Stimme einer Sprecherin ertönte. »Im Kernkraftwerk kam es heute zu einem Störfall. Laut Werksleitung sind radioaktiver Dampf und Wasser in den Sicherheitsbereich des Reaktorgebäudes eingedrungen. Für das Bedienungspersonal und die Bevölkerung in der Umgebung bestehe aber keinerlei Gefahr einer Verstrahlung. New York. Erstmals nimmt der UNO-Botschafter der BRD, Rüdiger von Wechmar, an einer Sitzung des UNO-Sicherheitsrats teil, um den Frieden …« Eva erschrak und konnte nicht weiter zuhören. Ein Störfall in einem Atomkraftwerk? Hatte sie richtig gehört? Sie schaute sich um, niemand sonst wirkte beunruhigt. Gundremmingen, das lag doch nur eine gute Stunde von München weg, zwischen Augsburg und Stuttgart. Und Radioaktivität löste sich nicht von selbst auf oder bremste am Ortsschild, sondern verteilte sich. In was für eine verseuchte Welt würde ihr Kind geboren werden?

»Frieden, Frieden, du redest nur, aber es geht ums Machen«, lamentierte der Dotterblumenmann und ruckelte an der Antenne. »Ja, genau dich mein ich.« Erst glaubte Eva, er spräche wieder mit ihr, doch dann drosch er auf den Apparat ein. »Halt endlich die Klappe, du Hochstudierte.« Zum Glück hielt die Tram am Sendlinger Tor. Noch geschockt, hangelte Eva sich durch die Leute und stieg an einer anderen Tür aus. Draußen schaute sie in den bedeckten Himmel. Es war ihr, als müsste sie sich ducken, falls gleich die ersten Wolken aufbrachen. Auch wenn es in München wärmer als in Murnau war und seltener schneite, so schmeckte die Luft nach Schnee. Würde der radioaktiv sein? Sie versuchte, sich nicht reinzusteigern – was blieb ihr auch anderes übrig? Ändern oder aufhalten konnte man nichts mehr. So atmete sie ruhig ein und aus und machte sich auf den Weg zur Rosenapotheke, die nach der Mittagspause in fünf Minuten öffnete. Trotzdem musste sie ihren Chef darauf ansprechen, als sie ihre Sachen in der Garderobe verstaute und in den weißen Kittel schlüpfte. »Haben Sie das von Gundremmingen gehört?«

»Falls Sie den Zwischenfall meinen …« Meitl wog eine Teemischung ab, die sie für die Kunden speziell anfertigten. »Eine Panne, nicht der Rede wert, Fräulein Klein.«

»Aber was, wenn wir alle verstrahlt werden?«

»Die Behörden haben gesagt, dass keinerlei Gefahr für uns besteht, also wird es so sein. Warum sollte die Regierung etwas anderes behaupten? Atomkraft ist eine der saubersten Energieformen, die wir haben. Keiner will so eine Ölkrise wie 1973 zurück, mit einem Sonntagsfahrverbot für Autos, oder Sie etwa?«

Solche Erklärungen kannte Eva von allen Befürwortern der Kernenergie, doch mit ihrem Chef hatte sie noch nie darüber gesprochen. »Äh, mir hat es damals schon gefallen, auf der Autobahn spazieren zu gehen.« Vier Jahre war das her. Sie war neunzehn gewesen und hatte gerade ihr Abitur in der Tasche gehabt. Vom Gefühl zu heute lag eine ganze Welt dazwischen. Mit Betzi und ihren Adoptiveltern, die sie noch für ihre richtigen Eltern gehalten hatte, und auch zusammen mit vielen anderen Murnauern war sie die A95 entlanggegangen bis zur Ohlstädter Loisachbrücke. Die längste Brücke Bayerns war im Jahr zuvor erst fertig gebaut worden, trotz massiven Widerstands der Umweltschützer. Für die Brückenpfeiler mussten Teile des Naturschutzgebietes gesprengt werden, damit sie im moorigen Untergrund überhaupt Halt fanden. Nach und nach teerte man die Natur zu, so schien es auch Eva, die sich mit engagierte. Dennoch hatte sie den Führerschein gemacht und trug, seit sie Auto fuhr, genauso zur Umweltverschmutzung bei.

»Apropos, Fräulein Klein«, es war, als wäre der Apotheker ihren Gedanken gefolgt, »wo haben Sie Ihren originellen Käfer heute geparkt?« Er schaute durchs Fenster in den Hinterhof, wo sie ihn normalerweise abstellte.

»Zur Inspektion in der Werkstatt.« Hoffentlich fragte er nicht, in welcher. Eva konnte sich beim Lügen kaum selbst ertragen. Oder war das eine Fangfrage, und ihr Chef hatte den Aufruf in der Zeitung gelesen? Vielleicht hatte ihm ein Kunde davon erzählt? Langsam bekam sie Panik, sie versuchte sich zusammenzureißen und an das zu denken, was sie glücklich machte. Falls Meitl einen Verdacht hatte, hätte er, als gutgläubiger Bundesbürger, es sicherlich schon den Behörden gemeldet, wie er es ausdrückte. Eva, die seit Jahren gegen Atomkraft demonstrierte, hatte staatliche Willkür und Verschleierung am eigenen Leib kennengelernt, besonders letztes Jahr in Brokdorf. Seither war ihr Vertrauen gegenüber der Politik ins Wanken geraten. Trotz Demokratie und Freiheit, wie es sie in Westdeutschland seit bald dreißig Jahren gab, hieß es, stets wachsam zu bleiben. Besonders an Tagen wie diesen, wo eben mal ein Störfall gemeldet und im selben Moment beschwichtigt wurde. Eva zuckte zusammen, als sie in den Verkaufsraum ging, um die erste Kundin zu bedienen.

Eine Frau in Uniform. War sie wegen ihr hier? Zielstrebig ging die Dame an Frau Schwalbe vorbei, die bereits den Mund auftat, um sie zu begrüßen, und steuerte auf Eva zu. »Schauen Sie mich an!«

Anna

Trotz der kleinen Fenster, mit ihrem spärlichen Licht, sprossen die Samen nach ein paar Tagen, so dass Anna sie draußen einpflanzen konnte. Erbsen, Bohnen, Tomaten und einiges mehr. Auch der Spinat zeigte zarte Blätter. Das spornte sie an. Anna hatte es tatsächlich geschafft, die Saat ging auf, und zwar ausnahmslos. Wo vorher nichts als kahle Erde war, reihte sich bald Grün an Grün, und zwischendrin zeigten sich sogar erste Blüten. Alles, was sie nicht in der Erde haben wollte, entfernte sie. Sie klaubte Steine und drehte das Unkraut samt Wurzel heraus, lockerte den Boden und siebte die Erde. Die übrigen Fiedlerkartoffeln teilte sie mehrfach und pflanzte sie in einen Erdhügel. Eine Reihe Weißkohl kam neben Kopfsalat und Lauch, dazu Kräuter wie Dill, Kümmel, Liebstöckel und Basilikum. Und Erdbeeren, die durften schon ihrer Mamá zuliebe nicht fehlen, auf die freute sich Anna besonders. Die Tomaten, die im Haus gewachsen waren, pflanzte sie in größere Töpfe an der Hauswand entlang, so waren sie vor Wind und Regen besser geschützt. Eines Abends, als die meiste Arbeit geschafft war, setzte sie sich unter die Lampe an den Tisch in der Fensternische und legte ihr Notizbuch auf eine unbeschädigte Stelle in einer ansonsten zerrissenen Schürze, die nicht mehr zu retten war. Sie löste den alten Umschlag, den sie noch in Monte Verità rundum mit einem Paradiesmotiv bestickt hatte, schnitt nach der Vorlage den neuen Stoff zurecht, schlug das Buch darin ein und nähte die überstehenden Ecken zu einem neuen, stabileren Einband zusammen. Seit dem Sturz ins Wasser wellten sich die Seiten, und der Umschlag, der nie ganz gepasst hatte, war ausgefranst und hatte Flecken, und jeden Tag kamen neue dazu. Längst ein Grund, um das Buch etwas aufzumöbeln. Was von ihrer Paradiesvorstellung noch erhalten war, schnitt sie aus und nähte es auf den neuen Einband. So wie ihr Garten gedieh, wollte sie ihr Tagebuch weiter besticken, diesmal mit dem bunten Garn, das sie dem Hausierer abgekauft hatte. Das Hantieren mit der Nadel fiel ihr schwer, da ihre Finger voller Schwielen waren, kein Vergleich zu ihren zarten Händen von früher oder auch noch letzten Winter, als sie bei den Walkürenabenden in der Tessiner Gemeinschaft mit Ida Hofmann handarbeitete. Jetzt schwebte ihr eine Darstellung der Beete vor, so wie sie eines Tages werden sollten, mit all ihrer Farbenpracht und den besonderen Formen, die jede Pflanze besaß. Zugleich wäre die Stickerei auch ein Andenken an den Almgarten ihrer Mutter. Wahrheit und Phantasie. So viel sie sich erinnerte, hatte ihre Mamá auch gern gestickt. Genauso wie Fräulein Rufus, ihre Gouvernante, die sicherlich hocherfreut wäre, wenn sie Anna jetzt dabei sehen könnte. Damals, als sie ihr die vielen verschiedenen Stickarten gezeigt hatte, war es Anna schwergefallen, überhaupt sitzen zu bleiben und sich auf Nadel und Faden zu konzentrieren. Als Kind hatte sie viel lieber draußen herumgetobt, als sich nach den vielen Unterrichtsstunden, die sie von einem Privatlehrer erhielt, noch in weiblichen Tugenden zur Haushaltsverschönerung zu üben. Jetzt war sie dankbar dafür, dass Fräulein Rufus sie zu dieser Disziplin, hauptsächlich ihre AvQ-Monogramme in sämtliche Schnupftüchter, gezwungen hatte. Aber auch dass sie die Techniken mit Hilfe von Ida Hofmann wieder aufgefrischt hatte. Vielmehr noch, beide Frauen, die eine eher konservativ in ihrer Einstellung, die andere modern und voller Reformgedanken, hatten ihr die Liebe zu allem, was man mit Wolle oder aus Garn herstellen konnte, vermittelt. Was nützten ihr die Kenntnisse über den Dreißigjährigen Krieg oder in Latein und Französisch auf einer Alm, wenn sie fror und sich besser einen Überziehschal, der Hals und Kopf zugleich wärmte, stricken konnte? Außerdem schenkten diese Tätigkeiten, wenn sie einigermaßen geläufig waren, Entspannung und damit auch Erholung für Körper und Geist. Der neue Einband würde ihrem Almtagebuch etwas Einmaliges und Erhabenes verleihen. Manchmal kam es Anna so vor, als ob sie ihre Gedanken und Skizzen für jemand anderen festhielt, jemanden, den sie noch nicht kannte. Vielleicht war es aber auch nur das ferne Selbst von ihr, das sie als ihr Gegenüber ansprach, wenn sie schrieb oder zeichnete. Als die Ecken vernäht waren und die Reste des alten Umschlags aufgeheftet, gab sie sich für heute zufrieden. Der erste Blutfleck war sowieso schon auf den neuen Einband gelangt, als sie sich gestochen hatte. Sie tupfte ihn vorsichtig mit Wasser ab. Jetzt war das Buch ihres, durch und durch. Ein Letztes fiel ihr noch ein, bevor sie zu Bett ging – sie holte Bennis Stein, den sie trotz allem noch im Koffernetz aufbewahrt hatte, fädelte ein Stück Garn durch das Loch und nähte ihn als Lesezeichen an den Einband. So wurde sie zwar bei jedem Eintrag an Benni erinnert, aber auch er gehörte dazu, war ein Teil ihres Lebens, wenn auch in der Vergangenheit.

Am Morgen band sie sich ein Stück Leintuch um den Kopf und knotete es im Nacken, damit ihr die Locken bei der Arbeit nicht ständig ins Gesicht fielen. Dabei betrachtete sie sich im fleckigen Spiegel des Waschtischs und merkte, dass ihre Haut im Vergleich mit dem Weiß des Tuches dunkler war. Auch die Waden und Füße waren braun, weil sie meistens barfuß lief. Fort war das blasse, zerbrechliche Fräulein Baronesse, deren Adern durch die Haut schimmerten. Sie hatte Muskeln und Kraft bekommen. Ihr neues Äußere behagte ihr sehr, und sie lächelte sich an. Ja, das war sie, Anna von Quast, eine Bergbäuerin und Künstlerin, wenn auch noch im Werden und Wachsen, aber wer war das nicht? Tiefer Stolz erfasste sie, auf das, was sie in so kurzer Zeit alles erreicht hatte. Trotz Liebeskummer und Existenzangst hatte sie sich bewiesen, dass es möglich war, allein auf einer Alm zu leben. So schnell konnte sie jetzt nichts mehr umhauen. Abgesehen vom Wetter, mit dem haderte sie tagtäglich. Leichter Regen war willkommen, der ersparte ihr das Gießen, aber zu viel Nässe oder auch ein Sturm oder Hagel würden alles zunichtemachen. Bisher meinte es Petrus, oder wer auch immer da droben in den Wolken zuständig war, allerdings gut mit ihr, und vielleicht blieb sie zumindest in diesem Jahr von Schlimmerem verschont. Dann hätte sie sich eine Grundlage geschaffen. Wenn die Ernte erst mal eingebracht war, konnte es ruhig donnern, hageln und blitzen, nur jetzt noch nicht, wo ihr Garten mitten im Sommer noch frühlingshaft zart war.

Severin war nicht so zuversichtlich. Er schaute ab und zu, wenn er ohnehin bei seinen Eltern war, bei ihr vorbei, um nach den Kühen zu sehen und ihnen Salz zu bringen. »Die Natur ist unberechenbar. In den Bergen ist alles möglich, und das schlimmste Gewitter zieht in rasender Geschwindigkeit auf und kündigte sich vor allem kaum an.«

Seither beobachtete Anna jeden Grashalm, der sich regte, und versuchte, auf die Zeichen zu achten. Dennoch wollte sie sich nicht verunsichern lassen, sondern damit leben lernen. Schließlich musste sie hier oben auf Dauer zurechtkommen. Und selbst wenn, sie könnte sowieso nichts tun, um ihre Pflanzen zu schützen. War die Arbeit draußen erledigt und ein oder zwei Fäden Garn auf dem Buchumschlag verstickt, töpferte sie. Es dauerte, bis Anna sich einfand, und die Drehscheibe schnurrte wie Humboldt. Denn nun musste sie auch da jeden Handgriff selbst erledigen. Es gab niemanden, der für sie den knetfertigen Ton und Schlick bereitstellte, ihr die Vorarbeiten abnahm, wie es ihr Lehrmeister Bartl getan hatte. Insbesondere auch niemanden, der ihr Tun überwachte, ihr sagte, worauf sie achten sollte. Allein sie entschied, ob eine Schüssel oder eine Tasse rund und fein genug war und sich damit zum Verkauf eignete. Mit ihren Schülern auf dem Monte Verità hatte sie frei geformt, sich ohne Vorgabe auf ein Ergebnis in das kühlseidene Material vertieft. Dabei hatte sie vor allem entspannen und wieder gesund werden wollen. Anders als jetzt, wo sie die Gelegenheit bekam, selbst für ihren Lebensunterhalt zu sorgen oder zumindest etwas dazu beizutragen – mit Geschirr, das die Kunden selbstverständlich im Alltag benutzen konnten und sich vielleicht auch daran erfreuten. Als sie merkte, dass sie dieses große Ziel noch überforderte, beschloss sie, wieder einen Schritt zurück zu machen. Keiner drängte sie, und zumindest eine Zeitlang würde sie finanziell noch über die Runden kommen.

Am ersten warmen Sonntag Anfang Juli stand die Tür offen, und draußen summten die Bienen am Tonkabaum. Würde er dieses Jahr Früchte tragen? In der Ferne hörte Anna ein Bimmeln, die Fiedlerherde weidete unterhalb auf ihren Wiesen in Richtung Jachenau. Mit einem Draht schnitt Anna ein Stück vom großen Tonklumpen ab. Es war jedes Mal wieder ein feierlicher Moment, wenn das rohe Material vor ihr lag. Steckte eine Tasse darin, eine Vase oder ein Krug? »Oder möchtest du ein eigenes Schälchen, Humboldt?« Sie wandte sich an den Kater, der sich auf den Dielen in einem Sonnenfleck aalte. Einmal nach rechts lang ausgestreckt, dann nach links. Das deutete sie als Ja und fing an. Als Erstes schlug sie den Ton zwischen den Händen, beklatschte ihn von allen Seiten, damit alle Luft entwich, die sonst das Werkstück beim Brennen zum Platzen bringen würde. Sie hielt die Arme nah am Körper und konzentrierte sich darauf, mittig zu arbeiten, wie Bartl es sie gelehrt hatte. Gleichzeitig trat sie mit den Füßen die Scheibe an. »Der Ton versucht Ihnen auszuweichen«, konnte sie den Hafnermeister hören. »Da müssen Sie gegensteuern. Und denken Sie daran, immer nur an einer Stelle zu arbeiten.« Anna zog ein Stück aus dem Klumpen heraus, wässerte ihn, damit er geschmeidig blieb. Dann begann sie die Schüssel hochzuziehen, in der einen Hand ein dünnes Stück Holz, eine Art zahnloser Kamm. Mit der anderen Hand hielt sie von innen dagegen. Es war magisch, wenn es gelang, und es machte vor allem großen Spaß. Bald hatte sie zu ihrem eigenen Erstaunen eine ganze Reihe kleiner Schüsseln gedreht. Die Arbeit war ihr nun doch schneller von der Hand gegangen als gedacht. Später wollte sie noch Entwürfe für die Glasur machen. Kleine bunte Tupfer wie die Blumen im Gras auf der Almwiese vielleicht? Aber nicht zu voreilig, erst musste sie sich auf die Grundformen konzentrieren. Nachmittags legte sie eine Pause ein und beschloss, sich eine Weile nach draußen in die Sonne setzen. Sie heizte den Herd ein und röstete die klein geschnittenen Löwenzahnwurzeln, die sie gestern Abend noch ausgestochen hatte, in einer Pfanne von allen Seiten. Anschließend mahlte sie die Stücke in Mamás Kaffeemühle. Es brauchte viele Umdrehungen, bis sich eine Handvoll Pulver in der Schublade gesammelt hatte. Das streute Anna in die Silberkanne und übergoss es mit kochendem Wasser. Als sie den Löwenzahnkaffee zusammen mit einem Stapel Bücher und ihrem Schreib- und Zeichenzeug hinaustrug, stolperte sie über eine tote Maus, die Humboldt auf die Türschwelle gelegt hatte, als wollte er etwas zur Kaffeetafel beitragen. Heißer Kaffee spritzte auf ihren Rock und ergoss sich über ihre Hände. Verdammt. Rasch stellte sie die Sachen auf der Hausbank ab, packte die tote Maus am Schwanz und schleuderte sie, so weit sie konnte, von sich fort. Der Kater sah sie an, als ob sie übergeschnappt wäre. Danach kühlte Anna ihre verbrühte Hand in der Tränke und betupfte sie mit Essig, der linderte den Schmerz. »Tut mir leid, Humboldt, mir ist heute nicht nach Maus.« Sie bückte sich, um den Kater zu streicheln und ihn für den Jagderfolg zu loben. Als sie endlich alles, was sie brauchte, um sich herum in erreichbarer Weite aufgebaut hatte – eine Schüssel mit Erdbeeren, die sie am Waldrand gepflückt hatte, nicht zu vergessen –, setzte sie sich, streckte die Beine aus und wackelte mit den nackten Zehen. Herrlich. Sie blickte auf ihren Garten. Zwei Tagpfauenaugen umkreisten den Fenchel, der bereits aus der Erde spitzte. Die Luft war lau und umhüllte Anna mit ihrer Wärme. Sämtliche Berggipfel leuchteten im Sonnenlicht. So könnte sie ewig dasitzen und bloß schauen und staunen. Sie dachte an Kolb und daran, dass er den Pflanzen beim Wachsen zusah. Vielleicht gelang es ihr ja auch, und der Fenchel spross weiter, wenn sie nur lang genug stillhielt. Sie fixierte einen fransigen Halm und versuchte, nicht zu blinzeln. Hatte er sich bewegt? Neben ihr schmatzte der Kater und zerbiss die Beute, die er sich offenbar zurückgeholt hatte. Anna gab ihre Pflanzenbeobachtung auf, schenkte sich Kaffee ein und nippte vorsichtig an der Tasse. Die Zunge wollte sie sich nicht auch noch verbrennen. *Pfuideibi*, schmeckte der bitter! Sie spuckte ihn neben sich aus, wollte aufstehen, um noch mal heißes Wasser zum Verdünnen zu holen, doch da sprang der Kater auf ihren Schoß und verlangte, gekrault zu werden. »Was meinst du, Humboldt, werde ich mich an den Kaffee gewöhnen, oder sollen wir die Fiedlers um Milch bitten?« Er schnurrte. Gegen ein Schälchen Milch hatte er scheinbar nichts einzuwenden. Plötzlich legte er die Ohren an, fuhr sämtliche Krallen aus und verhakte sich durch ihren Rock und sämtliche Stoffschichten in ihre Haut. »Au, spinnst du?« Anna scheuchte ihn weg. Humboldt plumpste vor ihre Füße, drängte sich an ihre Beine und plusterte sich dabei von Kopf bis Schwanz auf. Erst jetzt entdeckte Anna den Grund für seine Aufruhr. Ein großer Hund preschte den Hang herauf, überwand mühelos die Steigung und stürmte geradewegs auf sie zu. Ehe Anna eingreifen konnte, stand er mitten im Beet und hechelte über dem Salat. Spuckefäden hingen ihm aus dem Maul. Anna rührte sich nicht, und auch der Kater verharrte wie ein rot-weiß gestreifter, fauchender Drache weiterhin unter ihr, dicht an sie gepresst. Es wirkte so, als wollte er, der trotz seines aufgestellten Fells nur halb so groß wie der Angreifer war, sie verteidigen. Der Hund hatte die Statur eines Schäferhunds, war aber weiß. Würde er auf sie losgehen und beißen, wenn sie sich bewegte? Mit Hunden kannte sich Anna nicht aus. Zumindest knurrte er nicht, sondern starrte sie bloß an, das deutete sie als gutes Zeichen.

Ein Pfiff ertönte. »Russi, hierher.« Jemand rief. Das Tier spitzte die Ohren, machte kehrt, wühlte dabei Erde und Spinat mit seinen Hinterläufen auf und lief einem Wanderer entgegen, der sich mit Stock und Rucksack den Weg hochmühte. Dem würde Anna was erzählen! Die Pfotenabdrücke und die Verwüstung hatte sie nur zu deutlich im Blick.

»Guten Morgen, endlich lerne ich die neue Sennerin der Staffelalm kennen.« Der Mann lupfte den elegant wirkenden Strohhut, der nicht zu seinem Auftritt als Trachtler passte. Ansonsten trug er nämlich eine kniekurze Lederhose mit Loferl an den nackten Waden und sprach bayerisch wie sie. Er musste aus der Gegend sein.

Staffelalm? Den Namen hörte sie zum ersten Mal. Sie erwiderte nichts, war nur aufgestanden, um nach Humboldt zu schauen, der mit einem Satz, als sich Hund und Herrchen weiter näherten, ins Haus geflüchtet war. Kam der Kerl mit seinem Köter einfach herauf und zerstörte mir nichts dir nichts ihr Reich, Anna kochte vor Wut. Was bildete er sich ein? Doch der Wanderer lächelte sie einfach an. Was für eine Unverschämtheit.

»Ich würde sagen, das ist einer der schönsten Flecken auf Erden. Wunderbar, dass die Alm nun wieder bewirtschaftet wird, wo sie in den letzten Jahren zu verfallen drohte.«

»Dafür umso ärgerlicher, dass Ihr Hund mein Beet zertrampelt hat.« Anna verschränkte die Arme vor der Brust und baute sich vor ihm auf. Dadurch, dass sie am Hang höher stand, waren sie gleich groß. Irgendwie, so auf Augenhöhe, kam ihr der Mann bekannt vor. Doch in den letzten Monaten, in München und dann im Tessin, waren ihr so viele Leute begegnet, dass sie Schwierigkeiten hatte, ihn einzuordnen. Außerdem war sie weiterhin stinksauer. Ganz egal, wer er war.

»Das tut mir leid. Und wo?« Er beugte sie über den Kohlrabi, den Anna erst gestern eingesetzt hatte.

Sie schnaubte, die großen Kuhlen der Pfoten und die zerdrückten Pflanzen waren doch deutlich zu sehen. War der Mann blind? Der Schaden war entstanden, sie hatte keine Lust, sich auch noch zu erklären. Noch dazu umrundete der Hund jetzt die Viehtränke und blieb am Tonkabaum stehen. Wenn er jetzt das Bein hob, war das Maß voll.

»Russi, sitz«, rief der Sommerfrischler. Brav folgte der Hund dem Befehl und nahm Platz. Dabei ließ er die Tür nicht aus den Augen und winselte mit schräg gelegtem Kopf.

»Außerdem hat Ihr Hund meinen Kater erschreckt.«

»Wirklich? Das kann ich mir kaum vorstellen. Wahrscheinlich wollte Russi nur die Müllerbrüder, die vor Ihnen hier oben lebten, begrüßen. Normalerweise versteht er sich sehr gut mit Katzen. Wir haben selbst eine.«

»Darauf will ich es besser nicht ankommen lassen.« Rasch trat Anna zwischen Kater und Hund und zog die Haustür zu, damit Humboldt außer Gefahr war. Das sorgte für etwas Entspannung, und der große Weiße legte den Kopf auf seine Pfoten, die schon fast Pranken waren, als wäre auch er dankbar, seiner Aufgabe enthoben zu sein.

»Mehr wie entschuldigen kann ich mich nicht«, gab der Wanderer zurück. »Also, bitte verzeihen Sie. Komm, Russi, wir machen uns besser aus dem Staub.« Er nahm den Hund am Halsband und zog ihn an Anna vorbei, stapfte weiter in Richtung Rabenkopf. Kaum war er fort, fiel ihr ein, wann sie ihn getroffen hatte, wo ihr sein stattliches Auftreten, das schwarze Haar und die breiten Koteletten im ansonsten glatt rasierten Gesicht aufgefallen waren. Letztes Jahr, in München. Wenn sie sich nicht täuschte, war er der Künstler Franz Marc.

Eva

Guten Morgen, was kann ich für Sie tun?« Sie versuchte, ruhig zu bleiben, und begrüßte die Frau wie eine gewöhnliche Kundin.

»Na, sehen Sie nicht, wie ich glänze?«

Eva betrachtete sie, der Uniform nach war sie eine Politesse und wohl nur für den Straßenverkehr und Falschparker zuständig. Sie atmete auf, die Frau hatte Hautprobleme, mehr nicht.

»Ständig bin ich auf Hochglanz poliert wie eine Speckschwarte, obwohl ich mich gar nicht mehr eincreme und kaum noch schminke. Aber trotzdem spannt die Haut und juckt wie narrisch. Dazu diese Mitesser auf der Stirn. Ich komme mir wie ein Teenager vor, dabei bin ich zweiundvierzig.« Sie zog ihre Kappe ab, lüftete darunter den dauergewellten Pony, der wie ein Schweif nachwippte, und zeigte ihre Pickelchen.

»Sich gar nicht mehr einzucremen ist ein Fehler, auch Ihre Haut braucht Feuchtigkeit, um zu strahlen.« Eva erkannte die erweiterten Poren, auch dass ihre Haut zu Talküberschuss neigte, und bot ihr die üblichen Mittel zum Entfetten an, wie sie von bekannten Herstellern mit der Empfehlung von Dermatologen im vorderen Regal aufgereiht waren.

»Danke, nein, die hab ich bereits alle durch. Außerdem, kennen Sie die Beipackzettel? Die sind oft länger und breiter als die Straßenverkehrsordnung. Ich dachte, Sie wüssten vielleicht etwas anderes als Chemie. Eine Kollegin hat mir gesagt, dass hier eine junge Apothekerin wäre, die mehr auf Naturheilverfahren setzt. Frau Groß, das sind doch Sie, oder?« Sie schaute kurz zu Frau Schwalbe hinüber, Evas älterer Kollegin, die dabei war, die Hustensäfte aufzufüllen.

»Klein, Eva Klein heiße ich.«

»Groß oder Klein, ich bin schlecht mit Namen, dafür kann ich mir Zahlen und Buchstaben merken, was für Autokennzeichen perfekt ist. Mir entkommt keiner. Aber ja, Sie meine ich.«

Wieder fühlte sich Eva erwischt, ihr wurde heiß und kalt. So unauffällig wie möglich stützte sie sich an der Theke ab. »Meiner Kollegin haben Sie neulich etwas gegen …«, sie beugte sich vor und flüsterte nun, »gegen ihre Schwermut empfohlen, wissen Sie noch? Petra neigt zur Melancholie, besonders im Winter. Ist auch kein Wunder, tagaus, tagein stehen wir draußen und müssen uns von den Leuten beschimpfen lassen. Doch seit Sie ihr so ein Labertonikum oder so etwas Ähnliches gemixt haben, springt sie wie ein Frühlingslamm durch die Straßen und lässt jeden Parksünder, der sich beschwert, an sich abperlen.«

»Ach, Sie meinen das Stärkungsmittel aus Klettenlabkraut?«

»Kann sein. So etwas bräuchte ich für meine Haut.«

Eva erinnerte sich. Entwarnung. Es ging allein um ein Mittel. Vor Weihnachten hatte sie einer Hilfspolizistin eine Kur zur inneren Anwendung aus Klettenlabkraut zubereitet, gemischt mit Löwenzahnwurzel und Wermut. Sofern die Kunden etwas Rezeptfreies suchten, bot sie ihnen gelegentlich Alternativen zu den herkömmlichen Arzneimitteln an. »Wie wäre es mit einer Gesichtsmaske aus Honig? Die dürften Sie allerdings nicht zu oft anwenden und nicht direkt vor einem wichtigen Termin, sondern eher nach Feierabend zur Entspannung. Für jeden Tag empfehle ich ein Gesichtswasser zur Reinigung und Erfrischung. Beides kann auf die Dauer für eine bessere Durchblutung sorgen, und auch für eine Straffung Ihrer Haut.«

»Das klingt perfekt, erst entspannen und dann straffen. Das liegt mir.«

»Die Honigmaske können Sie ganz leicht selbst machen. Am besten reinigen Sie Ihr Gesicht vorher sanft mit einer milden Seife oder noch besser machen Sie ein kurzes Dampfbad. Dann ...« Eva schrieb ihr das Rezept auf. »Lösen Sie zwei Esslöffel Bienenhonig in heißem, aber nicht kochenden Wasser auf und vermischen ihn mit einem Esslöffel Quark. Das Ganze tragen Sie aufs Gesicht auf, besonders auf die fettigen Stellen, und lassen es eine halbe Stunde einwirken. Fertig.« Eva riss den Zettel vom Block ab und gab ihn ihr. Manche Dinge waren einfach. Verdient war freilich nichts daran, nicht mal die Zutaten verkaufte sie ihr. Vermutlich handelte Eva gerade nicht im Sinne des Chefs. Sie merkte es auch an Frau Schwalbes Seitenblick und ihren hochgezogenen Augenbrauen, die nur aus zwei schwarz aufgemalten Strichen bestanden. »Und das Gesichtswasser kann ich für Sie herstellen«, ergänzte sie. »Mögen Sie Pfefferminze?«

»Kaugummigeschmack?« Sie nickte.

»Ich dachte dabei eher an den Tee. Beim Kaugummi überwiegt Menthol, das wird aus dem ätherischen Öl der Pfefferminze isoliert.« Eva liebte es, bei der Arbeit eine

Möglichkeit zu haben, ihr Wissen anzuwenden und weiterzugeben. Auch wenn die Kunden sie manchmal anguckten, als redete sie plötzlich Kauderwelsch. »Minzduft nimmt jeder Mensch sogar noch ultrahochverdünnt in eins zu hunderttausend wahr.«

»Nur her damit.« Die Politesse setzte wieder ihre Kappe auf und lächelte sie an.

»Prima. Dann bereite ich das Wasser für Sie zu, und ab Montag steht es für Sie bereit.« Zwei Tage musste die Mischung mindestens ziehen und sich dann absetzen, bevor Eva sie filtrieren konnte. »Wie ist Ihr Name?«

»Karin Bruck.« Eva notierte ihn, gab ihr einen Abholschein und verabschiedete sie. Als der Kundenansturm nachließ und Frau Schwalbe allein weiterbediente, hatte sie Zeit, das Minzwasser herzustellen. Eigentlich sollte sie Meitl vorher um sein Einverständnis bitten, aber der hatte heute einen Termin beim Steuerberater und war bereits fort. Wenn er zurück wäre, würde er ja sehen, was sie machte, und dann könnte sie es ihm immer noch erklären. Also fing sie an, freute sich auf diesen besonderen Moment, der ein bisschen war wie Hexenküche und Zauberei, dabei aber doch reine Wissenschaft, die auf jahrhundertealter Heilkunde beruhte. Sie war in ihrem Element. Noch dazu allein im Séparée, wie der Chef sein Hinterzimmer nannte, das gefiel ihr besonders gut. Sie holte verschiedene Laborgeräte und begann mit der Rezeptur, mischte Hamameliswasser mit etwas Kampferspiritus. Die Blätter und Zweige des Zaubernussstrauchs, aus denen das Hamamelisdestillat bestand, waren entzündungshemmend, schmerzlindernd und förderten die Heilung. Außerdem verschlossen sie die Poren besser als reiner Alkohol. Anschließend gab sie fünf Gramm Honig und ein paar Tropfen ätherisches Pfefferminzöl dazu. Der Minzduft erfüllte bald nicht nur sie, sondern die gesamte Apotheke.

»Schade, schade, Fräulein Klein. Ihre Künste in allen Ehren, aber bevor Sie in meinem Labor mit meinen Zutaten experimentieren, sollten Sie mich besser um Erlaubnis fragen, denken Sie nicht?«

Ganz in die Arbeit vertieft, hatte Eva nicht bemerkt, dass Meitl hereingekommen war und vermutlich schon länger hinter ihr stand. »Bitte entschuldigen Sie, ich hätte Sie noch eingeweiht, aber …«

»Oha, eingeweiht, so, so.« Seine sonst so freundliche Miene versteinerte. »Sie haben einer Kundin etwas Selbstgemixtes angeboten, noch dazu Frau Bruck, auf deren Güte ich als Anrainer angewiesen bin. Die Politesse drückt nämlich bei unseren Lieferanten ein Auge zu, wenn sie rasch vor unserer Tür im Halteverbot parken. Warum haben Sie nicht gewartet und erst gefragt?«

»Es war gerade nichts los, und da dachte ich …«

»Nicht zum ersten Mal. Mir ist zu Ohren gekommen, dass Sie öfter ihre eigenen Tinkturen verkaufen, anstelle der staatlich geprüften Arzneimittel. Falls Ihre Präparate Nebenwirkungen haben und sich jemand beim Gesundheitsamt beschwert, muss ich die Apotheke schließen. Ist Ihnen das bewusst?« Eva schwieg, sie schämte sich und wäre am liebsten im Erdboden versunken. Meitl seufzte sein markantes Seufzen, was für sie ein bisschen eine erlösende Wirkung hatte. »Mädchen, Sie wissen welch große Stücke ich auf Sie halte, und ich möchte Sie eines Tages auch immer noch als meine Nachfolgerin sehen. Dann ist Ihre Zeit für eigenständiges Handeln gekommen, aber jetzt noch nicht. Ich bin Ihr

Vorgesetzter und trage die Verantwortung für alles, was hier geschieht. Ich bitte Sie, sich in Zukunft an meine Anweisungen zu halten.«

»Selbstverständlich, und es tut mir aufrichtig leid. Ich bezahle die Mittel, die ich verwendet habe, und werde Frau Bruck am Montag eine ausgewiesene Arznei empfehlen. Ich weiß nur nicht welche. Sie sagte mir, dass sie bei ihrem Hauttyp schon alle durchhätte, und keines davon hätte Wirkung gezeigt, bloß Nebenwirkungen.«

»Und da haben Sie ihr, ohne Rücksprache, ausgerechnet Pfefferminze empfohlen? Was, wenn Sie allergisch reagiert und einen Kollaps kriegt?«

»Ich habe sie gefragt, und sie hätte es mir doch gesagt, wenn …« Aus dieser Nummer schien Eva nicht mehr herauszukommen, sie verstrickte sich mehr und mehr. »Ich gebe zu, an eine allergische Reaktion habe ich nicht gedacht, doch eine Minzallergie ist äußerst selten. Viel eher reagiert jemand auf Zitrusöle oder Kamille, Arnika, auch auf Lanolin und Bergamotte.« Bei der letzten Vorlesung über Allergene hatte sie genau aufgepasst.

Meitl fuhr sich um den Mund, als wollte er ein Lächeln verbergen. »Sie verstehen Ihr Handwerk, Fräulein Klein, ich bin beeindruckt, und ich gebe zu, dass ich mit dem Gesundheitsamt vielleicht etwas übertrieben habe.« Er schaute kurz zur Tür, an der Frau Schwalbe stand. Jetzt wusste Eva, wer sie verpetzt hatte. Auch wenn sie und die PTA sich mittlerweile besser verstanden, so war ihre Kollegin offenbar noch immer eifersüchtig, wenn der Chef sie lobte. Dabei wusste Eva nicht einmal, ob sie eines Tages die Apotheke übernehmen wollte. Tagaus, tagein das verkaufen, was ihnen die Pharmaindustrie vorschrieb? Außerdem änderte sich gerade so viel bei ihr. Wer weiß, vielleicht sollte sie lieber aufs Land ziehen, wo die Luft besser war. Dort konnte es zwar auch jederzeit aus einer radioaktiven Wolke niederregnen, aber in der Natur hätte ein Kind mehr Freiraum als in der Stadt. Es musste ja nicht gleich die Tonkaalm sein, falls es die wirklich gab.

Erneut seufzte Meitl. »Ich finde, dass wir mit der Zeit gehen müssen. Die Konkurrenz ist groß, an jeder Ecke macht eine neue Apotheke auf, und die Menschen verlangen ein breites Spektrum. Also warum sollten wir nicht als eine der ersten Naturkosmetik anbieten?« Was für eine Kehrtwende. »Doch ich bitte Sie in Zukunft um Zusammenarbeit. Keine Heimlichkeiten mehr, versprochen?« Er holte ein braunes Fläschchen aus dem Regal und gab ihr die Etikettiermaschine mit dem Rosenapothekenlogo. »Hoffen wir, dass sich Frau Brucks Hautbild mit Ihrem Präparat verbessert, zu unser aller Wohlbefinden. Wie werden Sie es nennen?«

»Wie wäre es zum Beispiel mit Meitls Minzwasser?«, schlug sie vor.

»Die Ehre gebührt Ihnen. Fangen wir besser mit *Eva Kleins Minzwasser* an. Was halten Sie davon?«

»Dann schlage ich Rosen-Minz-Tonikum vor. Das klingt exklusiver, und so weiß jeder, in welcher Apotheke man es findet.«

Das war noch mal gut gegangen, dachte Eva auf dem Heimweg. Ihr Mut oder, wenn es nach Frau Schwalbe ging, ihr Vergehen, hatte ihr sogar eine neue Tür geöffnet. Selbst hergestellte Kosmetik offiziell in der Apotheke verkaufen – warum nicht? Dafür musste sie sich nachher gleich noch mehr ausdenken. Ein kleines Grundsortiment für jeden Hauttyp, zusammen mit ihrer Lippenpflege, die in der WG, ob Mann ob Frau, alle benutzten. Zu Hause bereitete sie wie immer die Müslis für den Markt vor, diesmal halfen Jasmin und sogar Ecki mit, als hätten sie sich abgesprochen, sie mehr zu unterstützen. Es lag wohl eher an der Planung für Udos Begrüßungsparty, die am Samstagabend steigen sollte. Beim Pressen der Haferflocken und beim Brutzeln der Zutaten, beim Kleinschneiden und Abwiegen drehten sich ihre Gespräche erst mal nur um die Vorbereitungen für die Feier. Sie beschlossen, dass Ecki und Jasmin am nächsten Tag den Hausputz und den Einkauf übernehmen würden, was bedeutete, dass Eva bei Wind und Wetter wieder allein am Tapeziertisch stand. Jasmin freute sich über die eigene Müslimischung, die sie zum Verkauf beisteuern durfte, und war schon ganz hibbelig deswegen. Zusammen überlegten sie sich ein Rezept, das sich von den anderen unterschied und zugleich das Sortiment bereicherte. Es war erstaunlich, wie unterschiedlich sein konnte, was sich aus wenigen und oft gleichen Zutaten herstellen ließ. Noch war die Auswahl an ungespritzten Lebensmitteln in Deutschland gering, und das verlangte Erfindergeist. Aber den besaßen sie zum Glück, und als Eva in der Speisekammer nachschaute, ob es dort etwas gab, was sie für Jasmins Sorte verwenden konnten, fiel ihr etwas ein. Ihr Extra wartete in einem halben Dutzend Einmachgläsern. Es stammte von den Boskopäpfeln aus dem Garten, die sie im letzten Herbst mit Maja geerntet hatte. Im Gegensatz zu Eva hatte es ihr nichts ausgemacht, auf die morschen Äste des uralten Baums zu klettern. Mühelos wie in allen Dingen, hatte Maja für den Apfelpflücker, den sie im Speicher des Mietshauses gefunden hatten, einen neuen Auffangbeutel genäht. Derart ausgerüstet, hangelte sie sich flink wie ein Eichhörnchen bis in die Baumkrone hinauf. Ohne einen Funken Angst, herunterzufallen, erreichte sie noch den letzten Apfel. Eva stand unten und bangte um ihre liebste Freundin, fragte sich, ob sie es schaffen würde, sie aufzufangen, und ob sie danach beide unverletzt wären. Der Ertrag war groß, genauso wie die Enttäuschung, als sie in den ersten Apfel bissen. Fad und mehlig schmeckte er.

»Guten Morgen, grüß Gott. Den Boskop müssen Sie erst eine Weile lagern, dann entfaltet er seinen Geschmack«, hatte ihnen der Nachbar, der sie beobachtete, geraten. Herr Flüh wohnte gegenüber und lehnte tagein, tagaus am Gartenzaun. Ihm fehlte ein Bein bis oberhalb des Knies. Sie nahmen an, dass das von einer Kriegsverletzung herrührte, trauten sich aber nicht, den freundlichen alten Herrn direkt zu fragen. Erst als sie ihn einen Monat später, an einem ungewöhnlich sonnigen Spätherbstnachmittag zu Kaffee und Kuchen auf die Terrasse eingeladen hatten, erzählte er, was ihm passiert war. Zu diesem Anlass hatte er sich extra schick gemacht und erschien in einem viel zu engen Anzug mit Krawatte. Für gewöhnlich trug er eine abgewetzte Manchesterhose mit Hosenträgern und bloß einem Unterhemd.

Maja hatte die Nase gerümpft, als er sein Jackett aufknöpfte und in einem der knirschenden Korbstühle Platz nahm. »Mottenkugeln und eine Mischung aus abgestandenem Eau de Cologne«, hatte ihr Eva drinnen beim Kaffeekochen zugeflüstert, die Gerüche hatte sie sofort identifiziert. »Gut, dass wir draußen sitzen.«

»Seit wann haben Sie diese Behinderung, Herr Flüh?«, hörte Eva Maja fragen, als sie den Schlagrahm hinaustrug.

Maja nahm ihm die Gehhilfen ab und lehnte sie an die zusammengeklappte Tischtennisplatte, damit keiner drüber stolperte. Dann setzten auch sie sich.

»Das ist bei einer Reparatur passiert. Ich war Gleisbauer bei der Deutschen Bahn und musste nach dem Unfall in Rente gehen. Auf einer vereisten Stelle bin ich ausgerutscht, auf die Schienen gefallen und nicht mehr rechtzeitig hochgekommen.« Er zerdrückte den Kuchenrand zu hellrotem Matsch und verrührte ihn mit Sahne zu Brei. »Ich dachte schon, das war's, als ein Waggon über mich rollte. Doch ich bin im Laza-, äh, vielmehr, Krankenhaus wieder aufgewacht, wo man mich so gut es ging, zusammengeflickt hat. Einbeinig hätte ich noch Lokführer werden können, in den modernen D-Zügen gibt's nämlich keinen Fußbetrieb mehr.« Wie um seinen Witz zu unterstreichen, schnackelte er mit dem Gebiss, das offenbar nicht richtig haftete. »Hätten Sie noch ein Stück für mich? Der Boskop ist ordentlich gereift und, um als Eisenbahner zu sprechen, es schmeckt ganz vor*züg*lich.« Das fand auch Eva, doch leider war ihr bei seiner Schilderung der Appetit vergangen.

»Gern.« Maja teilte den Kuchen aus und versuchte, zu etwas anderem überzulenken. »Leben Sie schon immer in Obermenzing?«

»Geboren, aufgewachsen und noch immer hier lebend, jawohl.« Herr Flüh reckte die Brust und schlug sich dagegen, als müsste er einem Ranghöheren Auskunft geben. In seiner Hemdtasche klapperte es. »Abgesehen von einer Unterbrechung, als ich bei der Wehrmacht war und in amerikanische Gefangenschaft geriet.«

»Dann war der Unfall mit Ihrem Bein erst nach dem Krieg?«, hakte Maja nach.

»Das hab ich doch gesagt. Oder meinen Sie die deutsche Armee hätte einen Krüppel mitmarschieren lassen? Wussten Sie, dass Obermenzing erst seit 1938 zur Stadt München gehört? Nicht nur wir haben uns der *Hauptstadt der Bewegung*, wie es *unser* Führer forderte, angeschlossen, ebenso Pasing, Feldmoching, Großhadern und alle Dörfer an der Würm entlang bis nach Gauting.«

»Oha, wer redet hier vom Führer? Haben wir heute etwa braunen Besuch?« Udo war aufgetaucht, hatte sich zu ihnen gesetzt und sich auf den Apfelkuchen gestürzt.

»Braun, rot, schwarz, was spricht dagegen, ich bin mehr für bayrisch blau-weiß, und für meine Gesinnung habe ich genug gebüßt. Was ist mit Ihnen, junger Mann, wo haben Sie Ihren Wehrdienst geleistet?«, konterte Herr Flüh.

»Nirgends, ich bin gegen Waffengewalt«, erklärte Udo, »nach einer Gewissensprüfung durfte ich verweigern und habe dafür im Schwabinger Krankenhaus gearbeitet.«

»Ein Drückeberger also. Dann hat mich der erste Eindruck von Ihnen doch nicht getäuscht. Und trotzdem kriegen Sie solch schöne Mädchen ab. Sie Glückspilz!« Die Stimmung kippte, und Eva bereute, dass sie den Nachbarn eingeladen hatten. Sie versuchten, das Gespräch wieder auf etwas Unverfänglicheres zu lenken, sprachen über alte Apfelsorten und wie und ob man die Bäume stutzen oder düngen musste, damit sie mehr Ertrag brachten. Es dauerte, bis Flüh auch ein drittes Stück vertilgt hatte und sich endlich erhob. Sofort sprang auch Maja auf und gab ihm seine Krücken. »Danke, auf Wiedersehen und pfia Gott.« Er klopfte zweimal auf den Tisch, und schwang sich durch die Gartentür.

Kaum war er fort gewesen, hatte sich Udo furchtbar über den alten Nazi aufgeregt. Maja hatte ihm beigepflichtet.

»Habt ihr das silberne Kreuz gesehen, das er im Hemd trägt?« Das war Eva zwar aufgefallen, aber sie hatte es für ein Feuerzeug gehalten und sich nichts dabei gedacht. »Ein Verwundetenabzeichen, das von der Wehrmacht je nach Anzahl der Verletzungen verliehen wurde.« Maja kannte sich aus. Ihre Eltern waren treue Nationalsozialisten gewesen, ihr Vater sogar ein Mitglied der gefürchteten Schutzstaffel, der SS. Das alles belastete sie sehr, besonders weil sie ein richtiges Papakind gewesen war und ihren Vater trotz allem liebte. Seither beschäftigte sie sich intensiv mit der deutschen Vergangenheit und deren Aufarbeitung, die bisher noch kaum in der Bundesrepublik stattgefunden hatte. »Schwarz für ein- bis zweimalige Verwundungen, Silber für drei- bis viermalige und ab vier aufwärts gab's ein goldenes Kreuz. Von wegen Gleisbauer, ich glaube, Flüh lügt, was sein Bein betrifft.«

»So, Apfelchips für dich Jasmin. Die hab ich kurz vor Weihnachten auf Backblechen getrocknet, als Maja schon auf dem Hippiepfad war.« Eva kehrte mit zwei großen Weckgläsern in die Küche zurück und erzählte den anderen von diesem seltsamen Kaffeetrinken mit ihrem Nachbarn letzten Herbst. Dabei dachte sie auch wieder an Anna von Quast, wie so oft in letzter Zeit, seit sie begonnen hatte, in ihrem Almtagebuch zu lesen. Ihre Großmutter war eine Apfelexpertin gewesen. Wäre Anna mit ihrer Boskopausbeute zufrieden, oder gehörte der Baum zurechtgeschnitten, so wie Herr Flüh ihnen geraten hatte?

»Und ich hab mich schon gewundert, Eva, warum du den Alten von Gegenüber bloß noch kurz grüßt und dich höchstens aufs Wetter beschränkst, wo er zu gern länger mit dir ratschen möchte.« Ecki hackte in Rekordgeschwindigkeit Nüsse.

»Gibt es überhaupt jemanden von der alten Generation, der kein Nazi war?« Jasmin war begeistert von der Idee mit den Apfelchips, die sie zerkleinerte. Zuletzt streute sie noch etwas Zimt über ihre Müslimischung und kostete. »Mmh, so lecker!«

»Lass den Kunden auch noch was übrig.« Eva beschriftete neue Etiketten mit »Jasmins Chiuvana«, was, wie die behauptete, in der Sprache der Hopi aufgehende Sonne bedeutete. Nach wie vor schwärmte Jasmin für die Ureinwohner Amerikas und ließ sich von ihrer Kunst für ihren Perlen- und Silberschmuck inspirieren.

»Die meisten waren einfach Mitläufer«, knüpfte Ecki wieder an das Gespräch über ihren Nachbarn an, »oder sie behaupten es jedenfalls.« Eva schwieg. So lange sie nichts Genaueres über ihre eigene Familie wusste, sagte sie besser nichts dazu. Hatte es etwas mit einer Nazi-Vergangenheit zu tun, dass ihre Mutter sie als Zweijährige weggegeben hatte? Seit sie selbst schwanger war, ertappte Eva sich oft dabei, dass sie für ihre Mutter trotz allem einen Hauch von Verständnis aufbrachte. Zumindest hatte sich Helene von Quast für sie entschieden, unter welchen Umständen auch immer. Nicht wie Eva, die zuerst abtreiben wollte. Egal, was damals geschehen war, sie war um keinen Deut besser. Würde ihr eigenes Kind ihr verzeihen und bei ihr bleiben? Ihr Bauch wuchs, so viel stand fest. Eva zerknüllte ein Etikett, sie hatte Chiwauwau anstatt Chiuvana geschrieben.

»Tut mir leid, dass ich am Samstag schon wieder nicht mitmachen kann.« Milo war nach der Arbeit zu ihnen gestoßen und half beim Geschirrspülen. Im Auftrag seines

Chefs musste er eine weitere Familienfeier fotografieren und käme erst am späten Nachmittag zurück.

»Wir kriegen das mit dem Hausputz schon hin, oder Jasmin?« Ecki trocknete ab. »Was ist eigentlich mit dem atomaren Störfall? Habt ihr noch mal was darüber gehört? Beim Zigarettenholen auf dem Weg in die Uni habe ich ein paar Zeitungen durchgeschaut, aber offenbar war das Ganze nicht mal eine Schlagzeile wert.«

»Genau. Dazu weiß ich aber was«, fiel Milo ein. »Wir haben gestern Abend bei der *Grünen Liste* darüber gesprochen. Zu uns gehört auch ein Physiker, der in Garching in dem Forschungsreaktor als Student gearbeitet hat. Er hat uns erklärt, was vorgefallen ist. Als Laie versteht man das kaum.« Bevor er die große Schüssel ins Spülwasser tauchte, kratzte er noch die Müslireste aus. »Wie überall in Bayern war es auch gestern in Gundremmingen, das an der Donau liegt, eisig kalt. Ach, Eva, zieh dich bitte morgen auf dem Markt warm an und nimm ein paar Wärmflaschen und was Heißes zum Trinken mit«, unterbrach er sich selbst, fuchtelte dabei mit dem Löffel herum und schmierte sich Haferflocken ans Kinn. »Offenbar hat sich Eisregen auf die Hochspannungsleitungen vom Kernkraftwerk gelegt, so dass die Isolatoren gebrochen sind. Es gab einen Kurzschluss. Daraufhin hat die Werksleitung den Reaktor sofort vom Netz genommen. Was bei jedem anderen technischen Gerät hilft, macht es aber bei einem AKW schlimmer. Der Druck im Inneren ist angestiegen und radioaktiver Dampf aus den Ventilen entwichen.«

Eva war entsetzt, all ihre Befürchtungen hatten sich bewahrheitet. Sie schob die Hände in die Taschen ihrer Latzhose, als könnte sie das Ungeborene dadurch vor einer möglichen Verstrahlung bewahren.

»Wusste der Physiker auch etwas über die tatsächlich gemessenen Werte?« Ecki reagierte auf die beklemmenden Neuigkeiten mit Hunger und warf sich eine Handvoll Rosinen in den Mund. »Für die Öffentlichkeit wurden die doch bestimmt frisiert.«

»Angeblich war alles unter dem Grenzwert«, sagte Milo.

»Und der ist wahrscheinlich utopisch hoch«, ergänzte Ecki. »Ich nehme an, hier hat der Staat wieder einmal nicht die Bevölkerung geschützt, sondern die AKW-Betreiber. Wisst ihr noch vor zwei Jahren, als zwei Arbeiter bei einem sogenannten Unfall in einem Kernkraftwerk verbrüht wurden?«

Eva nickte. Seit es Atomkraftwerke gab, kam es weltweit immer wieder zu schlimmen Unfällen. Von Kanada über Russland bis Großbritannien und jetzt auch in Westdeutschland. »Aber was können wir tun?«

»Mahnwachen halten, demonstrieren, hartnäckig bleiben.« Milo widmete sich den Pfannen und schrubbte an den eingebrannten Krusten mit der rauen Seite eines Schwamms. »Wir müssen die Politiker wachrütteln.«

»Und wie willst du das machen?« Ecki hängte das nasse Geschirrtuch auf die Eisenstange vor dem alten Wamslerherd und holte sich ein frisches aus dem Wäschekorb. »Wir sollten eher aufpassen, dass sie uns nicht völlig durchleuchten. Mit diesem ganzen RAF-Wahnsinn überwachen die bald jeden Einzelnen. Wer weiß, was die noch alles verbieten?«

»Wir müssen euch etwas sagen.« Milo schaute zu Eva, und sie wusste, was jetzt kam. »Besser ihr erfahrt es von uns, bevor die Polizei vor der Tür steht und ihr nicht wisst, worum es geht«.

»Die Polizei?« Jasmin schaute auf. Sie war noch ganz mit dem Abfüllen ihrer Müslisorte beschäftigt und hatte sich an der Diskussion über den atomaren Störfall nicht beteiligt.

»Eigentlich wollten wir es euch sagen, wenn Udo wieder da ist. Er weiß nämlich auch noch nicht, dass wir, vielmehr dass ich gesucht werde.« Eva war froh, es jetzt anzusprechen und nicht erst morgen, wenn ohnehin genug Remmidemmi herrschte. Sie holte den Zeitungsartikel aus Milos Zimmer und zeigte ihn herum. »In der Nacht, als Udo von dem Strommast gefallen ist, hat jemand meinen Käfer fotografiert.« Sie wusste nicht, ob Jasmin die Einzelheiten kannte, doch sie wirkte wenig überrascht.

»Dann stimmt es also, dass er das getan hat? Er hat tatsächlich einen riesigen Strommasten umgesägt? Ich habe es für ein Gerücht gehalten.«

»Angesägt, man könnte auch sagen angenagt«, verbesserte Milo. Wie üblich verharmloste er die Sache.

»Aber das hat gereicht, damit er umfiel«, klinkte sich Eva ein. »Eine Heldentat ist das nicht gewesen. Die gesamte Trasse wurde beschädigt.«

»Und ihr hättet alle drei dabei draufgehen können«, ergänzte Ecki.

»Du sagst es.« Ihr wurde immer noch ganz anders, wenn sie nur daran dachte. Dass sie und Milo und jetzt auch Udo so glimpflich davongekommen waren, war mehr als Glück.

»Falls es die WG in dieser Form weiterhin geben soll, bitten wir euch, dass ihr die Wahrheit für euch behaltet«, fügte Milo an. »Zu niemandem ein Wort, auch nicht nebenbei, über das, was Udo getan hat. Vielleicht wächst bald Gras über die Sache.«

»Wenn der Frühling kommt«, ergänzte Ecki.

»Ich mein es ernst.« Mit seinem glatten, scharf geschnittenen Gesicht und der schwarzen Hornbrille konnte Milo streng wie ein Richter schauen.

»Ehrensache.« Jasmin kreuzte zwei Finger in der Luft. »Mit den Bullen redet doch eh keiner.«

»Ja, aber auch nicht mit anderen Leuten, solange bis die Sache ausgestanden ist«, setzte Eva hinterher.

»Wir müssen alle dichthalten«, wiederholte Milo.

»Geht klar, Freud'sches und Jungianisches Ehrenwort.« Ecki legte die Hand auf seine Brust. »So hipp dein Käfer ist, Eva, am besten du verschrottest ihn.«

Auch wenn Eva selbst schon daran gedacht hatte, fiel es ihr schwer, den VW, den ihr Ludwig und Cordula letztes Jahr geschenkt hatten, herzugeben. »Das ist ja noch auffälliger. Die Polizei wird doch bestimmt als Erstes die Schrottplätze abklappern. Gibt's keine andere Lösung?«

»Wie wäre es mit Umstreichen?«, schlug Jasmin vor. »Das kann ich übernehmen, ich hatte immer eine Zwei in Kunst.«

Die hatte damals jeder in der Klasse bekommen, erinnerte sich Eva, sagte aber nichts dazu. Die Lehrerin verteilte zwar auch Sechsen für vergessene Hausaufgaben, aber im Zeugnis stand dennoch bei jedem eine Zwei. Nur sie hatte immer eine Eins bekommen – ehrgeizig wie sie war. Schließlich war Kunst neben Biologie und Chemie ihr Lieblingsfach. »Dafür müssten erst die alten Farbschichten runter.«

»Das kriegen wir zusammen hin, so wie alles. Jeder packt mit an«, sagte Ecki. »Gleich am Sonntag nach der Party.«

»Sofern wir da noch gerade stehen können«, ergänzte Milo. Doch sie versprachen es sich, Arm in Arm im Kreis, als würden sie sich für ein wichtiges Spiel einschwören. Aber es war mehr als das. Es ging um den Erhalt ihrer Gemeinschaft, zu der sich Jasmin bereits voll dazuzählte. Seit sie eingezogen war, schien sie aufzublühen und wirkte nicht mehr ganz so bedrückt.

Eva blickte auf die Uhr. »Was, so spät schon? Ich muss los.« Um halb fünf hatte sie ihren Arzttermin, Milo wusste Bescheid. Vorher wollte sie noch duschen und sich umziehen.

»Ist es jetzt so weit?« Jasmin spurtete hinter ihr her, als sie ins Bad ging. »Ich dachte schon, es hätte sich vielleicht auf natürlichem Weg erledigt, so wie bei mir.«

»Du hattest eine Fehlgeburt?«

»Es war eher nur eine starke Blutung gleich in der zweiten Woche, nachdem ich ... Jedenfalls hätte ich nichts gemerkt, wenn ich nicht gewusst hätte, dass es ...« Sie hielt inne.

Endlich erfuhr Eva, was vorgefallen war. »Das tut mir so leid.« Sie umarmte Jasmin. »Wollen wir später ausführlich reden, abends in meinem oder deinem Zimmer mit einer großen Kanne Tee, Decke, Wärmflasche und allem? Ich muss mich beeilen.« Schließlich konnte sie sich nicht mehr einfach ins Auto setzen und in die Innenstadt düsen. Neuerdings war sie auf den Bus angewiesen, und der durfte keine Verspätung haben, damit sie den S-Bahn-Anschluss nicht verpasste.

»Klar. Dir toi, toi, toi, und dass es hoffentlich schmerzfrei abläuft. So tapfer bist du. Ruf an, wenn ich dich abholen soll. Oder soll ich gleich mitkommen? Ich hab Zeit.«

Erst da fiel Eva ein, dass Jasmin glaubte, sie wäre zur Abtreibung unterwegs. In den letzten Tagen war so viel passiert, dass sie ganz vergessen hatte, ihr zu sagen, dass sie sich umentschieden hatte.

»Ach so, das hat sich geändert. Ich geh zur ersten Vorsorge, ich behalte das Kind.«

»Wirklich? Oh, Eva, das ist ja …« Sie umarmten sich erneut, diesmal voller Freude. »Wird das unser WG-Baby, das wir alle zusammen großziehen? Wie geht der afrikanische Spruch mit dem Dorf und dem Kind? Und weiß es der Vater schon? Wer ist es überhaupt? Milo? Ihr seid doch fest zusammen, oder?« Sie löcherte sie mit Fragen, doch Eva vertröstete sie auf später.

Als sie vom Arzt zurückkam, war alles anders, und aus dem gemütlichen Teeabend wurde nichts. Ecki und Jasmin hatten offenbar beschlossen, schon mal vorzufeiern und saßen im Keller im Mediraum, bei was auch immer. Müde und erschöpft, aber zugleich durcheinander, fiel Eva einfach nur in Milos Arme und weinte, vielleicht weil die Anspannung von ihr abfiel, sie konnte es gar nicht genau sagen.

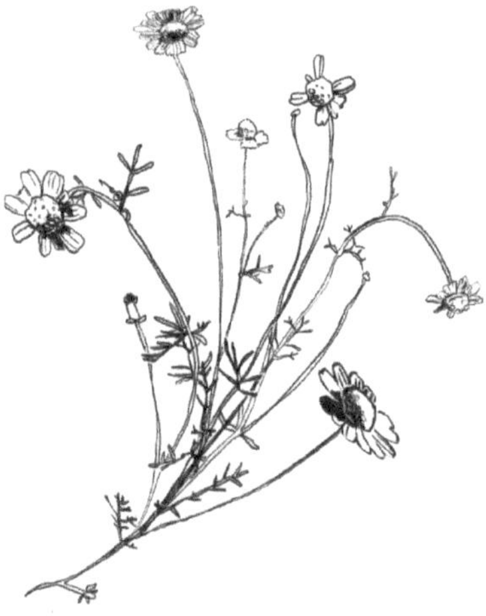

Anna

Am Samstag darauf dachte sie noch immer an die Begegnung. Gerade, als sie mit dem Einpflanzen der restlichen Setzlinge aus dem Haus fertig war, alles geharkt und ausgesät hatte, zog sich der Himmel zu. Es fing zu regnen an. Ein leichter Sommerregen bloß, kein Wolkenbruch. Wie jedes Mal bangte sie um ihren Garten. Die Beete am Hang waren stärker gefährdet als die auf einer Ebene. Nicht dass es ihr, trotz der Einfassung aus Steinen, die noch von ihrer Mutter stammte, die Erde wegschwemmte. Wie Kolb es sie gelehrt hatte, hatte sie Tiefwurzler wie Löwenzahn zwischen Flachwurzler wie Erdbeeren gepflanzt und außen herum Ringelblumen, die Heilpflanze schlechthin, die die Schnecken fernhielt. Ihr Garten war eine Pracht. Klein, aber fein. Anna versuchte, das Wetter als gutes Zeichen zu sehen, so als ob ihr jemand die Schlepperei beim Gießen abnehmen wollte. Ändern oder beeinflussen konnte sie es sowieso nicht, also nutzte sie die Zeit, um das Haus in Ordnung zu bringen. Wegen des Gartens war drinnen viel liegen geblieben, was sie störte. Überall stapelte sich schmutzige Wäsche, Papiere, auf denen sie rasch Ideen festgehalten hatte, abgesehen von den Tiegeln und Schüsseln mit all den gesammelten Kräutern. Wie üblich heizte sie ein und kochte sich fürs

Mittagessen vor, und als das Wasser im Schifferl heiß genug war, machte sie die Wäsche und räumte auf. Sobald alle Räume und Ecken sauber wären, würde sie sich wieder an die Töpferscheibe setzen. Teller und Tassen warteten auf den ersten Brand, jetzt wollte sie noch eine passende Kanne dazu drehen. Je nachdem wie sie sich anstellte, ein Milchkännchen und eine große bauchige Kanne für Tee, damit die Kunden eine Auswahl hätten oder vielleicht gleich das gesamte Service kauften. Ein paar Briefe gehörten auch noch geschrieben. An Ida Hofmann, der Kurleiterin vom Monte Verità, die viele der Münchner Künstler aus ihrer Schwabinger Zeit persönlich kannte, bestimmt wusste sie, wer Franz Marc war. Ebenso wollte sie sich endlich bei ihrer lieben Freundin Fanny von Reventlow melden, die vermutlich noch davon ausging, dass Anna mit Benni zusammen war, und sich fragte, wie ihnen beiden das Almleben bekäme. Gleichzeitig scheute sie sich davor, ihr von den tatsächlichen Umständen zu erzählen – all das, was Benni betraf, hatte sie, so tief es ging, in sich vergraben und holte es, abgesehen von dem Lesezeichenstein, ungern wieder hervor. Anna wrang ihre Unterwäsche aus und hängte sie zum Trocknen auf die Leine, die sie über der Spüle und dem Herd gespannt hatte. Andererseits wäre Fanny genau die Richtige, um ihren Kummer zu teilen. Sie verstand etwas von gescheiterter Liebe. Vor kurzem hatte sie einen baltischen Baron geheiratet, um sich nach zahlreichen Affären, bei denen es rein um die Liebe gegangen war, endlich finanziell abzusichern. Sie hieß jetzt von Rechenberg. Der Baron hatte, nur seinem Vater zuliebe und um sein Erbe zu erhalten, Fanny die Ehe angetragen. Die beiden lebten von Anfang getrennt. Jetzt wartete Fanny auf die Auszahlung für ihre Gefälligkeit und lebte so lange in einem alten Vogelfängerturm bei Ascona, zusammen mit ihrem halbwüchsigen Sohn Rolf aus einer früheren Beziehung. Zumindest war das der letzte Stand gewesen, als Anna und Fanny sich Anfang des Jahres voneinander verabschiedet hatten. Und auch Dietmar würde einen Brief kriegen, jetzt, da Friesenegger ihre Post mitnahm, war das kein Problem. Als Anna unter die Eckbank kroch, um auch dort die Dielen zu scheuern, klopfte ihr Humboldt mit der Pfote auf die Schulter, als wollte er sie anspornen. Sie lachte und vergrub kurz ihre Nase in seinem weichen Fell. Er genoss es, dass die Fenster in der Nische wieder pflanzenfrei waren und er die Wiese von drinnen beobachten konnte. Als alle Ecken blitzblank waren, nahm Anna den Putzkübel, öffnete die Tür und leerte ihn mit Schwung über die Schwelle.

»Hoppla, jetzt geht's mir auch noch von unten nass rein.« Draußen stand ein Mann, dem Anna den Wasserschwall direkt über die Schuhe gegossen hatte.

»Oh, Verzeihung, ich hab Sie nicht bemerkt.«

»Ist schon passiert.« Es war Franz Marc, der ihr einen tropfenden Blumenstrauß entgegenstreckte. »Ich hoffe, Sie mögen Flieder?«

»Äh, ja, sehr.« Was sollte sie sagen, wie die Peinlichkeit überspielen?

»Gekaufte Blumen für jemanden, dem man das Beet zerstört hat, hielt ich für unpassend. Darum habe ich meinen Vermieter gefragt, ob ich von seinem Flieder etwas abzwacken darf.« Das Violett der Blüten zusammen mit dem Blattgrün leuchtete wunderschön und roch herrlich. Augenblicklich war Anna von einem süßen Duft umhüllt. »Ausgerechnet heute sind Sie auf Wanderschaft?« Sie hielt Ausschau nach seinem weißen Riesenhund, doch Franz Marc schien allein gekommen zu sein.

»Als ich am Morgen in Sindelsdorf aufgebrochen bin, schien noch die Sonne. Ich dachte, schöner kann der Tag nicht sein, um in die Berge zu gehen.«

»Sie wohnen in Sindelsdorf?« Dieses Dorf lag nur eine knappe Stunde mit der Kutsche von Kochel entfernt. Anna hatte geglaubt, er lebe in München.

»Im Blauen Land, jawohl.« Das Licht hatte in der Murnauer Gegend etwas Bläuliches, dem stimmte sie zu. »Und wie Sie sehen, habe ich diesmal Russi zu Hause gelassen, auch wenn er nicht verstanden hat, wieso. Er ist normalerweise bei all meinen Unternehmungen dabei.«

»Bitte, treten Sie ein.« Anna gab die Türschwelle frei.

»Ich will Sie aber nicht stören.«

»Das tun Sie nicht, ich freu mich über Besuch.« Generell schon, dachte sie, wenn auch nicht gerade heute, wo sie sich so viel vorgenommen hatte. Aber was sollte sie machen? Durchweicht und wie einen begossenen Pudel konnte sie ihn ja nicht draußen stehen lassen. Noch dazu, wo er offenbar den weiten Weg extra wegen ihr auf sich genommen hatte.

Als er sich unter dem Türstock hindurchduckte, fiel sein Blick als Erstes auf ihre Unterhosen und den seidenen Büstenhalter über dem Spülstein. »Hübsch haben Sie es hier.«

»Äh, ja.« Jetzt war es zu spät, um die Wäsche abzunehmen.

»Ich zieh besser meine Stiefel aus, nicht, dass ich Ihnen alles dreckig mache«, schlug er vor. »Aber seien Sie gewarnt, was gleich zum Vorschein kommt.« Seine Strümpfe waren nicht nur tropfnass, sondern auch voller Löcher.

»Geben Sie her, ich häng sie an den Ofen und stell die Stiefel dazu.« Ein frisches Paar Socken in seiner Schuhgröße konnte sie nicht bieten. Zum Weiterstricken war sie noch nicht gekommen. Fast war sie geneigt zu fragen, ob er keine Frau hatte, die sich um seine Sachen kümmerte. Im selben Moment hörte sie Ida Hofmanns Stimme in ihrem Kopf, wie sie sagte, dass diese Stopfarbeit gefälligst die Männer selbst erledigen könnten, wie so vieles andere auch, das sie wie selbstverständlich auf die Frauen abwälzten.

Barfuß schlüpfte Franz Marc aus der Lodenjacke, an der der Regen abgeperlt war, und nahm auch den Hut ab, diesmal trug er einen braunen aus Filz. Beides hängte er mit einer Selbstverständlichkeit an den Haken hinter der Tür, als wüsste er längst, dass dort einer war. »Verzeihung, Fräulein von Quast, wie unhöflich, ich hab mich noch gar nicht vorgestellt, ich bin Franz Marc.«

»Ich weiß. Sie sind der, der sich einen Spatzen im Käfig hält.« Aber woher kannte er ihren Namen?

»Sie reden vom Poldi?«

»Wenn der Spatz so heißt, dann ja. Ich hab Sie mit ihm gesehen, letztes Jahr in Schwabing.«

»Und wo? Bei der Bauernkirta?«

Durch Fanny hatte sie schon von dem legendären Münchner Faschingsball, dem Bauernkirchweihfest gehört, auf dem sich jedes Jahr so einige Paare fanden. Doch Anna fragte sich, wohin er den armen Vogel noch alles mitnahm. »Nein, das war im November. Ich habe Sie mittags in einer Schwabinger Wirtschaft gesehen, und die Kellnerin hat mir gesagt, wer Sie sind.«

»Dann waren Sie im Hörndl?«

»Ja, als ich auf der Durchreise war.« Das hatte sich aber

erst hinterher herausgestellt, anfangs hatte Anna in München bleiben wollen, um Kunst zu studieren. »Setzen Sie sich doch.« Sie füllte den Blechkrug, den sie für Milch benutzte, aber der seit langem leer blieb, mit Wasser und stellte die Blumen auf den Tisch in der Fensternische. Wenigstens hatte sie aufgeräumt, dachte sie. Gemütlich und einladend war es ringsum, und ihre Unterwäsche war zwar vielfach getragen und etwas ausgeleiert, aber dafür sauber. »Möchten Sie einen Teller Suppe?« Sie hatte Gundelrebe, Schafgarbe, Giersch, Bärlauch und Bärenklau gesammelt und mit etwas Meerrettich abgeschmeckt, den sie Friesenegger abgekauft hatte. Eine Zwiebel hätte den Geschmack abgerundet, doch bis zur Ernte, auch der ersten noch so kleinen, würde es noch eine Weile dauern.

»Gern, eine heiße Suppe ist das Beste bei dem Sauwetter.« Er zwängte sich neben Humboldt auf die Bank, wo der Kater mit Knickpfoten weiterhin auf Annas Strickjacke hockte und den Gast aus halb zugekniffenen Augen musterte. Augenblicklich stellte er das Schnurren ein und schnupperte, als läge Hund in der Luft, und das tat es wahrscheinlich auch. Seiner feinen Nase nach konnte wahrscheinlich kein Flieder der Welt diesen Geruch übertünchen.

»Das ist Humboldt.« Anna stellte ihn vor.

»Sehr erfreut. Wir haben auch einen Kater, Rudi heißt er.« Das hatte er bereits letztes Mal erwähnt, fiel ihr ein. »Er legt sich bevorzugt wie eine Boa um den Hals, ist aber erst ein paar Monate alt, strahlend weiß und immer darauf bedacht, nicht schmutzig zu werden.« Marc hob seinen schweren Rucksack auf die Bank. »Ansonsten hab ich auch noch etwas zu essen dabei. Ich hoffe, der Butter hat den Aufstieg überlebt.« Er sagte im breitesten Bayerisch *der* Butter und packte lauter Spezialitäten aus. Semmeln und Brezen, Käse, Schinken und Aprikosen. Allein die Brezen dufteten so herrlich, dass Anna unverzüglich der Magen knurrte. Die Butter hatte er in ein nasses Geschirrtuch gewickelt, was das Zerlaufen aufgehalten hatte.

»Für mich? Ich weiß gar nicht, was ich sagen soll. Das wollen Sie alles hierlassen?« Das wäre eine perfekte Ergänzung zur Suppe. Nach wie vor teilte sie sich ihre Vorräte stark ein und aß eher zu wenig als zu viel.

»Selbstverständlich. Das ist das Mindeste, um den Schaden wiedergutzumachen. Alles ist für Sie, es sei denn, Sie teilen mit mir. Besonders gern den Streuselkuchen, der hat mich kurz vorm Aufstieg in Kochel aus einer Auslage angelacht.« Er öffnete eine Papiertüte.

»Ein Festmahl mit mehreren Gängen also.« Anna holte ein altes Schneidebrett aus der Schublade, das etwas unförmig war und gab es ihm als Unterlage für den Kuchen. Dann deckte sie Tassen, Teller und Besteck auf. Franz Marc zog sein Taschenmesser, schnitt Schinken und Käse in mundgerechte Würfel. Bei so viel Freundlichkeit wagte Anna nicht zuzugeben, dass sie sich fleischlos ernährte und der Käse jetzt nach Schinken schmeckte. Aber Humboldt würde sich später über ein paar Stückchen davon freuen. Sie stellte den blubbernden Suppentopf auf den Tisch, schöpfte ihrer beider Teller voll und setzte sich. »Guten Appetit und vielen Dank für Ihre Großzügigkeit.«

»Mahlzeit und danke auch. Es duftet herrlich.« Er probierte. »Und schmeckt. Eine richtige Almsuppe, wie es sie nur hier geben kann. Lecker!«

»Das freut mich. Wie geht's Poldi, ist er bei Ihrem Russi in Sindelsdorf?« Anna zupfte Veilchenblätter und -blüten klein, legte sie in die silberne Kanne und überbrühte sie. Solange der Tee zog, schenkte sie Quellwasser gegen den ersten Durst in die Tassen ein und begann ebenfalls zu essen.

»Leider nein. Wollen Sie von seinem tragischen Ende hören?« Sie nickte. »Ich hab ihn letztes Frühjahr nach einem Gewitter in einem Münchner Innenhof gefunden. Er lag im Nest unter einem abgebrochenen Ast zusammen mit seinen toten Geschwistern und piepste laut. Sie glauben nicht, was so ein kleines Wesen frisst. Stündlich füttern reicht nicht, das müssen Sie schon ununterbrochen tun. Vogeleltern sind nicht zu beneiden. Fliegen, Würmer, alles, was kreucht und fleucht. Aber er kam durch, ist gewachsen und hat Federn gekriegt. Darum hab ich ihn auch nach unserem Kronprinzen benannt.« Franz Marc lächelte. »Bald war er so zahm, also der Spatz, nicht seine Majestät, dass er mir überall hin folgte. In den Zimmern durfte er sich frei bewegen. Wenn ich unterwegs war, hab ich ihn im Käfig mitgenommen. Sein Lieblingsplatz war das Kissen in meinem Sessel, so als ob er sich als Malermodell präsentieren wollte. Doch dafür war der Poldi viel zu lebendig, stillsitzen fiel ihm schwer.« Er hielt kurz inne. »An Silvester hat sich einer von meinen Spezln auf ihn draufgesetzt.«

»Wie schrecklich.« Anna legte den Suppenlöffel fort, sie war schockiert.

Franz Marc stimmte ihr zu. »Ich hätt' ihn erschlagen können, den Heinzi, diesen Deppn. Wenigstens habe ich den Poldi noch auf dem Deckel einer Zigarrenkiste verewigt.« Sie schwiegen eine Weile. »Ein totes Tier ist deutlich leichter zu malen als ein lebendiges. Das haben meine Schüler auch immer wieder festgestellt.«

»Sind Sie Professor auf der Kunstakademie?«

»Gott bewahre. Dort war ich bloß Student und bin froh, dass ich dieser Institution den Rücken gekehrt habe.«

»Bloß Student. Sie Glücklicher. Uns Frauen ist die Ausbildung dort verwehrt.«

Er winkte ab. »Das Akademische ist doch veraltet, der Austausch mit anderen öffnet die Augen. Ich habe privat unterrichtet. Was man nicht alles tut, um die Leidenschaft zu ermöglichen. Mal verkaufe ich ein Bild, mal einen Druck, hin und wieder gebe ich einen Kurs. Gerade für Anfänger ist es schwer, das Wesen eines Tieres einzufangen, nicht nur das eines Spatzen. Jedes Lebewesen bewegt sich permanent.«

Dem pflichtete Anna bei. Beim Zeichnen war der Radiergummi ihr wichtigstes Hilfsmittel.

»Einem Menschen kann man wenigstens sagen, dass er ruhig sein soll. Aber Vögel sind generell sehr hektisch und halten selbst in einem Käfig niemals still. Logisch, je kleiner, desto größer ist die Gefahr, gefressen zu werden, sie müssen immer auf der Hut sein. Was denken Sie, welches Tier ist am einfachsten zu zeichnen?«

»Katzen? Aber auch nur, wenn sie schlafen.« Sie streichelte Humboldt, der sich zwischen ihnen eingerollt und sogar eine Pfote über die Augen gelegt hatte. Anscheinend ging für ihn vom Gast keine Gefahr mehr aus, und er duldete ihn. Der Regen prasselte an die Fensterscheiben. »Oder Elefanten?«

»Das dachte ich auch und war im Zoo, um Studien zu machen, aber ein Elefant schlenkert permanent den Rüssel oder dreht sich um sich selbst.«

Jetzt saß sie hier und unterhielt sich über Kunst, dabei wollte Anna doch töpfern und Briefe schreiben. Nicht dass der Hausierer morgen schon auftauchte und sie noch nichts fertig hatte. Andererseits war dieser Gedankenaustausch mit Franz Marc genau das, wonach sie sich gesehnt hatte. Ein künstlerischer Diskurs, wenn auch ihr Part vorerst hauptsächlich aus Zuhören bestand. Zu offenbaren, dass sie selbst Künstlerin war, wagte sie nicht, dabei musste ihm die Drehscheibe doch aufgefallen sein und auch ihre Werke, die in Form von Skulpturen und Zeichnungen überall zu sehen waren. Ihm gegenüber fühlte sie sich noch als Lernende, wo er offenbar schon ein Meister war – jedenfalls schätzte sie ihn so ein. Gesehen hatte sie noch nichts von seiner Kunst. Doch das änderte sich, kaum dass sie es gedacht hatte.

Marc zog ein Büchlein aus seinem Rucksack und zeigte ihr eine Skizze. Prägnanter konnte man einen großen Dickhäuter nicht darstellen, sogar seine Bewegung und den traurigen Ausdruck in den Augen hatte er festgehalten. »Das Gleiche gilt für die Schnecke, sehen Sie?« Er blätterte weiter. »Bei der hab ich geglaubt, dass sie langsam genug wäre, doch kaum hab ich einen Bleistiftstrich gemacht, ist sie schon von der einen Ecke in die nächste gekrochen. Bei Rehen genauso.« Er zeigte Anna weitere Skizzen. »Ich habe zwei, die in einem Gehege bei mir zu Hause leben, so dass ich sie über längere Zeit studieren kann.« Er nahm sich noch mal Suppe nach. »Die Ricke wurde erschossen, da hab ich die beiden Kitze mit der Flasche aufgezogen. Ich durfte bei meinem Vermieter ein kleines Areal im Garten pachten«, er deutete mit der Semmel auf den Flieder, »um Schlick und Hanni zu halten.«

»Schlick und Hanni heißen die beiden?«

Marc nickte, brach eine Semmel in Stücke und tunkte sie ein.

»Dann sind Sie ein Tiermaler?« Anna bestrich sich eine Breze mit Butter. Welch ein Luxus nach so langer Zeit.

»Ich beschränke mich nicht nur auf sie, aber sie liegen mir mehr. Selbst gezähmte Tiere kommen mir reiner und naturnaher vor als wir Menschen. Beim Malen geht es mir vor allem um die Auseinandersetzung mit Farbe und Form. Ich will das Leben rüberbringen oder vielmehr die alles durchdringende Seele mit ihren ganzen Facetten.« Die alles durchdringende Seele, das gefiel Anna. »Malerei zu beschreiben und in Worte zu fassen, ist genauso schwer wie …«

»Gerüche zu benennen«, ergänzte sie, froh, dass auch sie etwas einwerfen konnte. Sie schenkte Tee ein. In den Tassen sammelten sich ein paar Blütenblätter.

»Die Veilchen können Sie getrost mitessen, sie stärken das Herz.«

»Oh, das kann ich brauchen.« Er nippte an seinem Tee, klopfte sich auf die Brust und lächelte. »Ich spür schon, es wirkt.«

Sie trank ebenfalls, ihr Herz pulsierte, sie war hin und her gerissen, zwischen der Freude an diesem inspirierenden Gespräch und den Pflichten, die sie eigentlich zu erledigen hatte.

Davon schien Marc nichts zu bemerken, er redete unbeirrt weiter. »Das einmalige Wesen zeigt sich besonders bei Pferden.«

»Bei Pferden?« Da versuchte sie erneut einzuhaken. »Die begeistern mich auch. Ich hatte eins. Komet, einen Leutstettener Hengst. Leider wurde er gegen meinen Willen verkauft.« So wollte sie es zumindest glauben, inzwischen hatte sie den Verdacht, dass Kolb sie vielleicht nur hatte trösten wollen.

»Das tut mir leid. Aber solange Ihr Pferd in Ihrer Erinnerung bleibt, ist es nicht fort.«

»Wie Ihr Poldi? Das Bild vom toten Spatzen würde ich zu gern sehen.« Anna nahm sich ein großes Stück Käse. Was für ein Luxus!

»Geht nicht, das hab ich verkauft. Ist mir schwergefallen, aber den Hundertmarkschein habe ich zu der Zeit dringend gebraucht. Noch dazu hat es mir Türen geöffnet. Ich bin jetzt mit einem Händler im Gespräch, der weitere Bilder von mir nimmt.«

»Ich gratuliere. Das Ringen um ein Auskommen kenne ich. Woher wussten Sie, wie ich heiße?«, fragte sie.

»Dass eine junge Frau die leerstehende Staffelalm wieder bewirtschaften will, hat sich wie ein Lauffeuer herumgesprochen, selbst die Bäckerin, bei der ich den Kuchen gekauft habe, kennt Sie. Gemüse und Obst in der Höhe anbauen, als ob das ginge, heißt es unten. Aber dass Sie auch Künstlerin sind und talentiert dazu, hat keiner gesagt.« Er schaute die Wände entlang, wo ihre Zeichnungen hingen und ein paar ihrer Skulpturen zum Trocknen standen. »Mir ist das aufgefallen, als ich reinkam. Allein wie genau Sie das Murmeltier erfasst haben, seinen gedrungenen Körper, den Kopf mit der breiten Nase und den Frontzähnen. Dazu die Pfoten mit den Krallen, fast wie menschliche Hände, die uns etwas zu verstehen geben wollen.« Jetzt lehnte das drollige Tierchen im Herrgottswinkel und schaute zu ihnen herüber. Marc betrachtete ihre kleine Skulptur, ohne sie zu berühren, er wusste offenbar wie zerbrechlich ungebrannter Ton war. »Ein älteres Murmeltier eindeutig, das sich da aus dem Erdloch lehnt. Ein Privatier möglicherweise, der die Herde vor Raubvögeln warnt.« Anna freute sich sehr über diese Anerkennung, besonders von einem Künstler wie ihm. »Und dann können Sie sogar noch aus Blumen Tee machen«, ergänzte er. »Darf ich noch eine Tasse haben?« Sie schenkte ihm ein. »Ihre Beete gedeihen auch, wie ich gesehen habe. Trotz Russis Überfall.«

Nun hatte er sich genug entschuldigt, und zu viel Lob war ihr eher unangenehm. Sie lenkte auf etwas anderes über. »Dass das hier eigentlich die Staffelalm ist, benannt wie der See unten im Tal bei Murnau, höre ich zum ersten Mal. Für mich ist es von klein auf die Tonkaalm, die ihren Namen von dem Baum hat, der an der Hauswand wächst.« Anna zeigte auf das Fenster, wo die Zweige im Wind gegen die Scheibe schlugen. »Einem Tonkabohnenbaum, den mein Vater als Setzling von seiner Reise durch Südamerika mitgebracht hat.«

»Solch ein exotischer Baum steht vor Ihrer Haustür?« Er beugte sich zurück und schaute hinaus. »Ein Wunder, dass er das raue Klima unserer Alpen verträgt.«

»In Brasilien trägt er Früchte, eben die Tonkabohnen.« Nun war sie mal an der Reihe, ihr Wissen zu teilen, noch dazu in ihrem Metier. »Steinfrüchte, deren Samen angeblich herrlich süß und intensiv schmecken sollen, wie Waldmeister oder Vanille, wie mein Vater immer erzählt hat. Aber weder meine Mutter noch ich sind je in den Genuss gekommen. Der Baum wächst und hat wunderschöne schmetterlingsförmige Blüten, die der Regen leider gerade wegspült, aber bisher hat er noch nicht getragen.«

»Vielleicht sind die bayerischen Bienen noch nicht auf seinen Geschmack gekommen?«

»Oder die Vögel fressen die Früchte auf, bevor wir sie bemerken.«

»So wird es wahrscheinlich sein.« Franz Marc lachte. »Selbst an solch einem bewölkten Tag ist es herrlich hier oben. Schon als Kind bin ich oft hier gewesen, lange vor Ihrer Zeit.« Nun kokettierte er, so viel älter konnte er nicht sein. »Der frühere Senner hat hier Schafe gehalten, und das Brett hab ich als Zwölfjähriger gemacht.« Er legte Käse und Schinken zur Seite und drehte das Schneidebrett um. Auf der Rückseite waren Augen und Nasenlöcher eingekerbt. Jetzt erkannte Anna erst, dass es einen Stierkopf darstellen sollte, sogar einen Nasenring hatte Franz Marc ihm verpasst.

»Verzeihen Sie, das wusste ich nicht. Ist dann ja zu schade zum Schneiden.« Sie wollte es abspülen und etwas anderes als Unterlage holen.

»Bitte verwenden Sie es. Ich freu mich, wenn das Brett benutzt wird, dafür ist es doch gedacht.« Offenbar satt, legte er das Besteck ab und lehnte sich zurück. »Diese Ruhe. Kaum zu glauben, dass im Tal die Welt tobt und jeder sich mit irgendetwas abmüht. Hier oben könnte ich ewig verweilen.«

Hoffentlich meinte er das nicht ernst. Anna wollte endlich mit dem Töpfern beginnen. Doch wie sollte sie das anstellen, ohne unhöflich zu sein? Hinauswerfen konnte sie ihn nicht einfach, und das wollte sie auch nicht. Also stellte sie die Suppenteller zusammen und trug sie zur Spüle.

»Wenn mir alles zu viel wird, wandere ich.« Er schien ihre Unruhe nicht zu bemerken und redete weiter. Wahrscheinlich musste sie deutlicher werden. »Gehen lockert die Gedanken, finden Sie nicht? Je anstrengender der Weg wird, desto mehr sehne ich mich dann aber auch zurück an die Staffelei oder den Zeichentisch.« Wem sagte er das? Anna sehnte sich auch nach ihrer Drehscheibe. »Ursprünglich wollte ich Pfarrer werden. Eine Zeitlang schwebte mir sogar ein Leben als Wanderprediger vor.«

Jetzt fiel ihr wieder Gusto Gräser ein. Seine listige Lustkarte oder lustige Listkarte klemmte über dem Spülstein und hatte ihr schon manches Mal weitergeholfen, wenn ihr drohte, die Kraft auszugehen. »Und was hat Sie davon abgehalten?«, fragte sie. Auf dem Monte Verità war Religion ein endloses Thema unter den Kurgästen. Die einen strebten danach, sich von jeglichem Glauben zu befreien, die anderen suchten nach Alternativen zu Jesus am Kreuz. Dabei lag der Glaube doch im Leben selbst, dachte Anna oft. Jeder Mensch erschuf und erfand sich seine eigene Welt, war frei und gebunden zugleich. Die Kunst bestand darin zu lernen, mit dieser Verantwortung umzugehen.

»Das Leben und die Liebe«, erklärte Marc. »Seinen Frieden mit Gott kann man leicht machen, finde ich, aber in der Welt muss man ihn erst suchen. Mein Vater war Maler, und erst habe ich mich geweigert, in seine Fußstapfen zu treten, aber der Wunsch nach dem eigenen Ausdruck in der Kunst war stärker als das Bestreben, ein frommes Leben als Geistlicher zu führen. Als ich hörte, dass Sie aus Wessobrunn stammen, wurde ich sofort neugierig. Dorthin wäre ich nämlich fast gezogen.«

Nun setzte sie sich doch wieder und schlug die Beine übereinander. »Und wohin genau?« Im Dorf gab es ein Gasthaus, aber auch private Zimmervermietungen.

»In das Gut mittendrin, ein ehemaliges Kloster, ich weiß den Namen nicht mehr, irgendetwas Mystisches, welches mit dem bayerischen Herzog Tassilo zusammenhängt.«

»Dreisonnenquell. Da bin ich geboren.«

»Natürlich, von Quast, stimmt ja! Da hätte ich auch gleich draufkommen können. Deshalb kam mir der Nachname so bekannt vor. Richtig, die Tochter des Blumenbarons, das sind Sie! Im Gärtnerhaus waren damals zwei Zimmer frei. 1904 war das, ist also schon sieben Jahren her.«

Anna konnte sich kaum vorstellen, dass ihr Vater zu viel Miete verlangt hatte, er war allen anderen gegenüber immer recht großzügig gewesen – zu großzügig, wenn sie an Ruth dachte. Die Vorstellung, dass Anna Franz Marc möglicherweise schon viel früher begegnet wäre, beschäftigte sie. Zu der Zeit war sie noch ein fünfzehnjähriger Backfisch gewesen. Hätten sie sich genauso unterhalten wie jetzt? Hätte ihr Leben möglicherweise eine andere Wendung genommen, wenn ein Künstler als Vorbild bei ihnen gewohnt hätte? »Und was hat Sie daran gehindert, zu uns zu ziehen?«

»Vieles, am Ende ich selbst. Eine Freundin von mir …«, er hielt kurz inne, als hätte er auf einmal das Gefühl, wo er ihr ja schon sein halbes Leben präsentiert hatte, doch zu viel preiszugeben. »Sie hat damals das Wessobrunner Gebet kopiert.«

»Wie ist sie dazu gekommen? Soviel ich weiß, ist die Handschrift mit dem Schöpfungsversen im Besitz von Poldi …« Anna grinste. »Also jetzt vom echten Kronprinzen.« So hatte ihr Vater es ihr erzählt. Als er das Kloster nach dem Auszug der Benediktinerinnen übernommen hatte, vermachte er eine Reihe alter Bücher und mittelalterliche Manuskripte der königlichen Bibliothek. Die Handschrift des unbekannten Verfassers galt als eines der ersten christlichen Zeugnisse in Versform.

Franz Marc zuckte mit den Schultern. »Es war eine Auftragsarbeit, soviel ich mich erinnere. Kalligraphie ist Annettes Leidenschaft. Sie hat sich viel mit antiken Sachen beschäftigt, besonders mit mittelalterlichen Handschriften.«

»Kann Ihre Freundin davon leben? Ich meine, bringt ihr diese Leidenschaft genug ein?« Jede Frau, die es schaffte, in einem Beruf, noch dazu in einem künstlerischen, ein Auskommen zu haben, verlangte ihr Respekt ab.

»Annette ist verheiratet. Ich war noch jung, gerade vierundzwanzig, als wir uns kennenlernten, kam von einer Reise aus Frankreich zurück und sollte wieder auf die verhasste Akademie gehen. Sie war neun Jahre älter, so alt wie ich jetzt in etwa. Und wir haben beide von einer Flucht aufs Land geträumt.« Er brach ab, fand wohl, das sei Erklärung genug, und Anna ahnte, welcher Art Beziehung zwischen ihnen bestanden hatte.

»Dann sind Sie auch verheiratet?« Ein bisschen hoffte sie, dass es so war, so kam er nicht auf falsche Gedanken. Schließlich hatte sie ihn, einen Fremden, einfach so bei sich eingelassen. Bei Friesenegger war das etwas anderes, er kam auf Empfehlung der Fiedlers und war außerdem ein uralter Mann im Vergleich zu Franz Marc, der ihr durchaus gefiel und noch dazu schmeichelte. Allerdings nur als Künstler, auch wenn er ein besonderer Mensch war, wie sie sich eingestehen musste. Nein, sie würde sich nicht mehr verlieben. Nie mehr.

»Ich bin seit drei Jahren geschieden«, löste Franz Marc die Angelegenheit auf. »Seither versuche ich, Maria zu heiraten. Aber meine erste Frau verwehrt es uns noch. Anfang Juni sind wir sogar zur Eheschließung nach London gereist, leider vergeblich. Auch in England dürfen sich Deutsche genauso wenig kirchlich trauen lassen, wenn ein Ehehindernis vorliegt.« Er nahm sich ein Stück Kuchen. Was das für ein Hindernis war, wagte Anna nicht zu fragen. Diesmal konnte sie es sich auch nicht zusammenreimen, dafür war sie zu unerfahren in solchen Dingen. »Mehrere Wochen lang haben wir sämtliche Pfarreien abgeklappert, bis uns das Geld ausgegangen ist. Die Liebe ist …, wie soll ich sagen, kompliziert.«

»Die Liebe selbst ist es nicht«, entgegnete Anna, »vielmehr die Erwartungen, die wir an sie stellen.«

»Da haben Sie recht. Maria ist übrigens auch Malerin und wollte genauso auf die leidige Akademie wie Sie. Ihr blieb nichts anderes übrig, als im Münchner Künstlerinnenverein zu studieren.«

»An der Damenakademie? Die kenne ich, vielmehr ein paar ihrer Mitglieder.« An eine Maria Marc konnte sich Anna bei der Begegnung an dem Abend im letzten Jahr nicht erinnern. Aber sie waren ja noch nicht offiziell verheiratet. »Wie heißt Ihre Frau mit Nachnamen?«

»Franck, Maria Franck, aus der hoffentlich bald Maria Marc wird. Da wird sie sich freuen, dass die Sennerin der Staffel- oder Tonkaalm auch ein Mitglied ihres Vereins ist. Ich werde es ihr gleich schreiben, sie ist gerade bei ihren Eltern in Norddeutschland.«

»Mitglied bin ich keines«, erklärte Anna, »ich habe nur ein paar der Künstlerinnen kennengelernt. Cläre Neuhaus, Minna Tube, Gabriele Münter, Käthe Kollwitz …« Sie zählte einige Namen auf.

»Sie kennen Ella? Gabriele Münter, die wir Ella nennen, ist eine meiner lieben Freundinnen geworden, eine großartige Künstlerin, die viele Eindrücke aufgreift, aber dann ihre ganz eigenen Wege findet, sie umzusetzen, übrigens auch in der Fotografie. Sie lebt mit ihrem Gefährten Wassily Kandinsky in Murnau. Dort haben sie vor zwei Jahren eine leerstehende Villa entdeckt und gekauft und zu ihrem ganz persönlichen Heim umgestaltet. Ein Gesamtkunstwerk. Bei den Einheimischen muss man nur nach dem Russenhaus fragen, schon wird einem der Weg dahin gezeigt.« Anna nahm alles auf, was sie hörte, und versuchte, es sich zu merken, um es später in ihrem Tagebuch festzuhalten. Sie hatte sich schon fern jeglicher Anregung von außen gesehen, aber nun brachte ihr jemand die Kunst auf die Alm. Ein gewisser Franz Marc, der sich schon als Bub hier verewigt hatte. »Wassily und ich sind gerade dabei eine Zeitschrift herauszubringen, und Sie sind die erste, der ich davon erzähle. Mehr ein Almanach als eine Zeitschrift. Wir wollen ein Gegengewicht zur gängigen Kunstmeinung schaffen, etwas völlig Neues. Haben Sie die umstrittene Kunstschau im Dezember in München gesehen?«

»Leider nein. Da war ich noch im Tessin zur Kur.«

»Und hat die Kur geholfen?«

Sie nickte, ging aber nicht näher auf ihre Gesundheit ein. »Kennen Sie den Monte Verità bei Ascona?«

Er verneinte. »Klingt aber nach einem Ort, den man erlebt haben muss. Weil Sie mich vorhin gefragt haben, gibt es denn jemanden, der in Ihrer Gunst steht?«

»Es gab einen, einen Schweizer, aber das ist vorbei.«

»Ach, deshalb leben Sie allein hier oben?«

»Das Alleinleben war nicht geplant, das Leben auf dieser Alm schon.« Anna fand, dass genug gesagt war. Zeit, mit ihrer Arbeit fortzufahren. Sie stand auf und setzte sich an die Töpferscheibe. »Wenn Sie mich jetzt entschuldigen, ich muss heute noch etwas fertigbringen.«

»Dann halte ich Sie nicht länger auf, ich bin schon weg.« Als er aufstand und Humboldt übers Fell strich, schnappte der nach ihm.

»Schauen Sie doch erst, ob Ihre Strümpfe und Schuhe trocken sind.« Anna fing an, den Ton zu bearbeiten und trieb das Schwungrad an. Sie tauchte die Hände in den Schlick, drehte die Töpferscheibe mit den Füßen und begann, eine Kugel zu formen.

Franz Marc bückte sich. »Noch klamm, aber warm.« Er schlüpfte wieder in die löchrigen Socken. »Das gibt's doch nicht! Dass das noch existiert.« Er trat auf Anna zu und zeigte über ihrem Kopf an die Wand neben dem Töpferofen. Über der Konsole, auf der sie ihre Zeichensachen ablegte, hing ein auf Glas gemaltes Bild, das als eines der wenigen Stücke die Jahre der Verwüstung überstanden hatte. Es zeigte drei Leute, zwei Hirten, die an Gusto Gräser erinnerten, und vermutlich eine Frau mit einem Schleier, die sich vor kahlen Baumstämmen auf einem Hügel, an einem Feuer wärmten. Darunter hatte der Maler »Der Winter« geschrieben.

»Und die anderen Jahreszeiten, hängen die auch noch irgendwo?«

»Ich wusste gar nicht, dass es ursprünglich vier Bilder waren. Ich kenne nur dieses und habe mich sehr gefreut, dass es nicht zerstört worden ist.«

»Darf ich mir das für unserem Almanach ausleihen? Wir wollen darin moderne und Volkskunst gegenüberstellen. Ich würde es fotografieren lassen und es Ihnen dann unversehrt zurückbringen, versprochen.«

Anna zögerte. Das Bild war eines der letzten Zeugnisse aus der Zeit, als ihre Eltern noch auf der Alm gelebt hatten.

»Überhaupt, da fällt mir ein, wie wäre es, wenn Sie bei der nächsten Ausgabe mitmachen?«, schlug Franz Marc vor. »Ich erzähle Ella und Wassily von Ihnen. Mal sehen, was sich ergibt.«

Eva

Milo hatte bereits auf sie gewartet, ließ Bleistift und Camus' *Mensch in der Revolte* fallen, das Buch war sowieso schon mit tausend Eselsohren versehen, und zog sie auf seinen Schoß. Eva schluchzte tief von innen heraus. »Hast du das Kind ..., ist es ..., lebt es nicht mehr?« Er rechnete mit dem Schlimmsten, wie er ihr gleich gestand.

Sie wischte sich erst mal Rotz und Tränen vom Gesicht, schaute ihn an und schüttelte den Kopf. »Nein, vielmehr ja, es ist ...« Jetzt lachte sie, küsste ihn. Als sie sich wieder halbwegs gefangen hatte, zeigte sie ihm die Aufnahme, die an ein gestörtes Fernsehbild erinnerte. Grießelnde schwarzweiße Punkte, bei denen nur mit Mühe etwas zu erkennen war. »An der Fotografin lag's nicht, die war sehr nett und super hilfsbereit.«

Das Foto hatte die Arzthelferin gemacht, eine junge Frau in ihrem Alter, die Dr. Print bei der Untersuchung assistierte. »Sie brauchen doch eine Erinnerung, die Sie sich an den Kühlschrank kleben können, also behelfen wir uns so.« Und dann hatte sie den Sonografie-Bildschirm mit einer Polaroidkamera abgelichtet und Eva das Sofortbild gegeben. Eva erklärte Milo, was darauf zu sehen war, wofür auch sie eine Menge Vorstellungskraft und all ihre Kenntnisse der menschlichen Anatomie brauchte. Es zeigte das Innere ihrer Gebärmutter, wirkte mehr wie eine ferne Galaxie – und so etwas in der Art war es auch. Jedenfalls dauerte es, bis die Erkenntnis in ihn einsickerte. Da glomm nicht nur ein Stern in ihr.

Als sie tags darauf vom Wochenmarkt heimkam, fasste Eva einen Entschluss. Ihr reichte es. Aus, Schluss. Genug war genug, und ihre Geduld am Ende. Ihre Jeanslatzhose war bis zu den Oberschenkeln durchweicht. Außerdem hatte sie eiskalte Füße, und ihre Socken hatten sich mit Matsch vollgesaugt. Aber nicht nur das. Nachdem sie bis zum frühen Nachmittag im Schneeregen am Tapeziertisch ausgeharrt und kaum etwas verkauft hatte, herrschte in der WG bereits Partystimmung. Die Musik war bis zum Anschlag aufgedreht, der Bass wummerte und brachte bestimmt noch drei Häuser weiter das Geschirr in den Schränken zum Vibrieren. Eva hatte sich Majas Dreirad geliehen, das sich für Transporte am besten eignete, und schleppte die schweren Fahrradtaschen an ein paar Leuten vorbei in die Küche, die gerade darüber diskutierten, ob der große Osho oder der kleine Zeh der bessere Guru wäre. Das meinte sie im Vorbeigehen jedenfalls verstanden zu haben. Vielleicht war aber auch Zen gemeint, sie war zu erschöpft, um genauer hinzuhören. Anders als sonst kam sie nicht mit leichtem Gepäck und vollem Geldbeutel vom Samstagsmarkt zurück. In der Küche waberte bereits gelber Rauch. Ecki zog an einem Joint und reichte ihn dann an eine aufgetakelte, Eva unbekannte Blondine weiter. Sie hockte auf dem Tisch, ihre Beine zwischen Eckis Beinen und kicherte fortwährend.

»Hey, Schwester, du bist schon da?« Jasmin goss eine

Flasche Whisky in eine Schüssel mit klein geschnittenen Ananas-, Orangen- und Bananenstücken. Sie wirkte beschwipst.

»Schon ist gut. Es ist Viertel nach drei.« Eva hatte sich auf den Obstsalat gefreut, zwar stammte die Ananas aus der Dose, aber trotzdem. Jetzt war er verdorben. Sie trank grundsätzlich keinen Alkohol und in der Schwangerschaft schon gar nicht. Sie hatte oft genug in der Apotheke und im Labor damit zu tun. Schon bei dem scharfen Geruch, als würde ihr ein schnapsgetränktes Tuch übers Gesicht gelegt, wurde ihr übel. Jetzt kam noch Eckis Spezialmischung aus Hasch und verschiedenen anderen Substanzen und Kräutern dazu, die schwer in der Luft lag und einen erdigen bis leicht fauligen Geruch verströmte. Bevor es Eva richtig schlecht wurde, holte sie sich ein Glas Senfgurken mit extra viel Dill aus der Speisekammer. Dort fand sie auch noch eine Packung mit Oblaten fürs große Weihnachtsbacken, das dank Maja ausgefallen war. Perfekt, irgendwie hatte Eva auch Heißhunger auf Papier. Rasch tunkte sie die Oblaten in die Dillgurken, als sie das Glas mit Hilfe eines kleinen Löffels, den sie unter den Deckelrand geschoben hatte, um Luft ins Glas zu lassen, endlich aufbekommen hatte. Als fünf, sechs Gürkchen ihren Magen erreicht hatten, atmete sie erleichtert auf. Irgendwo musste doch auch noch Schokolade sein? Eva durchsuchte die Schränke und Schubladen. Nichts.

»Wie war's, Eva? Hast du was von meinem Chiuvana loswerden können?« Jasmin nahm einen kräftigen Schluck direkt aus der Whiskyflasche, und Ecki knutschte mit Gabi, wie seine Neue hieß.

Anstelle einer Erklärung packte Eva eine der Taschen und leerte die aufgeweichten Müslipackungen um Eckis Gabi herum auf den Tisch. »Schaut euch an, was passiert ist. Unsere ganze Arbeit war umsonst.« Ein einziger Brei aus Zellophan und Haferflocken quoll heraus. Gabi sprang auf und wischte über ihren kurzen Paillettenrock, der ein paar Spritzer abgekriegt hatte.

»Halb so schlimm, da fisch ich mir schon noch ein paar Happen raus.« Ecki zog ein Etikett aus dem Haufen.

»Darum geht's doch nicht, sondern um unseren Verkauf.« Plötzlich wurde Eva alles zu viel. »Hallo, hört ihr mich überhaupt? Ich steh mir die Beine auf dem Markt krumm, und ihr feiert einfach los? Sollte der Müsliverkauf nicht ursprünglich unser gemeinsames Projekt sein?« Sie brüllte gegen einen Song des nagelneuen Fleetwood-Mac-Albums an, das irgendwer aufgelegt hatte.

»Sind das bei euch Frauen die Hormone?«, rief er.

»Ich kleb dir gleich eine«, erwiderte Eva, »dann kannst du rausfinden, ob es Östrogen oder Testosteron ist.«

»Ich mein ja nur, Freud sagt …«

»Hör mir bloß mit dem auf.«

»Obacht, Kleineva in Wallung!« Udo kam auf Krücken durch den Flur gehumpelt.

»Du bist schon hier? Ich dachte, du kommst erst um sechs.« Ihn zu sehen, dämpfte augenblicklich ihre Wut. Sie umarmte ihn, drückte ihn fest und schloss die Augen, wie um alles, was sie nervte oder ängstigte, auszublenden. Aus den Augen, aus dem Sinn.

»Ich durfte früher gehen und hab mich mit dem Taxi herbringen lassen.« Udo klopfte ihr auf den Rücken, was sie überhaupt nicht mochte. Er wusste das eigentlich. Auf den Boden der Tatsachen zurückgeholt, löste sie sich von ihm und wandte sich ab. »Was ist los?«, fragte er.

»Na, schau dir das an.« Sie zeigte auf den Tisch. Die Zellophantüten haben sich im Regen aufgelöst.«

»Voll Natur eben«, sagte Udo. »So ein Mist!« Er stützte das Knie des verletzten Beins auf einem Stuhl ab und betrachtete das Desaster. »Nächstes Mal helfe ich wieder mit, und am Samstag übernehme ich den Stand, dann hast du frei.«

»Du musst erst mal richtig gesund werden, dann reden wir weiter.«

»Ich bin fit, die Krücken sind nur zur Entlastung gedacht, heute wird die Nacht durchgetanzt, versprochen.«

Das brachte Eva wieder zum Wesentlichen. Die Zeichen standen auf Aufbruch und Veränderung, die anderen wussten es bloß noch nicht. Und sie hatte vorgehabt, es ihnen gleich zu sagen, als sie sich noch durch den Schneematsch kämpfte, aber nicht damit gerechnet, dass die Bude bereits voller Leute war. Aber jetzt war es so weit, sie drehte den Plattenspieler leiser. »Hört alle her«, rief sie, als stünde sie noch auf dem Wochenmarkt. »In einer Viertelstunde …«, kurz schaute sie auf die Uhr, »oder sagen wir in einer halben, also pünktlich um vier …«, bis dahin müsste auch Milo zu Hause sein, damit sie vollzählig waren, »will ich einen WG-Rat abhalten. Aber nur mit denen, die hier wohnen. Nüchtern oder zumindest zurechnungsfähig erwarte ich euch im Wohnzimmer zur Besprechung, und wehe einer fehlt! Und alle anderen verkrümeln sich bitte irgendwo anders im Haus oder gehen in den Garten. Hauptsache, es ist so lange mucksmäuschenstill.«

»Howgh, Eva hat gesprochen«, ergänzte Jasmin und hickste.

Eva schenkte ihr ein müdes Lächeln und verließ die Küche, wehrte im Flur alle Gespräche ab, in die man sie verwickeln wollte, und lief die Treppe hinauf. Im Bad verriegelte sie die Tür hinter sich, ließ heißes Wasser in die Badewanne laufen und gab etwas Lavendelöl zur Entspannung dazu. Rasch schlüpfte sie aus ihren nassen Kleidern und legte sich hinein. Sie brauchte dringend ein paar Minuten für sich. Zum Glück gab es im Haus zwei Bäder und auch zwei einzelne Toiletten. Bei dem Andrang, der bereits herrschte, würde sie sonst ständig gestört. Was gäbe sie darum, wenn Maja plötzlich inmitten der Partygäste auftauchen würde, oder jetzt hier bei ihr am Wannenrand säße und einfach wieder bei ihr wäre. Für immer. Wieder bereute Eva ihre harschen Worte neulich am Telefon, wusste aber im Moment nicht, wie sie einen Weg zurück zu ihr finden könnte. Gehörte es nicht zu Liebe und wahrer Freundschaft dazu, dass jeder die Möglichkeit hatte, seinen Traum zu leben, sei er auch noch so fern von der Vorstellung des anderen? Auch wenn Eva bewusst den Kontakt abgebrochen hatte, so tat es immer weh, wenn sie nur daran dachte. Vielleicht war es aber auch nur ihr eigener Egoismus, den sie da so schmerzhaft spürte.

Als sie wieder ganz nach sich und ihrer selbst hergestellten Rosenblütenkörperbutter und dem Vanilleshampoo roch, ging es ihr besser. Sie schlüpfte in ihr weinrotes Lieblingskleid, das bauschig geblümte Ärmel und einen weit schwingenden Rock hatte, perfekt zum Tanzen und sich Drehen, und tupfte sich etwas von ihrem Balsam auf die Lippen. Eva schminkte sich selten, wenn, dann legte sie Düfte auf, die ihr das Gefühl gaben, etwas besonders Elegantes zu tragen. Als sie ins Wohnzimmer kam, saßen tatsächlich alle brav wie in der Schule aufgereiht da. Ecki, dessen Neueroberung draußen wartete, hatte sich inzwischen die Haare zu einer Tolle gedreht. Sie glänzten vor Gel. Mit seinem leicht glasigen Blick sah er aus wie ein Elvis-Presley-Verschnitt.

»Wow, Kleineva, du Granatapfelgranate. Das war das Warten wert.« Udo fläzte, das lädierte Bein auf Kissen gestützt, im Sofaknick. Es war tatsächlich schon sieben Minuten nach vier, dabei hatte sie sich beeilt. Mit ihm Rücken an Rücken saß eine ältere Frau, die stoppelkurze braune Haare hatte und ein weißes ärmelloses Oberteil trug. Wer war das? Sie hatte einen Block auf dem Schoß und notierte darauf etwas mit Kugelschreiber. Dabei hatte Eva doch gesagt, dass der WG-Rat nur für Mitbewohner war. Aber erst mal beugte sie sich über die Sofalehne und begrüßte Milo mit einem Kuss. »Wunderbar, dass du es rechtzeitig geschafft hast. Wie war die Familienfeier?«

»Wie solche Familienfeste halt meistens sind. Laut, jeder ist genervt, und keiner hat so richtig Lust, aber niemand will sich's anmerken lassen.«

»Erzählst du mir nachher alles ganz genau?«, flüsterte sie ihm ins Ohr.

»Haarklein, Kleineva.« Er nickte. »Sagen wir es ihnen jetzt?«

»Das und noch mehr.«

»Noch mehr?« Milo riss die Augen auf.

Eva lächelte, schob ihm den Brillensteg auf der Nase hoch und wandte sich an die anderen. »Perfekt, dass ihr alle da seid. Äh, und du, nichts für ungut, aber wer bist du?« Sie sprach die Fremde an.

»Kamilla. Udo hat mich eingeladen, wir kennen uns aus der Reha.« Sie streckte einen milchweißen muskelbepackten Arm aus und gab Eva die Hand. Ihr Pulli war leicht durchsichtig, und darunter trug sie eindeutig keinen BH.

»Sie ist meine Krankengymnastin. Praktisch, oder? Wenn was ist, hab ich sie gleich in der Nähe.« Udo grinste.

»Freut mich, Kamilla.« Eva spürte noch immer ihren festen Händedruck wie einen Klammergriff. Von ihr durchgeknetet zu werden, konnte kein Vergnügen sein, führte aber bestimmt rasch zu einem Ergebnis. »Aber kannst du bitte draußen warten, die Besprechung ist nur für WG-Mitglieder.« Sie hatte sich noch nie so entschieden durchsetzen müssen, doch jetzt, wo so viel auf dem Spiel stand, blieb ihr keine Wahl.

»Milla schreibt das Protokoll«, sagte Udo. »Du klangst so förmlich vorhin, da dachte ich mir, eine Ratssitzung ohne Gerichtsschreiberin geht nicht.« Kaum war er zurück, zog er sämtliche Register. Sie wusste nicht, ob er die Angelegenheit ernst nahm. Egal, Udo war eben Udo. Hauptsache, er war wieder hier.

»Meinetwegen, Mitschreiben ist in der Tat nicht schlecht.« Sie stieg über die Lehne und ließ sich neben Milo aufs Sofa plumpsen. »Dann fange ich mal an, bevor unsere Gäste in der Küche alles alleine auffuttern.« Hungrig war sie noch immer, aber das musste warten. In der Wanne hatte sie sich eine Reihenfolge überlegt, für das, was sie alles vorbringen wollte. »Punkt eins. So geht's nicht weiter, also mit dem Wochenmarkt. Ich habe mich entschieden, für mich ist Schluss. Ich kann und ich will nicht mehr.« Sie sah schon, wie die anderen ansetzten, um sie zum Weitermachen zu überreden. Sie hob die Hand. »Doch ich habe einen Vorschlag. Abgesehen von heute, wo bei diesem Scheißwetter kaum Leute unterwegs waren, laufen unsere Müslis nämlich, beziehungsweise sie verkaufen sich spitze. Wenn wir bessere Verpackungen finden oder die Tüten einfach nicht mehr im Freien anbieten, dann könnten wir von den Einnahmen bald jede Woche eine Party schmeißen.« Abzüglich der Ausgaben hatten sich bereits fast dreitausendachthundert Mark in ihrer Kasse angesammelt, die ihnen gemeinsam zur Verfügung stand. »Letztes Jahr, vielleicht erinnert ihr euch noch, da hab ich doch dieses leerstehende Häuschen in der Bäckerstraße entdeckt, kurz vorm Pasinger Marienplatz, eine Viertelstunde mit dem Rad von hier, und auch nur einen Katzensprung vom Bahnhof entfernt. Da drin war bis vor ein paar Jahren ein Milchladen, in dem die Leute Frischmilch in Kannen, Käse, offenen Quark und auch Joghurt holen konnten. Der Laden ist kaum größer als dieses Zimmer, dreiundzwanzig Quadratmeter, hat aber ein Schaufenster und ist insgesamt wie für uns bestimmt.« Sie legte eine Pause ein, weil sie dachte, sie wüssten alle sowieso schon, was ihr vorschwebte.

»Um was zu machen? Willst du Cremes verkaufen?«, fragte Jasmin.

Daran hatte Eva noch gar nicht gedacht. Eine Ecke für ihre Naturkosmetik – warum nicht. Jenseits von Meitls Kontrolle und mit reinen, ungespritzten Zutaten könnte sie sich ausprobieren. Die Vorstellung beflügelte sie.

»Gute Idee, aber ich denke an überhaupt alles Mögliche.«

»Ich wäre mehr für was Zeitloses. Ich hab noch eine Uhr ohne Zeiger von meiner Oma. Bei dem Zeitdruck, der ständig und überall herrscht, gäbe es damit in unserem Laden die Entschleunigung.« Udo war wie immer zum Scherzen aufgelegt.

»Oder wir machen eine Zeitlotterie. Jedes Zeitlos ein Treffer?«, stieg Ecki mit ein, und Eva fragte sich, wie viele Tüten sie bereits durchgezogen hatten. Dem Geruch nach, der in allen Winkeln hing, bestimmt mehr als nur eine.

»Leute, ich mein's ernst«, ermahnte sie sie.

»Genau, hört doch erst mal zu, was Eva sagen will.« Jasmin war sofort auf ihrer Seite.

»Wir könnten einen Laden für naturbelassene Lebensmittel einrichten, für unsere Müslis und was uns sonst noch einfällt. Alles, was wir selbst gut finden, werden doch auch andere Leute haben wollen, die bewusster leben.« Noch immer reagierte niemand. »Meinetwegen auch mit einer absurden Ecke für Zeitlose oder was immer ihr wollt. Versteht ihr, was ich damit sagen will? Ein Naturkostladen!«, half sie ihnen auf die Sprünge. So, jetzt war es raus. »Ich bin heute auf dem Weg noch mal nach Pasing geradelt. Das Häuschen sieht schon von außen richtig schnuckelig aus und ist wie für uns gemacht. Mit seinem geschwungenen Kupferdach und der großen Sprossenfensterscheibe zur Straße hin. Ich habe mit dem Besitzer gesprochen, der im Hof Schnee geschippt hat. Allerdings hat er den Anbau bereits als Büro vermietet, das lässt sich nicht mehr ändern. Für uns bleiben also nur ein paar Quadratmeter. Aber die Seite mit der Schaufensterscheibe ist sowieso der schönere Teil und wäre noch zu haben, für hundert Mark im Monat. Was die Miete betrifft, würden wir uns am Anfang nicht gleich in allzu große Unkosten stürzen und könnten es ausprobieren.« In der Tat kam sie sich so vor, als würde sie vor einem Schwurgericht stehen und müsste ein Plädoyer halten, um die Jury zu überzeugen. Keiner unterbrach sie, niemand sprach, nicht mal Milo. Nur durch die Tür waren das Krakeelen ihrer Freunde und die Musik zu hören. Kamilla schaute von ihrem Schreibzeug auf. »Was ist, warum sagt ihr auf einmal nichts mehr?«

»Dürfen wir?«, Udo hob den Finger und schnipste.

»Warte, ich will erst mal Punkt zwei hören.« Jasmin

hüpfte wie ein Gummiball auf und ab und kniff dabei die Augenbrauen zusammen, als gelte es tatsächlich, gleich ein Urteil zu sprechen.

»Hey, hört auf mich zu verarschen.« Eva kannte sich gar nicht mehr aus. »Gefällt euch der Vorschlag, oder nicht?«

Milo legte ihr den Arm um die Schultern. »Ich wusste nicht, womit du anfängst, aber ich find's großartig, Liebste. Ein Laden für unbehandeltes Obst und Gemüse und dann noch ganz zentral in der Münchner Vorstadt. Das ist es, für uns und unsere Kinder!«

»Oh, seid ihr schon bei Punkt drei, der Familienplanung? Darf man gratulieren?« Udo lachte, Milo und Eva schauten sich an. Sollten sie es ihm jetzt sagen? Doch er war schon wieder beim anderen Thema. »Also ich bin dabei, und, ehrlich gesagt, auch froh, dass dann unser Vorratslager aus meinem Stockbett verschwindet, falls Milla mal länger bleiben will.« Also war das schon mehr als nur ein Flirt bei den beiden? Doch er hatte ja recht – alle Zutaten, die sie für die Müslis brauchten, lagerten sie in Fünfundzwanzig-Kilo-Säcken in Udos Zimmer auf dem unterem Etagenbett. Eva hätte das schon längst genervt.

»Klasse, Eva«, sagte Ecki. »Endlich eine neue Käuferschicht für meine Spezialmischungen, die ich …«

»Das lass schön bleiben«, fuhr sie ihn an. »Auf keinen Fall bieten wir etwas Illegales an. Wir haben sowieso schon genug Ärger mit den Bullen. Die schließen uns sonst den Laden, bevor wir ihn auch nur eröffnet haben.«

»Kannst du mich bitte ausreden lassen? Das haben wir dich schließlich auch.« Ecki atmete geräuschvoll, er wirkte eingeschnappt. »Für meine neue Pilzzucht meinte ich. Udo will auch mit einsteigen, ich hab ihm vorhin meine Schätze im Heizungskeller gezeigt. Schwammerl sind nicht nur essbar, sondern auch das Baumaterial der Zukunft.«

»Du willst eines Tages wie die Zwerglein im Wald in einem Pilz wohnen?« Anscheinend brütete nicht bloß Eva an neuen Ideen, und Ecki war von Schlafmohn und Cannabis auf Champignons umgestiegen.

»Möglicherweise, aber erst mal im Kleinen, als Schaumstoffersatz. Wir wollen doch weg vom Plastik. Und was meine Raucherei angeht, will ich dich mal darauf hinweisen, dass Kaffee ebenfalls ein Suchtmittel ist. Nur weil Koffein die Welt wachhält, merkt keiner, dass wir alle längst davon abhängig sind.«

So gesehen stimmte es, Eva musste ihm beipflichten. »Umso wichtiger ist es, dass Kaffee endlich als das anerkannt und geschätzt wird, was er ist, nämlich ein Luxusartikel, der hochwertig hergestellt und verkauft werden muss. Fair für alle Beteiligten.« Majas Worte klangen ihr in den Ohren, sie hatte Eva überhaupt erst auf die Möglichkeit von Fair Trade gebracht.

»Wo wir unter uns sind, muss ich auch was loswerden.« Udo zog die Hand unter Kamillas Pulli heraus und setzte sich auf. »Ihr wisst, was ich …, sagen wir es mit den Worten meines Vaters, was ich angestellt habe. Heute bereue ich es, bitte glaubt mir, aber damals … Ich wollte ein Zeichen setzen, zumindest das hat funktioniert. Stromausfall bis nach Tirol, die Ausmaße waren mir nicht klar. Aber Maja war weg und ich …«

»Dass dein Unfall kein Sturz von einer einfachen Leiter war, habe ich mir schon gedacht, aber wer ist Maja?« Kamilla legte Block und Kuli zur Seite und wandte sich um. »Deine Ex?«

Sie schwiegen alle, auch Udo.

Da ergriff Jasmin das Wort: »Maja hat vor mir in der WG gewohnt, also in meinem Zimmer, sie ist eine sehr gute Freundin von uns allen …«, kurz lugte sie zu Eva, aber als sich ihre Blicke trafen, schaute sie schnell wieder zu Kamilla. »Momentan ist sie in Indien.«

»Etwa in Goa? Genial, da will ich auch mal hin. Habt ihr schon gehört, wie's ihr dort geht? Lebt sie in einem Ashram?« Kamilla faltete die langen Beine auf den Polstern ineinander, als wollte sie sofort mit dem Meditieren beginnen. Jetzt wo sie mehr sprach, hörte Eva bei ihr einen ostdeutschen Dialekt heraus. Kam sie von drüben? Aber seit dem Mauerbau war die Grenze zur DDR dicht. Sie schätzte sie auf Mitte dreißig, und damit war sie deutlich älter als Udo, älter als sie alle.

»Davon erzählt dir Jasmin bestimmt später mehr.« Eva versuchte, den Schwenk zu Maja abzukürzen. Nicht nur in ihr geisterte sie ständig herum, Maja mischte sich sogar in dieses wichtige Gespräch, als ob sie noch mitzureden hätte. »Udo, was wolltest du sagen?«

»Dass ich es besonders bereue, dich und Milo in die Sache mit reingezogen zu haben. Und jetzt wird auch noch dein Wagen gesucht. Eva, das tut mir so leid. Milo hat mir vorhin den Zeitungsartikel gezeigt.« Diesmal deutete sie seine Aussage nicht als Scherz, sondern sie war aufrichtig gemeint.

»Und wie lange wird es dauern, bis die Bullen kapitulieren?«, fragte Jasmin.

»Keine Ahnung«, sagte Milo. »Durch den Terror der RAF haben die Behörden alle, die einen Zentimeter weiter links stehen als das eigene linke Auge, im Visier. Die Polizeipräsenz wird überall verstärkt. Es soll vermehrt Absperrungen und Fahrzeugkontrollen geben. Manche fordern sogar die Todesstrafe.«

»Die wurde in Westdeutschland doch abgeschafft«, warf Kamilla ein.

»Zum Glück«, Milo nickte, »doch es gibt auch Politiker, die fordern, sie wieder einzuführen.«

»Und Evas Käfer?«, fragte Udo.

»Den streichen wir um. Auffälligkeit ist die beste Tarnung«, schlug Ecki vor.

»Das bringt uns zum nächsten Punkt.« Eva, die das alles sehr beklemmend fand und rasch so weit wie möglich von sich wegschieben wollte, ergriff wieder das Wort.

Die Tür ging auf. Lutz, Jasmins Exfreund, steckte den Kopf herein und winkte mit einer Bierflasche. »Ach, hier seid ihr, ich wollte nur mal Servus sagen. Ist was passiert?«

»Nichts, was dich etwas anginge.« Jasmin in ihrem dunklen Rollkragenpulli, zu dem sie eine Schlaghose und einen breiten Lackgürtel trug, sprang auf, schob ihn hinaus und schloss die Tür wieder.

»Hast du ihn eingeladen?« Eva wunderte sich, so kurz nach der Trennung.

»Das war ich«, sagte Ecki. »Ich hab nicht dran gedacht. Sorry, Jasmin. Soll ich ihn wegschicken?«

»Der kann ruhig bleiben, wir sind im Guten auseinandergegangen. Mehr oder weniger.« Sie strich ihre Haare nach hinten, was die kleinen bunten Holzpapageien in ihren Creolen schaukeln ließ, und setzte sich wieder neben Eva aufs Sofa. »Los weiter, ich verhungere bald, und Durst hab ich auch. Ihr nicht? Aber vielleicht ist es auch die Aufregung. Ein Laden. Mensch, Eva, das ist es! Ich kann die Nachmittagsschichten übernehmen. Meine Schule dauert meistens nur bis eins, nur mittwochs hab ich länger. Wir brauchen Möbel, das ganze Inventar, oder? Kamilla, los, schreib mit.«

»Das kann ich auftreiben. Nächsten Monat ist doch auch wieder Sperrmüll, da finden wir bestimmt einiges«, schlug Udo vor.

Das stimmte, manche Leute stellten ganze Einrichtungen auf die Straße. Eva hatte schon die schönsten Bücher gefunden, und ein Nachtkästchen, in dessen Schublade sie Anna von Quasts Tagebuch verwahrte. »Wir brauchen noch einen Namen, einen besonderen.«

»Einen Namen? Für wen? Wollten wir nicht gemeinsam …« Milo wirkte irritiert.

»Erst mal nur für den Laden, bei den anderen wissen wir ja es noch nicht.«

»Bei welchen anderen?«, fragte Udo. »Wollt ihr gleich noch Filialen aufmachen?«

»Was Milo meint, ist …« Eva strich über das Polaroidfoto, das sie schon die ganze Zeit in der Tasche ihres Kleides umklammerte.

»Wie heißen denn andere Naturkostläden?«, unterbrach Jasmin, die ob des neuen Vorhabens Feuer und Flamme war.

»Da gibt's noch nicht viele. Der in Augsburg heißt Rapunzel Naturspeisen«, sagte Milo, »ich war schon mal dort. Eine Familie betreibt ihn. Sie bieten Lebensmittel an, die sie auf ihrem Bauernhof herstellen. Besonders auch Brot, Nussaufstriche und Fruchtschnitten.«

»Rapunzel, das klingt schön.« Jasmin zog den Rollkragen bis übers Kinn, als wäre ihr kalt. Dabei herrschte eine Bullenhitze im Wohnzimmer, fand Eva. Ihr war auch ohne Strumpfhose heiß, in ihrem langärmeligen Kleid, und ihre

Wangen glühten, jetzt, wo sie sich endlich aufgewärmt hatte.

»Wie wäre es mit Fliegenpilz?«, schlug Ecki vor. »Ein Fliegenpilz kann heilen oder giftig sein. Das kommt ganz auf die Dosierung an.«

»Großartig.« Jasmin klatschte in die Hände. »Und er ist ein Glücksbringer«, ergänzte sie. »Man verschenkt nicht nur Hufeisen, Kleeblätter und Marzipanschweinchen an Neujahr, sondern auch kleine Fliegenpilze.«

Eva nickte, die Wirkmechanismen des *Amanita muscaria* kannte sie aus dem Studium, doch sie musste den Namen erst noch auf sich wirken lassen. »Fliegenpilz. Nicht schlecht. Das könnte unser Symbol für den Widerstand gegen die Atommächte sein. Der Fliegenpilz, der dem Atompilz die Stirn bietet.«

»Du meinst die Kappe«, verbesserte sie Ecki mit einem Grinsen. Plötzlich spürte Eva, dass der Name bereits seine Kraft entfaltete. Sie hatte sich auf lange Abende voller Grübeln eingestellt, aber nun hatten sie ihn schon. »Super, Ecki. Wisst ihr, woher der Name Fliegenpilz kommt? Unser Professor hat es mal erwähnt.«

»Weil man im Rausch glaubt, fliegen zu können?« Udo sprach anscheinend aus Erfahrung.

»Genau.« Eva lachte. »Du brauchst gar nicht zu studieren, wie es dein Vater von dir verlangt, du weißt auch so schon alles. Was sagst du?« Sie schaute zu Milo, der bisher geschwiegen hatte.

»Äh, ja, find ich gut, aber ich dachte, wir sagen den anderen jetzt endlich mal, dass wir …«, wandte er ein, als erneut die Tür aufging. Diesmal sperrangelweit.

»Nur noch fünf Minuten«, rief Eva, ohne hinzuschauen.

Ja, eins mussten sie, bevor die Feier wieder weiterging, noch im kleinen Kreis loswerden. Das Wichtigste. Sie drehte sich um. Wie eingerahmt standen die Kleins auf der Schwelle und strahlten sie an.

»Da sitzt ja das zukünftige Elternpaar.« Betzi breitete die Arme aus. »Engelchen, du bist mir hoffentlich nicht böse, dass ich es dem Wickerl und der Cordel schon gesagt habe? Aber ich konnte meine Freude nicht mehr verbergen. Dürfen wir auch dem Herrn Papá gratulieren?« Betzi, zwei Köpfe kleiner als Milo, wackelte auf ihn zu.

Anna

Juli 1911

Es regnete nicht mehr, und sie hatte es nicht mal bemerkt. Vorsichtig spähte sie nach draußen. All ihre Pflanzen standen noch, die Erde war stark durchweicht, aber das würde trocknen, hoffte sie, sobald morgen wieder die Sonne schien. Im Glutrot der Abendsonne verabschiedete sich Franz Marc, mit dem Versprechen, sie bald wieder zu besuchen, vielleicht brächte er das nächste Mal seine Frau mit oder einen seiner Freunde aus dem Russenhaus. Auf jeden Fall Bildmaterial im Austausch und als Dank für die Leihgabe des Hinterglasbildes, das er vielfach umwickelt in seinem Rucksack verstaut hatte. Er hätte einen fabelhaften Kunstband über die französischen Maler, den er ihr im Gegenzug gerne leihen würde. Beschwingt von so viel Inspiration, töpferte Anna eine bauchige Kanne und legte all ihre Gedanken hinein. Auch wenn sie schon oft Meister Bartl und seinen Gesellen zugeschaut hatte, war es eine Herausforderung, Kanne, Henkel, Tülle und am Schluss noch einen passgenauen Deckel, der beim Eingießen nicht herunterfiel, zu formen. Erst musste sie die Töpferscheibe mit den Füßen gleichmäßig antreiben, dann drückte sie den Ton mit ihren Händen und brach ihn auf, indem sie beide Zeigefinger in die Mitte hielt. Das verlangte Stabilität und Ruhe. Mit einem

Schwamm formte sie den Boden, danach begann der eigentliche Zauber. Das Hochziehen – viele Male –, bis sich eine Kanne bildete. Dabei hörte sie Meister Bartls Ermahnung, den Rand oben dicker zu lassen, und hatte seine Worte im Kopf: »Achten Sie darauf, dass der Ton geschmeidig bleibt, feuchten Sie ihn an, aber holen Sie die Nässe ab und zu innen wieder heraus.« Obwohl es viel zu berücksichtigen gab, hatte Anna das Gefühl, es auf einmal zu beherrschen. Ein Korpus entstand, so wie sie ihn sich vorgestellt hatte. Der Ehrgeiz packte sie, und sie töpferte noch den Deckel, und weil ihr das Ganze so gut gelang, wie sie fand, formte sie gleich noch zwei weitere Kannen. Alles musste nun ein paar Tage trocknen, damit sie die Henkel anpassen und alles abdrehen konnte. Müde, aber auch freudig und voller Gedanken, hielt sie die Begegnung mit Franz Marc in ihrem Tagebuch fest. Sie stärkte sich noch mal mit dem guten Essen, las dabei erneut Dietmars Brief und nahm einen frischen Briefbogen, um ihm endlich zu antworten. In Gedanken hatte sie schon oft ein paar Sätze an ihn formuliert, doch nun, als sie mit gezücktem Füller von der Fensternische aus nach draußen in die Dunkelheit starrte, fiel es ihr nicht mehr ein, was sie ihm alles hatte sagen wollen.

Mein Lieber, ich vermisse dich, fing sie an, strich es aber wieder, weil es falsch klang, auch wenn Dietmar es gewagt hatte, seine Gefühle für sie zu benennen. Anna mochte ihn, und sie vermisste ihn wirklich, aber mehr wie eine Schwester und Freundin. Doch wie sollte sie das ausdrücken? Manchmal reichten Worte nicht aus, um zu sagen, was man fühlte. Vielleicht zeichnete sie besser etwas? Mit raschen Strichen skizzierte sie die Hütte samt Inventar. Die Skizze ergänzte sie mit Beschreibungen, die auch kleine Geschichten und Erlebnisse erhielten. Als sie endlich zu Bett ging, schwirrte ihr noch immer der Kopf. Vielleicht sollte sie in ihrer Kunst auch ganz neue Dinge wagen – für sich und ihre persönliche Weiterentwicklung. Neben den Stücken, die sie für den Verkauf fertigte, andere, ungewöhnliche Formen töpfern, mehr experimentieren. Anna schloss die Augen und sah sie vor sich, die alles durchdringende Seele, wie sich in ihr Farben zu Licht vermischten.

Sie erwachte von einem Donnergrollen. Humboldt! Noch vor Franz Marc war er über die Schwelle gesprungen und auf der Wiese zwischen den vielen Maulwurfshügeln verschwunden, als brauchte er nach so vielen Stunden Ruhe im Haus dringend Bewegung. Es blitzte. Anna zählte. »Einundzwanzig, zweiundzwanzig, dreiund…« Erneut donnerte es. Das Gewitter war direkt über ihr. Was, wenn der nächste Blitz einschlug und alles in Flammen setzte? Noch war kein Regen zu hören. Sie stand auf, tastete im Dunkeln nach ihrer Strickjacke, schob ihr Notfalletui, mit den Streichhölzern, in die Tasche und öffnete die Haustür. Voller Angst, dass sie im nächsten Moment getroffen würde. Schnell die Hand fort von der Eisenklinke. Was hatte Friesenegger neulich erzählt? Dass in eine Alm ein Kugelblitz zur Haustür hereingefahren sei, die Leiter hoch bis unters Dach, als suchte er jemanden. »Humboldt.« Sie schrie in die Nacht hinaus. Schwüle Hitze schlug ihr entgegen. Wie hatte sich die Luft nur so schnell wieder aufheizen können? Es war finster, nicht mal die Bergspitzen oder die Baumwipfel des Waldes waren zu erahnen. Als lebte sie auf einer Insel inmitten des Meeres und hörte die Wellen rauschen. Weder der Mond noch die Sterne waren am Himmel zu sehen. Der Wind wurde stärker. Das Rauschen nahm zu, als rollte ein

Orkan heran. Wieder blitzte es. Rasch duckte sich Anna im Türstock, etwas anderes fiel ihr nicht ein. »Humboldt, wo bist du?«, rief sie auf den Knien erneut. Gleich würde es wieder donnern. Sie zählte leise: »Einundzwanzig, zweiundzwanzig, dreiundzwanzig, vierundzwanzig, fünfundzwanzig, sechsundzwanzig …« Nichts. Hieß das womöglich, dass das Unwetter weitergezogen war und sie verschont hatte? Und da war auch der Kater. Er kam angeflitzt, sie spürte ihn an sich vorbeihuschen. Schnell ins Haus und die Tür verschlossen. Kaum hatte sie das getan, donnerte es. So laut, dass die Wände wackelten und es ihr in den Ohren dröhnte. Blitze erhellten die Hütte, es wollte gar nicht mehr aufhören zu leuchten. Aus der Ferne betrachtet war das sicher ein herrliches Naturschauspiel, aber ganz bestimmt nicht aus nächster Nähe. Regen setzte ein. Erst waren es dicke Tropfen, die auf die Schindeln klatschten, dann prasselte es plötzlich los. Lautes Trommeln, ein ohrenbetäubendes Rauschen, es war wie ein Sturzbach, der über die Alm hinwegströmte. Ihr Garten! Was war mit ihm? Anna konnte nichts tun, als abzuwarten und zu hoffen, dass es schnell aufhörte zu schütten. Aber es hörte nicht auf, prasselte eine Ewigkeit. Sie legte sich wieder ins Bett. Humboldt sprang neben sie aufs Kopfkissen und knetete es sich zurecht. Er leckte ihr die Nase, rollte sich in ihrer Halsbeuge ein und schnurrte. Zufrieden mit sich und der Welt, doch Anna hielt es kaum aus. Irgendwann wurde das Trommeln leiser, es regnete nur mehr, ein zartes Rauschen, als hätte es das nicht schon den ganzen Tag getan. Schließlich tropfte es bloß noch von der Dachrinne, und dann kehrte Stille ein. Eine gespenstische Stille. Anna lauschte ihrem Atem, der lauter war als alles ringsum. Sie drückte sich an Humboldt und versuchte zu schlafen. Nichts hören, nichts sehen, nichts wissen wollen.

Im Morgengrauen stand sie auf, zog sich an und wagte sich nach draußen. Dichter Nebel erschwerte die Sicht. Sie ahnte die Folgen des Unwetters, fand die Beete aber nicht. Wo waren sie? Eigentlich doch nur ein paar Schritte vorm Haus, den Hang hinunter. Nichts. Kein Stängel, keine Blüte, kein Blatt, kaum noch Halme und Erde. Geknickt, ausgerissen, weggespült. Als sich die Sonne durch die Wolken gekämpft und sich der Nebel gelichtet hatte, zeigte sich das ganze Ausmaß der Zerstörung. Wo vorher ein Garten gewesen war, war jetzt ein Loch, als hätte jemand mit aller Gewalt ein Stück aus dem Hang herausgerissen, ja fast gebissen. Ihr ganzer Stolz, verbunden mit vielen Stunden Arbeit, war vernichtet. Selbst die Kartoffeln hatte es aus dem schützenden Erdhügel geschwemmt. Zwischen Matsch und Steinen stieg Anna hinunter und sammelte ein paar Knollen ein, die bereits gekeimt hatten und wie ausgespuckt weit verstreut lagen, als hätte sich der Wettergott zusätzlich einen Spaß erlaubt und mit ihnen Kricket gespielt. Anna fand noch ein Büschel Schnittlauch, hob es auf und bettete es in ihre Hände. Nur das und die Tomaten unterm Vordach waren ihr geblieben. Dabei hatte sie doch bloß einfach leben wollen. Wie sollte sie das jetzt schaffen? Wie sollte sie den Winter überstehen? Sie ließ sich ins nasse Gras fallen. Alles war umsonst gewesen. Aus und vorbei. Tief von innen heraus schluchzte sie. Sie hatte es versucht, hatte ihr Bestes gegeben, sich durchgekämpft und weitergemacht. Egal, was geschehen war, egal, wo man sie abgewiesen und wem sie missfallen hatte. Doch gegen das Wetter würde sie immer verlieren. Nach einer Weile rieb sie sich die brennenden Augen und stellte fest, dass ihre Finger voller Erde waren. Sie wischte sich mit der Schürze übers Gesicht und schaute hinter sich zur Alm hinauf. Das Haus war unbeschädigt, nicht mal dem Dach hatte der Sturm etwas anhaben können. Dank Severin, der die fehlenden Schindeln passgenau ersetzt hatte. Davor stand der Tonkabaum. Auch er hatte ein paar Zweige gelassen, aber sich dennoch behauptet. Gestern noch hatte sie Franz Marc von ihm erzählt, wie er dem rauen Klima trotzte. Sie dachte an ihre Eltern. Ihre Mutter, der das Wild sämtliche Pflanzen weggefressen hatte. Hatte sie aufgegeben? Nein. Jedes Mal hatte sie den Garten wieder neu angelegt. Und ihr Vater hatte erst recht nicht kleinbeigegeben. Bestimmt hatte auch er viele Niederlagen einstecken müssen. »Denk in Zusammenhängen, Anna, niemand und nichts existiert allein«, hatte er ihr gesagt, wenn sie verzweifelt war. Doch was nützten ihr jetzt seine Worte. Sie war allein. Aber stimmte das wirklich? Wo wäre sie jetzt, wenn Severin das Haus nicht wetterfest gemacht hätte oder die Fiedlers ihr nicht mit Brennholz und Lebensmitteln ausgeholfen hätten? Wo würde sie leben, wenn sie nicht die Tonkaalm geerbt hätte? So viele Menschen hatten ihr schon geholfen und würden sie weiter unterstützen. Nicht zu vergessen Kolbs Geschenke, das Saatgut und die Aufzeichnungen. Auch wenn sie mit ihrem Garten gescheitert war, so würde sie nicht aufgeben. Noch nicht. Sie raffte sich auf, stieg wieder zum Haus hinauf und schöpfte das Wasser aus den Tomatentöpfen, damit die Pflänzchen nicht ertranken. Dann ging sie in den Schuppen. Zeit, die Truhe zu öffnen.

Eva

Ungeachtet der vielen Gäste, die sich in sämtlichen Zimmern des Hauses verteilt hatten oder auf der Treppe tanzten, kamen die Kleins mit Geschenken bepackt herein, und im Flur befand sich noch mehr. Ein Stubenwagen, ein Wickeltisch und andere Sachen, eine gesamte, nagelneue Erstlingsausstattung. Nur das Steckenpferd, das sie ebenfalls dabeihatten, stammte aus Evas Kindheit. Sie hatte es zu ihrem fünften Geburtstag bekommen. Der Kopf war aus einer von Ludwigs übergroßen Socken gemacht, die Betzi gestrickt und ausgestopft hatte. »Dass es das noch gibt!« Eva strich über die flauschige Mähne.

»Die Mähne hab ich ausgebessert«, erklärte Betzi. Man erkannte es an den unterschiedlichen Wollfarben. So ein Steckenpferd beherrschte sämtliche Gangarten wie nichts, selbst den isländischen Tölt, erinnerte sich Eva. Wie viele andere Mädchen auch, war sie damals Pferdenärrin gewesen. Leidenschaftlich gern war sie durchs Murnauer Moos getrabt, in der festen Überzeugung, dass sie auf einem echten Pferd saß.

»Wir freuen uns so. Was für eine Neuigkeit. Wir werden, ah …« Ludwig, der eine seiner hellblonden Lieblingsperücken trug, die bereits etwas verfilzt war, zog die Luft durch die Zähne, als er Eva umarmte.

»Hast du Schmerzen?«

»Ignorier es einfach. Hurra, wir werden Adoptivgroßeltern.«

»Oder einfach Oma und Opa?«, schlug Eva vor.

Cordula, der die neue Kurzhaarfrisur ausgezeichnet stand, hatte Tränen in den Augen. Auch sie drückte Eva an sich. »Ich kann's noch gar nicht glauben, Herzchen, dass ich bald …«, sie schaute auf Evas Bauch, »oder zu gegebener Zeit einen Säugling halten darf. Du warst damals schon zu groß zum in den Armen wiegen, als wir dich gekriegt haben.«

»Und widerspenstig«, ergänzte Betzi. »Bei dir jedenfalls, bei mir nicht. Zu mir wolltest du gleich.« Wie es genau gewesen war, als sie nach der Adoption zu ihnen kam, hatte sie ihr noch nicht erzählt. Überhaupt, da gab es viele dunkle Löcher, und nach über einem Jahr, seit sie von der Adoption erfahren hatte, wurde es Zeit, dass sie ihr alles sagten, oder zumindest das, was sie wussten. Eva hoffte, dass sich dadurch noch mehr klärte und vielleicht auch die ein oder andere Erinnerungen wieder auftauchte – auch wenn sie sich ein wenig davor fürchtete.

Cordula schenkte ihrer Schwiegermutter einen eisigen Blick, wandte sich wieder an Eva. »Wenn du was brauchst, meine Liebe, ich bin für dich da. Mit Schwangerschaften kenne ich mich zwar nicht aus, aber …«

»Jetzt bin ich gespannt, Cordel. Wobei genau willst du dem Engelchen dann beistehen, wenn du von nichts eine Ahnung hast?«, stichelte Betzi weiter.

»Und da ist ja der werdende Papa.« Ludwig grätschte in das ewige Hickhack zwischen den beiden und drückte Milo an sich.

»Hör ich richtig? Mein bester Freund wird Vater?« Udo humpelte zu ihnen herüber und tippte Milo mit einer Krücke auf die Schulter. »Das ist ja ’ne Sensation.«

»Nicht bloß er, auch du, Udo.« Eva sagte es laut vor versammelter Mannschaft, bevor sie der Mut verließ, und hielt das Polaroidfoto hoch. »Seht ihr den schwarzen Kreis mit den zwei kleinen Punkten drin? Das ist eine Ultraschallaufnahme. Ich weiß nicht genau, ob du, Udo, der Vater bist oder doch Milo. Deshalb hat sich die Natur wohl gedacht, dann besser gleich zwei Kinder, damit’s keinen Streit gibt.«

In der Runde machte sich betretenes Schweigen breit. Udo klappte die Kinnlade auf. Er starrte erst sie und dann das Foto an. »Du meinst, du und ich, also wir alle kriegen Zwillinge?« Auch das Murmeln der Partygäste ringsum verstummte, nur die Musik wummerte noch.

»Unser Engelchen ist doch immer für eine Überraschung gut. Diesmal sogar für zwei.« Betzi brach das Schweigen und klatschte in die Hände. »Gibt’s vielleicht bald mal einen Stuhl und eine Tasse Kaffee in eurer Gemeinschaft für eine betagte Lady wie mich? Oder ich muss mir von Herrn Udo eine Krücke ausleihen, wenn ich noch länger stehen soll.« Milo führte Betzi zum Sofa, und Kamilla samt Schreibblock rückte auf.

Endlich lockerte sich die Stimmung wieder. Alle setzten sich ins Wohnzimmer, wo es am gemütlichsten war. Cordula drückte Eva noch einmal an sich. »Ich freu mich so für dich. Und auch noch Zwillinge, ist das zu fassen! Wir sind für dich da, egal bei was. Wir alle. Ich mein’s ernst. Aber jetzt erzähl mal. Dann warst du also schon bei der ersten Vorsorge. Wie war’s? Gleich zwei Babys. Eva, ist das die Möglichkeit. Ich will alles wissen.« Sie war ganz aus dem Häuschen und ähnelte Jasmin, die ebenfalls kaum stillsitzen konnte. Deshalb übernahm die auch das Kaffeekochen, und Eva hatte die Gelegenheit, ihrer Friseurfamilie haarklein zu berichten, wie es bei der Untersuchung gewesen war.

»Dass sich im frühen Stadium einer Schwangerschaft zwei befruchtete Eizellen einnisten, kommt öfter vor, meinte der Arzt. Es könnte durchaus sein, dass sich eine davon wieder verabschiedet.«

»Verabschiedet?« Udo hopste zurück zu Kamilla und reckte den Hals, um kein Wort zu verpassen.

»Das bedeutet, dass Eva eine verlieren könnte«, erklärte sie an ihrer Stelle. Zum Einstand, als Udos Neue, hatte sie gleich einiges zu verkraften. »Immer diese Spekulationen und Angstszenarien der Ärzte, furchtbar, Eva. Lass dir nichts einreden. Vertrau deinem eigenen Gefühl.« Kamilla tätschelte Eva die Schulter, sanfter als ihr Händedruck vorhin. »Herzlichen Glückwunsch euch dreien.« Sie lächelte auch Milo an, drehte sich dann zu Udo und küsste ihn zärtlich. Anschließend malte sie ihm mit dem Kugelschreiber ein Herz auf die Wange. Erst erfuhr sie die Wahrheit über den Unfall, nun die Tatsache, dass ihr Freund Vater wurde – und all das schien sie gelassen zu nehmen. War das die Weisheit des Alters? Wenn ja, schnitt sich Eva gern eine Scheibe davon ab.

»Danke, Kamilla. Wir verlieren keins von den Kindern, das fühl ich nicht nur, das weiß ich. Ich habe beide Herzen schlagen sehen.« Die Entscheidung und der Weg bis hierher waren so schwer und weit gewesen, dass das Geschenk und die Freude doppelt so groß ausfielen, im wahrsten Sinn. Diese Kraft, die Eva spürte, zog sie aus dieser Gemeinschaft, von der sie so viel Zuspruch und Liebe erhielt, aber auch aus ihrer Adoptivfamilie, die voll und ganz zu ihr stand, davon war Eva überzeugt. Für sie gab es keine Zweifel mehr, im Sommer würde sie Mutter von Zwillingen sein.

»Ich frage mich …« Milo war noch blasser als gewöhnlich geworden, er zitterte leicht und hatte bisher kaum etwas gesagt. Auch jetzt war seine Stimme kaum zu hören. »Dass sich die Eizelle geteilt hat, nachdem sie sich mit unseren Erbanlagen – also deine, Eva, mit denen von Udo oder mir – vermischt hat, verstehe ich, aber …« Neben Marx und Nietzsche hatte er sich genauso wie sie in alle Ratgeber vertieft, die sie aus der Bücherei ausgeliehen hatte. »Aber wie hält so ein winziger Menschenkeim diese Teilung aus, also dass daraus zwei Persönlichkeiten entstehen? Jede Zelle doppelt, jedes Organ, der ganze Organismus mal zwei?«

»Diese Frage beschäftigt nicht nur dich, sondern vermutlich jeden Wissenschaftler, der über Zwillinge forscht«, sagte Kamilla, die trotz der lärmenden Musik genau zugehört hatte.

»Ist es nicht genauso verwunderlich, dass aus einem winzigen Samenkorn eine tausendjährige Linde wachsen kann?«, warf Eva ein. Sie dachte an ihre Großmutter Anna und ihren Lieblingsbaum.

»Ja, einer, aber nicht zwei.« Milo blieb hartnäckig.

Sie rückte dichter an ihn heran, so dass kein Blatt dazwischen gepasst hätte. »Kamilla hat recht, und ich weiß es, wir kriegen zwei kleine Wunder auf einmal«, flüsterte sie ihm ins Ohr und küsste ihn, wie um den Schwur zu besiegeln. Sie war guter Dinge, gerade entwickelte sich alles, wie sie es sich gewünscht hatte – ja, die Wirklichkeit übertraf sogar ihre Träume. Milo lehnte sich zurück, endlich entspannte er sich etwas. »Wie war's beim Skifahren?« Eva verschränkte ihre Finger in seine und wandte sich an ihre Adoptiveltern, die ihr schräg gegenüber saßen und ausnahmsweise schwiegen und nur ihrem Gespräch gelauscht hatten.

»Herrlich, oder Ludwig?« Cordula strahlte sie an. »Ich hab einen Kurs gemacht, und ich hätte nicht gedacht, dass ich den Dreh so schnell raushaben würde. Es ist wie Fliegen, wenn man sich mal traut, alle Ängste hinter sich lässt und einfach den Abhang runtersaust.« Ludwig schwieg und verzog das Gesicht. »Bei deinem Va-, also bei ihm gab's einen kleinen Zwischenfall …«

»Nicht«, zischte Ludwig.

»Warum?« Cordula gab nicht auf. »Ich sag schon nicht, wo genau du dich verletzt hast.«

»Wieso, was ist passiert?« Eva schämte sich, dass sie nicht gleich nachgefragt hatte. Sie hatte gedacht, Ludwig hätte lediglich einen Muskelkater.

»Er ist gestürzt und mit dem …, also direkt auf einem spitzen Stein gelandet.« Deshalb wollte er sich nicht hinsetzen.

»Brauchst du Eisbeutel, Papa?« Eva nannte ihn so, wie sie ihn immer genannt hatte – und das war er ja auch für sie. Egal, ob es irgendwo auf der Welt ihren biologischen Vater gab.

»Danke, es wird schon wieder.« Er lächelte sie leicht gequält an. »Doch, eine Sache fällt mir ein. Zwei Väter und sieben Mütter stellen sich vor einen riesengroßen Spiegel, aber darin sind nur ein Vater und drei Mütter zu sehen, wie kann das sein?«

»Hoppla, das ist knifflig.« Eva strahlte ihn an, wie sehr hatte sie seine Knobelaufgaben vermisst. »Ich denke darüber nach, ja? Ich bin etwas aus der Übung, was unsere Rätsel betrifft.« Ein Vater und drei Mütter, müssten es nicht eine Mutter und zwei Väter sein, oder wusste er schon mehr, als sie preisgegeben hatte? »Wie geht's euch? Was gibt's Neues in Murnau und speziell bei euch?« Es gab so vieles, was sie wissen wollte.

»Da ist alles beim Alten«, sagte er.

»Na, ich hoffe doch nicht«, fuhr Cordula dazwischen. »Sag ihr doch, was wir vorhaben.«

»Dass wir nächste Woche neue Trockenhauben mit stufenloser Wärmeregulierung und Zeitschaltung geliefert bekommen?« Ludwig konnte sich kaum rühren und saß ziemlich verkrampft auf der Sofakante.

Cordula verdrehte die Augen. »Dass wir eine Sommerreise gebucht haben. Vierzehn Tage von Paris bis an die Atlantikküste, ich freu mich so. Nach Frankreich wollte ich schon immer mal, noch dazu Mitte Juni.« Sie hielt inne. »Das Kind, oder die Kinder, mein Gott, Eva, gleich zwei auf einmal, ich kann's nicht fassen. Aber die kommen doch erst im August, hat Betzi gesagt, oder ist das bei Zwillingen anders?«

Eva lachte, stand auf und schob Ludwig ein Kissen in den Rücken. »Ja, Ende Juli oder Anfang August, wenn alles glattgeht. Wie wunderbar, ihr seid viel unterwegs.« Ihre Adoptivmutter hatte sich gewandelt, wirkte fidel wie nie, dazu die Freude über den Nachwuchs und ihr Entgegenkommen. Dass sie und Ludwig jenseits des Salons etwas für sich taten und viel unternahmen, bekam ihr offenbar. Auch ihre merkwürdigen Krankheiten, die sie über Jahre geplagt hatten, schienen verschwunden, zumindest hatte sie noch keine davon erwähnt. Ludwig wirkte nicht ganz so begeistert wie seine Frau, doch die ließ sich nicht beirren, schwärmte von der Alabasterküste und den Sehenswürdigkeiten in der Normandie.

»Erzähl lieber, wie's dir geht«, unterbrach er Cordula, die sich anhörte, als hätte sie den Urlaub bereits hinter sich, und würde in ihren Erinnerungen schwelgen. »Wie kommst du zurecht mit allem? Dem Studium, der Arbeit in der Apotheke?« Um sich hatte Ludwig noch nie groß Aufhebens gemacht, er schwenkte lieber sofort über zu seinem Gegenüber. Das war sein Friseurgeheimnis – so verwickelte er auch den übellaunigsten Kunden in ein Gespräch, das meist in Wohlbehagen endete – zusammen mit seiner allerbesten Kopfmassage, der Soforthilfe gegen Schuppen und vielem mehr.

»Wir von der WG wollen zusammen einen Laden aufmachen, für Naturkost und vielleicht auch für meine Kosmetik.«

Als Jasmin den Kaffee, zusammen mit Zucker und Frischmilch, in einem Kännchen servierte, stieg sie sofort mit ein und schilderte das Vorhaben in leuchtenden Farben, so als existierte der Laden bereits.

»Bei unserem Salon hast du dich geweigert, aber jetzt willst du doch Geschäftsfrau werden?« Diese Bemerkung konnte sich Cordula nicht verkneifen. Eva hatte schon darauf gewartet.

»Das Engelchen tut, was es will.« Betzi sprang wie immer für sie in die Bresche. Dabei hing ihr Herzblut doch auch am Salon.

Cordula gab auf. »Sag mal, habt ihr Süßstoff, normalerweise trink ich Kaffee schwarz und ohne Zucker, aber der ist echt bitter.« Sie schüttelte sich fast, als sie probierte.

»Hier.« Betzi öffnete ihre Handtasche und reichte ihr

einen Plastikspender, den sie als Diabetikerin immer dabeihatte.

»Ist das Ganze gerade jetzt nicht ein bisschen viel für dich?«, ergänzte Ludwig, der vorsichtig an dem Kaffee nippte, als müsste er eine Medizin schlucken.

»Habt ihr nicht aufgepasst?«, warf Betzi ein. »Das ist ein Gemeinschaftsprojekt, die jungen Leute schaffen das.« Sie hingegen genoss ihren Fair-Trade-Kaffee, den Jasmin wohl wirklich etwas zu stark gemacht hatte. Er kam aus der Kanne wie flüssiger Teer, brauchte sämtliche Milch und jede Menge Süßstofftabletten.

Als Milo aufstand, um Neuankömmlinge zu begrüßen, löste Eva für die nächste Kanne Jasmin beim Kaffeekochen ab. Udo erschien in der Küche. »Was für eine Willkommensparty! So viele Neuigkeiten auf einmal. Es ist, als hätte ich wochenlang auf dem Mond gelebt und müsste mich erst wieder auf der Erde zurechtfinden. Ein kleiner Schritt für den großen Udo, ein großer für Kleineva.« Er wankte auf sie zu und umarmte sie noch mal. »Herzlichen Glückwunsch, Mama des Jahres. Zwillinge, wer hätte das gedacht? Und darf ich dich noch was fragen?« Er räusperte sich. »Du hast also in der gleichen Nacht oder am Tag, ich weiß nicht mehr, als wir … du weißt schon, also, da warst du hinterher oder vorher mit Milo zusammen?«

»Und ich hab mich schon gewundert, dass du das für selbstverständlich nimmst.« Eva lachte, knickte die Filtertüte am Rand, damit sie besser in die Maschine passte, und gab Kaffeepulver hinein, das noch aus Majas Beständen stammte. Sie hatte gerade ausnehmend gute Laune. »Dass du nicht mehr weißt, wann es passiert ist, enttäuscht mich.«

Sie zog ihn erst mal auf. Auch sie wusste es nicht mehr auf den Tag genau. »Aber du weißt schon, wie man schwanger wird, also ich meine, dass die Frau nicht nur einen Tag lang ihre fruchtbare Zeit hat?«

Er kratzte sich am Ellbogen, da wo die Krücke auflag. »Bisher habe ich mich eher um das Gegenteil gekümmert.«

»Das hat ja perfekt funktioniert, würde ich sagen.«

»Aber wir haben doch immer verhütet, oder?«

»Ich glaub, dein Oder sagt alles.«

»Darf ich die werdende Mutter küssen? Nur als Verbündeter, versteht sich, sonst macht mir Milla doch noch die Hölle heiß.« Schon gab er ihr einen dicken Schmatzer auf die Wange.

Den Kuss erwiderte sie gern auf die winzige freie Stelle zwischen seiner Nase und dem Vollbart. »Hoffentlich hab ich mit meiner Nachricht bei euch nichts zerstört.«

»Iwo. Nach all dem, was Milla schon über mich weiß. Wenn sie mich wirklich mag, dann kann sie nichts mehr erschüttern.«

»Sie ist nett, und du wirkst glücklich mit ihr.«

Udo strahlte Eva an, wie ein blonder Nikolaus, der sich selbst ein Geschenk überreicht hatte. »Eva, ich glaube, ich hab die Frau fürs Leben gefunden. Du und Milo und ich und Milla, einverstanden?«, ergänzte er. »Das gefällt mir.«

Eva war auch erleichtert, dass Udo ihre Beziehung nicht verkomplizierte. Sie hatte sich längst für Milo entschieden. »Freunde sind wir und bleiben wir. Ist das nicht ein Wunder?« Sie drückte ihm ein Geschirrtuch in die Hand und wusch die Tassen ab, die sich in der Spüle stapelten.

Er nickte. »Ich kann's noch nicht glauben, das dauert bestimmt auch noch eine Weile.«

»Kein Problem, du hast ja noch ein halbes Jahr Zeit.«

»Und das mit deinem Käfer tut mir so leid, ich wollte, ich könnte es rückgängig machen.« Er stellte die sauberen Tassen aufs Tablett.

»Ist doch bloß ein Auto, und wir streichen es einfach zu einem Fliegenpilz um. Unten weiß, oben ein rotes Dach mit Punkten. Und den Schriftzug vom Laden auf die Türen. Ein Werbepilzkäfer. Da kommt dann niemand mehr drauf, dass der mal der gesuchte VW war.«

»Genial, beim Abschleifen helfe ich, und die Farbe besorg ich auch. Aber noch was, Eva …« Er rieb sich den Nacken. »Kann ich auch Papa sein für die Kinder?«

»Wenn, dann der Onkel oder so was in der Art. Milo und ich werden die Eltern sein.« Nun sprach sie in aller Deutlichkeit aus, was sie fühlte.

»Ja, klar, ich mein bloß, wenn Milo mal keine Zeit hat, und auf mich wird Verlass sein, ehrlich. Und habt ihr schon Namen? Wenn es zwei Jungs sind, wie wäre es mit Tim und Struppi oder Jules und Verne? Die Abenteuerbücher hab ich als Kind geliebt …«

»Ist Verne nicht ein Nachname? Und Struppi ein Hund?« Kindernamen brauchten sie nicht auch noch heute zu finden, dafür blieb noch genügend Zeit.

Kurz nach Mitternacht verabschiedeten sich die Kleins mit der Zusage, die gleiche Babyausstattung noch ein zweites Mal zu kaufen.

»Ja, willst du, hicks, sie gleich anziehen oder verschieden?«, Cordula hatte einen Schluckauf. »Zwillinge, die dasselbe anhaben, hicks, sind süß, aber schwer zu unterscheiden, hicks.«

»Erst mal reicht das doch«, versuchte Eva, ihren Eifer ein wenig zu bremsen. »So lange sie noch Babys sind, brauchen wir nicht alles doppelt.«

»Und Engelchen, in der anderen Angelegenheit machen wir auch weiter«, betonte Betzi. »Ich schreib mal nach Sachsen. Falls mein alter Kollege noch lebt, weiß er vielleicht was.«

»Sachsen? Was mauschelt ihr?« Cordula war ziemlich beschwipst. Sie hatte ausgelassen getanzt, während Ludwig mit Ecki im Keller verschwunden war, angeblich um die Pilzzucht zu inspizieren, doch Eva roch jetzt noch das Gras, und seine Schmerzen schienen verschwunden zu sein.

»Es geht um meine Herkunft, um die von Quasts. Da gab's eine Großtante in Eisleben, die vermutlich meine Ururgroßtante war. Also ganz alter Adel.« Eva hatte beschlossen, die Dinge offen auszusprechen, auch wenn es gerade an diesem Abend vielleicht etwas viel war. »Betzi will mir dabei helfen, meine richtige Mutter zu finden.«

»Das wollen wir doch auch, stimmt's, Lucki?«, Cordula rülpste hinter vorgehaltener Hand. »Wenn wir nur wüssten wie.«

»Das weiß ich jetzt, und es wird auch langsam Zeit, dass ihr mir mal genau erzählt, wie das damals mit der Adoption alles war. Aber nicht heute«, Eva sah sie eindringlich an, »könnt ihr in eurem Zustand überhaupt noch fahren?«

»Wohin?« Ludwig hatte eindeutig zu viel von Eckis Pfeife genossen, er grinste leicht benebelt.

»Ich auf jeden Fall.« Betzi riss ihrem Sohn den Autoschlüssel aus der Hand, als er ihn nach einigem Suchen in sämtlichen Taschen endlich gefunden hatte. »Von euerm starken Kaffeegebräu bin ich wahrscheinlich bis übermorgen wach. Leihst du mir bitte was zum Draufsitzen für den Heimweg?« Eva wollte einwenden, dass Betzi doch nur den Mopedführerschein für ihr Goggomobil hatte und keine Fahrerlaubnis für KFZs, doch es war nicht das erste Mal, dass sie einen größeren Wagen fuhr. Deshalb holte sie eins von den dicken Kissen aus dem Wohnzimmer, damit ihre Oma mit ihren eins dreiundfünfzig über die Armatur des Opel Kadetts hinwegsehen konnte. Sie hatte sich nicht nur mit Jasmin übers Handarbeiten und ihren Silberschmuck unterhalten, sondern auch mit den anderen Gästen über Frisuren und die beste Haarpflege – Typberatung inklusive. »Ruft ihr bitte kurz an, wenn ihr zu Hause seid? Und fahr vorsichtig, Oma, bitte!« Eva bedankte sich bei allen dreien und freute sich auf ein baldiges Wiedersehen. »Ach, und Papa.« Sie klopfte ans Autofenster der Beifahrerseite, als Betzi aus der Parklücke kurvte, und wartete bis Ludwig die Scheibe heruntergekurbelt hatte. »Die Lösung deines Rätsels ist: Zwei Väter und sieben Mütter vor dem Spiegel, damit können nur wir alle gemeint sein, du, als Vater und Großvater, das Adoptiv lassen wir weg. Dann Betzi, als Mutter, Großmutter und Urgroßmutter und Cordula als Mutter und zukünftige Großmutter.« Eva zählte noch mal nach. »Ja, und ich, natürlich.«

»Bravo. Hast du auch eins zum Tüfteln für mich?«

Sie war etwas aus der Übung, aber dann fiel ihr spontan doch etwas ein. »Wer reist ständig kostenlos um die Welt und lacht noch dabei?«

Ludwig beugte sich zum Fenster raus, zeigte zum Himmel, wo aber nicht einmal die Sterne zu sehen waren. Dann küsste er sie noch mal auf die Wange. »Bis bald, mein Mondkindchen.«

Kaum waren sie fort, kamen neue Leute herein, die sie in Beschlag nahmen. Udo saß auf einem Barhocker, den ihm jemand zu seiner »Wiedergeburt« geschenkt hatte, betätigte sich als DJ und legte hinter der Durchreiche in der Küche Platten auf, auch die, die von einigen mitgebracht worden waren. Eva unterhielt sich mit den Leuten, aß und tanzte. Mal mit Milo, mal mit Kamilla oder Jasmin. Es war befreiend. Im Takt der Musik spürte sie das Glück in jeder Zelle ihres Körpers. »Geht's euch da drin so gut wie mir gerade?«, fragte sie in Gedanken ihre Kinder und hielt sich den Bauch. Von ihren Freunden umgeben, mit ihren Adoptiveltern und Betzi versöhnt – was brauchte sie mehr? Das aufregende Abenteuer einer Schwangerschaft lag vor ihr, noch dazu gab es ein neues Gemeinschaftsprojekt, das sie angestoßen hatte. Ein Naturkostladen. Ganz in der Ferne tauchte Maja in ihren Gedanken auf, so als gehörte sie zur Vergangenheit. Vielleicht war jetzt ein guter Zeitpunkt, den Kummer loszulassen, Eva liebte doch und wurde geliebt. Und abgesehen von ihren ersten Lebensjahren, von denen sie nichts wusste, war das nun schon mehr als zwanzig Jahre so. Sie juchzte, als *Love is just a four-letter word* von Joan Baez erklang. Ausgerechnet das – als sollte damit ihr Schmerz wegen Maja angefacht werden –, doch jetzt sang sie laut mit. »The holy kiss ...«, schmetterte sie heraus. In Luft aufgelöst hatte sich der heilige Kuss, den sie auch Maja gegeben hatte. Nichts war für die Ewigkeit. Jasmin stoppte mitten in der Bewegung und wurde auf einmal kreidebleich. »Ist dir schlecht? Wir haben uns wohl zu viel gedreht. Mir ist auch etwas schwummrig.« Eva zog ihre neue Mitbewohnerin zum Sofa und ließ sich außer Atem neben sie fallen. »Soll ich uns was zu trinken holen?«

»Der Typ da …« Jasmin zitterte. »Der in eure Pflanze ascht. Sie nennen ihn Steini. Thorsten heißt er richtig, Thorsten Steinbringer.« Sie zeigte auf einen Kerl mit einem Seitenscheitel und breiten Koteletten, der erst vorhin reingekommen war. Er war ein Psychologiekommilitone von Ecki, der schon bei der Begrüßung angetrunken wirkte und Eva auf den Mund hatte küssen wollen.

»Was ist mit ihm?« Sie rutschte näher zu ihr, um sie bei dem Lärm zu verstehen.

»Er hat …, also …« Jasmin holte Luft, brauchte eine Weile, bis sie sprechen konnte. »Vor zwei Wochen, als ich noch draußen gewohnt habe, ist er …, hat er …«, wieder brach sie ab. »Lutz war noch bei seiner Supermarktschicht, und ich war müde, wollte mich hinlegen und …« Sie stockte. »Da stand er auf einmal im Zelt, ist über mich hergefallen und hat mich …, hat mich …« Sie verbarg ihr Gesicht in den Händen. Eva rückte näher und strich ihr über den Rücken. Jasmin schluchzte. »Nicht nur das, vorher hat er mich noch …«

»Hey, ihr zwei, was ist los, warum hockt ihr hier rum und blast Trübsal? Los, tanzt mit mir. Udo legt gerade *Heart of Gold* auf, mein Lieblingslied.« Eckis Neue, die ein buntes, flatterndes Tuch um die blondierten Haare gebunden hatte, versuchte, Eva hochzuziehen.

»Nicht, lass mich, Jasmin geht's nicht gut«, sagte Eva.

»Wieso, was ist los?« Gabi setzte sich zu ihnen. Stockend, mit vielen Unterbrechungen, wiederholte Jasmin, was sie Eva eben erzählt hatte.

»Der Steini? Den kenn ich. Dem traue ich alles zu, der hat mich auch schon mal begrabscht, und Vicky auch. Bei der war's sogar noch schlimmer. Kommt, dem zeigen wir's! Danach rührt der so schnell keine mehr an.« Gabi sprang auf, lief zu ihrer Freundin Vicky und flüsterte ihr etwas zu. Die nickte, ging zu Udo und bat ihn, die Musik auszustellen. Ein Raunen ging durchs Haus, dann trat erwartungsvolle Stille ein.

»Hey, Leute, einer von uns ist was angetan worden, und das müssen wir rächen. Jetzt sofort.« Gabi war wild entschlossen.

Eva wusste nicht, was sie davon halten sollte. Sie legte den Arm um Jasmin, um sie zu beschützen.

»Steini, du Schwein, jetzt bist du dran.« Ein Kreis hatte sich um Gabi und Vicky gebildet. Thorsten Steinbringer hatte sich mit einer Flasche in der Hand an den Rand gestellt, als hätte das alles nichts mit ihm zu tun.

»Jasmin, los, sag allen, was er dir angetan hat.«

»Ja, sag's! Bei uns hat er's auch schon versucht, aber ...«, Vicky trat auf ihn zu.

»Jetzt beruhigt euch.« Er schnippte die Zigarette in den Blumentopf, hob seine Flasche. »Was spinnt ihr Schlampen denn so, habt ihr eure Tage?« Er prostete Milo und Ecki zu, die neben ihm standen, als wollte er sich mit ihnen verbünden.

»Er hat Jasmin vergewaltigt«, sagte Gabi so laut, dass es noch im hintersten Winkel des Zimmers wie ein Donnerschlag nachhallte.

»Ha, als ob ich's nötig hätte, bei so einer zu landen. Was is'n das für 'ne Fete, Lutz, wo einem jeder Spaß gleich angekreidet wird?« Er gestikulierte mit der Flasche herum, dass das Bier herausschwappte. »Ich hau ab, dieser Weiberzirkus ist nichts für mich.«

»Du bleibst hier, Freundchen. Erst klären wir die Sache.«

Udo schob ihn mit seiner Krücke zurück in den Kreis, bevor er sich aus dem Staub machen konnte.

So wie Steini es formulierte, klang es, als ob er auch an diesem Abend schon die ein oder andere belästigt hatte. In Eva machte sich Abscheu und Wut breit. »Es geht nicht um heute. Vor zwei Wochen, da hast du Jasmin aufgelauert und sie überfallen.« Sie zwang sich, sachlich zu bleiben, um die Stimmung nicht zusätzlich aufzuheizen.

»Was, ich? Milo, das ist doch deine Alte. Kannst du der nicht das Maul stopfen? Oder lässt sie dich nicht mehr ran?«

»Halt die Fresse.« Milo – ihr Milo, der höchstens ein Wortfechter war und niemandem ein Haar krümmte – packte Steini am Kragen und schubste ihn vor sich her. Die Situation drohte zu eskalieren.

»Hört auf. Wir rufen besser die Polizei.« Eva drängte sich an ihnen vorbei, um das Telefon im Gang zu erreichen.

»Die Bullen?« Udo hielt sie zurück. »Ich glaub, das ist keine gute Idee.« Erst da wurde ihr klar, dass er damit wohl recht hatte. Gerade sie erwartete Hilfe von der Polizei? Da konnte sie sich auch gleich selbst ausliefern.

»Genau«, rief ein anderer. »BRD, du Bullenstaat, wir haben dich zum Kotzen satt!«

»Es lebe der Verrat an Vaterland und Staat!«

Von allen Seiten riefen sie die üblichen Straßenparolen.

Gabi nahm Eva zur Seite. »Lass sie brüllen. Uns geht's nicht um Krawall. Die Bullen würden uns, beziehungsweise Jasi, tatsächlich nicht weiterhelfen. Sie raten sogar davon ab, sich bei einer Vergewaltigung zu wehren. Besser wir lassen es über uns ergehen, um unsere Überlebenschancen damit zu erhöhen.«

»Aber wenn wir uns nicht zur Wehr setzen und keine Blessuren davontragen, gibt's keine Beweise, und sie glauben uns erst gar nicht«, ergänzte Vicky. »Also bringt es nichts, sich an sie zu wenden.«

Was für eine ausweglose Situation, dachte Eva. »Dann wart ihr, ich meine, dann seid ihr ...?«

»Jetzt kriegt euch wieder ein und macht euch locker«, unterbrach sie Steini mit einem Lächeln im Gesicht. »Sorry, Milo, ich wollte deine Schnecke nicht beleidigen.« Er schob ihn von sich, rückte weiter in Richtung Tür vor.

»Hiergeblieben.« Auch Udo hatte erkannt, dass Steini abhauen wollte, er schubste ihn zurück in die Runde.

»Was habt ihr bloß alle? Ehrlich, ich hab nichts getan, was sich nicht jeder Kerl von euch auch schon erträumt hat.«

»So etwas vielleicht?« Jasmin war noch mal aufgestanden, hatte den Rolli ausgezogen. Jetzt löste sie den Gürtel und zog den Reißverschluss der Schlaghose auf. Einer der Männer feixte, alle anderen starrten nur. In Unterwäsche stellte sie sich aufs Sofa und jeder sah ihren Bauch und ihre Oberschenkel, deren Haut dunkel verfärbt war. Auch ihre Oberarme hatten lauter blaue Flecken. »Und hier, Steini, hast du deine Zigarette auf mir ausgedrückt.« Sie zeigte auf ein Brandmal oberhalb ihrer rechten Brust. Dann sank sie zurück in die Sofaecke und kauerte sich zusammen.

Warum hatte Jasmin ihr das nicht schon vor einer Woche erzählt oder sich ihr, gleich als es passiert war, anvertraut? Eva fühlte sich ihr gegenüber schuldig und schämte sich. Sie holte eine Decke und hüllte Jasmin darin ein. Wenigstens konnte Eva sie überreden, weg von allen Leuten, die Treppe hoch und in ihr Zimmer zu gehen. Es kam ihr vor wie ein ewig langer Spießrutenlauf. Oben scheuchte sie ein Pärchen auf, das eine Weile brauchte, bis es alle Kleider fand. Endlich half sie Jasmin in die Hängematte, die sie ja anstelle eines Betts in einer Ecke aufgehängt hatte, kochte ihr mit dem Wasserkocher im Zimmer einen Himbeerblättertee und machte ihr eine Wärmflasche. Seit dem Vorfall war es in der WG leiser geworden, die Musik war aus, und aus dem Wohnzimmer waren nur einzelne Stimmen zu hören, als würde dort eine Debatte abgehalten. »Ich hätte Arnikasalbe gegen die Hämatome und Honig gegen das Brandmal, wenn du magst?«

Jasmin nickte. »Falls das jetzt noch was nützt.«

»Wie hast du das nur alles ausgehalten?« Eva holte ihr Naturkosmetiktäschchen und verarztete sie. »Es tut mir sehr leid, dass ich nicht für dich da war.«

»Du konntest es doch nicht wissen. Ich habe ja selbst versucht, es zu verdrängen. Wäre der Typ heute Abend nicht aufgetaucht, wäre es mir auch fast geglückt.« Jasmin hörte zu schaukeln auf und nahm die Tasse Tee entgegen.

»Weiß Lutz davon?« Eva setzte sich in Majas knarzenden Korbsessel. Von unten war Lärm zu hören, dann ein dumpfer Aufprall und das Knallen von Türen. Diskutieren allein reichte wohl nicht in allen Situationen.

»Das ist es ja.« Jasmin zitterte, sie brach erneut in Tränen aus. »Als ich Lutz davon erzählt habe, hat er mir nicht geglaubt. Auch nicht, dass der Kerl mich gewürgt hat.« Eva war schockiert, das ganze Ausmaß kam erst nach und nach heraus. »Deshalb war ich auch noch heiser, als ich bei euch angekommen bin. Weißt du noch? Aber das Schlimmste ist, dass es eigentlich keine Worte dafür gibt. Und den genauen

Ablauf weiß ich gar nicht mehr. Selbst wenn ich mich konzentriere und versuche, mich zu erinnern, bleibt manches schwarz.«

»Wenn er dich gewürgt hat, warst du vielleicht kurz bewusstlos. Schrecklich, Jasmin. Dein Körper will dich vor dieser schlimmen Erinnerung schützen.«

»Kann sein. Du weißt nicht, wie schwer es ist, überhaupt jeden Tag aufzustehen. Heute, mit deiner phantastischen Idee, den Laden aufzumachen, da hatte ich zum ersten Mal seit langem das Gefühl, dass etwas Gutes auf mich wartet. Aber dann taucht der Scheißkerl hier auf und macht alles kaputt.«

»Kanntet ihr euch vorher schon?«

»Der hat schon eine Zeitlang bei uns rumgehangen«, sie nickte. »Lutz hat ihn irgendwann mal ans Lagerfeuer mitgebracht. Und natürlich haben wir auch rumgeflachst, alles easy und locker. Woher sollte ich wissen, was der vorhat?« Jasmin schniefte, fuhr sich mit der Zunge über die Zahnspange. »Kannst du dich noch an den Film erinnern, Eva, den wir uns in der Schule anschauen mussten, damit wir nicht zu einem Fremden ins Auto steigen?«

»Ja, der mit den Kaninchen im Kofferraum. Ich hatte wochenlang Albträume.«

»Das Fiese ist, dass es meistens kein Fremder ist, sondern jemand, den man kennt, dem man es nicht zutraut.« Sie hielten sich an den Händen und schwiegen eine Weile. Dann ließ Jasmin sie los und begann wieder zu schaukeln. »Und noch was, etwas Verrücktes eigentlich. Ich hab vorhin gewusst, dass der Dreckskerl da ist, noch bevor ich ihn gesehen habe. Ich hab ihn gerochen. Wie kann das sein?«

»Der Geruch ist die stärkste Erinnerung, noch bevor das Gehirn ein Bild findet, hat die Nase sich schon mit dem Gedächtnis verknüpft.« Eva kam plötzlich ein Gedanke. »Weiß Maja davon?«

Jasmin nickte. »Ich musste es jemandem erzählen, sonst hätte ich mir vielleicht etwas angetan. Maja ist weit genug weg, um mich nicht zu verurteilen.«

Da war sie wieder, dachte Eva. Maja – immer und überall präsent. »Wieso sollte dich jemand verurteilen?«

»Weil ich glaube, dass ich ihn mit meiner Art vielleicht dazu angestiftet habe.«

»Das hast du ganz sicher nicht. Als Frau haben wir das Recht so zu sein, wie wir sind oder sein möchten. Das heißt nicht, dass wir für jeden Kerl Freiwild sind. Es wird Zeit, dass die Männer ein Nein akzeptieren.«

»Das hat Maja auch gesagt.« Jasmin schlürfte den Tee.

Udo und Kamilla kamen herein. »So, der Steini ist fort für immer.« Udo keuchte und stützte sich auf seine Krücken.

»Wie fort, was soll das heißen?« Eva ahnte Schlimmes. »Hast du ihn etwa zusammengeschlagen?« Auch wenn er selbst lädiert war, zuzutrauen wäre es ihm. Er war leicht in Rage zu bringen.

»Ich? Nein. Das hat Milo übernommen. Wir haben abgestimmt, wer Steini übernehmen soll, und das Los ist auf Milo gefallen.«

»Wie, welches Los?« War das wieder so ein Scherz, wie der mit seiner Zeitlotterie? Langsam dämmerte es Eva. »Du meinst, ihr habt ausgelost und dann Selbstjustiz verübt?«

»Wenn du es so nennen willst. Mann gegen Mann. Anschließend haben wir ihn rausgeworfen, unter der Bedingung, dass er zukünftig einen weiten Bogen um jeden von uns macht. Sollte er sich jemals wieder aus seinem Scheißnest Warfing, das ist irgendwo im Nordosten von München, raustrauen und in unserer Nähe auftauchen, besonders in deiner, Jasmin, dann …« Udo verstummte, als Jasmin sich wieder in ihrer Hängematte zusammenrollte, die Beine anzog und die Hände auf die Ohren presste.

»Niemand tut dir mehr etwas, Liebes.« Kamilla trat zu ihr und beugte sich über sie, als würde sie in eine Wiege schauen.

»Gewalt gegen Gewalt, das war eure Antwort?« Eva war fassungslos. »Als ob damit das, was Jasmin angetan worden ist, ungeschehen gemacht werden könnte. Wie geht's Milo?«

»Der wird schon wieder.«

»Was soll das heißen? Ist er verletzt?« Eva hievte sich aus dem Korbstuhl hoch. »Bleibt ihr bei Jasmin, ich …«

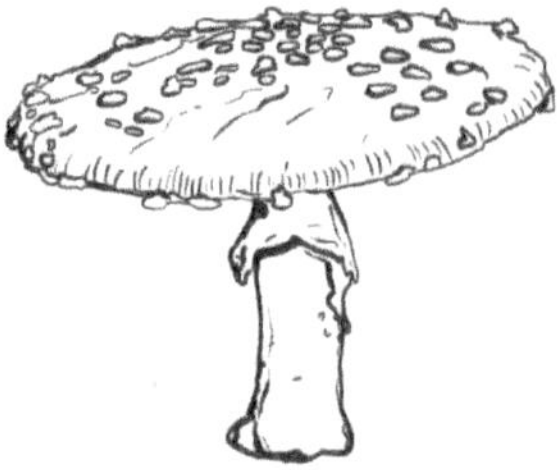

Anna

Mit bangem Herzen hob sie den knarrenden Deckel, so als würde ihr gleich etwas Lebendiges entgegenspringen. Hoffentlich fand sie etwas, was ihr weiterhalf. Ein modriger Geruch schlug ihr entgegen, vermischt mit einem Hauch *Après l'ondée*, dem französischen Duftwasser ihrer Mutter. *Nach dem Regenschauer*, wie passend, dachte Anna. Vielleicht bildete sie sich das auch nur ein. Doch sofort, als sie die Dinge sah, die in der Truhe lagen, stiegen Erinnerungen in ihr hoch. Die Tasche mit dem silbernen Verschluss, in der ihre Mutter neben dem Geldbeutel und einem Schnäuztuch mit dem GvQ-Monogramm stets eine Puderdose und einen Handspiegel verwahrte. Anna schnupperte daran und meinte tatsächlich, noch einen Hauch von Iris zu riechen – eine Unterart der Schwertlilie und Mamás Lieblingsblume. Als kleines Kind hatte Anna es geliebt, diese Tasche auszuräumen, die vielen Sachen darin, Stück für Stück nebeneinanderzulegen und zu betrachten, sofern sie die Erlaubnis erhielt und Mamá ihr den schwergängigen Schnappverschluss öffnete. Besonders wenn sie zu Besuch bei jemandem waren, duldete sie es, damit die kleine Anna beschäftigt war und sie sich in Ruhe unterhalten konnte. Warum hatte sie die Tasche nicht mit ins Tal genommen, sondern hier oben gelassen? Sogar das goldene Buch steckte in einem Seitenfach. Nach ihrem Tod hatte Anna oft an dieses Buch gedacht, aber nicht gewagt, ihren Vater nach seinem Verbleib zu fragen. Mit der Zeit wurde ihre Erinnerung daran immer blasser, und sie dachte schließlich, dass sie es sich nur eingebildet hatte, so wie es bei vielen Wunschträumen, die durch wiederholtes Drandenken wirklicher wurden, der Fall war. Es war ein kleines Notizbuch, das einen mit Reliefs geprägten goldglänzenden Einband hatte, ähnlich dem Buch, aus dem der Nikolaus die Taten oder Untaten der Kinder vorlas. Als er samt Krampus auf Dreisonnenquell erschienen war, hatte sich Anna gewundert, dass er Papás Schuhe und der Krampus mit seiner grusligen Hörnermaske und dem Schafpelz um die Schultern Kolbs Stiefel trug. In den Sack gesteckt worden war sie zum Glück nie, obwohl sie auch nicht immer brav gewesen war und es einiges zum Vorlesen und Ermahnen gab. Mamá lieferte übers Jahr mit ihrem goldenen Buch die Vorlage, wovon sich der Nikolaus und sein Helfer nur das Beste oder Schlimmste abzuschreiben brauchten. Darin hatte Gesine festgehalten, wie Anna von klein auf gediehen war – von Geburt an. Wann sie sich im Säuglingsalter zum ersten Mal gedreht hatte, so dass sie nicht mehr unbeobachtet beim Wickeln liegengelassen werden durfte, wann endlich der erste Zahn aus ihrem Unterkiefer gespitzt war und welches neue Wort sie gelernt hatte. Erbse. *Hurra, Anna kann Erbse und Hohlrabi sagen*, stand da, das war am 14. Juni 1891 gewesen. Da war sie fast zwei Jahre alt. Aber auch, wenn sie aus Alltagsgegenständen ein originelles Spiel erfunden hatte, war es ihrer Mutter einen Eintrag wert. Einiges wusste Anna noch, weil ihre Mutter später nicht nur ihr, sondern auch Freunden und

Verwandten stolz aus dem Buch vorgelesen hatte. Wie vermutet lagen in der Truhe noch weitere Bücher, in ein Samttuch gewickelt, wie es sich für Schätze gehörte. Peter Roseggers *Waldheimat* lag auf einem Stapel der *Gartenlaube*, eine Zeitschrift, die ihre Mutter so gerne gelesen hatte. Annas Heidibuch, das sie als Kind geliebt hatte, war auch hier. Sie blätterte es auf, konnte sich noch an jedes der farbkolorierten Bilder vom Peter und den Geißen Schwänli und Bärli erinnern. Darunter lag das Buch *Kosmos*, die Reiseaufzeichnungen von Alexander von Humboldt, nicht die des Katerchens, obwohl seine Erlebnisse bestimmt auch lesenswert wären. Ohne es zu ahnen, war der kostbare Foliant mit Goldschnitt und Ledereinband also schon vor langer Zeit Ruths Fängen entkommen. Umso besser für Anna. Nun besaß sie genügend Literatur, um Dunkelheit, Kälte und Einsamkeit, falls die je aufkäme, zu überbrücken und in ferne Welten abzutauchen. Sie fasste wieder Mut. Ihr fiel ein, dass Vater sich jedes Mal vorgenommen hatte, den ganzen Tag nur zu lesen, wenn er auf der Alm war, denn im Tal wurde er bei seiner Lektüre ständig unterbrochen. Ihrer Mutter war es recht, so konnte sie sich ungestört um ihren Garten kümmern, und er redete ihr nicht rein. Als Ehefrau eines Botanikers war das bestimmt ein schwieriges Unterfangen. Anna hob die Bücher samt dem Tuch heraus und erkannte erst dann, dass es ihr Zauberumhang mit den aufgestickten Sternen war. Vielmehr das *Tuch für alle Fälle*, wie Mamá es genannt hatten, weil man damit nicht nur etwas auf Nimmerwiedersehen verschwinden lassen, sondern auch alles Mögliche spielen konnte. Wenn Anna als Kind Bauchweh gehabt hatte, was damals die Formel für jegliche Art von Schmerz gewesen war, hatte Mamá sie darin eingehüllt, in ihren Armen gewiegt und ihr ein Lied vorgesungen.

Anna trug die Schätze ins Freie, wollte sich damit auf die Hausbank setzen, auf der aber noch der Regen in einer großen Lache stand. Sie wischte das Wasser fort, trocknete das Holz mit ihrer Schürze, die sowieso schlammverspritzt war, setzte sich schließlich und blätterte im goldenen Buch. Offenbar hatte es ihre Mutter auch als Saatkalender verwendet. Es gab eine Reihe von Eintragungen für die Tage, die sie auf der Alm verbracht hatte. Mit kleinen Symbolen hatte sie auch die Fortschritte vermerkt. Eine Skizze von einer kleinen Hand, aus der Samen fielen, wenn sie die Pflanze direkt draußen ausgesät hatte, ein Blumentopf, wenn sie sie im Haus vorzog, oder ein gezeichnetes Blatt, wenn sie die Pflanze als Setzling aus dem Tal mitgebracht hatte. Dazu hatte Gesine ihre Ziele aufgelistet und dazu geschrieben, ob ihr die Umsetzung gelungen war. Jede Seite war für Anna eine Entdeckung. An die Ränder hatte Mamá Einfälle, Gehörtes oder Gelesenes, auf jeden Fall Bemerkenswertes notiert. Anna schmunzelte beim Lesen, und manchmal weinte sie. Oft hatte sie Mühe, die winzige, aber feine Handschrift zu entziffern. Mal neigten sich die Buchstaben mehr nach links, mal mehr nach rechts, einmal stand da kaum leserlich:

14. Mai 1890. Das Annerl lacht mich unterm Stillen immer wieder an, so als wollte sie ihre Freude ausdrücken, dass es schmeckt.

Auch wenn es üblich war, dass Mamá als Baronin eine Amme bezahlte, hatte sie darauf bestanden, ihrer Tochter selbst die Brust zu geben, und das sogar bis kurz nach ihrem zweiten

Lebensjahr. Nur weil sie als Gastwirtstochter durch die Heirat in den Adelsstand erhoben worden war, musste sie sich nicht allen Gepflogenheiten beugen – so war ihre Einstellung gewesen. Und Christoph pfiff sowieso auf gesellschaftliche Konventionen und unterstützte seine Frau, wo er nur konnte.

4. Juli 1891: Das Annerl spricht mit jeder Blume in ihrer noch für uns unverständlichen Sprache, und sie weint, wenn eine ihrer duftenden Freundinnen in der Vase verwelkt ist.

Dass sie schon als kleines Kind so eng mit der Natur verbunden gewesen war, hätte Anna nicht mehr gewusst. Und auf der letzten beschriebenen Seite stand:

Der Sommerhagel hat all mein Tun vernichtet, nichts als Zerstörung habe ich vorgefunden, als wir gestern hier ankamen, kein Pflänzchen hat überlebt. Ich konnte es nicht fassen und heulte mir die Augen aus dem Kopf. Christoph versuchte, mich zu trösten, und wir redeten stundenlang, bis es ihm gelang und wir gemeinsam etwas entwarfen. Er hat erzählt, dass der ärmeren Bevölkerung überall auf der Welt meist nur gebirgiges Land zugesprochen wird. So hat er es auch in Südamerika auf seinen Reisen gesehen. Dort wissen sie sich zu helfen, indem sie Treppen in den Berg schlagen und auf diese Weise ebene Beete erschaffen. Für dieses Jahr ist es zu spät, aber nächstes Frühjahr, zu Beginn des neuen Jahrtausends, will ich es auch versuchen. 22. August 1899

Dazu war es nicht mehr gekommen. Ihre Mutter war vorher gestorben. Anna strich über das Datum. Bei diesem letzten Almbesuch war sie knapp zehn Jahre alt gewesen, aber daran und vor allem daran, dass der Garten ihrer Mutter ähnlich wie ihrer durch ein Unwetter zerstört worden war, konnte sie sich nicht erinnern. Vielleicht war sie an diesem Wochenende nicht dabei gewesen. Sie blätterte durch die verbliebenen leeren Seiten und fand ganz hinten einen allerletzten Eintrag. Eine Skizze, vielmehr einen Entwurf zur Umgestaltung. Anna erkannte die feine Zeichnung der Tonkaalmhütte mit dem Baum an der Hauswand, kaum kniehoch war er damals gewesen. *Meine Treppe, Baubeginn 1900* stand darunter, gefolgt von einer Anleitung. Drei Zeichnungen mit Beschriftung hatte Mamá dafür angefertigt. Das Ganze schien ein Gemeinschaftswerk ihrer Eltern zu sein. Ein Querschnitt durch den Boden erinnerte nämlich an die botanischen Zeichnungen ihres Vaters. Warum hatte Anna nicht daran gedacht? Auch die Felder von Dreisonnenquell erstreckten sich über einen Hang und waren in Stufen angelegt. Nur im großen Stil wie Terrassen, noch dazu waren sie schon immer da gewesen, für Anna also eine Selbstverständlichkeit, die ihr nicht bewusst aufgefallen war. Von Anfang an hätte sie ihren Garten hier oben anders anlegen müssen. Jetzt wusste sie, was zu tun war. Allerdings wurde es zeitlich knapp. In zwei Monaten war der Almsommer vorbei, und manchmal, so hatten es ihr die Fiedlers prophezeit, schneite es schon im September. Sie musste sich sputen, damit überhaupt noch etwas wuchs, geschweige denn gedieh. Und ob sie überhaupt noch etwas ernten konnte, stand in den Sternen. Zumal sie diesmal keine Setzlinge hatte und alles selbst vorziehen musste. Ein kompletter Neuanfang also, noch dazu so spät im Jahr. Sollte sie nicht besser aufgeben und sich als alleinstehendes Fräulein eine Arbeit und ein Zimmer im Tal suchen? Anna horchte in sich hinein. Nein, das war keine

Alternative. Sie wollte bleiben und ihren Traum weiterverfolgen, wo er doch zum Greifen nah war und nur verwirklicht werden musste. Sie hüllte sich in den Sternenumhang. Zum Aufgeben hätte sie auch später noch Gelegenheit. Sie würde es weiter versuchen. Die Kerbe hatte das Unwetter bereits für sie in den Berg geschlagen, jetzt musste sie sie bloß noch in Form bringen und ein stabiles Fundament erschaffen. Anna trug die Sachen aus der Truhe ins Haus, gab Humboldt einen dicken Kuss, der noch immer eingerollt auf ihrem Kissen schlief, und holte Spitzhacke und Spaten aus dem Schuppen. Dann machte sie sich an die Arbeit und fing an, einen Graben auszuheben. Schicht um Schicht. Jeder Schlag, jeder Spatenstich ein Kraftakt. Zuoberst das Gras mit der noch verbliebenen Erde, dann der Humus. Ihn häufte sie an der Seite auf. Als Nächstes schlug sie sich durch den Unterboden, der mit Kiesel versetzt war, und weiter bis zur nächsten Schicht, die mit größeren Steinen verdichtet war. Laut der ersten Zeichnung musste sie auf der unteren Seite knapp eine Elle in den Boden hinein, am oberen Hang etwas tiefer, so dass ein ebenes Fundament entstand, auf dem sie bequem stehen konnte. Langsam arbeitete sie sich vorwärts. Es war eine Mühsal und verlangte ihr mehr ab als alles, was sie bisher getan hatte. Anna grub in der Mittagshitze, von Mücken und Fliegen umschwärmt. Sie hieb, kratzte und schaufelte noch immer, als schon der Wind aufkam und es kühler und dunkler wurde. Erst als sie die Hand vor Augen nicht mehr sah und nicht wusste, ob der nächste Spatenstich nicht ihren Fuß treffen würde, gab sie auf, um gleich am nächsten Morgen weiterzumachen. Immer weiter, jeden Dezimeter erkämpfte sie sich. Oft erlahmten ihre Arme, ihre Hände zitterten, und ihre Haut platzte wieder auf. Dazu fiel ihr das Stehen auf der Schräge trotz Steigeisen schwer, und ihre Fußgelenke schmerzten, so dass sie nachts kaum einschlafen konnte. Erst als sie ihre müden Gelenke massierte und sie mit einem Sud aus Beinwell umwickelte, kam sie für ein paar Stunden zur Ruhe. Kaum wurde es hell, stand sie wieder auf und fing von vorne an. Sie schwankte zur Tür hinaus, Berg, Gipfel, Wiesen und Haus, alles drehte sich. Besonders, wenn sie zu essen und zu trinken vergaß. Aber auch in den Pausen ruhte sie kaum. Dann zog sie neue Pflanzen vor oder kletterte zur Felswand hinab, um in ihrem Buckelkorb Bruchplatten zu sammeln, die sie für die Trockenmauer brauchte. Bald wusste sie nicht mehr, von welcher Tätigkeit ihr der Rücken mehr schmerzte. Doch genauso wie die Pflänzchen auf den Fensterbrettern sich alle Mühe gaben zu sprießen und schneller zu wachsen, keimte auch in ihr etwas auf. War es Trotz, Ehrgeiz oder eine bisher ungeahnte Kraft? Sie konnte es nicht genau benennen, vielleicht trieb sie auch von allem etwas an. Als sie den Graben auf Beetlänge ausgehoben hatte, schichtete sie die Bruchplatten hinein. Sie waren konisch, und Anna achtete, entsprechend der Darstellung ihrer Eltern, genau darauf, dass sie von Stein zu Stein die Richtung wechselte. Genauso wie es auch die Hafner beim Kaminbau gemacht hatten. Damit die Mauer der Witterung trotzte, sollte sie sich in der Höhe neigen und zugleich nach oben verjüngen, wie bei einer Pyramide. Also mussten sich die Steine wie Ziegelsteine in einer Hauswand überlappen. Anna gab sich alle Mühe, füllte die Lücken mit kleineren Bruchplatten, um die Mauer zu stabilisieren. Dennoch wirkte die Konstruktion wackelig, anders als die Hafner besaß sie keinen Mörtel. Sie wagte nicht, daran zu rütteln, und hoffte, dass der nächste

Schritt, das Einrichten des eigentliche Terrassenbeets, dem Ganzen mehr Halt gab. Ganz zuunterst, zwischen Steinmauer und Hang, füllte sie Kiesel und Schotter, darauf schichtete sie Äste und Laub aus dem Wald. Als Nächstes vermischte sie grobe Erde mit getrockneten Kuhfladen als Dünger und gab das Ganze hinein. Langsam wurde aus der Schräge eine Waagerechte. Zuletzt trug sie feine Erde herbei, dankte dabei den Maulwürfen, die ihr so gute Dienste leisteten. Sie schaufelte die Erdhügel ab, die sie rings um den Rabenkopf finden konnte – jeden einzelnen. Und das dauerte. Bald glaubte sie, keinen Schritt mehr gehen noch etwas heben zu können. Doch sie zwang sich weiterzumachen. Alle Knochen und Muskeln in ihrem Leib sangen ein vielstimmiges Klagelied. Abends trank sie Tee, rieb sich mit Arnikasalbe ein und aß, was sie tagsüber versäumt hatte – dank Friesenegger, der sie zwischendurch mit Lebensmitteln versorgt hatte. Er nahm auch ihre Post mit ins Tal, die leider nur aus wenigen Zeilen an ihre Freunde bestand, zu mehr war Anna einfach nicht mehr fähig gewesen. Aber wenigstens musste sie nicht hungern. Der Hausierer hatte ihr sogar Gebäck mitgebracht, das sie ihm bis zum letzten Krümel abkaufte. Als sie eines Nachmittags ihr Werk von der Hütte aus betrachtete, kam sie sich wie eine Archäologin vor, die sich zu sich selbst und zu ihrem, sei es noch so kleinen Glück grub. Anna lachte, schob das letzte Stück Krapfen in den Mund, raffte sich wieder auf und machte weiter.

Zehn Tage später war es vollbracht. *Gesines Treppe*, wie Anna ihr neues Beet taufte, war fertig. Eine Stufe bloß, aber immerhin. Vielleicht fand sie nächstes Jahr die Kraft, ein weiteres Terrassenbeet anzulegen. Anfang August säte sie aus und pflanzte ein, was im Haus gesprossen war. Sie schob die verbliebenen Kartoffeln in die Erde und häufelte sie an. So wie es Frühkartoffeln gab, so hatte sie gerade eben die Spätkartoffeln erfunden. Sofern der Boden nicht bald gefroren war und sie die Erdäpfel mit dem Pickel herausschlagen musste. Im Laufe des Monats spürte sie, wie sich die Witterung veränderte. Tagsüber war es zwar noch sommerlich warm, wurde abends aber deutlich kühler und früher dunkel als zuvor. Einmal, als sie den Rosenkohl aussäte, schneite es sogar. Flocken, wie Schmetterlinge, segelten sanft aus den Wolken und lösten sich auf, kaum dass sie den von der Sonne getränkten Boden berührt hatten. Immer länger hing der Morgendunst auf der Alm, an manchen Tagen verschwand er gar nicht mehr, und die Nebelhexen umtanzten Anna in Schwaden. Obwohl ihr neuer Garten frühlingshaft wirkte, kündigte sich unaufhaltsam der Herbst an.

Severin staunte, als er im September die Kühe für den Almabtrieb einsammelte und bei ihr vorbeischaute. »Warum hast du nichts gesagt? Ich hätte dir doch geholfen.«

»Selbst ist die Frau.« Anna konnte den Stolz auf ihre Arbeit nicht verbergen, als sie der Leitkuh den Blütenkranz unter die Hörner band, den Meta geflochten hatte. Als Abschiedsgruß von der Tonkaalm steckte sie ein paar Akeleien und etwas Hornklee mit hinein. »Magst du eine Tasse Tee und einen Himbeerkuchen?«, fragte sie. Gestern am Waldrand hatte sie Hecken voller dicker Früchte gefunden, sich erst lange satt gegessen und trotzdem noch einen großen Korb davon nach Hause getragen.

»Ich muss ins Tal, tut mir leid, aber …« Er wollte noch mehr sagen, wusste nur offenbar nicht wie.

»Dann nur ein Stück für den Weg, wie bei unserer ersten

Begegnung. Weißt du noch?« Sie schnitt ihm ein Stück vom Kuchen ab und legte es in eine Blechdose.

»Natürlich. Das werde ich niemals vergessen. Du, Anna, ich wollte dich fragen, ob ...« Er schien seinen ganzen Mut zusammenzunehmen, fing noch mal von vorne an, »Hast du Lust mit mir am Samstag zum Erntetanz zu gehen? Beim Schmid in Kochel.«

»Tanzen mit dir? Warum nicht.« Ihr tat zwar noch immer alles weh, und sie würde am liebsten hundert Jahre schlafen, doch bis zum Wochenende hatte sie sich bestimmt einigermaßen erholt. Allerdings wollte sie vorher den Töpferofen einweihen, wegen des Gartens hatte sie das Geschirr noch immer nicht gebrannt. Friesenegger hatte schon nachgefragt. Noch dazu musste sie zum Tanzen den Berg hinunter und wieder hinauf. Doch so weit wollte sie jetzt nicht denken, sie freute sich einfach über die nette Einladung und verabschiedete sich von Vreni, der Kranzkuh, aber auch von Paula, Stasi, Agnes und wie die schönen Rotbraunen alle hießen. Die Kuhfladen von der Fiedlerischen Herde taten nun ihren Dienst als Dung in ihrem neuen Beet.

Am nächsten Tag, als das Feuer im Ofen bullerte, ging Anna auf der Hausbank noch mal ihre Notizen zum Brennvorgang durch. Nun musste sie dafür sorgen, die Temperatur gleichmäßig hoch zu halten, und ständig Holz nachlegen. Am besten den ganzen Tag lang und bis über die Nacht. Danach würde er mehrere Tage auskühlen müssen, bis sie ihn öffnen konnte, sonst würden die Scherben Risse kriegen. Sie hoffte, dass sie ihre Töpferware richtig hineingestellt hatte und sie unbeschädigt und nicht allzu sehr geschwunden wieder herauskäme. So viel war zu tun und zu beachten, da war an Schlaf vorerst nicht zu denken. Als Anna von ihren Notizen aufblickte, nahm sie unten am Hang eine Bewegung wahr. Da näherte sich doch eine Kuh! Erst glaubte Anna, eine der Fiedlerkühe hätte sich von der Herde losgemacht und wäre wieder heraufgekommen, doch es war keine braune, sondern eine Graugehörnte. Jetzt erkannte Anna, dass neben ihr auch ein Mensch den Berg hochstapfte. Friesenegger, der Hausierer? Er wollte doch erst in einer Woche wieder aufschlagen, dann, wenn ihr hoffentlich das Geschirr gelungen war. Wer konnte es sonst sein? Franz Marc, der anstelle seines Hundes eine Kuh an der Leine führte? Oder ein Fremder? Anna stand auf und hielt Ausschau. An der nächsten Biegung verschwanden sie, weder Vieh noch Wanderer waren nunmehr zu sehen. Anna schien sich getäuscht zu haben, wollte schon zum Holz nachlegen gehen, da tauchten sie wieder auf. Der Mann blieb stehen, schaute zu ihr hinauf und schwenkte den Hut. Anna zögerte mit dem Zurückwinken, traute ihren Augen nicht. Konnte das sein? Jetzt beschleunigte der Mann sogar seine Schritte, kam näher und näher. Ihr Herz klopfte wie wild. Sie hastete ins Haus, schob schnell ein paar Scheite in die Glut – nur weg von diesem Anblick –, starrte ins Feuer, lachte und weinte zugleich. Ihr ganzer Körper bebte. War das wirklich er? Schon hörte sie ihn rufen. »Anna, huhu.« Es war seine Stimme, und er jauchzte sogar. Da hielt sie nichts mehr. Rasch wischte sie sich übers Gesicht und lief Benni entgegen.

Eva

Sie suchte Milo im ganzen Haus, fand ihn im Mediraum vor Eckis Wasserpfeife und dem Eierschachtelstapel. Kurz nach dem Einzug hatte Udo hier ein schalldichtes Tonstudio einrichten wollen, aber dazu war es bisher nicht gekommen. Milo hockte auf einem Sitzkissen, hatte die Brille abgenommen und starrte vor sich hin. Die Fingerknöchel seiner Hände waren rot und geschwollen, die Haut an manchen Stellen aufgeplatzt. Im Fernseher, den sie hier unten hatten, lief die Muppet Show. Puppen tanzten, und die zwei Alten gestikulierten vom Balkon, aber der Ton war abgestellt. Rasch lief Eva noch mal nach oben, holte Calendula und Eiswürfel, kniete sich neben Milo und betupfte seine Hände mit der Salbe. Er ließ es geschehen, als gehörten sie nicht mehr zu ihm. Erst als sie das Eis, das sie in zwei Waschlappen gefüllt hatte, auflegte, begann er sich zu regen, und seine Augen füllten sich mit Tränen. »Was bin ich nur für ein Monster. Warum hab ich das getan?«

»Du wurdest dazu gedrängt.« Sie zwängte sich neben ihn in den Sitzsack.

»Ich hätte mich weigern können, aber ich wollte es, verstehst du? Diese Drecksau, ich habe mir vorgestellt, wenn er das mit dir … oder einer meiner Schwestern …« – er hatte vier. »Also, ich war so voller Wut. Dass ich ihn verprügelt habe, war kein äußerer, sondern ein innerer Zwang.«

Was sollte sie dazu sagen? Wut kannte sie zur Genüge, nur, dass sie die, wenn überhaupt, dann eher an Gegenständen ausließ. Früher, als Jugendliche, wenn sie sich ungerecht behandelt fühlte, war das häufig so gewesen, da hatte sie oft nicht ein noch aus gewusst.

»Wie geht's Jasmin?«, fragte er.

Eva zuckte mit den Schultern. »Ich sag mal so, sie hält sich tapfer.«

»Das vorhin war sehr mutig von ihr.«

Dem stimmte Eva zu. Die schüchterne Jasmin von früher schien ein für alle Mal Vergangenheit zu sein, doch ob sie ihr Trauma heilen oder überwinden konnte, wusste Eva nicht.

Milo schluckte. »Ich will das nicht mehr, wir reden alle nur von einer besseren Welt, von Veränderung, von Widerstand, und wenn es dann Knall auf Fall kommt, werden wir zu Tieren, werde ich zu einem und schlage zu. Es wäre doch besser gewesen, wir hätten die Polizei gerufen, und die hätten Steini verhaftet.«

»Hast du nicht gehört, was Vicky und Gabi erzählt haben? Wie soll Jasmin beweisen, dass es dieser Schweinehund gewesen ist? Trotz der Verletzungen wird er es wohl kaum zugeben, dass er es war. Also steht Aussage gegen Aussage. Nein, du bist doch der, der immer von Demokratie und Rechtsstaat redet, dann sorg lieber dafür, dass die Gesetze geändert und die Frauenrechte gestärkt werden. Mit deiner Basisarbeit bist du doch auf dem richtigen Weg.«

»Bisher habe ich auch geglaubt, etwas bewirken zu können, aber jetzt bin ich mir nicht mehr sicher, ob das was bringt.«

»Doch, das tut es, nur Gerechtigkeit kann die Lösung sein. Denk doch mal an uns und unsere Kinder. Oder hast du die vergessen? In was für einer Welt wachsen sie auf, wenn Gewalt gegen Frauen ohne Folgen bleibt?«

Milo legte seinen Kopf auf Evas Bauch, so als könnte er bereits die Herzen schlagen hören. Eva strich ihm über das dichte schwarze Haar und küsste ihm jede einzelne Träne fort. Dann reichte sie ihm seine Brille, die auf einer Eierschachtel lag. »Komm, lass uns wieder nach oben gehen, wenigstens kurz, schließlich haben wir Gäste.«

Am nächsten Tag waren die meisten ziemlich verkatert. Jasmin ging es wieder einigermaßen, zumindest behauptete sie, dass alles in Ordnung wäre. Sie und Eva waren beide früh wach und räumten gemeinsam auf. Als die meisten halbwegs ausgeschlafen und wieder ansprechbar waren, aßen sie gemeinsam das, was vom Essen übrig geblieben war. Vor allem gab es noch jede Menge Nudel- und Kartoffelsalat und haufenweise Baguettes. Dabei schmiedeten sie weiter an ihrem Plan – darauf drängte Jasmin. Über Nacht hatte sie sogar beschlossen, die Heilpraktikerausbildung zu schmeißen, um sich voll und ganz in den Naturkostladen reinzuhängen. Eva fand das übereilt und versuchte, sie zu überreden, wenigstens das Schuljahr zu beenden. »Eine abgeschlossene Ausbildung kann dir niemand nehmen.«

»Du hörst dich eins zu eins wie meine Eltern an, ist das jetzt, weil du auch Mama wirst? Wenn's nach denen ginge, säße ich längst in irgendeinem Büro oder in der Spatzenhausener Gemeindeverwaltung.« Jasmins Eltern gehörte eine Wäscherei, die sogar für die Murnauer Unfallklinik arbeitete.

»Wann ist dein Geburtstermin, Eva?«, fragte Kamilla, die Udos Bademantel trug und wieder alles mitschrieb.

»Anfang August, wenn alles glatt geht. Genauer gesagt, zwischen dem siebten und zwölften.« Eva wusste nicht mehr genau, wann sie mit Udo und wann mit Milo geschlafen hatte, und ihre Periode kam immer sehr unregelmäßig, was Dr. Print bei der Berechnung des Termins in eine Zwickmühle gebracht hatte. Und unabhängig davon konnte man trotz aller Fortschritte in der Medizin ohnehin den Geburtstermin nicht auf den Tag genau berechnen. Babys kamen eben, wenn sie kamen. Von Anfang an war jeder Mensch ein Individuum und hielt sich nicht an die Zahlen in einer Tabelle. Eva nahm sich zwei russische Eier von einer Platte mit Spargel. »Aber der Arzt meint, Zwillinge würden manchmal früher rauswollen, wenn ihnen der Platz zu eng wird.«

»Sollen wir dann davor oder danach die Eröffnung feiern? Was ist dir lieber?« Jasmin machte sich auf einem handtellerkleinen Spiralblock eigene Notizen, und zwar ziemlich viele, ständig musste sie umblättern.

»Ihr müsst nicht alles von mir abhängig machen. Kannst du mir die Butter geben?« Eva schnappte sich ein halbes Baguette, schnitt es längs auf und bestrich es dick mit Butter und Marmelade. Sie hatte einen Bärenhunger. »Ich schlage vor, dass wir uns erst mal das Häuschen ansehen und mit dem Vermieter sprechen. Wenn ihr wollt, rufe ich ihn nachher gleich an und mache was aus.« Damit waren alle einverstanden, bis auf Jasmin.

»Aber was ist, wenn uns der Ort nicht gefällt oder nicht passt oder es doch zu teuer ist? Dann finden wir einen anderen, oder?« In ihrer Stimme lag Verzweiflung. Sie blätterte noch mal ein paar Seiten in ihrem Block zurück und überflog eine Stelle, die sie unterstrichen hatte. »Es geht doch um mehr als nur um einen Laden oder darum, dass wir damit Umsatz machen, so hab ich euch jedenfalls gestern verstanden. Weil, das ist mir wichtig, ich hab die ganze Nacht, also den kleinen Rest davon, der noch übrig war, darüber nachgedacht. Die Grundidee ist Gesundheit und Gerechtigkeit für alle, und an der halten wir fest.«

»Pfiat di, Wochenmarkt, es lebe der Fliegenpilz!« Udo hob seine Kaffeetasse, und sie stießen alle mit ihren Getränken an.

Am Donnerstag, um halb sieben, fand die Besichtigung statt. Alle WG-Mitglieder radelten zusammen nach Pasing, und als sie das Häuschen erblickten, wo sich das Abendlicht der großen Fensterfront, die in viele kleine Scheiben unterteilt war, spiegelte, ging es den anderen wie Eva. Etwas Zauberhaftes ging von diesem Ort aus, es war, als ob er auf sie und ihr Projekt gewartet hatte. Milo zückte sofort die Kamera und fotografierte.

Als sie ihre Räder parkten, kam ihnen der Vermieter mit flatterndem Hausmeisterkittel entgegen. »Die Jugend fährt wieder Fahrrad, so ist's recht.« Matthias Herz. Allein sein Nachname klang, wie es sich für Träume gehörte. Der korpulente kleine Herr hatte einen lockigen Haarkranz und begrüßte sie alle per Handschlag. Dann zog er einen großen Schlüsselbund aus der Kitteltasche, sperrte die Vordertür des Häuschens auf und ließ sie eintreten. Obwohl noch keine Möbel drinstanden, war der Raum allein schon voll, als sie alle eingetreten waren. Milo, der der größte von ihnen war, musste sich ducken. Dann waren zwar noch ein paar Zentimeter zwischen seinem Kopf und der Decke, aber selbst wenn er sich daran gewöhnte, würde das für ihn kein bequemes Arbeiten werden. Immerhin gab es an der Rückwand eingebaute Regale mit vielen Fächern und Schubladen. Es fehlte höchstens ein Verkaufstresen und ein oder zwei Eckschränke, vielleicht noch eine Glasvitrine für Evas Naturkosmetik.

»Ist das alles an Platz?«, fragte Udo.

»Fast.« Herz wählte einen weiteren Schlüssel, diesmal einen winzig kleinen und schob ihn in ein kleines Schloss in der Wand.

Eva hatte einen Schrank dahinter vermutet, aber es war tatsächlich eine Kammer. Perfekt für Vorräte. »Was ist mit einem Keller?«

»Nur eine Vertiefung im Boden, wo früher der Milchtank gestanden hat.« Er bat sie, zur Seite zu treten, und hob eine Bodenklappe im abgewetzten Linoleum hoch. »Bis vor wenigen Jahren hat hier ein Tankwagen in aller Herrgottsfrühe die noch melkwarme Milch von den Bauern aus dem Umland geliefert. Von außen, durch das kleine Fenster neben der Treppe. Um sieben hat meine Mutter den Laden aufgesperrt und mit der Pumpe die Milch für die Kunden in die Kannen gefüllt.« Herz wandelte zwischen ihnen durch und zeigte mit großer Geste, wo genau das gewesen war. »Damals hat noch jeder seine eigenen Gefäße mitgebracht, es gab noch kein Plastik und nicht diese strengen Hygienevorschriften, dafür gab es aber auch weniger Müll.«

»Eigene Gefäße mitbringen, um Plastik- und Verpackungsmüll zu vermeiden, das könnten wir doch auch anbieten«, schlug Jasmin vor, die bereits eifrig am Ausmessen war. »Neunzig, nein, fünfundneunzig Zentimeter, vom Boden bis zum Fensterbrett, halt mal.« Sie gab Eva den Meterstab und übertrug das Maß in ihren Block.

»Gute Idee, das machen wir.« Jetzt fiel Eva noch etwas ein. »Erinnerst du dich noch an *Spezereien Seitz* in Murnau, gegenüber der Mariensäule? Als Kind hab ich da ab und zu eingekauft, die hatten auch Schreibwaren und Omas Lieblingszeitschriften. Betzi hat mich vom Fenster aus beobachtet, ob ich es sicher über die Straße schaffte.« Mit kleinen Läden waren sie alle aufgewachsen. Schade, dass das vorbei war, dachte sie. »Mir ging's mehr um die Süßigkeiten in den großen Gläsern. Durftet ihr euch da auch als Belohnung was aussuchen?«

Milo nickte. »Bärendreck war mir am liebsten.«

»Du magst Lakritz?« Eva verzog das Gesicht. Ihr war die Mischung aus Süßwurzelholz, Anis und Fenchelöl, meist mit jede Menge Salmiak, zu bitter.

»Was heißt mögen? Ich liebe Bärendreck in sämtlichen Formen, egal ob als Schnecke, als Stange oder Taler. Einfach her damit! Leider musste ich immer mit meinen Schwestern teilen, da blieb dann kaum noch was für mich übrig.« Alle schwelgten sie noch eine Weile in alten Erinnerungen.

»Die Läden waren viel mehr als nur eine Möglichkeit einzukaufen. Die Leute sind dort hin, um Neuigkeiten zu erfahren und Klatsch und Tratsch auszutauschen. Da wusste jeder über jeden Bescheid«, warf Ecki ein.

»Das stimmt«, sagte Udo. »In Starnberg gab's bis vor fünf Jahren, glaub ich, Dahlmanns Gemischtwarenladen, den hat eine ehemalige Köchin betrieben. Sie hat den Leuten nicht nur die Zutaten verkauft, sondern auch gleich noch das Rezept mitgeliefert. Meine Oma war begeistert von dem Service. Sie ist aber in erster Linie aus einem ganz anderen

Grund zu Luise Dahlmann gegangen. Dort gab's nämlich nicht nur den besten Kuchen, sondern auch noch die neuesten Neuigkeiten aus der Gegend.« Eva fiel ein, dass die Starnberger Ärztin Helga Knaup sogar in einem Laden entbunden hatte. Ob das in dem gewesen war?

»Die Leute vermissen so etwas. Einen Treffpunkt, einen Ort zum Verweilen. Durch Ihr Vorhaben könnte wieder so etwas in der Art hier mitten in Pasing entstehen«, sprach ihnen Herr Herz zu. »Wer unterhält sich schon gern im Supermarkt, da ist doch jeder in Eile.«

»Außer an der Kasse in der Warteschlange, da wird man zwangsgebremst«, wandte noch mal Ecki ein. »Davon sind die meisten, ich eingeschlossen, ziemlich genervt.«

»Sie sagen es, junger Mann. Was studieren Sie, wenn ich fragen darf?«

»Psychologie, fünftes Semester. Gerade haben wir eine Ringvorlesung über Erich Fromm, die Kunst des Liebens. Schon mal gehört?«

»Von diesem Fromm oder von der Kunst des Liebens?« Herz grinste. »Ich dachte, eure Generation hat keine Tabus mehr und probiert sich aus.«

»Es gibt immer was zu lernen.« Auch Ecki lachte. »Da fällt mir ein, wo ist das Klo?«

»Oh, ein eigenes gibt's leider nicht, aber Sie können die Gemeinschaftstoilette mitbenutzen, so macht's Herr Meisele auch. Hinten im Wohnblock, den Flur entlang und dann die erste Tür rechts.«

»Meisele, der das Büro nebenan hat?« Beim Fahrradabstellen war Eva das Schild an der Hintertür aufgefallen: *Gesucht-gefunden, Gustav Meisele*, gefolgt von einer Telefonnummer.

Herr Herz nickte. »Heute ist er schon weg, aber mit ihm müsste ich kurz reden, falls wir zu einer Vereinbarung kommen, ob er mit der neuen Nachbarschaft auch einverstanden ist. Es kann bei Ihnen ja durchaus mal laut werden, wie mir scheint, und ich will nicht, dass er sich gestört fühlt.«

»Was für ein Büro hat er denn?«, fragte Milo. »Gesuchtgefunden, das klingt nach einer Kleinanzeigenredaktion?« Ihm war anscheinend auch das Schild aufgefallen.

Herz lachte. »Eher Großhandel für kleine Kunden. Er verkauft hauptsächlich Herde, Kühlschränke oder Truhen, Waschmaschinen und Spülen. Alles, was die moderne Hausfrau begehrt, hat er gesagt.«

»Kühlschränke? Wie bringt er die auf den paar Quadratmetern unter?« Udos Einwand war berechtigt. Von außen schaute der Anbau noch kleiner als die ehemalige Milchzentrale aus.

»Das hat mich anfangs auch gewundert, drinnen hat er nämlich kaum mehr als einen kleinen Tisch, einen Stuhl und ein Telefon, aber das reicht, hat er mir versichert. Sein Geschäft floriert seit bald zwanzig Jahren, und durch den Umzug von Planegg nach Pasing hätte er für seine Verhältnisse sogar expandiert. Hier hat er jetzt sogar Platz für einen Tauchsieder und ein Radio, hat er behauptet. Hintergrundgeblubber oder Gedudel mache sich nämlich gut bei Kundengesprächen, meint er. In den Supermärkten spielen sie ja auch permanent Musik, um die Leute bei Kauflaune zu halten.«

»Ja, aber wie genau betreibt Meisele seinen Elektrohandel ohne Lagermöglichkeit?«, bohrte Udo nach. Eva war genauso gespannt, schließlich mussten sie auch bald im großen Stil einkaufen.

»Wenn er ungefähr weiß, was gewünscht wird, erkundigt sich Meisele stellvertretend für seine Kundschaft bei verschiedenen Händlern nach dem billigsten Gerät, schlägt seine Provision drauf, und fertig. Am Ende sind alle glücklich.«

»Genial.« Udo war beeindruckt. Es klang fast, als wäre diese Art Handel auch etwas für ihn.

»Also, was sagen Sie? Haben Sie Interesse?«, fragte Herz.

Sie alle schauten sich noch einmal um. Die Tapete hing in mehreren Schichten von den Wänden, und darunter kam Farbe zum Vorschein. Trotz allem gefiel Eva die Vorstellung, dass hier eines Tages Leute anstanden, um naturbelassene Lebensmittel einzukaufen. Sie konnte es schon direkt vor sich sehen und bemerkte auch das Leuchten in den Augen der anderen.

»Wie hoch sagten Sie, soll die Miete noch mal sein?«, fragte Udo.

»Hundertzwanzig«, antwortete Herz.

»Bei mir hieß es noch hundert Mark im Monat«, erwiderte Eva.

»Oh, da müssen Sie mich in einem guten Moment erwischt haben, wahrscheinlich sind die Sech'zger aufgestiegen.« Er grinste verschmitzt. »Dann muss ich wohl zu meinem Wort stehen.«

»Was ist hier drüber, gibt's da noch einen Speicher?« Milo tippte an die Decke, die gleich über seinem Kopf hing.

»Das ist nur dünnes Sperrholz als Dämmschutz, um Heizkosten zu sparen.« Herz klopfte mit Jasmins Meterstab dagegen, und die Platte wackelte. Wenn Sie wollen, können Sie das Holz entfernen. Überhaupt, wenn Sie die Reparaturen selbst übernehmen, das Streichen – und es kann auch sein, dass Sie den Fußboden erneuern müssen –, dann bin ich bereit, auf neunzig Mark runterzugehen. Letztes Angebot. Dafür will ich aber keine Beschwerden hören wegen des Zustands und so weiter. Euer Vorhaben imponiert mir, und ich unterstütze gerne junge Leute. Allerdings müsst ihr euch schnell entscheiden. Gestern kam eine Dame, die einen Hundesalon einrichten möchte. Bei den elitären Kläffern, die es bei der Münchner Schickeria gibt, bin ich sicher, dass ich bei ihr den vollen Preis verlangen kann.«

»Wenn Sie die Materialkosten übernehmen«, schlug Milo vor. »Die Hundefrisörin wird wahrscheinlich nicht selbst anpacken so wie wir.«

Das gab Herz zu. »Ich gestehe, dass die Dame sogar noch einen Wasseranschluss verlangt hat. Wasser müssten Sie sich nämlich auch aus dem Haupthaus holen.«

»Für uns ist das kein Problem, oder?« Eva schaute in die Runde. Sie entschlossen sich, das Häuschen sofort zu mieten, nicht dass ihnen doch noch jemand mit Hund, Katz oder Kanari zuvorkam.

Von nun an trafen sie sich in jeder freien Minute in Pasing, um zu renovieren. In ihrer Freizeit half auch Kamilla mit. Als sie die Zwischendecke herausrissen, tat sich ein hoher Raum mit einer Bretterverschalung über ihnen auf, den nur zwei Querbalken stützten. Durch die Ritzen schimmerte das Kupferdach. Es wirkte erhaben und hatte fast etwas von einer kleinen Kathedrale, fanden sie. Inmitten von Staub und Schutt starrten sie alle sechs nach oben, als hätte sich das Tor zum Himmel aufgetan. Besonders Milo konnte durchatmen, endlich musste er nicht mehr den Kopf einziehen.

»Noch schöner als gedacht. Ein würdiger Ort, um unsere Träume zu verwirklichen«, sagte Jasmin.

»Wohl wahr«, ergänzte Ecki. »Unser Fliegenpilz wächst über sich hinaus.«

»Damit rechnet keiner, der reinkommt.« Eva rieb sich den Nacken, der ihr vom Hochschauen schon schmerzte.

»Setz du dich lieber und ruh dich aus.« Kamilla befreite den Klappstuhl vom Staub und schob ihn ihr hin. Udos neue Freundin kümmerte sich mit vollem Einsatz, und besonders ihr gegenüber war sie sehr aufmerksam.

»Danke.« Eva taten tatsächlich vom langen Stehen die Beine weh.

»Wie wäre es, wenn wir das Gewölbe, das, wenn ich richtig zähle, sechs Ecken hat, von innen isolieren, damit wir es auch im Winter warm und gemütlich haben?«, schlug Milo vor. »Möglichst umweltfreundlich, also nicht mit Glaswolle, so wie in den meisten Häusern, die ist nämlich auch gesundheitsschädlich.« Das war eine gute Idee, fanden alle. Nur wie? Schon ging die Diskussion los. Ohne einen Fachmann, der die Planung übernahm, und anschließend eine Firma, die sie umsetzte, wäre diese Idee nicht zu realisieren. Doch das würde ihre Rücklagen sprengen.

»Da weiß ich jemanden.« Udo hatte einen Einfall. »Den Schreiner, der bei uns, also bei meinen Eltern in Starnberg ein neues Gartenhäuschen gebaut hat. Mit Astronomieturm. Das solltet ihr mal sehen. Mein Vater hat's entworfen. Da kann das Münchner Planetarium einpacken.« Er lachte. »Vom Turm aus sieht man nicht nur über den ganzen Starnberger See bis zu den Alpen, sondern auch bis zur Milchstraße. Der Schreiner hat schon alles Mögliche bei uns erneuert und gebaut. Angefangen beim Zaun, dann Schränke im Keller und Saunamöbel. Alles passgenau. Ich hätte nicht in seiner Haut stecken wollen. Aber Notnagel hat Nerven wie Drahtseile, mein Vater stand nämlich die ganze Zeit mit Zirkel und Geodreieck bewaffnet hinter ihm und hat jeden seiner Handgriffe überwacht. Dazu musste er sich noch lauter Mathematikerwitze anhören. Ich hab mir nur den einen gemerkt: Es gibt drei Arten von Mathematikern, die, die zählen können, und die die's nicht können.«

»Wie heißt der Schreiner?« Eva glaubte, sich verhört zu haben.

Udo grinste. »Notnagel, der Name ist Programm. Ich fahre nächste Woche gleich mal zu ihm und besuche ihn in seiner Pöckinger Werkstatt. Bestimmt weiß er auch etwas für unsere Innenverkleidung.«

»Ich begleite dich«, sagte Ecki. »Klingt, als ob man von dem Mann mehr über Verhaltenstherapie lernen kann als von jedem Psychologieprofessor.«

Für Eva stand in der Woche darauf erst mal die nächste Vorsorgeuntersuchung an. In letzter Zeit schlief sie fast jede Nacht bei Milo. In ihrem Bett konnte sie sich zwar besser ausstrecken als auf Milos neunzig Zentimeter breiten Matratze, aber allein grübelte sie oft bis zum Morgengrauen darüber nach, was sie erwartete, was noch zu tun wäre und wie überhaupt alles werden würde. Die Gedanken kreiselten vor und zurück, pendelten wie zentnerschwere Gewichte und ließen sich partout auf keine Wolke setzen und wegschieben, wie es oft in Zeitschriften bei Schlafstörungen geraten wurde. Außerdem musste Eva nun ständig auf die Toilette gehen, dabei konnten die Kinder doch nicht schon so groß sein, dass sie auf die Blase drückten. Oder etwa doch? Oft blubberte es in ihrem Bauch, als hätte sie zu viel Brause getrunken. Sobald Eva zu Milo kroch, sie ein bisschen schmusten oder auch mehr taten, schlief sie entspannt an ihn geschmiegt ein. Endlich konnten sie miteinander Sex haben, so oft wie sie wollten, ohne verhüten zu müssen. Und Eva wollte ständig, es war so befreiend. »Mehr Kinder können es jetzt ja nicht werden.« Als sie an diesem Morgen Ende März in Milos Armen aufwachte, blieb sie noch eine Weile still liegen, hörte den tiefen Atemzügen ihres Liebsten zu und spürte, wie das Glück sie durchströmte. Das mit den Wolken musste doch geklappt haben, in diesem Moment machte sie sich überhaupt keine Gedanken. Sie freute sich einfach über alles, was sie gerade erlebte, und für das, was ihr nachher wieder Sorgen machte oder sie bedrückte, würde sich schon irgendeine Lösung finden. Später. Manchmal, wenn sie an ihre Herkunft dachte, vielmehr an das Ungewisse, das sie damit verband, hatte sie das Gefühl, dass der Boden unter ihren Füßen schwankte. Dann erfasste sie eine innere Unruhe, und alles pulsierte in ihr. Als müsste sie etwas aufhalten, als könnte sie, wenn sie sich nur beeilen würde, etwas Schlimmes verhindern. Das war auch der Grund, warum sie es bisher hinausgezögert hatte, sich mit Betzi zu treffen, um mit ihr zu überlegen, wie sie weiter vorgehen könnten. Doch gerade dank ihr hatte Eva die Hoffnung, dass sich am Ende alles zum Guten wenden würde, egal, was sie herausfand. Es tröstete sie, dass Betzi wieder an ihrer Seite war. Die Frühlingssonne schien unter dem schräg herabgezogenen Rollo in Milos Zimmer, und Eva hörte die Vögel pfeifen. In Obermenzing, am Rande der Großstadt, gab es in den Bäumen und Büschen noch viele Brutplätze. Der bekannte Naturschützer und Globetrotter

Heinz Sielmann, der oft im Fernsehen zu sehen war und am Gänsebühel, zwei Straßen von der Würm entfernt wohnte, setzte sich für diese heimischen Biotope ein. Je länger Eva lauschte, desto deutlicher hörte sie eine einzelne Vogelstimme heraus, und plötzlich spürte sie etwas in ihrem Bauch. Eine zarte Berührung. Und schon war sie vorüber. Vielleicht hatte Eva sich getäuscht. Doch, da war sie wieder, und da noch mal. Das war kein Magengluckern oder Luft im Bauch, das war ein sanftes Streicheln, das nicht von ihrem eigenen Körper ausging, und sie begriff, dass es von den Zwillingen kam. Eva fuhr mit der Hand über ihren leicht gewölbten Bauch, und es war, als würden die zwei mit ihren winzigen Füßen von innen gegen die Bauchwand treten. Was für ein Wunder! Laut der Bücher, die sie bisher über Schwangerschaft und Geburt gelesen hatte, spürte man etwa in der Mitte der Schwangerschaft, also in der zwanzigsten Woche, die ersten Kindsbewegungen. Eva war aber erst in der achtzehnten Woche. War das also tatsächlich so, oder stimmte die Berechnung nicht? »Hallo ihr«, flüsterte sie. »Bald spielen wir zusammen Wasserball.«

»Wasserball, um diese Uhrzeit?« Milo, der dicht hinter ihr lag, war aufgewacht. Sie nahm seine Hand und legte sie auf ihren Bauch. »Spürst du das? Unsere Babys, sie strampeln.«

»Alle beide? Kannst du sie schon im Bauch unterscheiden?«

»Entweder schwimmt ein Baby rasend schnell von einer Seite zur anderen, oder es sind alle zwei, die da turnen.«

»Oh ja, du hast recht, da war was, eine Beule in meiner Hand. Eva, das ist …« Sie drehte sich zu Milo und küsste ihn. Sie waren beide voller Freude.

»Müssen wir heute unbedingt aufstehen?«, fragte Milo und zog Eva noch dichter zu sich.

Sie schlang die Beine um ihn. »Solange der Wecker nicht klingelt, haben wir alle Zeit der Welt.«

Anna

September 1911

Augenblicklich schien die Zeit stillzustehen. Es gab nur sie beide. Sie wusste nicht, was sie zuerst tun sollte, ihn umarmen, ihn anschauen, ihn berühren oder ihn küssen. Zugleich hielt sie etwas zurück. Anders als damals, als sie sich kennenlernten, war es keine Verlegenheit oder Unsicherheit, weil sie nicht wusste, wie sie auf ihn zugehen sollte. Vielmehr war es, als würde sie ihr selbstbestimmtes Leben, das sie sich in den letzten Wochen so mühsam aufgebaut hatte, hinter sich lassen, wenn sie jetzt auf ihn zuging. »Ich hab dich vermisst, so sehr vermisst«, sagte er auf Schweizerdeutsch, als er ihr Zögern bemerkte. Er nahm den Hut ab, mit seinem Vollbart sah er fast wie einer der Monteveritaner aus.

»Ich dich auch«, gab Anna zu. In ihr schien ein Tor aufzubrechen, als stürmte eine Herde wilder Pferde los, die lange eingesperrt gewesen war. Anna versank in seiner Umarmung, schloss die Augen. In diesem Moment schien all das vergessen, was vorgefallen war. Am liebsten würde sie ihn nie wieder loslassen. So standen sie auf der Wiese, lachten und küssten sich schließlich. Erst leicht und viele Male, dann versanken sie in einen langen, inniglichen Kuss und atmeten im Gleichklang. So schmeckte, roch und fühlte er sich an, Benjamin Tardini, ihr Benni, dachte Anna. Doch was wollte er von ihr? Sie rückte von ihm ab, hielt ihn aber weiterhin an den Händen.

»Stört dich der Bart? Der kommt wieder ab, versprochen«, sagte er. »Unterwegs hatte ich keine Gelegenheit, mich zu rasieren.«

»Ist das bloß ein Kurzbesuch, oder hast du vor, länger zu bleiben?«

»Für immer, wenn du willst. Anna, ich würde gern mit dir zusammenleben. Aber nach dem, was ich dir angetan habe, kann ich verstehen, wenn du mich nicht mehr haben willst.« Er holte Luft. Langes Reden war nicht seine Stärke. »Ich wollte nie etwas anderes als dich, aber ...« Auf die Erklärung war sie gespannt, doch er brach ab, löste sich von ihr, um die Kuh wieder einzufangen, die gefährlich nah am Abhang graste. Mit ihr am Halfter, das er sich von einem Pferd entliehen haben musste, genauso wie die Satteltaschen mit seinem Gepäck, stapfte er wieder herauf. »Darf ich vorstellen, das ist Tossa.« Er tätschelte die Graue, die nicht nur einen wunderschönen Kopf mit klaren schwarz glänzenden Augen und einen wolligen Schopf zwischen den Hörnern hatte, sondern auch wohlgenährt schien. Ein stattliches Tier.

»Wie ist das möglich? Wie hast du, wie habt ihr den weiten Weg vom Tessin bis hierher geschafft? Seid ihr von Ascona aus zu Fuß gegangen?« Anna wollte alles wissen, und sie war durcheinander. Jetzt, wo sie die Trennung von Benni gerade eben so überwunden hatte, tauchte er auf und versprach ihr erneut eine gemeinsame Zukunft.

»Ich hab versucht, Tossa in die Eisenbahn zu kriegen, aber allein die Stufen in den Waggon und dann die schmalen Sitze ... Außerdem ließ der Service in der ersten Klasse zu wünschen übrig. Rinderfilet, ich bitte dich, wie pietätlos.« Benni verdrehte die Augen, grinste sie an, und Anna ging das Herz auf. Dabei war sie froh gewesen, dass sein wunderschönes Gesicht mit der geschwungenen Nase und dem leicht schiefen Kinn, das jetzt der Bart kaschierte, in ihrer Erinnerung immer undeutlicher geworden war. Jetzt war er zurück, in seiner ganzen Gestalt, wirkte ein wenig älter, vielleicht etwas ausgezehrter, als er es bei ihrem Abschied gewesen war. Wahrscheinlich hatte auch sie sich in dem halben Jahr verändert, innerlich sowieso.

»Willst du etwas essen? Du musst hungrig sein. So setz dich doch. Ich hol auch was zu trinken. Oje, der Ofen…« Sie lief ins Haus, legte gerade noch rechtzeitig Holzscheite nach.

Als sie wieder nach draußen kam, hielt Benni bereits den Kopf unter die Viehtränke. »Euer Wasser schmeckt anders als bei uns, aber auch sehr gut.« Er schöpfte den Hut voll und hielt ihn der Kuh vors Maul, die mit ihrer großen rosa Zunge schlabberte. »Ach, Anna, was für ein Paradies!« Er wollte Tossa am Tonkabaum festbinden.

»Lieber nicht«, sagte sie. »Wenn die Kuh einmal zieht, ist der Baum kaputt.« Im letzten Jahrzehnt hatte er vermutlich schon deutlich mehr ausgehalten, aber Vorsicht war besser als Nachsicht. Benni schaute sich nach einer anderen Möglichkeit um und ging über die Wiese zu der Eiche, deren Äste robuster waren. Anna begleitete ihn. Da lief Humboldt ihnen entgegen, blieb in einigem Abstand stehen. Dann schlich er langsam näher, bis er sich, Nase an Nase, mit der Kuh beschnupperte.

»Ist das etwa dein Kater von Dreisonnenquell, der nach dem Naturforscher benannt ist?«

»Humboldt, ja. Dass du das noch weißt!« Sie hatte Benni von ihm erzählt, wie sie ihm überhaupt so vieles anvertraut hatte.

»Ich habe mir alles von dir gemerkt, oder ich hoffe es zumindest. Aber sag, wie hast du es geschafft, ihn hier raufzubringen?« Benni bückte sich, streckte die Hand aus, um ihn zu streicheln. Der Kater wich ihm aus, drängte sich an Anna und miaute, bis sie ihm über sein rotweißes Fell strich. Erst dann ließ er sich auch von Benni kraulen.

»Eine Katze kannst du nicht zwingen. Humboldt wollte mit, als ich in Wessobrunn war. Anscheinend hat er es dort auch nicht mehr ausgehalten.«

»Wieso, was ist passiert?«

»Vieles«, erwiderte sie rasch, schwieg aber dann. Nach einer Weile hatte Humboldt von der Begrüßungszeremonie genug und sprang davon. »Du kannst Tossa auch im Stadel unterstellen. Ein bisschen Heu vom letzten Jahr ist noch da.«

»Nachts gerne. Das ist sicherer, falls es hier Wölfe oder Bären gibt.« Benni band die Kuh so an die Eiche, dass sie weiter grasen konnte. »Gehört das Land ringsum auch dir?« Er nahm die Satteltaschen ab.

»Soweit ich weiß, ja. Die Alm, die Weiden und der Wald bis zu den Grenzsteinen.«

»Dann bist du eine Großgrundbesitzerin mit einem Thron hoch oben über der Welt.« Er wirkte beeindruckt. Zurück beim Haus ließ er sich auf die Bank fallen und betrachtete ihren Garten. »Eine Treppe im Berg, wie famos! Ist das alles dein Werk?«

Wieder nickte Anna und setzte sich neben ihn. »Mit der Ernte wird es vermutlich nichts mehr, ein Unwetter hat mir alle Pflanzen zerstört, so dass ich von vorne anfangen musste.«

»Aber du hast es geschafft und nicht aufgegeben. Was für eine Leistung.« Diese Anerkennung tat ihr gut. »Und drinnen hast du einen Brennofen für deine Töpferware?« Anna erzählte ihm kurz, wie der entstanden war. »Was du dir vornimmst, ziehst du durch. Ich bewundere dich.« Sie schwiegen eine Zeitlang, schauten über die Berggipfel. Dahinter färbte sich der Himmel. Abendrot-Schönwetterbot. Seit dem Unwetter versuchte sie, jede Wolke und jeden Windhauch abzuschätzen. Humboldt war bei Tossa geblieben, aalte sich im Schatten der Eiche. »Bei euch ist es schon deutlich kälter als bei uns, und dic Bäume verfärben sich bereits, das ist mir gleich nach der Grenze aufgefallen.« Benni dachte auch übers Wetter nach. »Im Tessin ist das meiste noch grün bis auf die Lärchen, die verlieren auch schon die ersten Nadeln.« Dann räusperte er sich, »Verzeihst du mir, Anna, dass ich dich im Stich gelassen habe?«

Sollte sie einfach ja sagen? Oder erst herausfinden, warum er sich jetzt anscheinend doch für sie entschieden hatte? Sie horchte in sich hinein. Da war die große Freude, ihn wiederzusehen und bei sich zu haben. Unfassbar groß! Zugleich fiel ihr der Morgen ihrer Abreise ein. Seiner Familie zuliebe hatte er einen Rückzieher gemacht, dabei wollten sie beide doch die neue Familie füreinander sein. »Komm, wir setzen uns rein und essen etwas, ich muss sowieso in der Nähe des Töpferofens bleiben und dafür sorgen, dass die Hitze gleichmäßig hoch bleibt.«

Er nickte, folgte ihr ins Haus. »Ich hab auch ein bisschen was mitgebracht.« Auf dem Tisch leerte er die Taschen aus. Einen ganzen Laib Bergkäse, Kartoffeln und jede Menge

Obst. Äpfel, Feigen und ein paar matschige Birnen, die Anna gleich in eine Schüssel legte. Besonders freute sie sich über die Maronen, einen ganzen Sack voll, die sie auch zu Mehl und allem möglichen verarbeiten konnte. Von wegen ein bisschen! Das war ziemlich viel, was Benni da hervorholte, und bereicherte ihre Vorräte. »Bist du immer noch *Vegetariana?*« Er verwendete das italienische Wort, mit dem die Einheimischen die Kurgäste vom Monte Verità bedachten. Als Letztes zog er ein Stück geräucherten Schweinebauch heraus.

»Bin ich, und ich glaub, ich bleib es auch.« Aus Fleisch und Wurst machte sie sich nichts mehr, was sie schon beim Besuch von Franz Marc gemerkt hatte. Außerdem entstand der verlockende Geruch von geräuchertem oder gekochtem Fleisch hauptsächlich durch die Gewürze, und die verwendete sie lieber für pflanzliche Nahrung, wofür kein Tier geschlachtet werden musste. Sie schnitt das Brot, das sie zuletzt gebacken hatte, in Scheiben und servierte dazu das selbst gemachte Kräuteröl, das sie für gewöhnlich anstelle von Butter verwendete. »Gestern hab ich die ersten Radieschen geerntet. Herbstradieserl sozusagen, bitte sehr.« Die stellte sie mit auf den Tisch.

»Dann ist der Speck für mich, wenn's dich nicht stört.« Er hängte ihn mit der Schnur, auf die er gefädelt war, an die Petroleumlampe über den Tisch. Da, wo sie ständig saß und arbeitete, immer ein Stück Schweinebauch vor der Nase baumeln zu haben, ging ihr zu weit. Sie nahm den Speck wieder ab und suchte einen anderen Platz, entschied sich schließlich für die Ecke an der hinteren Wand, wo sie selten hinsah. »Sehr gemütlich eingerichtet ist es hier drinnen und größer, als man von außen denkt.« Bevor er sich zum Essen setzte, schaute sich Benni in der Hütte um und inspizierte alles. »Das Dach ist dicht, der Fußboden und die Wände auch. Und gemütlich warm hast du's.« Das war eine milde Bezeichnung für die Bullenhitze, die der Töpferofen abwarf. »Hast du das etwa alles allein instandgesetzt? Du hast doch gesagt, dass hier mindestens zehn Jahre keiner mehr gewohnt hat, *odr*?« Da war es wieder, sein schweizerdeutsches Oder. »Wer hat den Stierkopf geschnitzt?« Benni war voller Bewunderung und zeigte jetzt auf das Schneidebrett, das Anna lieber nicht mehr benutzte und wie ein Bild über den Spülstein gehängt hatte.

»Nein, das war ein Bub vor langer Zeit, der heute Tiermaler ist. Er hat mich neulich besucht.« Und sie erzählte ihm von Franz Marc, merkte aber, als sie allzu sehr ins Schwärmen geriet, dass sich Bennis Miene verfinsterte. Also schwenkte sie zu etwas Unverfänglicherem über, »Bei vielem hatte ich Hilfe von den Bauern, die ihre Alm unterhalb betreiben.« Ihm auch noch von Severin zu erzählen, vermied sie, obwohl es auch da nichts zu verbergen gab. »So genug von mir, jetzt zu dir. War's schwer für dich, den Weg heraufzufinden?« Sie schwitzen beide, und Anna klemmte einen Keil in die Haustür, damit sie offen blieb.

»In der Jachenau wusste jeder, dass die Tochter des Blumenbarons unterhalb vom Rabenkopf wohnt. Sag mal, hast du keine Angst allein?«

Sie könnte ihm von der Schrotflinte erzählen, die ihr der Fiedler Paul zum Selbstschutz hatte geben wollen, was sie jedoch abgelehnt hatte. »Vorm Alleinsein fürchte ich mich nicht, und die Fenster sind zum Fensterln zu klein, da passt kein Kerl durch, falls du das meinst.« Sie öffnete eins, um auf Durchzug zu stellen. »Außerdem hab ich Humboldt als

Beschützer, der würde mich mit allen zwanzig Krallen verteidigen.«

»Das glaub ich sofort.« Er grinste.

Sie aßen beide, und es schmeckte. Dennoch musste Anna sich jetzt zwingen, etwas herunterzubringen, obwohl sie vorher noch hungrig gewesen war. Ihr Magen war auf einmal wie zugeschnürt. Benni hingegen hatte richtig Appetit und schlang das Brot und alles andere nur so in sich hinein. Dass er das Messer vergaß wieder abzuwischen, bevor er nach dem Speck etwas anderes damit schnitt, daran war sie noch von früher gewöhnt. Außerdem wollte sie gerade nicht kleinlich sein. »Wie geht's deiner Mutter?« Anna raffte sich auf und kehrte zum Anfang vom Ende zurück. Franka Tardini war der Grund gewesen, warum er sie im Stich gelassen hatte.

»Mein Va-, also mein Großvater ist gestorben, Hirnschlag, eines Morgens lag er tot im Hof. Mein Bruder, vielmehr mein Vater«, seine Familiengeschichte war kompliziert, »hat ihn gefunden.«

»Das tut mir leid.«

»Muss es nicht, du weißt ja, wie ich unter dem Alten gelitten habe. Emmo hat mir erzählt, dass eine leere Flasche Branntwein neben ihm gelegen hat. Die hat er verschwinden lassen, bevor der Arzt kam, um den Tod zu bescheinigen. Sonst hätten sich die Leute noch mehr das Maul über uns zerrissen.« Benni lachte ein trockenes Lachen, das eher nach Verbitterung klang. »Als ob das bei den Tardinis und ihren Verhältnissen noch eine Rolle spielt. Nach der Beerdigung sind meine Mutter und Emmo aufgeblüht, endlich sind sie frei, was ihre Liebe betrifft. Und damit auch ich, liebste Anna. Sie wirkten erleichtert, als ich beschlossen hab fortzugehen, und in seinem Überschwang hat mir Emmo angeboten, dass ich mir etwas aussuchen dürfte. Ich sollte ruhig aus Haus und Hof mitnehmen, was ich wollte.«

»Und was hast du gewählt?« Anna war gespannt.

»Er dachte dabei wohl eher an ein Möbelstück, dass ich mir eine der wurmstichigen Kommoden auf den Buckel lade oder irgendein Werkzeug oder vielleicht sogar eine der Maschinen mitnehme. Auf jeden Fall etwas, das er locker entbehren kann. Doch ich bin in den Stall gegangen und hab die beste Kuh aufgezäumt. Tossa ist noch dazu trächtig, ich hab schon befürchtet, sie würde unterwegs kalben.«

»Das heißt, wir haben bald zwei Graugehörnte?«

»Ja, und sobald das Kälbchen kräftig genug ist, haben wir auch jeden Tag Milch und können buttern und Käse machen. Aber jetzt du. Wie war deine Reise, warst du zuerst in Dreisonnenquell oder später? Und was hast du vorgefunden, als du hier oben ankamst?«

»Ich hab Gusto Gräser im Zug getroffen, kennst du den?« Benni hatte das Sanatorium mit Lebensmitteln beliefert, hauptsächlich mit *Marroni*, wie die Edelkastanien im Tessin genannt wurden.

»Natürlich, die Gräserbrüder, Gusto und Karl aus Siebenbürgen. Die haben doch zusammen mit Ida und Henri den Monte Verità gegründet.«

»Und warum haben sich die vier zerstritten?« Das wollte Anna schon lange wissen. Während ihres Aufenthalts waren Gerüchte kursiert, die ihr reichlich übertrieben erschienen, aber vielleicht kannte Benni ja den wahren Grund.

»Ich denke, es ging ums Geschäft. Ida und ihr Mann wollten eine Naturheilanstalt betreiben, um ein Auskommen zu haben, die Gräserbrüder eher eine Selbstversorgerkommune gründen, wo jeder so leben kann, wie er will, und keiner bestimmt.«

»Er ist Maler und hat vorher auch schon in einer anderen Gemeinschaft gelebt, hat er mir erzählt. *Humanitas* im Himmelhof bei Wien.« Dass es dort allerdings weniger um Kunst oder einen gesunden Lebensstil gegangen war, sondern mehr um Vielweiberei, nach der sich offenbar etliche Männer sehnten, verschwieg Anna. »Und er wäscht sich nur mit reinem Quellwasser, wie er sagt, was seinem Geruch nach, aber wohl nicht immer verfügbar ist.« Anna und Benni mussten beide lachen.

»Gusto hat sogar eine Zeitlang in unserer Höhle gewohnt, weißt du noch?«

Sie nickte, den Tag, an dem sie sich zum ersten Mal geküsst und sich nähergekommen waren, würde sie nie vergessen.

»Ich dachte damals erst, irgendein Clochard hätte sich dort eingenistet«, ergänzte Benni, »aber dann hab ich ihn erkannt und mich mit ihm unterhalten. Er plant, mit einem Einbaum den Lago Maggiore zu überqueren, dann den Ticino entlang bis zum Po und weiter bis zum Mittelmeer zu fahren.«

»Mir hat er erzählt, dass er mit seiner Frau und ..., warte ...« Anna rief sich das Gespräch in Erinnerung, »fünf, nein, sechs Kindern, und das siebte, das erste gemeinsame ist unterwegs, mit einem Wohnwagen durch die Gegend ziehen will.«

»Oha, dann hat er anscheinend die Einsiedelei aufgegeben. Noch vor kurzem sind nämlich Leute zu ihm in die Höhle gepilgert. Offenbar sahen sie in ihm eine Art Heiligen und erhofften sich Erleuchtung.«

»Na, ein bisschen wie Jesus schaut Gusto ja aus mit seinem Hirtenumhang, dem Rauschebart und den Sandalen.«

»Stimmt, dazu hat er ihnen auch Sinnsprüche verkauft.«

»So einen hab ich auch bekommen, aber geschenkt.« Anna zeigte Benni die handgeschriebene Karte mit *Die beste List ist Lust zur Last*, die über dem Spülstein klemmte.

»Ja, so haben die Botschaften alle ausgeschaut.« Zu dem merkwürdigen Spruch sagte er nichts weiter. Dabei fand Anna die Aussage aus eigener Erfahrung inzwischen sehr treffend. »Ist er mit dir bis München gefahren? Vor lauter Gräser sind wir ganz von dir abgekommen. Wie ging's weiter?« Mittlerweile schien Benni satt zu sein, er zog seine Bergstiefel aus und machte es sich an der Wand, im Winkel der Eckbank bequem. Was sollte sie sagen? Wie anfangen und all das beschreiben, was sie erlebt hatte, ohne den Schmerz zu erwähnen und die Sorgen, die sie gehabt hatte? »Nein, Gusto musste vorher aussteigen, ich bin im Zug eingeschlafen, hab nicht mal gemerkt, als wir in München ankamen. Der Schaffner hat mich in der Früh geweckt, was ein Glück war, sonst hätte ich mir noch ein Quartier für die Nacht suchen müssen.« Und sie erzählte, einfach so, ganz frei heraus, was ihr einfiel. Benni hörte zu, gähnte manchmal. Er musste ziemlich müde sein. Wie hatte er es überhaupt angestellt, mit einer Kuh im Schlepptau zu ihr zu finden? Es musste ewig gedauert haben und anstrengend gewesen sein. »Willst du dich nicht lieber ausruhen, und wir reden später?«

»Tut mir leid. Das muss die Anspannung sein, die von mir abfällt, jetzt, wo ich endlich bei dir bin. Nur ein kurzes Nickerchen, wenn's recht ist.« Er stand auf, streckte sich strumpfsockig auf den Dielen aus, schob seine langen Beine unter die Bank und legte eine der Satteltaschen als Kissen unter den Kopf.

»Ich lass dich doch nicht auf dem Fußboden schlafen. Los, hoch mit dir.« Sie half ihm wieder auf. »Das Bett ist sowieso ein Doppelbett.«

»Danke. Du glaubst gar nicht, wo und wie ich in den letzten Wochen übernachtet habe.«

Er streifte die Hose ab und schlief schon halb, kaum, dass er die Matratze berührt hatte. »Tossa braucht noch Wasser, ich steh gleich wieder auf.«

»Ich kümmere mich, schlaf du nur.« Anna deckte ihn zu, stand noch eine Weile bei ihm und betrachtete ihn, lauschte seinen langen tiefen Atemzügen. Benni schlief noch, als sie von draußen zurückkehrte. Draußen band sie Tossa los, führte sie in den Stadel, brachte ihr einen Kübel Wasser und mähte Gras für sie. Dengeln, schärfen und schließlich das Mähen hatte Severin ihr gezeigt, genauso wie das Holzmachen. Anna mochte das Mähen mit der Sense. Es hatte etwas Besinnliches. Wie man sich in halben Schritten vorarbeitete, dabei die Klinge in einem Bogen durchs Gras zog. Plötzlich fiel ihr ein, dass sie in drei Tagen zum Tanzen verabredet war – mit Severin. Was würde Benni dazu sagen, wenn sie mit einem anderen ausging? Während sie darüber nachdachte, lockerte sie die Erde in ihrem Beet und goss ihren Garten. Benni schlief noch, als sie wieder ins Haus zurückkehrte, den Tisch abräumte und möglichst leise abspülte. Er rührte sich auch nicht, als sie Holz hereintrug und den Töpferofen nachschürte, was nicht geräuschlos vor sich ging. Humboldt kratzte am Fenster, sie ließ ihn herein und gab ihm die restlichen Speckwürfel. »Als Katze einer Vegetarierin hast du es schwer«, flüsterte sie ihm zu. »Aber jetzt ist endlich ein Fleischesser im Haus. Doch ich weiß nicht, ob es Benni recht ist, dass ich dir etwas davon gebe, also verrat mich nicht und vernichte die Beweise.« Der Kater tat ihr den Gefallen und verschlang die Leckerbissen. Anschließend putzte er sich ausgiebig, als könnte er noch die letzten Reste mit der Pfote aus seinem Gesicht wischen. Und Benni schlief auch dann noch weiter, als Humboldt sich wie selbstverständlich zu ihm ans Fußende legte. Anna zeichnete die beiden, inspiriert von Franz Marc mit raschen, aber markanten Strichen. Obwohl sie auch erschöpft und müde war, wagte sie sich noch nicht ins Bett und schob es auf den Brennofen, den sie überwachen musste. Wie würde das Leben zu zweit sein, jetzt wo sie sich neu oder überhaupt darauf einstellen musste? Anders als im Tessin, wo sie nicht zusammengewohnt hatten, würden sie hier oben fortan Kammer und Bett teilen und sich ganz aufeinander einstellen müssen. In den letzten Monaten hatte Anna ihren eigenen Rhythmus gefunden, hatte getan, was sie wollte, ohne Rücksicht auf jemand anderen nehmen zu müssen. Einzig vom Wetter war sie abhängig gewesen. Wie passte Benni da mit hinein? Als sie aus dem Fenster schaute, entdeckte sie den Vollmond am Himmel, eine kleine gelbe Kugel bloß, die über Tal und Berg zu wachen schien. Anna schnappte sich den kleinen Lederball von der Wandkonsole, wo sie ihre persönlichen Schätze, Briefe und kleine Fundstücke aufgereiht hatte. Den Ball hatte ihr Doktor Lachner geschenkt, nachdem sie einen Teil ihres rechten Ringfingers verloren hatte. Mit dessen Hilfe hatte sie nicht nur die Muskeln und Sehnen ihrer verletzten Hand trainiert, bis sie geheilt war, sie hatte auch ihre ewig kreisenden Gedanken ausgeschaltet und ihre Wut gezähmt. Vielleicht sollte sie das jetzt auch versuchen. Sie warf den Ball von einer Hand in die andere, bis sie danebengriff, er zu Boden fiel und eine Katzenpfote ihn weiterschoss. »Dann mach du weiter.« Sie kroch unter die Eckbank, rollte Humboldt den Ball zu und wankte müde in den hinteren Teil des Raumes.

Benni murmelte etwas auf Italienisch, das sie nicht verstand, als sie so leise wie möglich zu ihm ins Bett kroch. Schon legte er den Arm um sie und zog sie an sich. Anna schloss die Augen und spürte, wie alles in ihr pulsierte. Ihr Liebster war zurück, und sie freute sich. Ob sie auch glücklich war, musste sie noch herausfinden.

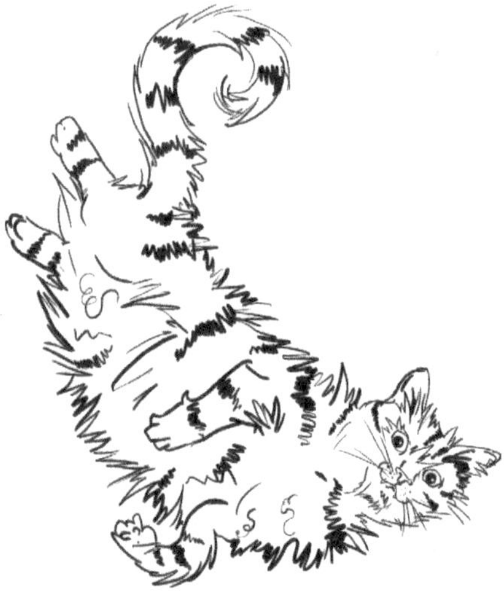

Eva

Um neun Uhr dreißig lag sie bauchfrei auf einer Liege in der Frauenarztpraxis, bereit für den nächsten Ultraschall. Was für ein Moment! Schade, dass Milo nicht freibekommen hatte, um dabei sein zu können. Wie schon vermutet, und Prints Vorbehalt zum Trotz, schlugen weiterhin beide Herzen, zusammen waren es also drei, die sich in ihr gegenseitig den Takt vorgaben. Sie hoffte, dass sie danach ausreichend Gelegenheit bekäme, all die Fragen zu stellen, die in ihr brannten. Zu Mehrlingsschwangerschaften hatte sie nämlich nur ein kurzes Kapitel in einem alten vergilbten Ratgeber aus der Bücherei gefunden. Die anderen Bücher zu diesem Thema waren alle ausgeliehen gewesen, anscheinend herrschte gerade ein Babyboom in München. Blieben noch medizinische Fachbücher an ihrer Fakultät, in denen in erster Linie die Krankheiten und Missbildungen behandelt wurden, und über die Eva lieber vorerst nichts lesen wollte. Wie üblich wirkte Dr. Print gehetzt, wechselte nach kurzem Herztöne hören rasch zum Ultraschall. Die Arzthelferin von letztem Mal war heute krank, und die anwesende überlastet. Also gab es diesmal leider kein Polaroidfoto. Eva hatte bei der Anmeldung danach gefragt, weil sie hoffte, diesmal schon mehr zu erkennen und ein weiteres Foto für die Wand über ihrem Schreibtisch zu erhalten – als Motivationshilfe in den Momenten, wenn ihr wieder einmal alles über den Kopf wuchs und sie zu zweifeln begann. Stattdessen nahmen die Sorgen zu. Ohne einzubeziehen, dass Eva jung und gesund war und sich auch genauso fühlte, kreuzte Dr. Print das Wort *Risikoschwangerschaft* groß in ihrem Mutterpass an, drückte mit seinem Kugelschreiber so fest auf, dass es sich gleich auf allen Seiten einprägte, damit es nur ja nicht zu übersehen wäre. In den klobigen Bildschirm zu spähen, der über Eva schwebte, war allein das Privileg des Arztes. Außerdem konnte sie nicht gleichzeitig sonographiert werden und sehen, was vor sich ging, dafür musste erst noch eine Apparatur erfunden werden.

»Ah, da haben wir die zwei Rabauken endlich«, äußerte er sich nach längerem Herumfuhrwerken und offenbarem Suchen, als wäre ihr Bauch eine Kiesgrube und er würde die Baggerschaufel bedienen. »Wie es aussieht, Fräulein Klein, teilen sich Ihre Kinder eine Plazenta. Höchstwahrscheinlich bekommen Sie also eineiige Zwillinge, zwei Jungs oder zwei Mädchen, zum Verwechseln ähnlich. Doch auch da gibt es Ausnahmen. Ein Pärchen, also Junge und Mädchen, sind allerdings immer zweieiig.«

»Aber werden die Kinder genügend gut versorgt?« Dass sie sich eine Plazenta teilten, beunruhigte sie.

»So viel ich erkennen kann, hat jedes Kind seine eigene Fruchtblase. Das müssen Sie sich wie zwei Kammern in einer Wohnung vorstellen, die wie durch einen dünnen Vorhang voneinander getrennt sind.« Ob das gut oder schlecht war, erklärte er nicht. Mit zusammengekniffenen Augen starrte der Arzt weiter auf den Bildschirm und presste die Ultraschallsonde fest auf ihren Unterleib. Eva hoffte, dass die Kinder wieder davonschwammen und den Druck nicht spürten, den wollte allein sie aushalten und versuchte, dagegen anzuatmen, als könnte sie sich aufblasen wie ein schützender Ballon. »Schätzungsweise sind die Embryos etwa sechsundzwanzig Zentimeter groß. Momentan sitzen sie mit dem Kopf nach oben und schauen sich gegenseitig an.« Dank seiner Beschreibung konnte Eva sich die beiden wunderbar vorstellen – einander zugewandt, das gefiel ihr. Doch im selben Augenblick versuchte er, dieses schöne Bild wieder zunichtezumachen, »Aber das ändert sich hoffentlich noch bis zur Geburt. Sonst gibt's Komplikationen.«

»Und welche sind das?«

»Ich bitte Sie, beide zuerst mit den Füßen voran? Das ist unmöglich.« Mehr sagte er nicht dazu, als ob es selbstverständlich war, dass sie sich genauestens auskannte und wusste, wie sie das zu verstehen hatte. »Haben Sie sich schon in einer Klinik angemeldet? Wenn nicht, sollten Sie das möglichst bald tun. Bei Risikopatientinnen will man vorbereitet sein, und das ist ja auch für Sie nur von Vorteil.«

»Ich will zu Hause entbinden, und werde mir dafür eine Hebamme suchen.« Eva spürte es nicht nur, sie wusste, dass es das Richtige für sie war. Und je mehr der Arzt sie verunsichern wollte, desto mehr festigte sich ihr Entschluss.

»Zwillinge zu Hause? Wer hat Ihnen denn diesen Unsinn eingepflanzt? Davon rate ich dringend ab. Nicht nur als Mediziner, sondern generell. Ich bin selbst erst vor kurzem Vater geworden, meine Frau ist ähnlich zart gebaut wie Sie. Desiree wäre bestimmt zerbrochen, wenn meine Zange und ich nicht zur Stelle gewesen wären.« Eva zwickte unwillkürlich alles zusammen. »Wissenschaft und Fortschritt dienen dem Wohl der Menschheit, Fräulein Klein, das sollten Sie als Pharmaziestudentin eigentlich beherzigen.« Er hatte einen Blick auf ihre Karteikarte geworfen. »Abgesehen von den Gefahren für Sie, wollen Sie doch auch nicht, dass Ihren Kindern etwas passiert. Da gibt es Fälle von …«

»Besser nicht von anderen auf mich schließen, Herr Doktor«, unterbrach sie ihn. »Ich freu mich erst mal, dass es meinen beiden Kindern gut geht.«

»Ja, aber Sie müssen auch auf sich achten. Ihr Eisenwert war letztes Mal schon sehr niedrig. Essen Sie genug Fisch und Fleisch?«

»Ich ernähre mich vegetarisch.« Schon geriet sie ins nächste Fettnäpfchen.

»Du meine Güte! Na, dann verschreib ich Ihnen besser ein Eisenpräparat. Gibt es Vorerkrankungen in der Familie?«

»Das weiß ich nicht, ich bin adoptiert.«

Dr. Prints kleine Augen hinter der Goldrandbrille zuckten zum wiederholten Male. »Ach, richtig, jetzt erinnere ich mich. Umso bedenklicher finde ich Ihr Vorhaben. Was, wenn Ihre Vorfahren an einer schweren Erbkrankheit gelitten haben?« Erneut blätterte er in dem blauen Heftchen, in dem er bei der ersten Vorsorge selbst alles durchgestrichen oder mit einem Kürzel für unbekannt versehen hatte. Durch ihren Job in der Apotheke war Eva darin geschult, die oft kaum lesbaren Handschriften der Ärzte auf Rezepten zu entziffern. »Na, wenigstens ist Ihr Blutdruck normal.« Er übertrug den Wert, den vorher eine Helferin bei ihr gemessen, auf einem Zettel vermerkt und mit einer Büroklammer an ihrem Vorsorgeheft befestigt hatte, und schwenkte den Sonographen zur Seite. »So, das war's. Sie können sich anziehen. Wir sehen uns in vier Wochen wieder.« Print gab ihr ein Papiertuch, um das Kontaktgel abzuwischen, und hastete aus dem Raum, hinein in den nächsten, wo bereits eine andere Patientin wartete. Die Tür fiel ins Schloss. Ein wenig benommen saß Eva zwischen lauter surrenden und blinkenden Laborgeräten und kam sich wie auf einer Baustelle vor, wo die Arbeiter einfach vor Schichtende Feierabend gemacht hatten. Bevor sie sich wieder anzog, legte sie die Hände auf ihren nackten Bauch, der sich unter ihrer Berührung wölbte. »Wisst ihr was? Das tun wir uns nicht noch mal an«, sagte sie zu ihren Kindern und schwang sich von der Liege. »Servus, Doktor Print. Wenn wir keine Hebamme finden, fahren wir zu Frau Doktor Knaup nach Starnberg in die Praxis, die Beste ist gerade gut genug für uns.« Doch erst mal musste Eva zum Dienst in die Apotheke. Es war an der Zeit, ihrem Chef von der Schwangerschaft zu erzählen. Sie konnte schon sein obligatorisches Seufzen hören, was er von sich geben würde, wenn er davon erfuhr. Wahrscheinlich ahnte er es sowieso schon, oder Frau Schwalbe hatte es ihm gesteckt. Eva hatte neulich bemerkt, wie sie beim Kittelanziehen ihren Bauch gemustert und anschließend mit der Putzfrau getuschelt hatte. Entgegen ihrer Erwartung trug es Meitl mit Fassung, als sie es ihm im Séparée, kaum, dass sie angekommen war, mitteilte. Er gratulierte ihr sogar mit Tränen in den Augen. »Fräulein Klein, was für eine großartige Neuigkeit. Ich bin, wie soll ich sagen, also, damit habe ich nicht gerechnet. Ich dachte vielmehr, die Konkurrenz hätte Sie uns abspenstig gemacht, und Sie wollten es mir schonend beibringen.« Er tätschelte ihr die Oberarme, wie man es so machte, wenn ein Händedruck zu wenig, aber eine Umarmung zu viel war.

»Welche Konkurrenz, Herr Meitl? Ihre Rosenapotheke ist einzigartig.« Eva lächelte, sie war erleichtert.

Obwohl der Verkaufsraum voller Leute war, eilte Frau Schwalbe zu ihnen. »Zwillinge, als lediges Fräulein? Und das bei Ihrer Vorgeschichte?«, zischte sie, kaum dass sie die Schiebetür hinter sich geschlossen hatte.

Sofort raste Eva das Herz. Spielte die Kollegin etwa auf ihr Auto an, das von der Polizei gesucht wurde? Aus ihrem Mund klang es, als wäre sie bereits vorbestraft. »Äh, was genau meinen Sie damit?«, wagte sie sich vor. Der Apotheker tupfte sich die schweren Lider und schaute Frau Schwalbe ebenso gespannt an.

»Sie sind doch adoptiert«, platzte die heraus. »Bestimmt werden Sie Ihre Kinder auch weggeben.«

»Selbstverständlich nicht.« Wie kam sie darauf, und woher wusste sie das? Eva war zu baff, als dass ihr mehr einfiel. In den vergangenen zwei Jahren, seit sie mit Frau Schwalbe zusammenarbeitete, hatten sie sich so gut wie nie über private Angelegenheiten ausgetauscht. Doch anscheinend wusste sie sehr genau über Eva Bescheid.

»Sind Sie sicher? Zwei Kinder, noch dazu gleich alt, das wird eine große Belastung.«

»Ingrid, ist Diskretion nicht unser Apothekerethos?« Jetzt wandte sich Meitl an seine Dienstälteste, die in Eva schon immer eine Widersacherin gesehen hatte. »Und ich frage mich auch gerade, warum unsere Kunden bei uns warten müssen, das ist doch sonst nicht deine Art?« Das nahm Frau Schwalbe den Wind aus den Segeln, sie presste die Lippen aufeinander, als würde sie zu gern noch etwas ergänzen, und ging in den Verkaufsraum zurück.

»Arbeiten werde ich weiterhin, Herr Meitl«, sagte Eva,

als sie sicher sein konnte, dass Frau Schwalbe in ein Beratungsgespräch verwickelt war. »Nur die Stunden würde ich jetzt schon gerne reduzieren.« Meitl seufzte.

Endlich zu Hause angekommen, holte Eva alles, was sie in ihrem Kühlschrankfach an Essbarem fand, heraus, stibitzte noch die Reste aus Milos und Eckes Abteilungen und trug die Beute in ihr Zimmer. Ihr Hunger war riesig, sie hätte ein ganzes Schlaraffenland vertilgen können. Süßes, Saures, Würziges oder einfach nur trockenes Brot in großen Mengen. Abgesehen davon, dass sich eigentlich alles nur noch um den *Fliegenpilz* drehte, hatte für Eva im April das sechste Semester und damit das Hauptstudium begonnen. Der neue Stundenplan war bis zum Sommer mit Ringvorlesungen und Seminaren in Biochemie und Pharmazeutischer Biologie vollgestopft. Im Sommer standen dann die Klausuren und die mündlichen Prüfungen an. Bis dahin gab es vertiefende Tutorien, an denen sie teilnehmen wollte. Selbst wenn sie weniger in der Apotheke arbeitete, was zum Glück geklappt hatte, war es trotzdem schwer, alles, was sie vorhatte, unter einen Hut zu bringen. Zusätzlich hoffte sie am Dienstag- oder Mittwochabend Zeit für einen Geburtsvorbereitungskurs zu finden, der im Olympiazentrum angeboten wurde. Als ob das Kinderkriegen eine olympische Disziplin wäre. Auch wenn sie dieser Gedanke erheiterte, ließ sie der Ort auch an ihre biologische Mutter denken, und das machte sie befangen. Außerdem – was brachte es, wenn sie völlig abgehetzt beim Kurs erschien, sich dort zum Entspannen zwang, um gleich danach erneut ins Hamsterrad zu steigen? Mit Hilfe von Leuchtstiften und Pfeilen versuchte sie, Ordnung in ihren Wochenplan zu bringen, in der Hoffnung, dass sich irgendwo eine Lücke auftat. Notfalls würde sie etwas streichen. Kamilla klopfte an, obwohl ihre Tür nur angelehnt war. »Darf ich dich kurz stören?« Sie hatte Bücher dabei.

»Ja, klar.« Eva hielt nach der Kappe des Leuchtstifts Ausschau und kroch unter ihren alten Kinderschreibtisch, den sie schon zweimal mit Klötzen und Brettern aufgestockt hatte. Erst, als sie ins Gymnasium gekommen war und dann bei ihrem Umzug nach München. Sie fand die Kappe in der Ritze zwischen Wand und Fußboden, zusammen mit der Nagelschere, die sie schon ewig vermisst hatte, und stieß sich prompt an der Tischkante, als sie wieder herauskroch. Autsch.

»Schlimm?« Kamilla warf die Bücher aufs Bett und half ihr hoch.

»Geht schon.« Eva rieb sich den Kopf, es tat mehr weh, als sie zugeben wollte. Für einen Moment war ihr sogar schwummrig. Sie schwankte hoch.

»Soll ich dir was zum Kühlen holen?«

»Danke, nein. Was gibt's denn?« Am liebsten würde sie sich hinlegen und schlafen, einfach nur schlafen, und nicht mehr an all das denken, was zu tun war. Sie fasste sich, setzte sich wieder. Die zweite Sitzmöglichkeit in Evas Zimmer war der Schaukelstuhl. Kamilla zögerte und nahm schließlich auf der Bettkante Platz.

»Ich hab dir was mitgebracht, vielleicht interessiert's dich. Ich weiß nicht, ob du mit Milo schon darüber gesprochen hast, und Udo betrifft es natürlich auch. Er hat mich ermutigt, zu dir zu gehen.« Eine lange Vorrede, dachte Eva. Wann kam sie endlich zur Sache? Ihr brummte der Schädel. Kamilla hielt ihr ein Buch hin. »Kennst du Frédérick Leboyer?« Der Name sagte Eva nichts. »Ein französischer Frauenarzt und Geburtshelfer. Er setzt sich für natürliche Geburt ein, bei der es um das Wohlbefinden des Neugeborenen geht. Anders als bei dem üblichen Klinikstress, bei dem das Baby mit allen Mitteln aus der Mutter geholt wird, im grellen Scheinwerferlicht, und ihm als Erstes ein Klaps auf den Po versetzt wird.« Sie stockte. »Ich wollte dich nicht erschrecken, aber wenn ich einmal mit dem Thema anfange, bin ich kaum zu bremsen.«

»So genau hab mir das noch nicht überlegt.« Eva blätterte in dem Buch, das *Der sanfte Weg ins Leben, Geburt ohne Gewalt* hieß. Darin waren viele leicht verschwommene Schwarz-weiß-Abbildungen von dem, was Kamilla gerade beschrieben hatte, zu sehen. Ein kleiner Junge, der, von einem Kittelträger an den Füßen hochgehalten, die Fäustchen an die Ohren presste und schrie. »Ich weiß nur, dass ich die Zwillinge in meiner gewohnten Umgebung zur Welt bringen will. Am besten hier in meinem Zimmer, zur Not auch irgendwo unten im Haus. Ich will da bleiben, wo ich alles habe, was ich brauche, und mich geborgen fühle.«

Kamilla strahlte sie an. »Sehr gut, so hab ich es vermutet, und ich würde dich gerne dabei unterstützen, wenn du magst. Ich weiß, du hast deine Familie und Jasmin und die anderen in der WG, aber es kann ja mal sein, dass alle ausfallen, dann bin ich zur Stelle.«

»Wie kommt das?« Eva war verblüfft. »Ich meine, du und Udo, ihr seid ein Paar, und es macht dir nichts aus, dass die Kinder womöglich von ihm sind?« Das hörte sich immer noch komisch an, so als hätte sie eine neue Orchideensorte entdeckt.

»Im Gegenteil. Ich freu mich so für euch drei, besonders für dich, Eva.«

»Und wieso kennst du dich so gut aus? Du bist doch Krankengymnastin. Hast du beruflich mit werdenden Müttern zu tun?«

»Gelegentlich mit Neugeborenen, wenn sie mit einer Behinderung auf die Welt kommen, oder wenn die Geburt sehr anstrengend war, dann kümmere ich mich auch um die Mütter, renke verkrümmte Steißbeine wieder ein und solche Sachen.«

Das stellte sich Eva bildlich vor und verzog das Gesicht.

»Eigentlich bin ich Physiotherapeutin, den Beruf habe ich in der DDR gelernt. Ich stamme nämlich aus Suhl in Thüringen, bin aber noch vor Mauerbau mit Anfang zwanzig rübergegangen.«

»Und warum, wenn ich das fragen darf?« Eva hatte bisher noch nie jemanden aus der Ostzone kennengelernt. Die Vorstellung, in einem kommunistischen Land mit strengen Vorgaben zu leben, behagte ihr nicht. Sie selbst war ja laut ihrer Geburtsurkunde in Westberlin geboren, in dem Teil der ehemaligen Hauptstadt Deutschlands, der von der Grenze umgeben in der Ostzone lag. Lebte ihre Mutter Helene von Quast noch dort?

»Ich war schon immer anders, ob es um Musik oder um Mode geht, womit meine Eltern, die beide im Bergbau arbeiten und sehr heimatverbunden sind, nicht zurechtkamen. Allein, dass wir drüben nicht frei wählen dürfen, hat mich aufgeregt. Insbesondere, als ich volljährig wurde und es doch endlich das Frauenwahlrecht gab.« Gab es das nicht schon seit 1919, ging es Eva unwillkürlich durch den Kopf. Wie alt war Kamilla denn nun wirklich, fragte sie sich jetzt. »Die Wahlzettel waren ein Witz, man konnte keine einzelnen Parteien wählen, es gab ausschließlich eine sogenannte Einheitsliste mit Kandidaten der SED. Jeder, der anfing, die Liste zu bearbeiten oder etwas zu streichen, machte sich verdächtig. Es wurde einem sogar nahegelegt, den Wahlzettel, einfach nur zu falten und, ohne etwas anzukreuzen, abzugeben. Darum hieß es auch immer, ›Bist du schon zum Falten gegangen?‹, wenn eine Wahl anstand. Ich wollte mitreden dürfen und hab's unter diesem Druck einfach nicht mehr ausgehalten. Du kannst dir vorstellen, dass ich nicht nur mit meinen Eltern aneinandergeraten bin. Also habe ich die Gelegenheit ergriffen und bin mit dem Bus in den Westen, kurz bevor die Grenzen geschlossen wurden. Das halbe Land ist damals davongelaufen. Deshalb hat Ulbricht auch den Riegel vorgeschoben, in Form von Beton und einem Todesstreifen. Obwohl er bis zuletzt das Gegenteil gepredigt hat, ›Niemand hat die Absicht, eine Mauer zu errichten‹.« Sie zitierte den vorherigen DDR-Parteichef, der sich mit diesem Satz als einer der größten Lügner der Geschichte entlarvt hatte. Kurz darauf, 1961, war nämlich die Mauer gebaut worden.

»Das ist hart, Kamilla.« In dieser Deutlichkeit und aus der Erfahrung einer Betroffenen hörte Eva zum ersten Mal davon.

»Es ist so, wie's ist. Dass Deutschland geteilt ist, können weder du noch ich ändern, aber ansonsten können wir was tun. Darum gefällt es mir hier bei euch in der WG so gut. Die meisten in eurem Alter reden bloß, aber ihr packt richtig was an.«

»Bei uns in der Gammler-Kommunisten-Müsli-Clique?« Eva grinste. So wurden sie besonders von älteren Menschen oft betitelt, wenn die von ihrer Art zu leben erfuhren.

»Ihr seid Kommunisten? Ach, wahrscheinlich ist das der

Grund. Ich kann wohl nicht aus meiner Haut. Nein, im Ernst. Auch wenn's schiefgeht, ihr versucht es wenigstens.«

»Du meinst, abgesehen von Udos Aktion?«

»Ohne die hätten wir uns nie kennengelernt.«

»Es gibt nichts Schlechtes, an dem auch was Gutes klebt, oder so ähnlich.« Eva fiel es noch immer schwer, Udos Tat und vor allem deren Folgen locker zu nehmen. »Ich freu mich jedenfalls, dass du hier bist und auch für Udo, und die Bücher leih ich mir gerne aus, wenn ich darf. Geht's in dem anderen Buch auch um natürliche Geburt?«

»Das ist eher noch ein Ratgeber. Das von Leboyer ist mehr ein langes Gedicht. Anscheinend hat er nur so in Worte fassen können, was Kindern im Kreißsaal angetan wird und wie man es besser oder anders machen könnte. Er findet, dass eine Geburt kein Kampf sein sollte, sondern ein friedliches Erwachen.«

»Ein schöner Gedanke.« Eva freute sich schon aufs Lesen.

»Ich kann leider keine Kinder kriegen.« Kamilla strich über das zweite Buch, rückte es aber noch nicht heraus. »Ich hab's lange versucht. Die Beziehung zu meinem früheren Freund ist daran zerbrochen, ich wollte es so sehr. Bis mir ein Arzt bestätigt hat, dass es nicht geht. Jetzt bin ich neununddreißig, und der Zug ist sowieso abgefahren.«

»Das tut mir leid, das wusste ich nicht.« Eva umarmte sie.

»Woher auch? Ich habe Udo gebeten, es niemanden zu sagen, und offenbar hat er sich daran gehalten, dafür kriegt er nachher ein paar Extraküsse. Ich weiß aber von ihm, wie sehr er Kinder mag. Er ist ja selbst manchmal noch eins.«

Dem konnte Eva nur zustimmen. »Welcher Mann ist das nicht?«

Wenigstens lächelte Kamilla wieder. »Ist schon gut, ich brauch keinen Trost mehr, bin drüber weg. Zumindest meistens. Als ich vorhin deinen Schaukelstuhl gesehen habe, hab ich mir kurz vorgestellt, wie ich da drin sitze und ein Kind stille.« Sie holte Luft. »Jedenfalls. Hier ist sie. Sheila Kitzinger.« Endlich gab sie ihr das andere Buch. »Über natürliche Geburt hat noch kein Deutscher geschrieben, soviel ich weiß. Es ist ähnlich wie bei den ungespritzten Lebensmitteln, Vorreiter sind die anderen Länder.«

»Sie schreibt etwas ausführlicher als Leboyer, ist allerdings keine Ärztin, sondern Anthropologin. Noch dazu auf Englisch, was für dich bestimmt kein Problem ist. Ich musste mich mühsam mit Hilfe eines Volkshochschulkurses durch jede Seite plagen, denn in der Schule hatte ich nur Russisch. Wenn dich meine Anmerkungen und Übersetzungen am Rand nicht stören, kannst du es gerne haben.« *Giving Birth: The Parents' Emotions in Childbirth* stand auf dem Umschlag. »Vielleicht mag Milo auch mal reinlesen, wenn er bei der Geburt dabei sein will?«

»Das hoffe ich doch. Ehrlich gesagt, hab ich ihn noch gar nicht gefragt. Gilt das in den Krankenhäusern immer noch, dass die Väter nicht in den Kreißsaal dürfen und im Gang warten müssen?« So hatte es Eva von anderen gehört. Überhaupt, seit sie schwanger war und sich dazu bekannte, bekam sie ständig Geschichten erzählt, und selten waren es die guten Erlebnisse, von denen sie erfuhr.

»Männer werden inzwischen in vielen Kliniken geduldet, vielmehr die Frauen dürfen entscheiden, ob sie jemanden dabeihaben wollen.« Kamilla schien im Kinderkriegen eine Expertin zu sein, wenn auch leider nicht aus eigener Erfahrung. »Auch ein Fortschritt in der Medizin für alle Beteiligten.«

»Oh, mit den Fortschritten in Medizin und Wissenschaft hat mir heute schon mein Arzt in den Ohren gelegen, als er mir die Hausgeburt ausreden wollte.« Eva erzählte ihr davon.

»Männer fühlen sich oft nur mit einer Maschine in der Hand so richtig nützlich.« Sie lachten wieder. »Hast du denn schon eine Hebamme, die dich begleitet?«

»Noch nicht. Darum wollte ich mich als Nächstes kümmern.« Ein weiterer Punkt auf ihrer Liste.

»Ich wüsste eine. Nina. Sie ist die Beste. Die Frauen, die bei ihr entbunden haben, ob bei ihr im Geburtshaus und in den eigenen vier Wänden, schwärmen alle in den höchsten Tönen von ihr. Ich kann das nur unterstützen.« Wieder hielt sie kurz inne, als wollte sie noch etwas ergänzen. Obwohl Eva neugierig war, was sie zurückhielt, traute sie sich nicht nachzubohren, so gut kannten sie sich noch nicht. »Sie wohnt zwar am Starnberger See, aber wenn du ihr einen schönen Gruß von mir sagst, dann fährt sie bestimmt auch bis nach Obermenzing. Soll ich dir ihre Nummer geben?«

»Das wäre toll.«

»Moment, ich hol meine Tasche mit dem Adressbuch.«

Kamilla kehrte mit einem Zettel zurück, und als Eva den Nachnamen las, musste sie lachen – am Starnberger See, in Udos Heimat, wohnten lauter kuriose Leute.

Anna

Als sie erwachte, dauerte es eine Weile, bis sie sich an gestern erinnerte. Oder war alles nur ein Traum gewesen? Sie tastete neben sich und öffnete die Augen. Ein Kopfabdruck war auf dem Kissen zu sehen, aber vielleicht stammte der auch von ihr selbst. Anna hörte Geschirrklappern, glaubte schon, Humboldt turnte auf dem Spülstein herum – nicht dass er noch die letzten Tassen runterwarf. Da tauchte Benni in ihrem Sichtfeld auf. »Guten Morgen, meine Liebe. Willst du im Bett frühstücken, wie sie es in den feinen Hotels machen, oder an den Tisch kommen? Es ist gedeckt.« Er beugte sich über sie und gab ihr einen Kuss. Dem Licht nach, das durch die Fenster fiel, musste es schon Mittag sein. Die Luft stand noch von der Hitze des Töpferofens, aber der war inzwischen erloschen und musste noch erkalten, bevor sie ihn öffnen durfte.

»Ich brauch noch kurz, dann komm ich an den Tisch.« Sie lächelte ihn an.

»Ist recht. Ich bring dir Wasser.« Er nahm den Emaillekrug vom Waschtisch und füllte ihn auf. Währenddessen stand Anna auf und entwirrte ihre Locken vor dem gerahmten halbblinden Spiegel, der an der Wand hing. Ihr Haar, das letztes Jahr noch hüftlang gewesen war, fiel ihr mittlerweile wieder bis auf die Schulterblätter. Meistens feuchtete sie es etwas an, fuhr sich mit den Fingern wie mit einem großzinkigen Kamm durch die Locken und steckte sie anschließend zu einem losen Knoten auf, um sie zu bändigen. Heute ließ sie sie offen, zupfte sie nur etwas zurecht. Sie wartete, bis Benni sich wieder am Herd zu schaffen machte, dann wusch sie sich über der Schüssel unter den Armen und im Gesicht, wofür sie ihre selbst gemachte Blütenseife verwendete, und schlüpfte in ihr Dirndl. Zur Feier des Tages band sie sich eine frische Schürze um. Benni hatte Feuer im Herd gemacht, Brotscheiben mit Käse belegt und in der Pfanne gebraten. Annas Tellerrand war mit Kapuzinerkresse geschmückt, die man sogar essen konnte. »Danke fürs Herrichten, es riecht köstlich. Ein richtiger Älplerschmaus. Seit wann bist du wach?«

»Seit ein paar Stunden schon. Erst hab ich dir beim Schlafen zugeschaut, dann bin ich aufgestanden und spazieren gegangen. Tee?« Auch er trug ein frisches Hemd, ein hellblaues mit Stehkragen und fein gewebten Streifen, schenkte ihr von der aufgebrühten Schafgarbe ein, die sie auf einer der Fiedlerweiden unterhalb ihres Grundstücks gesammelt hatte, und setzte sich zu ihr. »En Guete«, sagte er auf Schweizerdeutsch.

»An guadn«, wünschte ihm Anna auf Bayerisch. Sie fingen zu essen an. Der Käse schmeckte warm und gebraten noch besser als gestern kalt, und jetzt hatte Anna so richtig Appetit.

»Morgens wirkt alles noch mal anders. Zugegeben, weil ich mich auch wieder erholt habe, aber es ist tatsächlich so paradiesisch, wie du die Alm beschrieben hast. Dabei warst du doch als *Maitli* zuletzt hier, odr?«

»Was man als Kind erlebt, prägt sich oft am stärksten ein. Oder nicht?« Langsam war sie geneigt, ein ähnliches Odr an ihre Aussagen zu hängen.

»Stimmt. Das Tragische ist nur, dass man manchmal gar nicht merkt, dass die Kindheit längst vorbei ist, weil die Ängste geblieben sind.«

»Wieso, wovor hast du Angst?«

»Ich glaub, die Antwort kennst du.« Er schaute sie mit diesem durchdringenden klaren Blick an, der ihr vom ersten Moment an gefallen hatte. »Wie oft hab ich mir seinen Tod gewünscht, trotzdem war ich nicht erlöst, als er schließlich gestorben ist. Vielleicht, weil ich mich an ihn, und wie es bei uns zu Hause zuging, gewöhnt hatte. Anna, du bist so stark. Ich wollte, ich könnte mir ein Stück von deinem Mut und deiner Kraft abschneiden.«

»Als Käsestück oder als Brotscheibe?« Sie lachte und aß weiter. »Erzählst du mir nun, wie du es mit der Kuh von Ascona bis hierher geschafft hast? Bist du über den Gotthard gegangen?«

»Ich hab die Route am Comer See entlang gewählt, danach bis St. Moritz, weiter durchs Engadin, immer am Inn entlang. Ich dachte mir, ich folge dem Fluss, der bringt mich zu dir.« Einem Wasserlauf folgen, das gefiel ihr.

»Wann bist du aufgebrochen?«

»Am neunzehnten August, ich hab gehofft, schneller zu sein, aber ich durfte Tossa nicht zu sehr fordern.« Er holte eine Landkarte aus der Satteltasche und breitete sie über der Teekanne und der Pfanne aus, die sie schon fast geleert hatten. »Die hab ich mir zur Orientierung gekauft, aber genützt hat sie mir wenig, weil die meisten Wege nicht eingezeichnet sind und ich mich durchfragen musste.« Er zeigte ihr die Orte und Stationen vom Lago Maggiore nach Lugano, weiter bis Innsbruck, Seefeld in Tirol, dann über Mittenwald bis zur Jachenau. Anna wurde bewusst, wie viele Berge und Täler er hatte überwinden müssen, um zu ihr zu gelangen. Noch dazu, alles zu Fuß. »Bald eilte mir mein Ruf voraus. Bevor ich ein Dorf erreichte, manchmal war es auch nur ein Weiler mit ein paar Bergbauernhöfen, liefen mir schon die Leute entgegen. Da kommt der mit der Graugehörnten, hieß es. Viele luden mich zum Essen ein und fragten mich aus. Als Dank für die Versorgung von Tossa und mir half ich bei der Heuernte mit, fällte Holz, machte Ausbesserungen an den Häusern oder ging, bei was auch immer anfiel, zur Hand. Am meisten Spaß gemacht hat es mir, einen Tag in einer Käserei auszuhelfen. Und, ach ja, einmal habe ich beim Aufziehen einer Glocke mitgeholfen. Zum Dank, als die Glocke im Turm hing, wollten sie mir für Tossa eine Schelle schenken, ich hab abgelehnt. Auch ein Tier verdient es nicht, Tag und Nacht das Gebimmel in den Ohren zu haben. Stell dir vor, wir hätten so was am Hals.«

»Aber in den Bergen, wenn Nebel ist, hat das durchaus seine Berechtigung.« Die Fiedlerkühe trugen alle Glocken. Doch es stimmte, Anna hatte sich das auch schon oft gefragt, wie es wohl für die Tiere war, dass sie selbst beim Wiederkäuen oder im Schlaf keine Ruhe fanden. Niemals die Stille erleben durften und wirklich zur Ruhe kommen konnten, was doch die Natur ausmachte und jedes Lebewesen ab und zu brauchte. »Und wo war das Dorf?«

Benni zeigte es ihr auf der Karte. »Hier, Ladis im Oberinntal, unterhalb der Laudegger Burg, dort haben sie jetzt auch einen neuen Glockenturm. Bevor ich weitergezogen bin, haben mir die Einheimischen den Weg samt der Abkürzungen beschrieben. Manche haben mir auch Post oder Geschenke für die Verwandtschaft im nächsten Dorf mitgegeben, wo ich Station gemacht habe. Je länger und je weiter ich kam, desto bekannter wurde ich. Sogar die Zöllner an der Grenze hatten schon gehört, dass ich zu meiner bayerischen Braut unterwegs war, und ließen mich mit reichlich Spott und Warnungen vor der Ehe passieren.«

»Bin ich das etwa für dich, deine Braut?«

»Ich wusste nicht, wie ich unser Verhältnis sonst erklären sollte, und hab dich meine Verlobte genannt. Hier ist noch was für dich.« Er holte eine Schnur unter seinem Hemd heraus, zog sie über den Kopf und löste den Knoten. Ein goldener Ring hing daran, der nicht gezackt, sondern in Wellen geschwungen war. »Er hat meiner Großmutter gehört, sie hieß Anna, so wie du. Ich hab sie nie kennengelernt, sie ist lange vor meiner Geburt gestorben. Meine Mutter hat mir den Ring beim Abschied gegeben. Sie hat gesagt, ich soll ihn verkaufen, wenn mir das Geld ausgeht, aber ich habe kaum etwas ausgegeben, weil die Leute alle so freundlich waren. Außerdem erinnert mich das gedrehte Gold an deine Locken, und bei jedem Schritt, bei dem mir der Ring auf die Brust geklopft hat, hab ich mir dich vorgestellt. Gefällt er dir?«

Sie nickte. »Sehr, er erinnert mich an das Wasser im Zellsee, den hab ich als Kind geliebt, aber auch an das in unserem Poposee.« So hatten sie den kleinen Quellsee bei ihrem ersten Rendezvous genannt.

Benni nahm Annas Hand und steckte ihr den Ring an den verstümmelten Finger, bei dem das oberste Glied mit dem Fingernagel fehlte. Er passte wie für sie gemacht. Sie küssten sich wieder, und Benni fing an, sie zu streicheln, er wollte eindeutig mehr. Anna ging das zu schnell, sie löste sich von ihm.

»Verzeih, ich … du …« Dann schwieg er, und auch sie wusste nicht gleich, etwas zu sagen.

»Bitte gib mir etwas Zeit. Ich hab gedacht, ich sehe dich nie wieder«, gab sie schließlich zu.

»Tut mir leid, ja, natürlich. Ich habe mich so nach dir gesehnt, aber ich versuche, mich zu beherrschen. Ich weiß, dass das viel von dir verlangt ist, mich nach all dem, was geschehen ist, hier aufzunehmen und mich wieder in dein Herz zu lassen.«

»Du musst dich nicht noch mal entschuldigen. Du hast so einen weiten Weg auf dich genommen.«

»Du doch auch.«

Das stimmte, und sie wusste noch nicht, ob sie alles, was sie allein erreicht hatte, ihm zuliebe gleich wieder aufgeben wollte. »Tossa ist noch im Stall, wir müssen sie rauslassen.«

»Das hab ich längst, sie grast gleich vor der Tür.«

»Aber doch nicht …« Anna sprang auf und lief hinaus. Nein, nicht, ihre Pflanzen! Sie entdeckte die Kuh unterhalb des Terrassenbeets, Grasbüschel für Grasbüschel hatte sie sich vorwärts gearbeitet. Nun streckte sie schon den Hals aus, um den Lauch zu erwischen, der als Erstes in der Reihe wuchs. Anna zog sie am Halfter zurück, dabei trat die Kuh gegen die Trockenmauer. Das feine Gefüge aus Steinen wankte und stürzte ein. Es war zum Verzweifeln.

»Verdammt. Was zur Hölle fällt dir ein!« Erst schrie sie Tossa an, dann Benni, der zu ihr geeilt war. »Du kommst her und zerstörst einfach alles, was ich mir mühsam aufgebaut habe. Wenn das noch mal was mit uns werden soll, dann machst du am besten als Erstes einen Zaun für die

Kuh. Werkzeug ist im Schuppen.« Sie ging ins Haus zurück und warf die Tür hinter sich zu, wollte einen Moment für sich sein. Warum fing alles immer wieder von vorne an, wie oft denn noch? Sie rechnete damit, dass Benni hereinkam und sich erneut entschuldigte. Dann würde sie völlig die Nerven verlieren. Er konnte noch tausendmal um Verzeihung bitten, was geschehen war, war geschehen. Doch er kam nicht. Stattdessen hörte sie ihn nach einer Weile hämmern, er schlug Pfosten ein, kümmerte sich tatsächlich um den Weidezaun. Anna setzte sich zurück an den Tisch und schaute ihm durchs Fenster zu, trank den kaltgewordenen Tee und aß den Rest vom geschmolzenen Käse. Dabei betrachtete sie den Ring. Eigentlich waren sie längst ein Paar, hatten sich auf dem See, als sie zum ersten Mal miteinander geschlafen hatten, einander versprochen. An einen Ring oder überhaupt an ein Symbol ihrer Verbindung hatten sie dabei nicht gedacht. Ida Hofmann trug auch keinen Ring, jedenfalls keinen, den ihr Henri geschenkt hatte. Anna nahm die Landkarte und fuhr mit dem Finger noch mal die Route ab, vom Tessin bis zur Tonkaalm. Was für Strapazen Benni auf sich genommen hatte. Alles, um es bis zu ihr zu schaffen. Vielleicht sollte sie ihm eine Chance geben? Auch wenn es ihr gerade etwas zu schnell ging, für immer alleine zu bleiben hatte sie nie vorgehabt. Jetzt war es an ihr, sich zu entschuldigen. Als sie wieder nach draußen ging, um sich den Schaden anzusehen und ihn zu beheben, hatte Benni die Trockenmauer schon wieder aufgerichtet. Tossa graste in einem vorläufigen Pferch aus Seilen, die er zwischen Eiche und Stadel gespannt hatte. Doch Benni war nirgends zu sehen. Anna ging den Zaun entlang bis zum Gatter, dort stand der Schubkarren mit dem Werkzeug. Aber wo war er?

»Benni?« Sie räusperte sich, ihre Stimme hörte sich heiser an. »Benni?« Sie rief noch mal, hielt überall Ausschau nach ihm. Hoffentlich war er nicht abgestürzt. Barfuß, wie sie war, wollte sie nicht über die Felsen hinab und über den engen Pfad bis runter zur Fiedleralm klettern. Am besten sie ging zurück, um ihre Schnürstiefel anzuziehen. Als sie hinaufhastete, flehte sie innerlich: »Bitte Mamá, wenn du im Himmel etwas zu sagen hast, dann lass ihn mir, jetzt wo wir wieder zusammengekommen sind, lass ihn am Leben und bei mir sein.« Sie betete selten, und an ihre Mutter hatte sie dabei noch nie gedacht, aber hier oben war überall ihr Geist zu spüren, so als würde sie über ihre Tochter wachen. Gerade als Anna die Schuhe angezogen hatte und erneut losgehen wollte, kam ihr Benni entgegen, nahm die Schubkarre und zog sie rückwärts den Steilhang hinauf. Anna war so erleichtert, ihn zu sehen, dass sie kurz die Augen schloss und ihrer Mutter dankte, bevor sie ihm entgegenging. Hinter ihm stapfte noch jemand durchs Gatter. Es war Severin.

»Grüß dich, Anna.« Auf halber Höhe schüttelte er ihr die Hand, diesmal nicht im Anzug, wie bei ihrer ersten Begegnung, sondern in feiner Tracht. Er trug eine Bundlederne bis über die Knie und Strümpfe mit Zopfmuster.

»Was für eine Überraschung. Wie schön, dich zu sehen. Was führt dich an deinem freien Tag hierher?« Wie es aussah, hatten Benni und er sich schon miteinander bekannt gemacht.

Severin nahm den Trachtenhut ab, an dem eine lange Fasanenfeder steckte, und kratzte sich am Hinterkopf. »Eigentlich wollte ich dich abholen.«

Siedend heiß durchfuhr es Anna. »Heute? Ich dachte übermorgen?« Offenbar hatte sie sich vertan. »Leider kann ich nicht, aber kommt doch beide erst mal rauf.« Am Steilhang redete es sich schlecht. Sie winkte ihnen.

»Bist du …, seid ihr …« Severins Blick war auf den Ring an ihrer Hand gefallen. »Ich wusste nicht, dass du verlobt bist. Warum hast du das nie gesagt?«

»Mehr als verlobt«, ergänzte Benni. »Wir sind seit letztem Jahr ein Paar.«

»Du bist verheiratet? Dann geh ich besser.« Die Enttäuschung war Severin anzusehen, er machte auf der Stelle kehrt, als hätte er von einer ansteckenden Krankheit erfahren, war schon halb den Berg hinuntergesprungen, bis zum Felspfad vor.

»So warte doch, Severin!« Anna lief ihm hinterher und hielt ihn auf. »Benni und ich waren lang auseinander«, sagte sie in breitestem Bayerisch, wie nur Severin es verstand, »und ich hab nicht gewusst, dass er zurückkommt. Können wir trotzdem Freunde bleiben?«

»Schon. Aber du brauchst mich jetzt nimmer, du hast doch *eahm*.« Er deutete mit dem Kopf auf Benni, mied es, Anna anzusehen, schaute lieber auf seine Bergstiefel. Ob er die zum Tanzen noch gegen leichteres Schuhwerk gewechselt hätte, fragte sie sich.

»Dich als Freund kann ich immer brauchen. Komm mit hoch und setz dich ein bisschen zu uns, ja? Wir haben jetzt übrigens auch eine Kuh, und sie ist trächtig.«

»Eine Kuh? Was für eine?« Das schien ihn neugierig zu machen – Bauernsohn durch und durch. »Wollt ihr sie *alloa* halten? Dann müsst ihr Obacht geben, dass sie sich nicht losreißt. Auch wenn sie bald kalbt, Kühe sind Herdentiere, wenn die woanders *seinesgleichn sihgt, is furt.*« Schon hatte Anna ihn nach oben gelockt, wo Benni und er sich, trotz anfänglicher Sprachbarrieren, bald fachmännisch austauschten. Sie lauschte dem Gespräch über die Axt fürs Leben, die auch Benni bei sich trug – aber noch mehr hütete er sein Messer, so wie Anna ihr Tagebuch. Weiter ging es über die Machart des besten Weidezauns, welche Flechtweise am haltbarsten war, wie oft man im Jahr mähen sollte und wann dafür die beste Zeit wäre. Anna hatte Mühe, ihrem Schlagabtausch zu folgen. »Was haltet ihr davon«, unterbrach sie, »wenn wir alle zusammen heute Abend zum Tanzen gehen? Benni, wir sind uns sowieso noch einen Hochzeitstanz schuldig. Und, Severin, mit dir wünsch ich mir einen Walzer oder was halt aufgespielt wird, um unsere Freundschaft zu besiegeln.«

Eva

Wie Kamilla prophezeit hatte, klang die Hebamme schon am Telefon sehr herzlich. Vorsichtig fragte Eva, ob sie auch Geburten zu Hause begleiten würde.

»Ausschließlich. Meine Belegbetten im Krankenhaus habe ich abgegeben.« Ihre Stimme hatte etwas Sanftes, Beruhigendes. »Allerdings wohne ich in einer WG, also ein eigenes Zimmer habe ich schon, aber den Rest des Hauses teilen wir uns.«

»Ach, das ist kein Problem. Ich hab Frauen schon überall entbunden, in einer Jurte, im Wohnwagen, unterm Klavier.«

»Unterm Klavier?«

»Genau, ich hatte alles in der Wohnung für die Entbindung mit Folie abgedeckt, das Bett, den Teppich, die Polstermöbel, aber unter den Presswehen hat sich die Schwangere für den Bösendorfer Flügel entschieden, darunter war die einzig freie Stelle auf dem Parkett, wo sie sich am sichersten fühlte. Also bin ich zu ihr gekrochen.«

»Und wie ist es mit Zwillingen? Ich meine, entbinden Sie die auch?«

»Selbstverständlich.«

Eva war erleichtert. Jemanden, der sich auskannte, an ihrer Seite zu haben, jemanden, der offensichtlich furchtlos war und sie stärkte, das würde ihr gefallen. Nachdem sie ein paar Formalitäten geklärt hatten, vereinbarten sie ein Treffen in der kommenden Woche, um alles genau zu besprechen. Eva freute sich und putzte außer der Reihe die ganze WG, bis alles glänzte, um einen bestmöglichen Eindruck zu machen. Nicht dass es Beanstandungen gab und sie aus hygienischen Gründen ins Krankenhaus musste. Eckis Auffassung von Sauberkeit entsprach nicht der von Eva, und auch Jasmin nahm es damit nicht so genau. Normalerweise versuchte Eva, drüber hinwegzusehen, doch jetzt ging es um etwas. Da die Hebamme sich für nachmittags um drei angekündigt hatte, backte sie obendrein einen Kuchen, und als sie um fünf noch nicht da war, bat sie Udo, der mit Kochen an der Reihe war, eine Portion mehr zu machen. »Die kriegen wir schon satt, du wirst sehen, Kleineva, die frohlockt aus dem Haus, wenn sie einmal von meinem Spezialcurry probiert hat.« Die anderen WG-Mitbewohner trafen ein, auch Milo kehrte pünktlich von der Arbeit zurück. Es wurde sieben, dann acht, allen knurrte der Magen, und Udos Zucchini-Nuss-Curry-Reis, der sämtliche Zimmer mit einem köstlichen Duft erfüllte, wurde kalt. Also aßen sie, nicht am festlich gedeckten Küchentisch mit Servietten und Kerzen, sondern wie meist aufs Sofa gefläzt, jeder mit einer Schüssel auf dem Schoß. Dabei schauten sie gemeinsam eine Joseph-Roth-Verfilmung im Fernsehen. Doch Eva konnte sich kaum auf die Handlung konzentrieren, sie lauschte ständig, um das Türklingeln ja nicht zu überhören. Mit dem Schokopudding als Nachspeise beschloss sie, noch zu warten. Außerdem verbot sie Udo und Ecki, im Wohnzimmer ihre Tüten zu qualmen – was würde das für einen Eindruck machen.

»Selbst wenn wir es uns verkneifen, Kleineva, das Gras

hockt noch in allen Ecken, das kriegt kein Meister Propper der Welt heraus.« Dem musste sie zustimmen. Beim Putzen hatte sie es mit Zitrusöl versucht und es überall versprüht. Aber eine erfahrene Nase würde es dennoch riechen. Für Eva hingegen war der Geruch Teil des WG-Familiengeruchs, sie nahm ihn nicht mehr als extravagant wahr.

»Wenn deine Hebamme eine gescheite Frau ist, hat sie nichts dagegen. Schließlich bist nicht du es, die qualmt«, wandte Ecki ein.

»Trotzdem, nur heute, geht doch auf die Terrasse.«

»Aber es schüttet.«

»Und da gibt es keinen Fernseher.«

»Dann spannt den Sonnenschirm auf, und wir lassen die Schiebetür auf.« Gerade als sie sich widerwillig erhoben und ihr den Gefallen tun wollten, läutete das Telefon. Mittlerweile war es kurz vor halb zehn. Eva hob ab.

»Hier Baldsoweit. Entschuldigen Sie, Frau Klein, ich hatte eine Geburt und bin noch in der Betreuung. Leider schaffe ich es heute nicht mehr zu kommen. Wie wäre es mit morgen Vormittag, zehn Uhr?«

»Da kann ich nicht, da bin ich auf dem Wochenmarkt.« Enttäuscht schaute Eva in die Runde und stellte fest, dass nicht nur Milo, Ecki und Jasmin die Ohren aufsperrten. Auch Udo war aufgesprungen und hatte sofort den Fernseher leiser gedreht.

»Das übernehmen wir.« Er zeigte auf sich und Ecki.

»Ja, das wollte ich auch gerade vorschlagen.« Ecki hatte sich bisher meistens um den Verkauf gedrückt. Jasmin war übers Wochenende auf einer Fortbildung, also hätten Eva und Milo das Haus am Samstagvormittag für sich allein – auch nicht schlecht. Sie sagte also zu. Aber wieder versetzte sie die Hebamme. Es wurde mittags und später. Nachmittags vertiefte sich Eva in den Stoff der letzten Biologievorlesung, bei der es um die medizinische Wirkung von Naturprodukten gegangen war. Milo kümmerte sich so lange um die Waschmaschine, die zwar wusch, aber offenbar nicht richtig – die Wäsche muffelte, trotz der verschiedenen Duftzusätze, die Eva ihrer Kastanien-Efeu-Sodamischung beimengte. Bevor sie einen Handwerker anriefen oder eine neue kauften, wollte Milo noch einen Versuch starten.

Sie schaute von ihren Büchern auf, als Milo gegen vier Uhr in ihr Zimmer kam. »Du, ich wollte noch zum Sponti-Treffen. Meinst du, die Hebamme kommt noch?«

»Keine Ahnung. Und die Waschmaschine?«

»Die müsste wieder laufen. Das Fusselsieb war verstopft.« Er hielt einen Beutel mit etwas Undefinierbarem hoch.

»Spitze. Vielen Dank. Und geh ruhig. Es ist ja hoffentlich nicht das einzige Mal, dass sie uns besucht, falls sie überhaupt jemals auftaucht.«

»Oder willst du mitkommen?«

»An sich schon, aber ich muss das hier noch in meinen Kopf reinkriegen.« Eva engagierte sich ebenfalls, wo und wie sie konnte, unterschrieb jede Petition gegen das Waldsterben, die Wiederbewaffnung oder gegen die Atomindustrie. Sie vermied Plastik und Müll, versuchte, Obst und Gemüse nur saisonal und regional einzukaufen. Aber nach Vollzeitstudium und Job in der Apotheke, sich zusätzlich noch zu einer Versammlung aufzuraffen, fiel ihr schwer. Eva lernte bis um zehn und schaute sich dann, bis Milo kurz vor Mitternacht zurück war, einen Fassbinderfilm im Kleinen Fernsehspiel an.

»Und, ist sie da gewesen?« Milo kletterte neben sie aufs

Sofa und verschlang den Rest der Nudeln mit Erbsenspinatsoße. Eva verneinte. »Das geht ja gut los. Wenn das bei der Geburt auch so ist, dann prost Mahlzeit. Vielleicht solltest du dich um eine andere kümmern, eine, die zuverlässiger ist?«

»Aber Kamilla hat sie mir so empfohlen, und ich hab mich schon umgehört. So leicht ist es nicht, eine Hebamme zu finden. Außerdem scheint sie die einzige zu sein, die Hausgeburten macht.« Doch insgeheim hatte sich Eva auch schon die Frage gestellt, ob sie nach einer Alternative suchen sollte.

Um auf andere Gedanken zu kommen, nahm sie sich zusammen mit Jasmin noch mal den Käfer für den letzten Anstrich vor. Mit den vereinten Kräften aller WG-Mitglieder hatten sie letzten Sonntag den schwarzen Lack samt den aufgemalten Blumen abgeschliffen, bis das Postgelb, die ursprüngliche Farbe, wieder zum Vorschein gekommen war. Mehrere Rollen Schmirgelpapier und etliche Pflaster verbrauchten sie, bis es so weit war. »Ein ganz seriöses deutsches Beamtenauto«, stellte Udo fest, und ließ sich von Eva verarzten, weil er sich die Finger aufgerieben hatte. »Da kommt kein Bulle mehr drauf, dass das mal ein Fluchtfahrzeug war.«

»Fluchtfahrzeug?« Eva zog die Maske vom Gesicht. Sie hatte für alle welche aus dem Uni-Labor mitgebracht, um sich vor dem Einatmen der Farbpartikel zu schützen.

»Oder sagen wir besser, Taxi meiner ahnungslosen Freundin«, versuchte Udo, sie zu besänftigen. Nach seinem Reuebekenntnis nahm er die Sache anscheinend wieder locker, was Eva noch nicht gelang. Manchmal wachte sie nachts schweißgebadet auf, sah entweder sich oder einen ihrer Freunde in Handschellen und Polizeigewahrsam. Aber Milo schien auch darüber weg zu sein. Er machte sich vielmehr Sorgen, dass sie als Schwangere zu viel Lackfarbe einatmete, obwohl der ungesunde Teil hinter ihnen lag und sie und Jasmin das Auto jetzt bloß anmalten, nicht besprühten. Er bestand darauf, dass sie im Freien oder wenigstens bei offenem Garagentor arbeiteten, damit die Dämpfe abziehen konnten. Jeder ihrer Nachbarn hatte sie schon mal mit dem bemalten Käfer gesehen, und da die Polizei bisher noch nicht aufgetaucht war, hatte sie offenbar niemand mit dem Zeitungsbericht in Zusammenhang gebracht und bei den Behörden gemeldet. Jasmin stellte den Kassettenrekorder an, und so arbeiteten sie mit Pinseln, Farbrollen und alten Herrenhemden als Malerkittel ausgestattet zu ihrer Lieblingsmusik. Gegen Abend trug Eva die letzte Schicht Rot auf, Jasmin war fast mit dem Weißlack um die Räder herum fertig. Dank der Frühlingssonne trocknete die Farbe rasch, und sie würden voraussichtlich heute fertig werden.

Auf seine Gehilfen gestützt, kam Herr Flüh über die Straße. »N' Abend. Grüß Gott.« Er grüßte immer zweifach. »Ist wieder ein neuer Anstrich fällig?« Geschickt schwang er seinen Beinstumpf im gekürzten Hosenbein über den Griff einer Krücke, so als würde er sich auf einen Stuhl setzen, und schaute ihnen von der Einfahrt aus zu. Obwohl das Tor offen stand, wagte er sich anscheinend nicht ohne Aufforderung herein. Immerhin. »Wie verzieren Sie diesmal die alte Postkutsche?«

»Es war an der Zeit, die rostigen Stellen auszubessern.« Eva zwang sich höflich zu sein, hatte aber auf ein Gespräch mit ihm keine Lust.

»Raten Sie mal, Herr Flüh, was es wird.« Jasmin malte weiße Punkte auf das rote Dach. Entweder erinnerte sie sich nicht daran, was sie ihr von dem Vorfall im Herbst erzählt hatten, oder sie wollte es sich mit ihrem neuen Nachbarn nicht verderben.

»Ein Marienkäfer vielleicht? Das scheint mir für die Autoform sehr passend.«

»Nein, ein Fliegenpilz«, erklärte Jasmin. »So heißt unser Laden, den wir demnächst in Pasing eröffnen, und das Auto wird unser Betriebswagen.«

»Ein Laden?« Flüh riss die faltenumkränzten Augen auf.

Jasmin nickte. Eva hätte ihr am liebsten verboten weiterzusprechen. Aber Jasmin plauderte ungerührt weiter. »Ein Naturkostladen.«

»Haha, davon habe ich zuletzt im Krieg gehört. Heinrich Himmler, der ehemalige Hühnerzüchter, wollte das ganze deutsche Volk mit seinem Grünzeug mästen. Kennen Sie den Spruch von Karl Valentin? ›Schade, dass Hitler nicht Adolf Kräuter geheißen hat, sonst hätten wir alle Heil Kräuter rufen müssen.‹«

Warum musste er ausgerechnet den grandiosen Komiker zitieren, den Eva sehr verehrte. Es wirkte fast so, als wollte Flüh dadurch die Missstimmung zwischen ihnen begraben. Sie zuckte kurz mit den Mundwinkeln, den Heilkräuterwitz kannte sie schon, und Karl Valentin hatte in der Nazizeit genug gelitten und war nach dem Krieg, als niemand mehr seinen hintergründigen Humor hören wollte, von seinen Landsleuten vergessen worden. Nicht weit von hier, etwas die Würm abwärts, hatte er in Planegg gelebt. Eva reinigte die Pinsel in einer Verdünnung und schloss die Lackdosen auf der Terrasse.

»Oha, wenn das kein Hingucker ist, fress ich meine Schwammerlzucht allein.« Ecki bog mit Udo um die Ecke.

»N' Abend, Herr Flüh.« Sie grüßten ihn kurz, als sie an ihm vorbeigingen, beachteten ihn aber nicht weiter.

So schnell gab ihr Nachbar nicht auf. »Ja, Respekt, die Herren, Ihre Mädels waren fleißig. Und Sie sind die Krücken los, Herr Tannstetter?« Flüh kannte Udos Nachnamen, musste ihn wohl auf dem Klingelschild an der Haustür vorne gelesen haben, wo inzwischen sechs Namen standen. Allerdings waren ihre Vornamen bloß abgekürzt. U. Tannstetter, M. Sattler, M. Eckberger, E. Klein, M. Pellkofer und neu mit Kugelschreiber dazwischen gequetscht: J. Zierl. Der Briefträger warf manchmal auch Post für Eckis Freundinnen mit ein, die zeitweilig bei ihm wohnten. Neulich war eine Postkarte für Gabi dabei gewesen, die allerdings schon wieder passé war und gar nicht mehr hier aufkreuzte.

»Das stimmt.« Udo hinkte nur noch leicht, schien fast vollständig wieder hergestellt, wozu auch die Liebe zu Kamilla und ihre Fürsorge einen wichtigen Beitrag leisteten.

»So viel Glück hätte ich auch gerne, aber mich stellt keiner wieder her. Die Krücken werd ich nie wieder los. Na ja, dafür bin ich aber auch nicht von einem Strommast gefallen.«

Alle erstarrten sie für eine Moment, als Flüh das sagte.

»Keine Angst, ich verrat Sie nicht. Auf gute Nachbarschaft weiterhin, und einen schönen Abend Ihnen allen noch.« Mit diesen Worten zog er den Beinstumpf vom Griff seiner Gehhilfe und trat den Heimweg an.

Anna

Es wurde ein lustiger Tanzabend beim Schmid von Kochel. Erst weit nach Mitternacht stiegen sie wieder den Berg hinauf. Völlig überdreht wechselte sie ihre roten Schuhe mit der silbernen Spange wieder gegen die Schnürstiefel und hängte sie sich an ihr Haarband geknüpft um den Hals. Die Fiedlers hatten ihnen angeboten, auf dem Hof im Tal zu übernachten, wo auch sie den Winter verbrachten, doch das lehnten sie dankend ab, nicht nur wegen Tossa, sondern weil sie auch wieder für sich sein wollten. So schön ein paar Stunden in Gesellschaft waren, von oben, von der Tonkaalm aus betrachtet, war die Welt übersichtlicher und gerade groß genug für sie, fand Anna. Trotz des Lichtstrahls, den Bennis Dynamotaschenlampe aussendete, war es schwer, sich in der Finsternis zu orientieren. Auch wenn Anna inzwischen den kürzesten Weg zur Tonkaalm kannte, wirkte bei Nacht vieles anders als am Tag. Oft mussten sie stehen bleiben und überlegen, wo es weiterging. War das ein Baum oder ein Felsmassiv vor ihnen? Noch dazu waren sie angesäuselt, und die Musik summte Anna noch in den Ohren. Viele Male hatte sie sich mit Benni und auch mit Severin beim Zwiefachen über das Parkett gedreht. Ach, wie hatte sie das Tanzen vermisst! Zwischendurch hatte sie eine Radlermaß und Benni ein Dunkles getrunken, dazu hatte es eine Menge zu essen gegeben, so dass sie sich richtig stärken konnten.

»Die Apfel-Anna ist unter der Haube«, hatte Meta Fiedler wie eine Markschreierin ausgerufen, als Anna ihr Benni vorstellte. Daraufhin verbreitete sich die Nachricht wie ein Lauffeuer von Tisch zu Tisch, und alle möglichen Leute hatten ihnen gratuliert. Anfangs wirkte Meta enttäuscht, doch als sie erfuhr, dass es weder eine standesamtliche noch eine kirchliche Trauung gegeben hatte, blühte sie wieder auf. »Dann hat ja der Severin doch noch *Schangsen* bei dir.« Eine Reformehe, pah, mit solch einen Firlefanz könnte man ihr auf den Trachtenhut samt Troikerl naufsteign! Oder sei etwa schon etwas Kleines unterwegs, hatte sie Anna in der nächsten Tanzpause gefragt und ihr, angeheitert wie sie ebenfalls war, an den Bauch gelangt. »Bei mir war's nämlich damals der Fall, unser erster Bub war ein Dreimonatskind, wie man so sagt.« Hochschwanger sei sie geschwind vor den Traualtar getreten, damit sich die Leut' das Maul nicht noch mehr zerrissen.

»Dann lieber gleich auf dem Berg leben, fern von den Leuten«, hatte Anna erwidert und diesmal Severin zur nächsten Polka aufgefordert.

Endlich erreichten Anna und Benni die verbarrikadierte Fiedleralm und stiegen den Steilhang hoch, um den Sattel mit dem Holzkreuz zu erklimmen. An der Hand zogen sie sich gegenseitig über die vielen Stufen nach oben bis auf den Höhenkamm. Sie verschnauften kurz, und auch wenn sie nichts sahen, erklärte Anna, dass sie sich auf der Pessenbacher Schneid befanden, die Benni vom Runtergehen am

Nachmittag schon kannte. Von jetzt an würde es nur mehr leicht bergauf gehen, dafür war die Strecke umso gefährlicher auf dem schmalen Pfad am Abhang entlang.

»Du meinst Schneid wie in dem Lied?« Und mit seiner glockenklaren Stimme, die man bei ihm nicht vermutete, wenn er sprach, sang Benni, was die Musikanten am Abend mehrfach zum Besten gegeben hatten. »Geh' ich hin über d' Alp, geh ich her über d' Schneid. Suech' e Maitli us, das mi gar so freut.« Anna lachte, wie er dabei den bayerischen Vers ins Schweizerdeutsch verbog.

»Bring an Burschn hoam, der mi gar so g'freit.« Sie stimmte ein und änderte dabei die Worte ab.

»Ist das so? Freust du dich, dass ich wieder bei dir bin?« Benni hangelte sich dicht hinter ihr an der Felswand entlang.

»Hoppala.« Sie rutschte aus, Steine lösten sich unter ihren Stiefeln. Rasch versuchte sie, sich irgendwo festzuhalten. Die kostbare Taschenlampe glitt ihr aus der Hand und fiel in die Dunkelheit, wo das Licht irgendwo in der Tiefe erlosch. Benni umfasste Anna mit schnellem Griff und zog sie an sich. Gemeinsam verharrten sie an dieser Stelle, von der jeden Moment weitere Stücke abbrechen konnten. Anna spürte ihren Herzschlag bis in den Ohren, als würde jemand eine große Trommel schlagen. Wie sollte sie es schaffen, auch nur einen Schritt weiterzugehen?

»Schau nach oben, Liebste, bis sich deine Augen wieder an die Finsternis gewöhnt haben«, sagte er. »Es ist gar nicht mehr so dunkel.« Er hatte recht, langsam wurden Umrisse in der Landschaft sichtbar. Baumwipfel, die Zacken der Felsen, und weiter vorne war auch schon das Gatter zur Tonkaalm wie ein Scherenschnitt vor dem Nachthimmel zu erkennen. »Los, versuch's. Ich halte dich.« Er schob sie vorwärts. Anna drehte sich um, zog ihn an die Felswand und küsste ihn, küsste gegen die Angst an, bis das Pochen und Trommeln nachließ. Dann zog sie ihn weiter, fest aneinandergeklammert erreichten sie in kleinen Schritten den breiteren Weg. Den Rest rannten sie, kletterten übers Tor und liefen dann Hand in Hand weiter. Sie flogen fast, bis sie die Hütte erreichten. Kaum drin, küssten sie sich wieder, tasteten im Dunkeln nacheinander. Ein Kleidungsstück nach dem anderen fiel zu Boden, bis sie nackt waren, dann umarmten sie sich, standen wie ein Körper, wie ein Baum, eng umschlungen. Kopf auf Schulter, Bauch auf Bauch. Lachend schubsten sie sich gegenseitig ins Bett, das Humboldt schon vorgewärmt hatte. Mauzend stob der Kater davon. Dann liebten sie sich. So, als gäbe es nur sie zwei auf der Welt und kein Gestern, kein Morgen. Zärtlich und sanft. Hörte der eine auf, fing der andere zu streicheln an, bis Anna sich aufsetzte. »Schluss. Erst muss der Bart ab. Er kratzt.« Sie entzündete die Petroleumlampe und schaute Benni zu, wie er mit ihrer Seife den Vollbart einschäumte und sich dann mit seinem Messer rasierte. Jetzt kam sein jungenhaft kantiges Gesicht mit dem leicht schiefen Kinn zum Vorschein. Anna strich ihm über die Haut, ob er keine Stoppeln vergessen hatte, dann zog sie ihn wieder ins Bett, wo sie von vorne anfingen und doch anders – zarter. Nun, im Schein der Lampe, entdeckten sie sich neu. Vertraute Fremde, die mehr und mehr zu Freunden wurden. Anna in Bennis Duft, in seiner Wärme, seiner Umarmung. Er in ihr, und sie um ihn herum. Schließlich schliefen sie ineinander verschlungen ein.

Irgendwann trieb sie der Hunger aus dem Bett, auch Tossa und der Garten. Benni ging hinaus, um die Kuh zu versorgen, solange steckte Anna Humboldt erneut etwas Speck zu und goss die Pflanzen. Danach aßen sie selbst etwas, hastig, als dürften die Berührungen kaum länger als ein paar Atemzüge unterbrochen werden. Sie hatten sich zurück und ihre Liebe füreinander.

Eva

Wer kann ihm das gesteckt haben?« Drinnen beratschlagten sie. »In der Zeitung stand doch nichts von deinem Unfall.« Der Käferanstrich hatte sie so beflügelt, aber Flühs Andeutung dämpfte die Stimmung. Es hatte wie eine Drohung geklungen, und das einfach wegzustecken, fiel Eva schwer. Man war ihnen auf der Spur, und es war nur eine Frage der Zeit, bis die Polizei bei ihnen auftauchen würde.

»Keine Ahnung. Der Griesgram hat doch seine Ohren überall, wahrscheinlich belauscht er uns.« Udo wickelte sich Majas ewig langen selbst gestrickten Schal vom Hals, den er sich geliehen hatte, und hängte ihn an die Garderobe zurück. Trotz des unbeständigen Aprilwetters war er ansonsten bereits sehr sommerlich gekleidet, trug eine kurze Hose, T-Shirt und Schlappen.

»Ach, Schwamm drüber. Der Alte kriegt eines Tages schon noch sein Fett ab«, meinte Ecki, der hingegen schnell fror und mehrere Schichten übereinander trug, einschließlich grellgrüner Plüschjacke und Plateaustiefel.

»Genau. Vielleicht ist die Einsamkeit seine Strafe«, ergänzte Udo. »Lasst uns was kochen. Ich weiß, ich bin heute dran, aber zusammen geht's schneller, und außerdem sterbe ich vor Hunger. Wo bleibt Milo? Wir haben so tolle Neuigkeiten vom Schreinerbesuch. Ich sag nur Wolle.« Das letzte Wort trällerte er.

»Wolle?« Jasmin kümmerte sich um den Salat und schnitt Gurken und Zuckererbsen klein, vermischte sie mit Rucola und Radieschen. »Wir sollen Wollknäuel unter die Decke kleben? Wo sollen wir denn so viele herkriegen? Aber die Farbe ist egal, oder?«

»Keine Knäuel.« Udo wischte die Ablage sauber und knetete in Nullkommanix einen Teig aus Vollkornmehl, Öl, Salz und Wasser. »Eher Vliese, womit ungesponnene Wolle, die, wie sagt man noch gleich …«

»Kardiert ist«, Ecki brachte den Wamslerherd in Gang. »Also gewaschen und gekämmt.«

Udo nickte anerkennend, »Kardiert, genau. Ecki, du Genie, kannst dir aber auch alles merken. Ist auch was für Vegetarier. Die Schafe müssen nicht dafür leiden, sie werden sowieso einmal im Jahr geschoren.«

»Trotzdem, wo sollen wir so viel Wolle oder vielmehr diese Vliese herkriegen? Gibt's sowas im Baumarkt?« Eva stand neben Udo an der Küchenzeile und bereitete den Belag aus Schmand, Tomaten, Paprika und Feta vor. Dazu der erste Thymian aus dem Gartenbeet, zart und fein.

»Von ihm, also von Notnagel selbst. Also nicht von ihm persönlich, sondern von seinen Schafen.« Udo grinste in die Runde. »Er hat eine Herde, die die Wiese rund um seine Werkstatt abgrast, und er schert seine Tiere selbst. Die Wolle würde gegen Hitze und Kälte schützen, der Schreiner hat sein eigenes Haus, das logischerweise ganz aus Holz gebaut ist, ebenfalls damit isoliert.«

»Und wie viel kostet so was?« Ein Laden für ungespritzte

Ware, der in kuschelig warme Wolle wie in einen dicken Schal gepackt war, stellte sich Eva gemütlich und sehr passend vor. Mindestens so gemütlich, wie es jetzt schon in der Küche war, wo ein Feuer im Ofen prasselte und sie zusammenarbeiteten, damit es bald Essen gab. Eva schob sich eine halbe Tomate in den Mund, die aus dem Supermarkt kam, äußerst fad schmeckte und deutlich mehr Gewürze vertrug. Und die hatte sie schon auf der Fensterbank vorgezogen. Sie hackte Schnittlauch, Petersilie und Basilikum klein, einen Teil für den Salat, den Rest für Udos Pizza.

»Das kostet uns nichts.« Udo rollte den Teig aus und verteilte ihn auf mehrere Bleche.

»Wie nichts?« Eva belegte ihn, streute obenauf Zwiebelstücke.

»Er schenkt sie uns, Schafwolle ist in Deutschland nichts mehr wert, sagt er. Außerdem ist die, die er von seinen Bergschafen und Welsern und wie die alle hießen …«

»Wallisern«, verbesserte ihn Ecki. »Eine Schafrasse aus dem Schweizer Kanton Wallis.«

»Jedenfalls ist die Wolle zu grob«, ergänzte Udo, »um damit Kleidung zu erzeugen, aber als Dämmmaterial wäre sie perfekt. Er hat uns alles genau erklärt und gleich eine Zeichnung gemacht, wie wir die Wolle unter dem Dach anbringen sollen. Hinter einer Bretterverkleidung. Zeig mal her, Ecki.«

Ecki nickte, schloss das Ofentürchen und holte eine Mappe aus seinem Rucksack, um ihnen den Aufriss zu zeigen. »Nur das Holz müssen wir bezahlen, das bestellt er für uns bei seinem Lieferanten. Und wir holen dann alles zusammen ab, wenn er die Schafe geschoren hat. So haben wir es ausgemacht.«

»Was habt ihr ausgemacht?« Milo war endlich auch zu

Hause, sofort erzählten sie ihm alle Neuigkeiten, einschließlich der Drohung des Nachbarn, als die Eva es empfunden hatte.

»Wer im Glashaus sitzt …«, sagte Milo gelassen. »Flüh soll uns ruhig anzeigen, dann such ich in den Wehrmachtslisten nach seinem Namen.«

»Du hast Zugang zu Wehrmachtslisten?«

»Die kann jeder einsehen. Im Bundesarchiv in Freiburg.« Ob das die Lösung war, Drohung gegen Drohung, fragte sich Eva, doch für die anderen schien die Sache damit erledigt, sie widmeten sich dem Bauvorhaben und teilten die Aufgaben untereinander auf. Es gab viel zu tun.

Als Udo einige Tage später mehrere große Säcke voller Wolle brachte, wuschen sie die in der Badewanne – ohne Seife, damit das Lanolin erhalten blieb, das Eva schon als Salbengrundlage kannte. Dann breiteten sie die Wolle auf Laken im Garten aus, wo sie in der Maisonne trocknete. An den Abenden danach kardierten sie sie gemeinsam. Jasmin mit zwei kleinen Handkarden, die man mit ihrer feinen Benadelung gegeneinanderrieb, und Eva und die anderen wechselten sich an der großen mechanischen Walze ab, die ihnen Notnagel geliehen hatte. Damit ging das Kardieren deutlich schneller vonstatten, und sie erhielten gleich die Vliese, die sie brauchten. Vor Ort, in Pasing, machten sie weiter. Milo, Ecki und Jasmin arbeiteten hochkonzentriert Hand in Hand unterm Dach an der Verschalung, Eva und Udo übernahmen die Arbeiten, wofür man auf keine Leiter klettern musste. Sie lösten die Tapeten von den Wänden und wechselten die schadhaften Bretter der Bodendielen aus. Außer für Udo, der handwerklich sehr geschickt war und schon so gut wie in jeden Beruf reingeschnuppert hatte, war das Vorhaben für alle eine große Herausforderung. Auch wenn einiges nicht perfekt lief, schweißte es sie alle noch mehr zusammen. So wie Eva gehofft hatte, stärkte das Ladenprojekt ihre Gemeinschaft.

Am Sonntagmorgen, als sie von der Toilette kam, sie musste zurzeit erstaunlich oft, rief Nina Baldsoweit an und entschuldigte sich, dass sie Eva so häufig versetzt hatte. »Ich bin gerade auf dem Weg in die Stadt, ich könnte jetzt gleich bei Ihnen vorbeischauen. Passt das?«

»Jetzt?« Die meisten im Haus schliefen noch, es war Sonntag, kurz vor halb acht. Eva schaute sich um. Auf dem Tisch in der Küche stapelte sich dreckiges Geschirr, dazwischen lagen die Fahrradtaschen mit den Sachen vom Wochenmarkt, und irgendjemand war mit schmutzigen Schuhen hereingekommen und hatte den Boden dreckig gemacht. Dazu flog im ganzen Haus noch Wolle vom Kardieren herum. Was soll's. Eva konnte auch nicht genau wissen, wann die Kinder sich auf dem Weg machten und ob sie da dann noch Zeit hätte aufzuräumen. Darüber hinaus war sie genervt und erschöpft – vielleicht war Frau Baldsoweit doch nur das, was ihr Name versprach. Zwanzig Minuten später, kaum dass sie geduscht und sich angezogen hatte, öffnete sie ihr die Haustür.

»Guten Morgen.« Die Hebamme wedelte mit einer großen Bäckertüte. »Ich hab was fürs Frühstück mitgebracht.«

Wer konnte diesem Duft widerstehen? Eva bat sie herein, setzte Teewasser auf und räumte den Tisch frei. Währenddessen spülte Nina Baldsoweit, die ihr sofort das Du anbot, ein paar Teller und Tassen ab. Wie bereits am Telefon, verstanden sie sich sofort, und Evas Groll wegen der Warterei war sofort wie weggeblasen. Nina war mit zweiundvierzig Jahren eine mollig-kurvige Frau mit kinnlangen glatten Haaren. Sie trug einen weiten Pulli mit tiefem V-Ausschnitt und einen engen Minirock, wie Evas Adoptivmutter, die kaum älter als sie, es nie wagen würde. Der Pulli rutschte ihr ständig über die Schulter und gab einiges von ihrer großen Oberweite preis. Dazu roch sie nach Koriander und Hyazinthe, stellte Eva fest. Vermutlich waren das die Teile ihres Parfüms, dessen Herznote aus Flieder bestand mit einem Hauch Honig. Ninas eigener Geruch hatte etwas erdig Weiches, so wie ihre gesamte Erscheinung.

»Tut mir leid, dass es hier so ausschaut, ich bin in den letzten Tagen nicht zum Putzen gekommen.« Eva war es peinlich, dass überall so ein Chaos herrschte. Rasch befreite sie die Eckbank von den Klamotten und Taschen und stellte alles in den Flur.

»Mach dir keine Sorgen. Zu Hause ist es immer tausendmal sauberer als in einer blitzblank gescheuerten Klinik, wo unglaublich viele Keime herumschwirren«, sagte Nina.

»Was hab ich verpasst?« Noch im Schlafanzug polterte Milo die Treppe herunter, stolperte über die Sachen, die Eva gerade in den Flur geräumt hatte, und fiel Nina entgegen, so als wäre das eine einstudierte Nummer, dabei hatte er einfach nur seine Brille vergessen. Er rieb sich das Schienbein.

»Darf ich vorstellen, das ist Milo, mein …« Als Eva zu einer Erklärung ansetzen wollte, stürmte Udo herein. Textilfrei. »Hab ich richtig gerochen? Gibt's Semmeln zum Frühstück?« Hastig schnappte er sich ein Geschirrtuch und bedeckte sich, als er sah, dass sie Besuch hatten.

»Und das ist Udo, beides …, also sie sind die Väter meiner Zwillinge, oder könnten es sein.« Nun war es gesagt.

»Croissants gibt's auch. Hallo, ich bin Nina.« Falls die Hebamme überrascht war, ließ sie es sich nicht anmerken. Die Männer waren von Baldsoweits Erscheinung genauso angetan wie Eva. Sie war ein Bild von einer Frau.

Milo und Udo verschwanden noch mal, um kurz zu duschen und sich anzuziehen. Das Frühstück ließen sich auch Ecki und Jasmin nicht entgehen, und alle genossen es. Anschließend führten sie Nina in der WG herum, damit sie wusste, wo alles war. So erfuhr sie sowohl von ihren Plänen mit dem Naturkostladen als auch von der Müsliproduktion, und sie interessierte sich genauso für Eckis Pilzsammlung, bei der jeder andere inzwischen nur noch die Augen verdrehte. Doch Nina hörte zu, ließ sich alles zeigen und erklären, fragte nach, wenn ihr etwas unklar war, so als hätte sie alle Zeit der Welt. Besonders angetan war sie vom Birkenpilz, den Ecki ihr schenkte. Er helfe bei Verdauungsbeschwerden, wusste Nina, und vor Erfindung der Mullbinde hätte man ihn in Scheiben geschnitten und als Wundbandage aufgelegt.

»Wollen wir Herztöne hören?«, bot sie an, als sie endlich Evas Zimmer erreichten. Ecki war mit Jasmin im Mediraum geblieben, und Udo stärkte sich noch mal in der Küche und telefonierte mit Kamilla. Also legte Eva sich aufs Bett, und Nina tastete ihren Bauch ab, wusste sofort, wie die Kinder lagen, beziehungsweise wo deren Rücken, ihre Köpfe und die Füßchen waren. Eva rechnete schon damit, dass Nina ein altmodisches Hörrohr auspacken würde, doch sie holte ein elektronisches Gerät heraus, das an ein Telefon erinnerte. Das Wunderbare an diesem Teil war, dass es die Töne verstärkte und Eva sie endlich auch hören konnte. Milo weinte vor Freude, als er die Geräusche als das erkannte, was sie waren – die Herzschläge seiner Kinder. Und ihr ging es ähnlich. Was für ein Glück! »Was ist mit Udo?« Er wischte sich übers Gesicht. »Darf er auch?«

»Wer ruft mich?« Anscheinend hatte er im Flur gewartet, war nun halbwegs angezogen sofort zu Stelle und lauschte voller Rührung mit.

»Wir, also Udo und ich ...« Eva wollte es richtigstellen, auch wenn es vielleicht die besondere Stimmung verdarb.

»Wir sind nicht zusammen. Ich hab eine Freundin«, sprang Udo ein. »Kamilla, ihr kennt euch.«

»Richtig, ja, Milla und du. Ach, wie schön.«

»Aber ich werde mich um die Kinder kümmern«, ergänzte er, »falls ich gebraucht werde.«

»Willst du bei der Geburt dabei sein?«, fragte Nina. Freien Lebensformen gegenüber schien sie aufgeschlossen zu sein.

Udo winkte ab. »Das ist Milos Part.« Er klopfte seinem Freund auf die Schulter und wirkte erleichtert. Sie lachten. Anschließend verabschiedete er sich, Kamilla würde auf ihn warten. »Die Herztöne sind das Schönste, was ich bisher in meinem Leben gehört habe«, flüsterte er Eva zu, die sich wieder aufgesetzt hatte. Er umarmte sie.

»Sag mal, du kennst dich anscheinend mit Naturheilmitteln aus.« Als Udo fort war, nahm Eva ihr Notizbuch zur Hand. »Muss ich mich aufs Stillen vorbereiten? Schließlich sind ja zwei sattzukriegen. Wie genau läuft eine Zwillingsgeburt eigentlich ab? Was sollte ich alles zu Hause haben? Ich nehme an, mehr als nur einen Erste-Hilfe-Kasten?« Sie platzte mit allem heraus, was ihr in den Sinn kam, hatte eine ganze Liste mit Fragen zu all dem, was sie gehört und gelesen hatte. »Was wenn es Komplikationen gibt?«

»Genau, das würde ich auch gerne wissen. Was kann ich tun? Wie kann ich Eva am besten unterstützen?«, fragte Milo.

Nina lächelte und setzte sich in den Schaukelstuhl. »Indem du da bist, wenn Eva dich braucht, und sie in Ruhe lässt, wenn sie dich nicht um sich haben will. So simpel und zugleich schwer ist es.« Eva merkte an Milos Gesicht, wie das Gesagte in ihm arbeitete. »Ich biete einen Wochenendyogakurs für werdende Eltern an. Vielleicht habt ihr Lust, dabei zu sein? Da könnt ihr etwas über Atmung und Entspannung lernen.« Das klang perfekt und wäre für sie besser machbar, als sich regelmäßig einen Abend dafür freizuschaufeln. »Mit den Übungen kannst du Eva unterstützen, wenn es so weit ist. Ich schlage vor, Eva, du ziehst dich wieder an, und wir besprechen alles, was du wissen willst, in Ruhe.« Nina griff nach Evas Mutterpass, der auf dem Schreibtisch lag, und blätterte darin. »Ich hätte auch ein paar Fragen zu deinen Eltern und überhaupt. Gibt's Vorerkrankungen in euren Familien?«

»Du meinst in Udos und Milos? Da musst du sie fragen.« Bevor Milo antwortete, holte er Udo zurück, damit auch er darüber noch Auskunft geben konnte. Von außergewöhnlichen Krankheiten, außer den volksüblichen wie Krebs und Herzinfarkt, wusste Udo von seiner Verwandtschaft, die bis nach Südamerika reichte und deutsche Wurzeln hatte, nichts. Ähnlich bei Milo, der durch seine älteren Schwestern schon dreifacher Onkel war. Alle rundum gesund, so weit.

»Zu meiner Verwandtschaft kann ich nichts sagen, ich bin adoptiert.« Eva knöpfte ihre Latzhose zu und ertappte sich dabei, wie sie sich wieder einmal vorstellte, dass Nina ihre Mutter sein könnte. So wie sie das bei vielen Frauen tat, die ihr gefielen und bei denen sie sich geborgen fühlte. Zugegeben wäre die Hebamme deutlich jünger als ihre richtige Mutter, aber trotzdem. Wünsche konnte man sich nicht aussuchen. Sie redeten bis weit in den Nachmittag. Über die Einzelheiten der Geburt, wie sie ablaufen könnte und woran Eva erkannte, dass es losging. Nina scheute keine Steißlage, wie sie bei Zwillingen wohl oft vorkam. Auch bei einer Längs- oder Querlage wüsste sie sich zu helfen, und ein Notarzt sei schnell gerufen. »Das Wichtigste ist, dass du dich geborgen fühlst, und das ist bei einer Hausgeburt am ehesten gegeben. Dein Heim, deine Höhle, dein Reich. Du bist hier die Gastgeberin, im Krankenhaus ist es umgekehrt. Zu Hause bestimmst du, wie du es haben willst.« Nina wirkte sehr erfahren und schien ihr Handwerk zu beherrschen, was Eva beruhigte. Wenn sie sich bei jeder Frau so viel Zeit nahm wie jetzt bei ihr, war es verständlich, dass ihr Zeitplan durcheinandergeriet. Was die Geburt betraf, musste Eva es nur bis zur sechsunddreißigsten Schwangerschaftswoche schaffen, dann könnte sie zu Hause entbinden, versprach Nina. Das war zwei Wochen nach der Ladeneröffnung. Dann, wenn das meiste getan und hoffentlich wieder etwas Ruhe eingekehrt war.

»Wie stark ist so eine Wehe? Ist der Schmerz auszuhalten?«, wollte Eva noch wissen. Als Kind war sie wehleidiger gewesen als heute, hatte beim kleinsten Sturz oder Stich schon geheult und gedacht, es würde niemals aufhören, weh zu tun. Inzwischen, auch durch das Studium und ihre Erfahrung mit Arzneien, glaubte sie, eigene Verletzungen besser zu verkraften. Ein Schnitt in den Finger, ein Sturz vom Fahrrad, eine Beule, das war alles behandelbar. Bis auf die eine Wunde aus ihrer frühsten Kindheit, die immer noch brannte und nicht verheilen wollte, solange sie ihre Herkunft nicht geklärt hatte. Wenn Eva zu Hause entband, würde sie auf eine örtliche Betäubung verzichten, wie sie in den meisten Kliniken inzwischen angeboten wurde. Dennoch wollte sie so genau wie möglich wissen, was auf sie zukommen würde.

»Stark, doch nie so stark, dass du es nicht aushalten kannst, und jede Wehe bringt dich ein Stück weiter, hin zu deinen Kindern. Wir schauen einfach, wie es dir geht und was du brauchst. Einer Schwangeren neulich hat es geholfen, dass ich Lavendel auf ihr Kopfkissen geträufelt habe, worin sie sich unter der Wehe vergraben hat. Was ist dein Lieblingsduft?«

»Das kann ich nicht sagen. Ich hab viele. Und die ändern sich oft.« Aber wenn sie ehrlich war, kam ihr tatsächlich nur einer in den Sinn – der einmalige und vielfältige Sommergeruch von Maja.

Anna

Kaum lösten sie sich kurz voneinander, vermissten sie sich. Augenblicklich fielen ihnen Stellen ein, die sie noch nicht aneinander berührt hatten, und sie umarmten sich wieder. Anna versuchte, das Glück in ihrem Tagebuch festzuhalten. Wenigstens in Miniaturen, nahm sie sich vor, damit nichts verloren ging. Mal in einem Satz, mal in einer Zeichnung. Sie hielt fest, wie sie Bennis Blessuren versorgt hatte. Er hatte Holzsplitter in den Fingern und von einem Sturz eine eitrige Schürfwunde am Rücken. Benni war hart im Nehmen und steckte alles weg, aber Anna bestand darauf, ihn mit ihrer selbst gemachten Salbe und mit Kräutersud zu verarzten. *Von jetzt an machen wir alles gemeinsam*, schrieb sie und skizzierte zwei Eichhörnchen. Wie diese drolligen Tierchen, die immer in Eile waren, sammelten auch sie beide Vorräte im Wald. Haselnüsse und Bucheckern. Und sie ernteten kleine, steinharte Wildäpfel, die sie verkochten und im Ganzen einweckten. Bei ihren Spaziergängen fanden sie Königskerzen, die Anna trocknen wollte, um eine lungenstärkende Medizin zu gewinnen. Die Zeit, da sie schwer atmen konnte, schien vorbei zu sein, doch man wusste nie. Falls Benni krank würde oder sie eine Erkältung bekam, war es gut, etwas zur Hand zu haben. In einem Graben entdeckten sie Schlehen, die von den Vögeln verschont geblieben waren. Die Büsche hingen noch voller Beeren. Sie pflückten sie, aßen sich satt, bis ihre Münder pelzig waren und sich ihre Zähne blau verfärbten, trugen den Rest nach Hause und machten Marmelade und Sirup daraus. Es gab noch so viel zu tun, bevor der Winter kam. Aber zu zweit war alles leichter. Zusammen konnten sie lachen und staunen, was ihnen jede noch so schwere Arbeit versüßte. Sie besprachen alles, was anstand oder sie umtrieb, was besonders für Benni eine Umstellung war. Eines Morgens ging er wortlos aus dem Haus, durchsuchte das Werkzeug im Schuppen, wählte einiges aus, schärfte, da wo es notwendig war, die Klingen und schob schließlich alle Teile in eine seiner Satteltaschen. Die hängte er sich um und rief Anna zu: »Bis nachher.« Und schon stapfte er den Berg hinunter. Anna, die gerade angefangen hatte, das Terrassenbeet mit der neu angesetzten Brennnesseljauche zu düngen, konnte sich zwar denken, was er tun wollte, sie fragte aber trotzdem. Sie musste sich auch auf ihn einstellen – von nun an betraf alles sie beide. »Warte, was hast du vor?«

»Holzmachen«, antwortete er.

»Und warum sagst du nichts?« Reden, sich jemandem mitteilen war im Hause Tardini nicht selbstverständlich gewesen.

»Hätt ich dich vorher fragen sollen, weil's dein Wald ist?«

»Was mir gehört, ist auch deins. Darauf wollte ich nicht hinaus. Ich möchte nur wissen, was du machst und wo du bist. Was, wenn du abstürzt oder unter einem Baum liegst und nicht mehr rauskommst?« Anna sorgte sich wirklich.

Er lächelte, zeigte ihr die durchlöcherte Sohle seines linken Stiefels. »Ich krall mich fest, Liebste. Und bei den Bäumen weiß ich, wie sie fallen. Baumfällen ist das, was ich kann.«

»Und ich mein's ernst.« Anna hielt ihn fest, als er weitergehen wollte.

»Ich pass auf, versprochen. Ich dachte, ich ziehe eine Zwischendecke in den Stadel ein, damit wir den Stall abtrennen können, um oben Heu einzulagern.«

»Eine großartige Idee.« Dass sie auch für Tossa ein Winterquartier schaffen mussten, daran hatte sie noch gar nicht gedacht. Während sie Wildkräuter zum Trocknen bündelte und sie überall im Haus aufhängte, sah sie, wie Benni unterhalb der Tonkaalm ein paar dürre Fichten fällte. Er ästete sie aus und schepste sie. Nachdem Anna die Keramiken glasiert und zum zweiten Mal gebrannt hatte, half sie ihm, die glatten Stämme zum Stadel zu ziehen, wo er unter dem First eine zweite Ebene einzog.

»Von wem hast du das gelernt?«, staunte Anna. Severin hätte es nicht besser machen können, dachte sie, doch das sagte sie nicht.

»Das schaut man sich ab.« Benni zuckte mit den Schultern. »Vom Vater, vom Bruder.«

Als diese Arbeit getan war, mähten sie die kargen Wiesen rund um den Rabenkopf. Benni mit der Sense, Anna mit der Sichel. Sie trugen beide Steigeisen an den Schuhen, die sie im Schuppen gefunden hatten. Noch regnete es nicht, aber der Wind blies kräftig und wirbelte das Laub auf. Die Bäume wurden kahl, die Natur bereitete sich auf den Winter vor, doch in Annas Beet herrschte noch immer Frühling. Selbst die Kraft der Sonne schien nachzulassen, manchmal drang sie erst mittags durch die Wolken durch und schickte dann nur noch lauwarme Strahlen hinunter. Dennoch – der Wind und das bisschen Wärme reichten fürs Heu. Wie Flaum hing es am nächsten Tag über dem Hang, zu zart, um es mit einem Rechen aufzufangen. Sie nahmen zwei Besen, den einen aus Reisig und den anderen, aus der Küche, mit einem Besatz aus Rosshaar, und kehrten alle Halme zusammen auf ein Bettlaken, damit nur nichts verloren ging. Jedes Laken verknoteten sie, und Benni trug sie zum Stadel, wo er das Heu unters Dach stopfte. Ein herrlicher Duft breitete sich aus, als hielten sie in Tossas neuer Unterkunft den Sommer gefangen. Jetzt wäre auch die Kuh versorgt, wenn es schneite. Doch noch graste sie rund um die Eiche, wo Benni ihr jeden Tag ein neues Feld absteckte.

Bei allem Glück beschlich Anna dennoch manchmal das Gefühl, dass ihr das alles zu schnell gegangen war. Gerade hatte sie sich damit abgefunden, möglicherweise für immer allein zu leben und Benni nie mehr wiederzusehen, da war er aufgetaucht, um nun Teil ihres Lebens, um für immer an ihrer Seite zu sein. Darüber dachte sie nach, als sie abends neben Benni im Bett lag und seinen ruhigen Atemzügen lauschte. Sollte sie nicht froh und dankbar sein? Mit ihm spürte sie das Glück, das sie sich erhofft, aber längst aufgegeben hatte. Warum hinterfragte sie es also? Lag es daran, dass es ihr schwerfiel, ihre neu gewonnene Unabhängigkeit wieder aufzugeben? Aber musste sie das? Sie teilte alles mit ihm und er mit ihr. Er verlangte nichts und setzte sie nicht unter Druck. War sie misstrauisch, weil das alles so einfach schien? Schon als sie sich kennenlernten hatte er akzeptiert, dass Anna nicht dem klassischen Rollenbild einer Ehefrau und zukünftigen Mutter entsprach. Beide sollten das tun, was sie tun wollten, zum Wohle und nicht zum Schaden des anderen. Mehr war es nicht. Und damit doch alles. Ihre

Liebe machte es möglich, Benni wollte ihr Partner sein, auf Augenhöhe. Anna musste darauf vertrauen, dass es so blieb, und ihre Zweifel ablegen. Schließlich vertraute Benni ihr auch. Ihr zuliebe hatte er alles aufgegeben, hatte seine Familie, seine Heimat verlassen, musste nur noch Deutsch reden und Bayerisch verstehen lernen.

An diesem Morgen weckte Anna ein Klopfen. Sie hatten länger geschlafen als sonst. Es war bereits taghell, die Herbstsonne schien in breiten Streifen durch die kleinen Fenster. Der Wind rauschte um das Haus, Blätter wehten gegen die Scheiben. Der beste Tag, um noch ein bisschen länger im Bett zu bleiben. Anna kuschelte sich wieder an Benni, der sie sofort an sich zog. Es klopfte.

»Hast du das gehört?« Anna löste sich aus seinen Armen und setzte sich auf. Benni, die Augen fest geschlossen, antwortete nicht. Da erschien ein Kopf am Fenster. Die Hände an die Stirn gelegt, spähte jemand mit faltigem Gesicht hinein. Friesenegger! »Schnell, der Hausierer ist da, los zieh dich an.« Sie rüttelte Benni wach, sprang auf, schnappte sich ihre Kleider und schlüpfte hinein. Fast war es, als wären sie bei etwas Verbotenem ertappt worden – vormittags noch im Bett zu liegen, und dann noch als Paar. Dabei waren sie doch Mann und Frau, wenn auch ohne Trauschein und nicht vor dem Altar. Die Bluse, das Dirndl, so viele Knöpfe. Herrje! Benni war schneller mit Hemd und Hose. Anna fuhr sich noch durch die Haare und band sich eine frische Schürze um. Nicht dass Friesenegger samt ihrer Bestellung wieder ging. Anna sperrte hastig auf, wünschte einen guten Morgen und bat ihn herein. Beim letzten Mal hatte er ihr neue Bettbezüge gebracht, für dieses Mal hatte sie ihn um weitere

Weckgläser, Einmachzucker und um viele andere Dinge gebeten, die er hoffentlich dabeihatte, damit sie über die kalte Jahreszeit kämen. Zumindest ohne zu hungern.

»Grüß Gott, Fräulein von Quast und auch der Herr!« Er zog den Hut, nahm sein vollbepacktes Gestell auf und trat über die Schwelle. »Dann stimmt's, was man im Tal hört. Die Sennerin hält sich einen Mann auf der Alm.« Wie das klang.

»Nicht einen Mann, Herr Friesenegger, sondern meinen Mann«, wies sie ihn zurecht. »Darf ich vorstellen, das ist Benjamin Tardini.«

Die beiden gaben sich die Hand.

»Tardini. Sind Sie Italiener, mein Herr? Dann buon giorno.«

»Tessiner. Aber meine Mutter ist aus Graubünden, deshalb spreche ich auch deutsch.«

»Einer meiner Onkel mütterlicherseits lebt auch in der Schweiz, ein Jenischer, er wohnt in Bern.« Doch bevor er weiter ausholte, wandte er sich Anna zu, »Verzeihung, dann sind Sie ja jetzt kein Fräulein mehr, sondern Signora Tardini.«

»Nein, ich bin und bleibe Anna von Quast.« Sie lachte, merkte aber, wie sich Bennis Miene verfinsterte. Rasch räumte sie den Tisch ab, damit der Hausierer seine Waren ausbreiten konnte. »Bitte sehr. Haben Sie alles dabei, was ich Ihnen aufgetragen habe?«

»Selbstverständlich.« Der Hausierer ließ sich auf der Eckbank nieder und schnaufte erst mal durch. Anna entfachte das Feuer im Küchenherd, sie hatten noch nicht mal gefrühstückt. Benni und Friesenegger unterhielten sich, doch es wurde ein eher schleppendes Gespräch mit langen Pausen. Der Hausierer wollte wissen, wo genau Benni herkäme und was er beruflich machte.

»Aus Ascona von einem Hof, gelernt habe ich nichts«, war alles, was Benni von sich gab. Dabei konnte er doch so viel. Dass er sich mit Käsen auskannte, mit Kühen und mit Eseln. Mit Holz, dem Wald und der Natur überhaupt. Anna wüsste jede Menge über ihn zu sagen.

»Du hast doch erzählt, dass zu euch auch immer ein Hausierer gekommen ist. Wie hat der denn geheißen?«, mischte sie sich ein, als es im Ofen lauter prasselte und die Unterhaltung versiegte. Benni ließ sich zu keiner weiteren Auskunft bewegen. Friesenegger breitete seine Schätze aus. Fein säuberlich in Tücher und Watte geschlagen, hatte er die gewünschte und teils zerbrechliche Ware herauftransportiert. Wie üblich kaufte ihm Anna darüber hinaus noch mehr ab. Vor allem einige Lebensmittel sowie auch einen Butterzopf mit Rosinen und einen Laib Brot, den er frisch vom Bäcker mitgebracht hatte. Benni hielt sich im Hintergrund, lehnte sich an die Wand beim Töpferofen, als ginge ihn das Ganze nichts an.

»Ich habe auch Zeitungen dabei. Falls Sie etwas zu lesen möchten«, probierte es Friesenegger erneut. »Warten Sie ...«, er kramte in seinen vielen Schubladen. »Ah, hier. Herr Tardini, der *Corriere della Sera* aus Mailand, der ist doch was für Sie. Die Zeitung schenke ich Ihnen, ist zwar von letzter Woche, soviel ich erkennen kann, aber immerhin. Einer meiner Lieferanten hat sie mir am Brenner mitgegeben. Oder eine Regenbogenforelle aus dem Kochelsee hätte ich auch noch, wenn Sie wollen. Und die ist hingegen ganz frisch.«

»Kein Bedarf.« Benni nahm sich ein Stück Holz aus dem

Brennholzstapel neben dem Küchenherd, setzte sich an die Drehscheibe und zog sein Taschenmesser.

»Warum nicht? Die nehmen wir«, sagte Anna. Sie wusste, wie gern Benni Fisch mochte, noch dazu geräucherten, der wäre eine Abwechslung für ihn zur reinen Pflanzenkost der letzten Tage, und Anna wollte ihm gern eine Freude machen.

»Sehr wohl.« Der Hausierer legte den Fisch zur Seite und wandte sich wieder an sie. »Und für die Dame des Hauses hätte ich die neueste Ausgabe vom *Blatt der Hausfrau*, wenn Sie mögen. Mit Schnittmusterbogen.«

Anna blätterte in dem Heft. »Zum Nähen werde ich wahrscheinlich nicht kommen, und ich hab ja nicht mal Stoff.« Noch dazu müsste sie alles mit der Hand nähen. Fräulein Rufus, ihr Kindermädchen, hatte eine Singer mit Handkurbel besessen, schwarz mit goldener Schrift, eine Wundermaschine, über die sie oft genug geflucht hatte, wenn sich Ober- und Unterfaden verhedderten.

»Wenn Sie sagen, was Sie brauchen, ob Tracht oder feineres Material, dann bring ich im Frühjahr eine Auswahl an Textilien mit.«

»Ich überleg's mir. Wie viel kostet die Zeitschrift?« Ganz hinten hatte sie eine Strickanleitung für ein Kindermützchen entdeckt. Sie hatte noch einen Knäuel Wolle von ihrer Strickjacke, und es konnte ja sein, dass sie …

»Sechzehn Pfennig das Heft.«

»Dann nehm ich es noch dazu.« Anna konnte nicht widerstehen, sie war zwar noch nicht mal dazu gekommen, ihre abonnierten Magazine zu lesen, geschweige denn all die Bücher aus der Truhe, aber womit sich andere Frauen in Deutschland und in der Welt beschäftigten und was die neueste Mode war, wollte sie dann schon wissen. Dennoch, mehr durfte es nicht mehr werden, sie mussten sparsam sein. Hoffentlich reichte ihr Geld überhaupt noch für die gesamte Bestellung und all die Extras. Apropos. »Hatten Sie Gelegenheit, für mich auf die Post zu gehen?«

»Natürlich, das Wichtigste. Ich hätte es schon nicht vergessen.« Er holte einen Stapel Briefe aus der Innenseite seiner Jackentasche, schaute sie durch und sortierte aus. Leider waren nicht alle für Anna, aber immerhin drei davon. Was für eine Freude! Dabei fiel ihr ein, dass es sein konnte, dass Benni ebenfalls Post von zu Hause erwartete oder er seiner Familie schreiben wollte. »Möchtest du Herrn Friesenegger etwas mitgeben? Eine Grußkarte an deine Mutter vielleicht?« Benni schüttelte den Kopf.

»Ich kann auch noch warten, wenn Sie etwas schreiben wollen«, bot der Hausierer an, der jedes ihrer Worte mitangehört hatte. Wie auch nicht, er hätte sich schon die Ohren verstopfen müssen, um sie nicht reden zu hören. »Und Motivpostkarten habe ich auch dabei.«

»Wo ich bin und was ich mache, braucht niemand zu wissen.« Benni bearbeitete das Holzstück mit dem Messer, dass die Späne nur so flogen. Das klang fast, als hätte er etwas zu verbergen. Anna war irritiert.

»Ich habe auch Schnitzmesser in sämtlichen Größen und Formen im Angebot.« Friesenegger zog eine weitere Schublade an seinem Rückengestell auf und präsentierte Werkzeuge aller Art. Doch Benni machte sich nicht mal die Mühe aufzustehen.

»Was ist los, was hast du?«, fragte ihn Anna leise, als sie ihre Post an Dietmar und die Freunde vom Monte Verità aus dem Nachtkästchen holte. Er starrte auf das Holzstück und schwieg. Besser, sie klärten das später unter sich. »Haben Sie auch Zahnbürsten, Herr Friesenegger?« Es wurde Zeit, dass Benni auch eine benutzte. Er reinigte sich die Zähne bloß mit einem Stückchen Holz, spülte sich den Mund mit Annas selbst angerührtem Zahnputzwasser aus und kaute ab und zu auf Salbeiblättern, besonders, seit sie sich so viel küssten – also eigentlich immer. Anna schwor nach dem Essen auf ihre Messingbürste, die einfach zusammenzustecken war, so dass die Borsten unterwegs nicht beschädigt wurden. Wie ihr Etui und das Tagebuch trug sie die Bürste immer bei sich, und es war sogar ihr AvQ-Monogramm in den Stiel geprägt.

»Ich weiß, was Sie meinen, Fräulein von Quast, aber da muss ich passen. Doch warten Sie mal …« Er kramte in seinen Schubladen. »Eigentlich eine Schuhbürste, aus allerfeinsten Borsten. Wenn die Ihnen etwas nutzt?«

»Die nehmen wir, danke. Dann hole ich mal mein Geld und bitte Sie, alles zusammenzurechnen. Und addieren Sie auch die Briefmarken dazu.« Sie gab ihm ihre Post zum Aufgeben mit.

»Und jetzt zu Ihrer Arbeit, Fräulein von Quast. Sind das die Keramiken zum Verkaufen?« Er zeigte auf das fertige Service, das sie auf der Anrichte bereitgestellt hatte. Vor lauter Benni hätte sie das jetzt fast vergessen. Friesenegger stand auf und betrachtete es. »Sehr schön, da weiß ich gleich Abnehmer dafür. Wenn Sie bis zum Frühjahr weitere Stücke haben, sehr gerne. Besonders diese bauchigen Tassen und Teller mit dem feingetupften Blütenmuster. Ich hab schon mal ein bisschen Reklame für Sie gemacht. Eine Bäuerin in Wallgau hätte gerne eine Vase. Warten Sie, ich hab die genauen Maße dabei.« Er gab ihr einen Zettel. Anna konnte ihr Glück kaum fassen, sie hatte eine Auftragsarbeit. »Wenn

Sie schon dabei sind, machen Sie gleich mehrere in verschiedenen Größen, die bring ich immer los. Letztes Mal sagte ich auf Kommission, aber der Winter ist lang. Wissen Sie was, das Geschirr bezahle ich vorab. Für eine Tasse mit Unterteller gebe ich Ihnen zwei Mark, für einen Teller zwei Mark fünfzig und für die Kannen vier, fünf und sechs Mark, einverstanden?« Anna hatte keine Ahnung, was sie verlangen sollte oder konnte, aber diese Beträge kamen ihr klein vor für die Arbeit, die darin steckte. Und das noch abzüglich des Materials. »Macht siebenunddreißig, ach, sagen wir, vierzig Mark.« Sie willigte ein. Was blieb ihr anderes übrig. Friesenegger fing auf einem weiteren Blatt an, die verkaufte Ware mit Preisen aufzulisten. Woher er die Zahlen nahm, war für sie nicht ersichtlich. Offenbar hatte er alles im Kopf. Dann verrechnete er die Summe mit ihrem Verdienst – es blieb noch einiges übrig.

Anna bezahlte, bedankte sich für die Mühen und die Zuverlässigkeit. »Und wann beehren Sie uns wieder?« Sie fragte das, wie man es in einem Laden tat – nur dass es dort der Händler war, der seine Kunden so verabschiedete.

»Anfang Mai, vorausgesetzt, dass ich rüstig bleibe und das Wetter es zulässt.«

»Erst dann wieder? Das sind acht Monate für uns, Herr Friesenegger, die wir überbrücken müssen.«

»Ich sag's, wie's ist, Fräulein von Quast, überwintert hat hier oben bisher noch niemand. Vielleicht suchen Sie und Ihr Mann sich besser ein Quartier im Tal? Zur Untermiete. Da gibt's günstige Angebote, sogar mit Kost und Logis, weitaus angenehmer als mit der Lawinengefahr und was Ihnen noch alles auf dem Berg droht.«

»Das wäre eine Möglichkeit, aber wir bleiben, oder,

Benni?« Erneut versuchte Anna, ihn ins Gespräch zu ziehen. Vergeblich.

»Ich hab Sie gewarnt, nicht dass es heißt, der alte Friesenegger denkt nur ans Geschäft. Mir liegen meine Kunden, und jetzt sind Sie ja auch noch meine Lieferantin, am Herzen. Na, dann wünsche ich Ihnen alles Gute, kommen's gut rüber ins neue Jahr.« Er stand auf und klopfte auf den Tisch, als wäre heute schon Silvester. Danach verstaute er seine Angebote, die sie verschmäht hatte, samt ihres Geschirrs in seinem Gestell, das anscheinend viel mehr Platz bot, als es von außen den Anschein hatte, und ging.

»Hast du auch solch einen Kohldampf wie ich?« Anna strahlte Benni an. Schließlich hatte sie soeben ihr erstes Geld mit ihren Töpferarbeiten verdient – wenn das kein Grund zum Feiern war. »Es gibt Rosinenzopf, wie der duftet.« Sie schnitt ihn an, leckte sich den Zuckerguss von den Fingern. »Was ist los? Redest du jetzt nicht mehr mit mir?« Er schnitzte unverdrossen weiter. Anna holte Teller und Besteck, räumte die gekauften Sachen in die Schränke und deckte den Tisch. Rasch schaute sie auf die Absender der Briefe. Fanny hatte ihr geschrieben, endlich, und auch Dietmar, welche Freude. Auf seinem Umschlag klebten eine Unmenge an Briefmarken. Die Schrift des dritten Absenders kannte sie nicht, auf dem Umschlag stand nur ein Kürzel – F. M. – und eine Adresse in Sindelsdorf. Was für eine Freude, nicht nur Post ihrer liebsten Freunde, sie hörte endlich auch wieder etwas von Franz Marc! Erneut schaute sie zu Benni. Irgendwas hing im Raum wie eine Gewitterwolke, die sich über ihren Köpfen ballte. »Hab ich was Falsches gesagt oder getan?« Sie goss Melissentee auf und trug die Kanne zum Tisch. Benni antwortete nicht. Sie konnte nichts tun, als auszuharren und zu warten, bis er wieder mit ihr sprach. Als sie sich kennenlernten, hatte es auch solche Phasen gegeben, in denen Benni sich zurückzog und kein Wort herausbrachte. Es hing mit seiner Familie zusammen, mit der Zerrissenheit, die er dort erlebt hatte. Aber nun, wo sie Tag und Nacht zusammenlebten, musste Anna lernen, mit seiner Art zurechtzukommen. Doch wie sollte sie ihn auffangen, wenn er nicht mit ihr redete? Wie herausfinden, was ihn bedrückte? Wie seine Stimmungsschwankungen deuten, wenn er, kurz nachdem sie noch zusammen gelacht hatten, plötzlich in sich versank und sie kaum noch wahrnahm. Möglicherweise, nein, sogar ganz sicher, hatte auch sie Eigenheiten, die er zu verkraften hatte. Besser, sie übte sich in Geduld, als ihn zu drängen. Wahrscheinlich mussten sie sich erst aufeinander einstellen oder vielmehr einstimmen, wie zwei Instrumente, die auf einmal im Duo spielen sollten. Anna aß etwas und nippte am Tee, schaute durchs Fenster auf die Berge, deren Spitzen sich im Zickzack aneinanderreihten. Fast könnte man meinen, sie wohnte mit ihrer Almhütte im Himmel, weit weg von der Erde. Wie würde es erst im Winter werden, wenn sie und Benni noch enger zusammenhockten? Sollte sie lernen, dieses Schweigen auszuhalten und einfach ihre Sachen machen, bis Benni wieder einfiel, dass sie auch noch da war? Sie nahm ein Messer und öffnete vorsichtig das Kuvert von Franz Marc. Darin war ein kleines Aquarell auf Büttenpapier. Ein blaues Pferd.

Eva

Liebste, darf ich Dich noch so nennen? Ich tu's einfach, und ich weiß nicht, ob Dich dieser Brief erreicht. Ich werde Jasmin später fragen, wo Du zurzeit bist, falls ich beschließe, diese Version abzuschicken. Vielleicht schreib ich sie auch nur für mich, wie all die anderen, um die quälenden Gedanken loszuwerden. Ich will mich entschuldigen, und gleichzeitig will ich es auch nicht. Merkst Du den Groll in mir, dass Du mich verlassen hast, auch wenn es vielleicht nicht für immer ist? Ich will nicht, dass Du mich wieder anrufst. Ich hab Angst davor, erneut Deine Stimme zu hören und Dich damit zu fühlen und vor mir zu sehen, so weit voneinander getrennt. Dabei höre ich Dich sowieso ständig in mir, bei allem, was ich tue oder beschließe. Maja hier, Maja dort. Aber Dich in echt auszuhalten, in Deiner neuen Welt, umgeben von dem, was Du Dir immer erträumt hast, zusammen mit anderen Leuten, die Dich glücklich machen, würde alles noch verschlimmern. Vielleicht sollten wir uns schreiben, wenigstens das. Wenn Du überhaupt noch willst. So weiß ich, ob es Dir gut geht, und, Maja, glaub mir, das ist mir, trotz allem, das Wichtigste! Ich könnte Dir so viel von mir erzählen, und zu gern würde ich wissen, was Du alles erlebst. Bist Du verliebt? Das frage ich mich oft, ob Du jemanden gefunden hast, der das weitere Leben mit Dir teilen wird, einen Partner oder eine Partnerin an Deiner Seite. Womöglich jemanden, der Dich so liebt wie ich, aber der Dir gerechter wird, als ich es jemals könnte. Meine Liebe ist nicht vollkommen, oder sie hat Dir nicht genügt, sonst …

Wieder und wieder formulierte Eva Briefe an Maja, strich durch, fing neu an. Auf feinen Briefbögen oder nebenbei auf karierten Zetteln, während sie lernte, in einer Vorlesung oder in der S-Bahn. Nie beendete sie eine Fassung, verbesserte jede so lange, strich durch, bis sie am Ende ganz unverständlich und nur noch die Anrede stehen geblieben war. *Liebste.* Vielleicht gab es auch nach wie vor nicht mehr zu sagen.

Anna

Liebes Fräulein von Quast! Als ich neulich dieses Pferdchen auf einer Weide entdeckte, wirklich es stand genauso da, dachte ich an Sie und Ihren Verlust. Ihr Komet war es nicht, so viel vorweg. Es war eine Stute. Doch ich halte weiter Ausschau nach Ihrem Leutstettener. Versprochen. Seien Sie herzlichst gegrüßt, auf ein baldiges Wiedersehen, Ihr F. M. PS: Der Almanach ist in Arbeit, Sie hören von mir.

»Franz Marc hat mir geschrieben, willst du's lesen? Und schau mal, was für ein herrliches Aquarell er mitgeschickt hat.« Benni schnitzte weiter, ohne aufzuschauen. Deshalb öffnete Anna als nächstes Dietmars Brief. Er schrieb von Norwegen, von ochsenblutrot gestrichenen Häusern auf den Dörfern, nur die herrschaftlichen hoben sich mit vornehmem Weiß ab.

Überhaupt das Licht, Anna, das würde dir gefallen, im Fjord habe ich Künstler mit Staffeleien gesehen, die versuchen, es einzufangen. Der Norden hat seinen Reiz, aber der Süden gefällt mir besser, und ich sehne mich …

Hier hatte er einen Teil des Papiers abgerissen und auf der Rückseite weitergeschrieben. Kaum an Land, wären sie auf dem nächstbesten Berg Ski gefahren und hätten auf einer Hütte übernachtet. Ein Abenteuer, und der beste Ausgleich zum Drill auf dem Schiff. Seine Schilderungen waren so lebendig, als Kadett erfüllte er sich seinen Traum vom Reisen, und sie begleitete ihn in Gedanken, so wie sie es oft bei Büchern tat, nur dass sie dabei den Verfasser nicht persönlich kannte. Bei Dietmar glaubte sie, auch das Ungeschriebene mitzulesen.

Plötzlich stand Benni auf, rutschte zu ihr in die Fensterbank und legte einen Holzlöffel auf die Briefe. »Für dich.«

Die geschwungene Form hatte er aus einem geraden Stück Holz exakt herausgearbeitet. Die Kelle lag mit dem Stielende genau auf einer Höhe, als hätte Benni einen Silberlöffel nachgebildet. Nur dass dieser hier viel weicher war.

»Ich wusste gar nicht, dass du so gut schnitzen kannst.« Sie bedankte sich mit einem Kuss, war sehr gerührt und hatte ihm Unrecht getan. Seine stille Art hatte vermutlich gar nichts mit ihr zu tun, vielleicht war er einfach nur in diese Arbeit vertieft gewesen. »Vollkommen ist der. Wie hast du das nur in der kurzen Zeit hingekriegt? Ist das ein Herz?« Sie strich über die Verzierung im Stiel, in die er zwei geschwungene, einander zugewandte Linien gekerbt hatte.

Benni zuckte mit den Schultern. »Er gehört noch feiner geschliffen, aber dazu bräuchte ich Sandpapier.«

»Das hätte Friesenegger sicher in seinem Sortiment gehabt. Du hättest ihn doch fragen können.« Solche Dinge waren seine Spezialität. Der Hausierer hatte es doch angeboten, warum hatte Benni nicht reagiert? Anna merkte sofort, dass das der wunde Punkt war. War Benni etwa eifersüchtig auf den alten Herrn? Langsam kippte auch bei ihr die gute Laune, trotz des wunderbaren Geschenks. So saßen sie an einem herrlich gedeckten Tisch und schmollten beide, bis Benni ihre rechte Hand nahm. Kam jetzt die Erklärung? Was hatte er vor?

Mit dem Daumen berührte er den Ring, den sie, seit er ihn ihr angesteckt hatte, nicht mehr ablegte. Etwas Ton hatte sich in den Wellen verfangen. Erde und Wasser. »Was spricht dagegen, dass wir heiraten? Ich meine richtig, vor dem Altar und in einem Amt.«

»Wieso, wir sind doch schon ein Paar.«

»Aber nicht vor dem Gesetz. Ich möchte gern, dass du ganz offiziell meine Frau wirst, als Anna Tardini.«

»Woher kommt auf einmal der Sinneswandel? Du warst es doch, der sich mit mir nach Fannys arrangierter Hochzeit geschworen hat, dass wir so etwas nie wollen.« Sie tippte auf den Brief ihrer Freundin, der noch ungeöffnet war.

»Ja, eine Ehe ohne Liebe, die lehne ich ab.«

»Aber …« Anna wusste nicht, was sie sagen oder wie sie es ihm erklären sollte. Das hatten sie doch bereits alles besprochen und ausgemacht, und er war mit einer Reformehe einverstanden gewesen. Mann und Frau, als gleichgestellte Partner, die in Zweisamkeit zusammenlebten. Der Unterschied war vor allem, dass sie als Frau nach wie vor selbst über sich und ihr Leben entschied. Sollte sie ihn erneut daran erinnern? »Wir wollten doch keine Trauung und uns nicht den Zwängen unterwerfen, in die uns die Kirche, der Staat und damit die Gesellschaft durch eine Heirat drängen, weißt du nicht mehr?« Hatte sie ihn derart missverstanden?

»Natürlich hab ich nicht vergessen, was wir damals ausgemacht haben, aber jetzt ist es anders. Oder willst du, wie vorhin, jedes Mal erklären müssen, wer ich bin und wie wir zueinander stehen? Genauso bei den Fiedlers und jetzt beim Hausierer. Was ist mit deinem Künstlerfreund? Weiß er von uns?«

»Du meinst Franz Marc?« Sie zog die Karte unter dem Löffel heraus, die er bisher ignoriert hatte, und hielt sie Benni hin. »Als er im Juli hier war, wusste ich noch nicht, dass wir, also du und ich, uns jemals wiedersehen würden.« Das klang wie eine Rechtfertigung, dabei hatte die Begegnung mit dem Künstler nichts mit ihrer Beziehung zu Benni zu tun. Ach, warum war Liebe so kompliziert? Selbst hier oben, wo es doch nur sie beide gab?

»Eine Heirat würde unser Verhältnis vereinfachen. Und es würde auch mich gleichberechtigen.«

»Wieso, was meinst du damit?«

»Na ja, noch bin ich dein Gast, oder ich fühl mich zumindest so.«

»Aber mein Haus ist doch dein Haus. Ich dachte, das wäre von Anfang an klar gewesen.«

Wieder zuckte Benni mit den Schultern. »Ich weiß gar nicht, wie das ist, wenn einem wirklich etwas gehört. Seit ich denken kann, wurde ich immer nur geduldet. Außerdem will ich nicht, dass du als …« Er hielt inne.

»Als was?«

»Der Hausierer hat so eine Andeutung gemacht, am liebsten hätte ich ihn davongejagt.« Wieder seufzte er. »Wir brauchen unsere Liebe zueinander nicht zu verstecken oder zu rechtfertigen. Warum also nicht den Bund fürs Leben eingehen?«

Benni sagte lauter Sachen, die sie nicht geahnt hatte. Endlich legte er seine Wünsche offen auf den Tisch – im wahrsten Sinn, zwischen duftendem Butterzopf und Kräutertee. Von beidem hatten sie noch kaum etwas angerührt.

»Und deine Familie? Wie stellst du dir das vor? Dann würde ich Schweizerin werden.« Bei dem Gedanken an eine Heirat schnürte es Anna regelrecht den Hals zu.

»Wäre das so schlimm?«

Darauf wusste Anna keine Antwort. Die Frage, ob sie mit dem Namen auch ihre Identität änderte, trieb sie um. »Aber du willst schon mit mir hier auf der Alm leben, oder?«

»Ich will da sein, wo du bist, das habe ich dir doch schon gesagt, und das hat sich nicht verändert.«

»Wozu dann unbedingt heiraten? Wie mich Friesenegger nennt oder was andere von mir denken«, sie schüttelte den Kopf, »ist mir gleich. Ich habe so hart daran gearbeitet, unabhängig zu sein.« Sie versuchte, Bennis Gesichtsausdruck zu deuten, setzte dann zu einer längeren Erklärung an: »Ich verstehe deine Gründe, und es ehrt mich, dass ich deine Frau werden soll. Aber ich bin's doch schon. Meine Großtante, mein Vater und dann noch meine Stiefmutter, alle wollten mich verheiraten, ohne mich zu fragen. Meine ganze Jugend lang habe ich mich vor dem Tag gefürchtet, an dem der Mann bei uns auftauchen würde, an den ich verschachert werden sollte. Die meisten konnte ich gleich abwehren, bei anderen hat es etwas länger gedauert, aber trotzdem lag ständig diese Drohung in der Luft, eines Tages all meine Freiheiten aufgeben und mit einem Fremden leben, ja, eine Familie gründen und mich ihm unterzuordnen zu müssen. Ich will eine von Quast bleiben, jetzt wo es das Pflanzengut nicht mehr gibt, und wenigstens so den Namen und das Erbe meines Vaters weitertragen. Und ich liebe dich, Benni.«

Anna fühlte es in diesem Moment so stark wie nie zuvor. Sie nahm seine Hände in ihre und küsste ihn erneut. »Du bist der Mann, mit dem ich mein Leben lang zusammen sein will.«

»Aber?« Er musterte sie mit diesen fast schwarzen Augen unter dichten Wimpern, in denen sie sich winzig klein spiegelte.

»Ohne Wenn und Aber«, ergänzte sie.

»Ich liebe dich auch, Anna.«

»Dann können wir es dabei belassen?«

Er nickte. »So schnell werden wir sowieso keinen Pfarrer auftreiben, der uns traut.« Endlich lachte er wieder, und sie wollte ihn am liebsten nur noch lachen sehen.

»Meinst du nicht, dass deine Mutter sich über ein Lebenszeichen von dir freuen würde? Schreib ihr doch, dass du gut angekommen bist und wie es dir geht«, schlug Anna noch mal vor.

»Ich kann nicht.«

»Ich dachte, ihr seid im Guten auseinandergegangen.«

»Das sind wir auch, mehr oder weniger. Die Vorräte, die hat sie mir mitgegeben, doch ...« Er holte Luft. »Ich meinte Schreiben. Ich kann es nicht, jedenfalls nicht so richtig. Gerade so meinen Namen bring ich zusammen, wenn mir jemand sagt, wo ich unterzeichnen soll, mehr nicht. Auch richtig Lesen hab ich nie gelernt. Die Tafeln am Bahnsteig kann ich nur mit Mühe und Not entziffern, meist fährt schon der Zug ein und wieder ab, bis ich weiß, wo ich einsteigen muss. Auch deshalb bin ich lieber zu Fuß zu dir gegangen.« Er schaute sie an, und eine unendliche Traurigkeit lag in seinen Augen. »So, jetzt weißt du es. Lach ruhig, das bin ich gewohnt.«

Anna wusste nicht, wie sie reagieren sollte. Es dauerte, bis sie überhaupt begriff, was das bedeutete. Bisher war sie wie selbstverständlich davon ausgegangen, dass er lesen und schreiben konnte. Deshalb hatte sie auch nicht darauf geachtet, ob er es tat. »Wolltest du nie wissen, was in all den vielen Büchern steht?« Wie konnte es sein, dass die gesamte Literatur mit all ihren Geschichten für Benni verschlossen blieb, abgesehen davon, dass er niemanden schriftlich mitteilen konnte, was er erlebt hatte oder dachte?

»Mir genügt die Natur mit ihren Wundern. Wozu soll ich mich mit Buchstaben quälen? Was ich nicht kenne, vermisse ich auch nicht.«

»Du warst doch in der Schule?« Er hatte ihr erzählt, dass er dort wegen seines Zuhauses gehänselt worden war, doch den Unterricht selbst hatte er nie erwähnt.

»Schon. Rechnen kann ich, glaube ich, zumindest so gut, dass mich keiner übers Ohr haut. Aber dass ich nicht schreiben kann, war auch der Grund, warum du in all den Monaten keinen Brief von mir bekommen hast. Ich hätte dir so gerne gesagt, wie sehr ich dich vermisse, und dann, dass ich unterwegs zu dir bin.«

»Wollen wir das nicht ändern?«, schlug Anna vor. »Ich könnte dir das Schreiben beibringen, abends, und im Winter hätten wir auch Zeit, lesen zu üben.«

»Aber jetzt bin ich doch da, und ich geh auch nicht mehr.«

»Wäre es nicht schön, wenn du deiner Mutter einen Brief schreiben könntest? Und falls sie dir antwortet, könntest du es selber lesen?«

»Vorausgesetzt, sie und Emmo haben mir verziehen, dass ich ihnen die beste Kuh aus dem Stall genommen habe.«

Nun lachten sie gemeinsam.

»Sag mal, was ist eigentlich mit Tossa?« Anna hörte sie muhen, so laut, dass man meinte, sie stände vor der Tür.

»Verdammt, du hast recht. Ich hab sie heute noch nicht aus dem Stall gelassen.« Benni sprang auf und lief nach draußen. Geschwind schlüpfte Anna in ihre Schnürstiefel und folgte ihm.

Eva

Mai 1977

Schönes Wochenende gehabt?«, fragte Frau Schwalbe im Separee, als Eva ihre Kollegin mittags von der Schicht in der Apotheke ablöste.

Wie ungewöhnlich, dachte Eva. Normalerweise erkundigte sie sich als Erste nach dem Befinden der älteren PTA, wenn sie aufeinandertrafen, und meistens erhielt sie nur eine vage Auskunft, wirklich gut schien es ihr nie zu gehen, so dass es Eva schwerfiel, etwas von sich zu erzählen. Doch ihr Grinsen, wenn sie an den Vorbereitungskurs dachte, war anscheinend nicht zu übersehen. Vor lauter Entspannung hatten die Teilnehmerinnen ständig furzen müssen, und Nina Baldsoweit hatte das Fenster geöffnet und gesagt: »Na, noch könnt ihr es nicht auf euren Nachwuchs schieben.« Dazu kam die Freude, dass Evas Bauch gewachsen war und sie trotz mehrerer Versuche den weißen Kittel nicht mehr zuknöpfen konnte. Sie beschloss, ihn einfach offen zu lassen. Zu verbergen gab es ohnehin nichts mehr. »Ja, ein sehr schönes. Und Sie? Wie geht's Ihnen?«

»Es muss. Unsereins arbeitet auch zu Hause weiter. Meine Mutter, Sie wissen ja, dass sie …«

Das Telefon auf Meitls Schreibtisch klingelte, und Eva war unschlüssig, ob sie mit dem Abheben nicht warten sollte, jetzt wo Frau Schwalbe endlich mal etwas Persönliches preisgab.

»Na, was ist, erwarten Sie, dass ich drangehe, oder wollen Sie möglicherweise einen schwerkranken Kunden verprellen? Ich bin …«, Frau Schwalbe schaute auf ihre Armbanduhr, »seit zwei Minuten nicht mehr im Dienst.«

Eva hob den Hörer von der Gabel, »Rosenapotheke, Klein.«

»Kannst du nach Feierabend gleich nach Pasing kommen? Ich hab eine Überraschung.« Es war Udo.

Mit gerümpfter Nase hangelte sich Frau Schwalbe ihre Handtasche vom Garderobenständer und stapfte hinaus.

Als Eva um kurz nach halb sieben in der Bäckerstraße eintraf, stand ein Lieferwagen vor dem ehemaligen Milchhäusl. Einer von Udos Spezln, der bei einer Spedition arbeitete, hatte die neue Errungenschaft für den Laden transportiert und half noch beim Tragen. Jasmin war auch dabei. Zu dritt hievten sie das schwere Teil von der Ladefläche.

»Na, was sagt ihr?« Udo klopfte so stolz darauf, als hätte er ein versteinertes Mammut ausgegraben, und ein wenig erinnerte das Teil auch daran. Wie neu wirkte es nicht. Die Metallschienen waren verbeult, das Glas war zerkratzt, und die Ablage hing durch. Der abgeblätterten Farbe und dem modrigen Geruch nach zu urteilen, war es schon länger nicht mehr in Gebrauch gewesen.

»Wo hast du die denn aufgetrieben?« Eva hatten sie verboten, anzupacken. Überhaupt behandelte sie alle wie ein rohes Ei. Dabei fühlte sie sich gesund und kräftig wie nie, trotz ihrer Bauchkugel, über der die Träger ihrer Lieblingslatzhose nur noch im letzten Loch passten. Wenn Evas Rechnung stimmte, war sie schon in der siebenundzwanzigsten Woche. Manchmal bewegten sich die beiden Kinder in ihr wie Synchronschwimmer.

»Im Westkreuz. Die Tochter einer Krämerin hat sie mir verkauft. Ein wahres Schnäppchen, das Schätzchen.« Udo strahlte auch noch, nachdem sie die sperrige Theke über die drei Eingangsstufen und dann durch die Tür gewuchtet hatten. Dabei waren seine Hände von irgendetwas braun verklebt. Eva machte ihn darauf aufmerksam.

»Ach, das ist nichts.« Er rieb seine Finger an der Hose ab, aber die Farbe blieb. »Wenn wir sie herrichten, streichen und polieren, ist sie wie neu. Und ich schraub noch Rollen unten drunter, damit wir sie leichter verrücken können.«

»Klasse, Udo. Jetzt können wir auch Käse, Kuchen und andere Frischware anbieten. Vielleicht kommt dadurch sogar die alte Kundschaft vom Milchladen zurück.« Jasmin kroch unter der Theke heraus, sie hatte extra nachmittags die Schule geschwänzt, um rechtzeitig hier sein zu können. »Ich bin für ein helles, frühlingshaftes Grün. Oder lieber rot und weiß, passend zum Fliegenpilz? Was sagt ihr?«

»Mir würden Möbel aus naturbelassenem Holz am besten gefallen.« Eva fischte Jasmin Staubflusen aus den türkisfarbenen Haaren, die am Scheitel bereits hellbraun nachwuchsen. »Kühlt die überhaupt noch?« Die Drähte des Stromkabels hingen lose heraus.

»Klar, das hat mir die Frau Ellermeier versichert«, erklärte Udo, »sonst hätte ich doch nicht fünfhundert Mark dafür hingeblättert.«

»Fünfhundert für das alte Ding?« Das riss ein gewaltiges Loch in ihre WG-Kasse, die ohnehin, trotz Notnagels Großzügigkeit, mehr und mehr schrumpfte.

Eva holte einen Eimer Wasser aus dem Nachbarhaus,

streifte sich Gummihandschuhe über und fing an, die Theke zu reinigen. Sie wollte lieber nicht mit dem Altöl, oder was das an Udos Haut war, in Berührung kommen. Jasmin ging ihr beim Schrubben und Scheuern zur Hand.

»Sobald das Holz getrocknet ist, können wir es ja auch mit Pflanzenranken bemalen, als Kompromiss.«

Damit war Jasmin einverstanden. Überhaupt, wenn es um den Laden ging, war sie mit vollstem Einsatz dabei.

»Wie geht's dir eigentlich, ich meine, seit dem Abend, als du diesen …, diesen Vollarsch wiedergetroffen hast?« Eva fand, dass das endlich die Gelegenheit war, noch mal darüber zu reden. Bisher war Jasmin, was den Vorfall betraf, ziemlich verschlossen gewesen. Möglicherweise auch, weil sie zurzeit alles in der Gruppe machten und sich wenig Gelegenheit für vertrauliche Gespräche bot.

»Wie soll's schon gehen? Beschissen. Aber ich kann's nicht ändern, und ich werde damit lernen zu leben. Es wird immer da sein, wie eine unsichtbare Narbe, die mal weniger, mal mehr schmerzt.«

»Hast du schon mal an eine Therapie gedacht?«

»Das hat mir Ecki auch empfohlen. Er kennt sogar einen Psychoheini, der einen kennt, der super sein soll. Oder vielmehr eine. Mit einer Frau darüber zu sprechen, wäre vielleicht einfacher.« Sie zuckte mit den Schultern. »Kamilla hat was von einer Selbsthilfegruppe erzählt. Lauter Betroffene mit Gewalterfahrungen.« Anscheinend war sie doch mit anderen auch im Gespräch, was Eva trotz der traurigen Umstände freute. »Aber momentan kann ich das noch nicht, ich will einfach jetzt nicht darüber reden, mich erklären und alles wieder aufwühlen. In der Ausbildung muss ich mich sowieso ständig mit mir selbst auseinandersetzen, das reicht mir.«

»Dann wissen es deine Mitschüler?«

»Ob ich ihnen von der Vergewaltigung erzählt habe, meinst du? Nein, aber jeder von uns trägt doch irgendetwas mit sich herum, das muss man nicht aussprechen, um es zu fühlen.«

»Wenn ich was tun kann oder dich mit irgendwas unterstützen kann, sag Bescheid.«

»Du hast schon genug getan. Das hier …«, sie wirbelte mit dem Scheuerlappen herum, dass der Schaum nur so spritzte, »war deine Idee, und die gibt mir Halt. Aber was ist mit dir? Deine Herkunft, die Suche nach deiner Mutter. Wie geht's da voran?« Von der ersten Spur zur Olympiade wusste Jasmin.

»Gar nicht. Betzi drängelt zwar jedes Mal, wenn wir telefonieren. Und das tun wir oft, die Kleins würden mich am liebsten wieder zu sich holen und unter einen Glassturz stellen, bis die Kinder auf der Welt sind.«

»Sie sorgen sich halt, schließlich bist du ihr …«

»Einziges Adoptivkind, wolltest du sagen?« Eva fiel etwas ein, was sie schon länger beschäftigte. »Du hast doch gewusst, dass ich adoptiert bin. Warum hast du nie mit mir darüber gesprochen?«

»Was hätte ich zu dir sagen sollen? So eng befreundet waren wir nicht. Obwohl ich dich schon immer toll fand und sehr gern mehr mit dir gemacht hätte als nur an dem Nachmittag in *Evas Salon*.«

»Das weißt du noch?«

»Klar. Ein bisschen kam ich mir wie ein Versuchskaninchen vor, bei dem, was du da alles auf meiner Haut ausprobiert hast. Aber das Schminken und so hat schon Spaß gemacht. Aber noch mal wolltest du dich damals nicht mehr mit mir treffen. Es war schwer, an dich ranzukommen. Erst in der Schule, dann in der Uni, da hat's ja auch noch gedauert.«

Das stimmte. Früher hatte Eva keinen Wert auf Freundschaften gelegt oder einfach keinen Sinn darin gesehen, sich ständig mit denselben Leuten zu treffen, wo sie doch am liebsten für sich gewesen war. »Ein Glück, dass wir uns jetzt gefunden haben.«

Jasmin wrang den Schwamm aus und lächelte sie mit ihrer Zahnklammer an. »Nahestehende übersieht man leicht. Dabei hatten wir so viel gemeinsam. Zu gerne wäre ich mit dir auf dem Steckenpferd durch die Gegend galoppiert. Ich hatte auch so eines wie du.«

»Du hast es später sogar zu einem echten Pferd gebracht. Hast du das noch?«

»Du meinst die Reitbeteiligung? Nein, die habe ich aufgegeben, als ich mit Lutz zusammengezogen bin. Aber ich vermisse das Reiten. Pferde sind ...«, sie kratzte an einer besonders hartnäckigen Kruste auf der Theke, »zuverlässiger als Menschen. Sie fordern nichts, sind einfach da. Vielleicht sollte ich wieder mit dem Reiten anfangen, aber erst nach der Ladeneröffnung.«

Darauf konzentrierte sich nicht nur bei Jasmin gerade alles. Eigentlich hatte Eva gar nicht vorhabt, das mit der Suche nach ihrer biologischen Mutter weiter hinauszuschieben. »Du hast recht, ich sollte mich jetzt kümmern, lieber vor der Geburt als nachher, wenn die Kinder da sind und ich wahrscheinlich noch weniger Zeit habe. Allerdings hab ich keine Idee, wie. Vielleicht hab ich jetzt noch mehr Hemmungen, in einem braunen Sumpf zu landen.«

»Verstehe. Aber hast du denn schon auf dem Einwohnermeldeamt gefragt?« Jasmin polierte die Glasscheibe, bis sie quietschte.

»In Westberlin? Ich weiß nicht, ob man da einfach so hinfahren darf. Braucht man da nicht ein Visum durch die DDR?«

»Seit einigen Jahren gibt's so ein Abkommen, das es leichter macht.«

»Da weißt du mehr als ich.« Eva schämte sich fast, dass sie darüber noch nicht Bescheid wusste.

»Das hat Kamilla gesagt. Der Westen zahlt der DDR Unsummen, damit wir durch den Eisernen Vorhang, oder besser gesagt den antifaschistischen Schutzwall, fahren dürfen. Grotesk.«

Plötzlich fiel Eva ein, dass es auch hier sehr wohl eine Möglichkeit gab, wo sie fragen könnte. In Wessobrunn. Im Geburtsort ihrer Großmutter. Das wäre zumindest ein Anfang. »Du bist ein Schatz.« Jetzt strahlte auch sie, so wie Udo, der sogar pfiff, jedes Mal, wenn er von draußen zur Tür hereinkam und neue Dinge anschleppte. »Sag mal, was bringst du eigentlich noch alles?«

Zuletzt, als er seinen Kumpel verabschiedet hatte, war er mit einer Registrierkasse hereingekommen. Ein ähnlich uralter Kasten wie die Theke, nur schien die noch besser in Schuss zu sein und wirkte fast wie ein Museumsstück. Udo kurbelte, und nach zweimal drehen sprang mit einem *Pling* die Geldschublade auf. »Ist die nicht herrlich? In den Schachteln ist noch mehr. Das alles hab ich bloß für einen Hunderter extra dazu gekriegt.«

Eva wühlte sich in den Kisten durch den ganzen Krimskrams. Sogar ein Heft zum Aufkleben der Lebensmittelmarken war darunter. Na, wenigstens waren diese Zeiten vorbei.

Aber auch bei den anderen Sachen fühlte sie sich an einen alten Kaufladen erinnert. Eine Balkenwaage mit zwei Schalen und Gewichten in Pfund, ein Stapel dreieckige Papiertüten, die an einer Schnur aufgefädelt waren – das waren richtige Schätze. Nur bei dem teuersten Stück, der elektrischen Theke, hatte sie ihre Zweifel. Leider verpuffte auch Udos Begeisterung, selbst als sie nach einer Ewigkeit gemeinsamen Schrubbens blitzblank glänzte und sie sich alle in den Chromstangen spiegeln konnten. Udo hatte nämlich den Stecker repariert und auf den Schalter gedrückt. Doch nichts passierte. Die Kühlung sprang nicht an. Nur der kleine Ventilator drehte sich einwandfrei. Also am Strom lag es nicht.

»Kann ich Ihnen helfen? Grüß Gott, die Damen, der Herr.« Ein älterer Mann mit schütterem Haar lupfte eine flache Stoffkappe und setzte sie wieder auf. »Ich bin Gustav Meisele, Ihr Anwohner«, stellte er sich vor. Der Elektriker mit der originellen Geschäftsidee. Endlich lernten sie sich kennen. Seine ruhige freundliche Art und wie er Udo zuhörte, als er das Problem schilderte, erklärten, warum er so erfolgreich bei seiner Vermittlungstätigkeit war. Ihm würde Eva genauso sämtliche Haushaltsgeräte abkaufen, falls sie welche bräuchte. »Da weiß ich jemanden, der sich das ansehen kann. Moment, ich ruf ihn an.« Meisele ging zurück in sein Büro, und Udo folgte ihm. Für Jasmin und Eva gab es weiter nichts mehr zu tun, und so verabschiedeten sie sich und fuhren nach Hause, wo Eva gleich mit Betzi telefonierte und sich für den nächsten Montag verabredete, wenn der Friseursalon geschlossen war. Sie würde erneut die Uni dafür sausen lassen, aber anders wusste sie nicht, wie sie mit der Suche hätte weitermachen sollen. Es dauerte mehr als zwei Stunden, bis auch Udo heimkehrte.

»Und?« Sie belagerten ihn, kaum, dass er die Schuhe ausgezogen hatte. Er wirkte ziemlich niedergeschlagen, rieb sich den Rücken und ließ sich auf einen Stuhl fallen. Es duftete nach Essen. Milo kochte, und die geblümte Schürze, die noch von Udos Oma stammte, stand ihm dabei ausgezeichnet. Eva spähte kurz in den Topf, ihr knurrte der Magen. Udo streckte die haarigen Beine aus, die aus den Bermudashorts mit Palmenaufdruck ragten. Anscheinend war die Theke nicht mehr zu retten und das ganze Geld futsch, vermutete sie. Oder tat ihm seine Verletzung wieder mehr weh?

»Meisele hat einen Kältetechniker empfohlen, der schon in Rente ist, und ihn von seinem Geschäft aus gleich angerufen. Geißhauser, ein Experte für Kühlanlagen. Er hat sein Leben lang bei Siemens gearbeitet und sich sofort Zeit genommen.« Udo legte eine Pause ein. »Gibt's so lange was zu knabbern? Ich hab vielleicht einen Kohldampf.«

»Nur fünf Minuten Geduld. Ich mach das Essen gerade noch mal warm. Wir haben alle auf dich gewartet.«

»Und weiter?«, drängte Jasmin.

»Nun ja. Der Typ, ihr hättet ihn sehen sollen.« Udo zog die Nase kraus, als würde er sich an etwas Unangenehmes erinnern. »Es war schon dunkel, als er seinen Ford Taunus unter der Straßenlaterne geparkt hat. Ich dachte, ein Gespenst steigt aus. Nur noch Haut und Knochen in kariertem Hemd und Hose. Geißhauser hat Krebs und lebt nicht mehr lange, hat er mir erzählt. Das kommt von der Kühlflüssigkeit, die ist giftig.«

»Wie furchtbar. Ist das etwa das Zeug, das dir auch über die Hände gelaufen ist, als ihr die Theke reingetragen habt?« Abgesehen davon, hatten Jasmin und sie jeden Zentimeter des Geräts sauber gemacht und bestimmt auch was abgekriegt. Wenn das Milo hörte. Eva schielte zu ihm. Doch der war mit Brutzeln beschäftigt und reagierte nicht.

»Ach, das war bloß Zuckerrübensirup, den wollte mir die Ellermeierin auch noch andrehen. Aber ich hab abgelehnt, als ich den Deckel der Blechbüchse endlich aufgekriegt habe. Das war mehr Kruste als Sirup. Keine Sorge, wir kommen mit der Kühlflüssigkeit nicht in Berührung, die ist innen in den Rohren. Und der Geißhauser hat ja schon Krebs. Schlimmer kann's nicht werden, hat er gemeint, als er die Theke inspiziert hat. Aber erst mal hat er schallend gelacht, als ich ihm erklärt habe, woher ich sie habe. Von der Ellenmeier Erika, für die hätte er die vergammelte Kühlung schon mal vor fünf Jahren reparieren sollen. Damals hat er gesagt, sie soll sie wegschmeißen und sich eine neue kaufen, da wäre nichts mehr zu machen. Dass sie dafür doch noch einen Dummen gefunden hat, das hat ihn köstlich amüsiert. Als würde ein ganzes Gebeinorchester scheppern, so hat er gekichert, und als ich ihm auch noch die Summe genannt habe, die ich dafür hingeblättert habe, hat er sich gar nicht mehr eingekriegt. Er musste sich zwei Zigaretten lang beruhigen, so sehr hat's ihn gebeutelt. Ich hab ihm seinen Spaß gelassen und mit ihm eine geraucht, obwohl ich Milla versprochen habe, dass ich meinen Rauchkonsum generell auf zwei Tüten reduziere.«

»Pro Jahr?« Eva grinste.

»Der war gut. Eins zu null für unsere Mami.« Udo grinste zurück. »Jedenfalls konnte ich ihm trotzdem klarmachen, was wir mit der Theke vorhaben, und dass wir sie dringend brauchen.«

»Also kann er sie richten?« Milo servierte ihnen Reis und Eintopf gemischt, quasi ein Obermenzinger Allerlei. Dazu hatte er knusprige Hirsebällchen geformt und angebraten. Sie stürzten sich hungrig darauf.

»Geißhauser versucht es. Wenn's geht, baut er uns eine neue Kühlung in das alte Gestell ein.«

»Und wie teuer wird das?« Ecki, der gerade noch rechtzeitig von einer Abendvorlesung heimgekehrt war, setzte sich dazu und aß mit.

»Ein Steckerleis für ihn und seine Enkelin, wenn wir das überhaupt im Angebot haben und er bis zur Ladeneröffnung noch unter uns weilt.«

»Sortiment heißt das korrekt im Ladenjargon«, verbesserte ihn Jasmin. Sie wedelte mit einem Buch, das sie auf den Knien unterm Tisch gehalten hatte, als wollte sie spicken. *Die Warenpflege. Ratschläge und Lehrsätze zur zweckmäßigen Lagerung und Behandlung der Lebensmittel/Kolonialwaren/Feinkostartikel und der einschlägigen chemischen Erzeugnisse* von Fritz Krake.

»Wo hast du das denn her?«, fragte Milo.

»Von Frau Ellermeier, aber geschenkt«, ergänzte sie gleich, bevor jemand fragen konnte. »Ökoeis ist eine geniale Idee. Dass wir daran noch nicht gedacht haben.« Sie zog ihren kleinen Spiralblock aus der hinteren Hosentasche und schrieb es auf. »Ich geh morgen Nachmittag gleich in die Bücherei und schau nach Eisrezepten und was wir dafür alles brauchen. Übrigens hat eine aus meinem Energetikseminar, der ich von unserer Idee erzählt habe, gesagt, dass in Schwabing unter der Waldorfschule jemand ungespritztes Gemüse verkauft.«

»Wieso unterhalb? Etwa im Zwergenreich?«, fragte Udo. Sie lachten alle.

»Ich hab mir überlegt, dass wir auch Bauern aus der Umgebung unterstützen müssen.« Milo nahm sich noch mal Reis nach. »Damit wir nicht nur ausländische Ware verkaufen. Vielleicht können wir auch in die Dörfer der Umgebung gehen und die Leute dazu bringen, dass sie ihre Felder nicht mehr spritzen.«

»Fairer Handel in Deutschland?« Eva nickte. »Das sind aber schon sehr revolutionäre Ideen.« Sie nahm sich ebenfalls noch mal nach, satt war sie noch lange nicht. »Von den Sporers kriegen wir bestimmt auch Ware.« Das war der Demeterhof aus Schäftlarn, der auch auf dem Obermenzinger Markt verkaufte und von dem sie Gemüse und Obst mit Rabatt bekamen, wenn sie bei der Ernte halfen. »Wir könnten ja alle zusammen mal wieder hinfahren, Frau Sporer hat neulich auf dem Wochenmarkt zu mir gesagt, dass sie dringend Leute zum Kartoffellegen brauchen.«

»Machen das nicht die Hühner?«, fragte Udo.

»Du meinst die Kartoffellegehennen? Anscheinend streiken die gerade.« Die Stimmung war ausgelassen.

»Super Idee, Eva. Die mit den Sporers, meine ich, und das andere natürlich auch«, ergänzte Milo. »Und ich will morgen vor der Arbeit mit dem Kurti reden. Wir brauchen sowieso neuen Hafer, und die Haselnüsse sind auch fast aus. Wer kommt mit?«

»Ich wäre liebend gern dabei, hab aber gleich um acht einen Akupunkturkurs, den darf ich nicht schwänzen, sonst flieg ich durch«, sagte Jasmin.

»Ich muss zum Orthopäden zur Nachuntersuchung und will anschließend nach Pasing fahren, mich mit Geißhauser treffen«, sagte Udo.

Auch Ecki war verhindert, würde mit seinem Professor über das Thema für seine Diplomarbeit sprechen. Eigentlich konnte Eva genauso wenig, sie hatte um halb zehn die erste Vorlesung, doch sie wollte ihren Liebsten nicht alleinlassen. Außerdem war sie bisher noch nie dabei gewesen, wenn Milo die Müslizutaten kaufte.

Es hatte etwas surreal Magisches, als sie am nächsten Tag an Zügen aus aller Welt entlanggingen. Eine geheime, bisher unbekannte Welt offenbarte sich ihr. Der Laimer Güterbahnhof war ein riesiger Umschlagplatz voller Fahrzeuge, Menschen und Lärm – wie ein gigantischer Basar auf Schienen. Ausrufer überdröhnten das Zischen der Lokomotiven, tausende Gerüche strömten auf Eva ein. Sie musste ständig an ihrer eigenen Haut riechen, um ihre Nase zu neutralisieren und die neuen Düfte, die pausenlos von allen Seiten auf sie einströmten, überhaupt erfassen zu können. Mitten in all dem Gewusel entdeckte sie ein Kamel, das gemächlich und erhaben an ihnen und den vielen Leuten vorbeischritt, als durchquerte es Sandhügel. Wurde hier gerade ein Wanderzirkus verladen? Eva drehte sich nach dem Tier um, dessen erdigen Geruch sie noch in der Nase hatte. Doch da war nur ein Gabelstapler, der mit lautem Surren und in einer Dieselwolke Säcke verlud. Milo zog sie an der Hand über einen Bahnsteig an einem Riesenberg Teppiche vorbei bis zu einem grünen Waggon. Dort war Kurti. Er war ähnlich groß wie Milo, nur hagerer, trug einen Bart, hatte seine langen Haare mit einem Lederband zu einem Pferdeschwanz gebunden und stapelte Kisten mit Grünzeug auf den Bollerwagen einer Kundin, der mit der Aufschrift »Erdgarten, Natur pur« und einer Türkheimer Adresse versehen war. Anscheinend kamen selbst Leute aus dem Münchner Umland hierher.

»Grüß dich, Milo. Hast du heute Verstärkung dabei?« Als die Türkheimerin fort war, wandte er sich ihnen zu und umarmte Milo.

»Das ist meine Freundin Eva.« Milo stellte sie vor.

»Oh, die Duftkünstlerin. Ich hab schon viel von dir gehört.« Er umarmte auch sie kurz. »Und täusch ich mich, oder ist da auch was Kleines unterwegs?«

»Nicht nur eins«, sagte Eva. »Wir erwarten Zwillinge.«

»Das sind ja großartige Neuigkeiten, ich gratuliere, Milo.« Wie selbstverständlich ging er davon aus, dass Milo der Vater war, und sie beließen es dabei, so wie sie es bei allen Leuten außerhalb des engsten Kreises taten. Alles andere war zu kompliziert und betraf ja auch nur sie ganz persönlich.

»Heute wieder das Übliche für euern Müsliverkauf?«

»Auch, aber wir brauchen noch mehr.« Milo erzählte ihm, was sie vorhatten.

Kurti lehnte sich an einen Rollwagen, zündete sich eine Selbstgedrehte an und inhalierte tief. »Die erste heute. Puh, ich bin seit fünf Uhr am Arbeiten. Und wann geht's los mit euerm Laden?«

»Wir dachten Ende Juni, in der Hauptsaison für Obst und Gemüse, um den Verkauf bestmöglich anzukurbeln.« Milo schaute kurz zu Eva, ob es auch dabei blieb.

Sie nickte. Das hatten sie bereits so in der Runde besprochen. Wenn sie einen Monat vor dem errechneten Geburtstermin mit dem Fliegenpilz starteten, könnte sie trotz dickem Bauch bei der Eröffnung dabei sein. Sie setzte sich auf die Rampe. Ihr taten von der Lauferei die Beine weh. Seit dem frühen Morgen war ihr auch etwas schwindelig, und es zog im Rücken, doch das hatte sie keinem, nicht mal

Milo, erzählt. Er sorgte sich sonst sofort, und das sollte er nicht. Es war alles in Ordnung. Sie war nur etwas hastig aufgestanden und hatte zu wenig gefrühstückt. Mehr nicht. »Woher beziehst du die Ware eigentlich?«, fragte sie Kurti. Kurz zu sitzen half schon, unauffällig rieb sie sich den Rücken, der immer noch schmerzte.

»Das meiste kommt aus Frankreich, etwas aus Holland und Sizilien. Ihr glaubt nicht, was es in anderen Ländern schon alles gibt.« Er holte eine Orange aus einer Kiste und gab sie Eva. »Die zum Beispiel.«

»Orangen, jetzt schon?« Es war doch erst Ende Mai, und in Bayern blühten die Obstbäume gerade erst.

»An der Atlantikküste reifen sie über den Winter und werden im Frühjahr geerntet.«

Eva liebte den Duft, ritzte mit dem Daumennagel leicht in die Schale und lutschte das Aroma ab, sofort ging es ihr besser. Der Geruch und Geschmack waren so intensiv, als stünde sie augenblicklich am Meer im Hochsommer und nicht auf einem stickigen Güterbahnhof. Sie wollte die Orange zurückgeben, doch Kurti winkte ab. »Schenk ich dir. Und der Rhabarber …«, er zeigte auf einen Stapel Kisten, »stammt aus Holland, vielmehr aus den Niederlanden, wie man korrekt sagt. Wir kennen das Land hauptsächlich als Billigerzeuger für Tomaten und Tulpen.«

»Und vom Gouda aus der Fernsehwerbung. ›Frau Antje bringt Käse aus Holland.‹« Eva ahmte den Singsang des Jingles nach, der fast immer vor den Nachrichten lief. Dabei schälte sie die Orange und aß sie mit Hochgenuss, gab auch Milo ein paar Stücke ab. Oberköstlich. Sie streckte die Beine aus, auch die Schmerzen hatten zum Glück nachgelassen.

Kurti nickte. »Richtig. Die Niederlande wollen ihrem

schlechten Image etwas entgegensetzen, dort gibt es schon viel mehr Landwirte, die Lebensmittel ohne Chemie erzeugen und alte Verfahren zur Düngung wiederbeleben, als hier. Bei uns sind es hauptsächlich die Baden-Württemberger, von denen kriege ich auch einiges.«

»Also holst du die Sachen aus allen Himmelsrichtungen.« Sie war beeindruckt. »Und da ist ja auch leicht verderbliche Ware dabei. Wie schaffst du das alles bloß so schnell hierher?«

»Sonntagabends fahr ich nach Stuttgart und belade meinen Waggon, dann geht's noch in der Nacht zurück nach München. Wenn's zeitlich passt, hau ich mich für ein paar Stündchen aufs Ohr und nehme dann morgens den Waggon hier wieder in Empfang.«

»Und warum Stuttgart?«

»Das liegt an den Anthroposophen und den ganzen Lebensreformleuten, die es bereits seit Anfang des Jahrhunderts gibt. Viele von denen haben sich im Stuttgarter Raum niedergelassen und Kommunen gegründet, die bis heute bestehen.«

»Lebensreform, stimmt, daher die Reformhäuser?« Eva hatte bisher nur dort eingekauft, weil es dort naturbelassene oder ökologisch unbedenkliche Lebensmittel gab, den Begriff hatte sie aber auch im Tagebuch ihrer Großmutter, dem Tonkaalmbuch, gelesen, und nun leuchtete ihr der Zusammenhang ein.

»Genau. Schon Mitte des letzten Jahrhunderts wollten die Menschen etwas verändern. Wir kennen den Begriff in der Agrarreform, in der Reformpädagogik oder auch als Währungsreform.«

»Stimmt, mit dem Reformkleid kam die Befreiung vom

Korsett.« Eva hatte zwar noch nicht alles gelesen, was Anna von Quast notiert hatte, aber sie wurde immer besser darin, die Sütterlinschrift, die an manchen Stellen winzig klein, oft unleserlich oder verwaschen war, als hätte das Buch im Regen gelegen, zu entziffern. Hin und wieder war auch etwas durchgestrichen, oder es fehlten ganze Seiten.

Kurti nickte. »In den Reformhäusern geht es zwar um naturnahe Produkte und Nahrungsergänzungsmittel, aber es ist nicht gesagt, dass die auch ungespritzt sind. Das kontrolliert nämlich keiner. Von einer Zertifizierung, wie es die Demeterleute mit ihrer biologisch-dynamischen Landwirtschaft fordern, sind wir noch weit entfernt. Dennoch gibt es die Idealisten wie mich, die glauben, dass ökologischer Landbau sich durchsetzen wird. Früher hieß es Lebensreform, heute Öko.«

»Wir werden oft die Müslis genannt«, sagte Eva.

Kurti lachte. »Seht es als Kompliment, das seid ihr doch auch. Wer weiß, wie man unsere Reformen in der Zukunft nennen wird.«

»Falls es eine Zukunft gibt«, ergänzte Milo.

»Oh, Milo Schwarzmaler ist heute unterwegs.« Eva stand auf und umarmte ihren Freund, dem die Schlägerei und auch der Störfall in Gundremmingen noch immer nachgingen. Zudem belastete ihn weiterhin seine angespannte Jobsituation. Zwar machte er eine Ausbildung in seinem Traumberuf, aber die war überhaupt nicht so, wie es sich erhofft hatte. »Was ist, warum zweifelst du plötzlich?«

»Weil ich an eine Reformpolitik gedacht habe, die bräuchten wir nämlich dringend. Manchmal frag ich mich, ob das Ganze überhaupt die Mühe wert ist, wo es doch kaum sichtbare Erfolge gibt. Die Menschheit ist so träge, nichts bewegt sich in Deutschland, da können wir uns noch so viel und so lange abstrampeln, wie wir wollen. Wo nimmst du, Kurti, jede Woche aufs Neue die Kraft her, weiterzumachen?«

»Aus der Liebe.« Er grinste. »Meine heißt Carola. Und ich hoffe, es wird was Ernstes, also ernst mit Humor. Und bei euch scheint es doch auch zu fruchten, wenn ich das so sagen darf. Tu's für dich, deine Frau und deine Kinder! Solange wir uns für etwas begeistern, bringen wir für alles den Mut und die Kraft auf. Noch dazu ist es manchmal wichtiger, etwas zu wagen, als ständig abzuwägen und jede Kleinigkeit vorauszuplanen.«

»Da ist was dran.« Kurtis Worte schienen Milo zu imponieren, »du als Großhändler musst es ja wissen.«

»Einmal Händler, immer Händler, das hat schon meine Schwester gesagt, als ich schon in der Schule mit allem Möglichen gedealt habe und lange nicht wusste, was ich werden soll. Apropos, sagt mal, wie geht's Udo?«

»Ganz gut, er ist wieder vollständig hergestellt«, sagte Milo. Offenbar war Kurti eingeweiht. Dann gab er ihm den langen Zettel. »Das ist unsere Bestellung für den Laden. Kannst du uns beim nächsten Mal sagen, was du davon bis zum Sommer beschaffen kannst?« Bei ihren letzten WG-Zusammenkünften hatten sie gesammelt, welche Waren sie zur Eröffnung gerne anbieten wollten.

Kurti ließ die Zigarette fallen, drückte sie mit der Spitze seines Cowboystiefels aus und sah die Liste durch. »Geht klar. Und heute bloß die Müslizutaten?«

»Und auch Salat, oder was du für uns, also für die WG, an Gemüse dahast.«

»Und gibt es eigentlich auch Lakritze aus naturbelassenen Zutaten?«, fiel Eva noch ein. »Du weißt schon, Bärendreck.«

»Da kann ich mich erkundigen. Die Holländer schwören drauf, soviel ich weiß. Wenn, dann haben die so was.«

»Super, danke.« Sie hoffte, Milo damit etwas aufzumuntern.

Kurti hob einige Kisten vom Stapel, um an die Trockenware zu gelangen. Milo lud alles in den Tramperrucksack und in ein paar zusätzliche Taschen. Eva erlaubte er lediglich, den Lauch, der fast nichts wog, bis zum Auto zu tragen. Sie bezahlten aus der WG-Kasse und verabschiedeten sich.

»Hier, das ist noch für euch. Zum Probieren.« Kurti hatte noch schnell etwas zusammengestellt und reichte Eva eine Kiste voller Köstlichkeiten. Gläser mit eingelegten Peperoni, Artischocken und Oliven, getrocknete Nudeln und Fruchtschnitten. »Wenn euch was davon schmeckt und ihr es für den Laden wollt, gebt Bescheid. Und das da ist für Udo«, er zog ein kleines Päckchen, um das ein Bindfaden mit einer Schleife gewickelt war, aus seiner Hosentasche. »Ich leg es besser nicht mit in die Kiste. Nicht dass es verloren geht oder Kinder es in die Hände kriegen.« Er zwinkerte Eva zu. »Mit einem schönen Gruß von mir an den weltbesten Bademeister zu seiner Genesung.« Kurti schob das Geschenk in Milos Jeansjackentasche.

»Ist es das, was ich vermute?«, fragte Eva, bevor sie sich an der S-Bahn trennten. Milo würde mit dem Käfer erst nach Hause fahren, um die Sachen abzuladen, und danach gleich weiter zur Arbeit. Eva musste in die andere Richtung zur Uni.

»Der Kurti und der Udo, zwei Seelen, ein Deal. Was du nicht weißt …« Milo küsste Eva, und sie erwiderte seinen Kuss lange und zärtlich. Dabei streichelte Milo ihren kugeligen Bauch – und das in aller Öffentlichkeit. »Macht's gut ihr drei. Bis nachher.«

Eine alte Dame mit breitem Hut, die auf einer Bank am Bahnsteig thronte und der Queen von England Konkurrenz machte, hatte ihnen unverblümt und mit pikiertem Blick zugeschaut. Jetzt schüttelte sie den Kopf. Eva hielt sich den Bauch, der sich anfühlte wie ein prall gefüllter Ball. Kaum war Milo über die Treppe davongesprintet, fuhr ein starkes Ziehen durch ihren Unterleib. Der Schmerz strahlte bis in die Leisten, den Rücken und die Oberschenkel aus. Fühlten sich so Wehen an? Wenn ja, dann kamen die doch viel zu früh. Ihre Kinder durften jetzt noch nicht geboren werden. Sie waren doch noch kleine Fische, sogar mehr Kaulquappen als Fische, die an der Luft nicht überleben würden. Eva krümmte sich, biss die Zähne zusammen und hangelte sich zur Bank. »Was ist mit Ihnen? Geht's Ihnen nicht gut?« Seine Majestät ließ Gnade walten, rutschte samt Tasche ein Stück zur Seite, bevor Eva vor ihr niederkniete.

Anna

Die Kuh lag im Stall, halb auf der Seite, streckte den Kopf vor. Unter ihrem erhobenen Schwanz schaute bereits das Kalb heraus. Die Zunge hing ihm aus dem Maul, und eine Klaue war sichtbar.

»Schnell, da stimmt was nicht, es steckt fest«, sagte Benni. »Tossa muss wieder aufstehen.«

Gemeinsam mit Anna zog er die Kuh hoch. Ein Kraftakt. Kaum stand sie, scharrte Tossa mit der Vorderklaue, als wollte sie im Heu ein Nest zusammenkratzen. Dabei drehte sie sich im Kreis, wie Humboldt es tat, wenn er sich ein Lager herrichtete, um sich einzurollen.

»Binde sie fest, aber pass auf die Hörner auf.« Anna folgte Bennis Anweisung, fädelte ein Seil durchs Halfter und knotete Tossa an einen Balken, damit sie stehen blieb. Dann kraulte sie die Kuh hinter den Ohren und sprach leise auf sie ein. Mehr als Tossa wollte sie sich damit selbst beruhigen. Sie hatte auf Dreisonnenquell zwar schon gesehen, wie Lämmer und Ferkel zur Welt gekommen waren – und als Kind war sie einmal auch bei einer Fohlengeburt dabei gewesen –, aber alles dafür Notwendige hatten die Angestellten erledigt, sie hatte bloß fasziniert zugeschaut. Doch nun blieb Anna nichts anderes übrig, als mitanzupacken.

Benni schob erst die Finger, dann die Hand und schließlich seinen ganzen Arm in den Geburtskanal der Kuh. Er musste die andere Klaue des Kalbs, die samt der Schulter noch feststeckte, nach vorne ziehen. Die Kuh zog und wand sich am Strick. Endlich, die zweite Klaue rutschte nach vorne. »Binde sie wieder ab«, rief Benni. Anna löste den Knoten. Sofort knickte Tossa mit den Vorderbeinen ein und legte sich wieder hin. Benni zog Anna zur Seite. Sie stellten sich an die Stallwand, um der Kuh Platz zu machen. Tossa presste, hielt inne und presste erneut. Langsam schob sie das Kalb heraus. Erst der Kopf, dann der Körper. Mit einem Schwall Fruchtwasser rutschten zuletzt die Hinterbeine heraus, und die Nabelschnur riss ab. Anders als beim Menschen, wo sie durchtrennt werden musste. Nun sollte das Kalb selbst atmen, doch es rührte sich nicht. Anna wollte zu ihm, es trockenreiben, um seine Lebensgeister zu wecken, doch Benni hielt sie zurück. »Warte, überlass Tossa das. Sie weiß, was zu tun ist.« Es dauerte, bis sich die Kuh nach der schweren Geburt wieder hochrappelte. Anna fürchtete schon das Schlimmste. Aber dann beugte sich Tossa über ihr Kalb, leckte es mit ihrer großen rauen Zunge ab. Und tatsächlich fing es an, sich zu rühren. Es reckte den Kopf, entfaltete die großen Ohren und nieste allen Schleim heraus. »Wenn die Kuh das selbst tut, hilft es auch ihr. Die Nachgeburt löst sich dadurch, und die Milch schießt ein.«

Benni kannte sich aus. Anna war beeindruckt. Da konnte sie noch so viele Bücher lesen und Sprachen lernen – wie man mit der Natur umging und im richtigen Moment anpackte, lernte man nur beim Machen selbst. Sofort versuchte das Kalb hochzukommen. Bald stand es auf wackeligen Beinen.

»Jetzt brauchen wir nur noch einen Namen für … Was ist es überhaupt, eine kleine Kuh oder ein Stier?«

Benni schaute unter den Bauch des Kalbs. »Es ist ein Muni. So sagt man in der Schweiz zu einem Stier. Wie wäre es mit Domenico? Das heißt Sonntag. Und heute ist doch Sonntag, odr?«

Bevor es Winter wurde, beschlossen die beiden, noch einmal ins Tal zu gehen, um ihre Vorräte aufzustocken und die Post aufzugeben. Benni hatte unter Annas Anleitung sogar eine erste Karte nach Hause geschrieben, nur kurz und auch nur mit Grüßen, aber immerhin. PS: TOSSA HAT EIN MUNI, ICH HABE IHN NICHT EMMO GENANNT, ergänzte er unten, und Anna musste es durchsehen, damit keine Fehler darin waren. Am liebsten schrieb Benni mit Bleistift. Holz lag ihm einfach, und dass man dabei, anders als mit Tinte, nicht kleckste und sogar radieren und verbessern konnte, gefiel ihm auch. Beim Abstieg zeigte sich, wie durchlöchert und abgenutzt ihrer beider Stiefel waren. Also wollten sie sich bei der Gelegenheit auch ihre Schuhe neu besohlen lassen und fragten sich in Kochel nach einem Schuster durch. Man verwies sie an Karl Schöfmann, der in einem Haus mit grünen Fensterläden in der Nähe des Bahnhofs wohnte und arbeitete. Benni bestaunte die kunstvoll geschnitzten Altane, die rund um den ersten Stock verlief, bevor sie eintraten. Drinnen roch es nach Wachs und Leder, mehrere große Maschinen standen in der Werkstatt, und in einer Ecke türmten sich Schuhleisten in sämtlichen Größen und Formen. Erst weigerte sich Schöfmann, für sie eine Ausnahme zu machen und ihre Stiefel sofort zu reparieren. Doch sie konnten schlecht barfuß wieder den Berg hinaufgehen und in ein paar

Tagen wiederkommen. »Was sagt die übrige Kundschaft, wenn ich euch vorziehe?« Er zeigte auf das Regal hinter sich, das voller Schuhe mit angehefteten Nummern war.

Benni holte seinen Lederbeutel heraus, den er an einer Schnur um den Hals trug, und zückte einen Geldschein – deutsche Reichsmark, keine Franken. »Genügt das für die Umstände und den Mehraufwand?«

Schöfmann hielt den Schein gegens Licht und nickte nach einigem Zögern. »Von mir aus. In einer Stunde oder sagen wir anderthalb, weil ihr genagelte Sohlen braucht, könnt ihr eure Schuhe abholen.«

Draußen zog Anna Benni beiseite. »Müssen wir nicht sparen?« Sie wusste nicht, wie viel Geld Benni besaß, ging aber davon aus, dass es nicht allzu viel war, da er zu Hause kaum etwas verdient hatte. Blieben also nur ihre Ersparnisse, und damit hieß es haushalten. Schließlich waren sie von jetzt an zu zweit.

»Meinst du, ich bin mit leeren Händen zu dir gekommen? Ich spare schon, seitdem wir uns kennen. Lass uns zur Feier des Tages essen gehen.« Benni zog sie in die nächstbeste Wirtschaft, und Anna genoss jeden Augenblick. Einmal nicht selbst kochen zu müssen und obendrein noch bedient zu werden war einfach nur wunderbar. Deshalb störte es sie auch nicht, dass die Suppe versalzen und die Kartoffelknödel verkocht waren. Dafür schmeckte das Blaukraut frisch und leuchtete herrlich violett. Als Krönung gab es speziell für Anna panierten Sellerie und in Butter geschwenkte Pfifferlinge. Dafür hatte Benni gesorgt, der den Koch darum bat, ob er eine Spezialität ohne Fleisch zubereiten könnte.

Es graupelte, als sie, vollbepackt und unter den Füßen neu

aufgedoppelt, kurz vor Einbruch der Dämmerung wieder zur Tonkaalm aufbrachen. Der Schneeregen, der im Tal noch in den Boden versickert war, fror, je höher sie stiegen, zu einer dünnen Eisschicht und erschwerte den Aufstieg. Auf dem Fiedlerhof hatten sie sich mit Getreide und anderen wichtigen Vorräten eingedeckt. Und in einer Hafnerei hatte Anna noch ein paar Tonklumpen erstanden, die mindestens so viel wogen wie der Weizen. All das schleppte Benni auf seiner Kraxe. Anna trug zwar das leichtere, dafür aber lebendige Gepäck. So wie sie noch vor ein paar Monaten Humboldt heraufgetragen hatte, hockten nun in ihrem Buckelkorb drei Hühner. Ein schwarz gesprenkelter Gockel, der in jeder Kurve krähte, und zwei Hennen, die eine rotschwarz, die andere mit goldgelbem Gefieder. In den nächsten Tagen baute Benni einen Verschlag unter der Fensterbank, mit doppeltem Boden und einer Lade nach draußen, damit das Ausmisten einfacher wäre. Nun gurrte es unter ihnen, wenn sie am Tisch saßen und lesen und schreiben übten. Und ab und zu krähte der Gockel, so als wollte er Benni anspornen. Anna erinnerte sich nicht mehr, wie sie selbst es seinerzeit gelernt hatte. Sie wusste bloß noch, dass ihre Eltern sie früh förderten und sie es mehr als Spiel betrachtet hatte. Außerdem hatte sie die komischen Zeichen, die sie immer in den Büchern und auf der Zeitung anstarrten, endlich auch verstehen wollen. Deshalb fertigte sie jetzt kleine Zeichnungen für Benni und schrieb die Wörter darunter: Fisch, Haus, Blume, Wolke, Berg. Doch Benni tat sich mit den Buchstaben schwer, gravierte die Linien und Bögen mehr ins Papier, als dass er sie schrieb. Bis zu Tinte und Schreibfeder war es noch weit, aber wenigstens hielt er den Bleistift nicht mehr mit der Faust umklammert. Trotzdem verkrampften nach ein paar Wörtern seine Finger, er musste eine Pause einlegen und schüttelte die Hand aus. »Tausend Klafter Holz zu hacken wäre mir lieber.«

»Du darfst nicht so fest aufdrücken«, riet sie ihm.

»Leicht gesagt. Nur weil du Lehrerin werden wolltest, muss ich jetzt herhalten.«

»Ich bin Lehrerin, Liebster. Und eine strenge noch dazu. Also los, von vorne.« Benni versuchte es erneut. Anna merkte, wie sich seine Armmuskeln von der Schulter abwärts anspannten, noch bevor der Bleistift auch nur das Papier berührte. Kein Wunder, dass das schmerzte. »Komm rüber zur Töpferscheibe, ich hab eine Idee.« Sie formte kleine Schlangen, bog sie zu Buchstaben, und bat ihn, daraus Silben zu bilden. ANNA und BENNI. Und ein anderes Mal, als sie im Wald spazierten, nahmen sie dafür Tannenzapfen und Äste. So übten sie das Schreiben und Lesen mit allen Dingen, die sie fanden. Das entspannte Benni, und allmählich fiel es ihm leichter.

Die Tage wurden kürzer, die Abende länger, und manchmal schien das Licht ganz wegzubleiben. Ein eisiger Wind fegte um die Alm. Benni war dabei, in Roseggers *Waldheimat* alle au- und ei-Silben zu suchen und zu unterstreichen. Anna strickte.

»Wie in Baum oder Bauchweh oder in Meise oder Reise, aber nicht wie in Wiese, da ist es ein langes I.« Sie tippte mit der Nadel auf ein Wort. Seit dem Morgen zwickte es in ihrem Bauch. Sie spürte, was es war, hatte es schon erwartet. Rasch lief sie zur Kommode, um die Leibbinde herauszuholen und anzulegen. Obwohl sie oft miteinander schliefen, es sich dennoch jedes Mal einzigartig und immer wundervoll anfühlte, setzte ihre Monatsblutung regelmäßig ein, als sei nichts gewesen. Anna konnte dennoch nicht anders, als sich auszumalen, wie es wäre, ein Kind zu haben, einen kleinen Menschen, der zu einer Hälfte aus ihr und zur anderen Hälfte aus Benni bestand und trotzdem ganz eigen war. Als Anna an den Tisch zurückkehrte, hatte er, außer Bleistifte zu spitzen, nichts geschafft. »Stell dir doch einfach vor, dass du die Wörter aus dem Buch wie einen Löffel herausschnitzt.« Beim Umgang mit Messer und Holz verkrampften seine Finger komischerweise nicht. »Wäre es nicht wunderbar, wenn unsere Kinder eines Tages von dir vorgelesen bekommen würden? Nicht nur das, was Peter Rosegger erlebt hat oder Heidi auf der Alp, sondern auch das, was ich über uns aufschreibe. Es steht hier drin. Für immer.« Sie blätterte durch ihr Tagebuch.

»Auweia, ui und verdammt.« Benni lächelte zerknirscht, fing, mit dem Zeigefinger unter der Zeile, in der Waldheimat zu lesen an. Erst langsam, Silbe für Silbe, dann noch mal, und Anna bat ihn schließlich, den Satz ein drittes Mal laut vorzulesen. Diesmal ging es flüssiger, und auch für ihn erschloss sich nun der Sinn: »›So geht's auf der Welt, man meint in jungen Jahren, man hätte es fertig mit allem und ahnt nicht, welche Herzensgewalten noch in der Zukunft schlummern.‹«

Eva

Als das Ziehen nachließ, rappelte sie sich von der Bank hoch und schleppte sich zur nächstgelegenen Telefonzelle, um die Hebamme anzurufen. Zum Glück hatte sie ihre Nummer mit der Starnberger Vorwahl in ihrem Notizbuch notiert, denn die Telefonbücher waren wie so oft aus den Haltern gerissen, und nur noch die leeren Umschläge hingen darin. Bitte, lass Nina zu Hause sein und drangehen, flehte Eva, und nicht nur der Anrufbeantworter. So ein hochmodernes Teil hatten inzwischen viele Arztpraxen und Büros. Meitl und auch ihre Adoptiveltern weigerten sich noch, sich ein solches Gerät anzuschaffen. Das hieß noch mehr Arbeit – all die Anrufe mussten abgehört, das Gesagte identifiziert und womöglich musste auch noch zurückgerufen werden. Aber Nina Baldsoweit besaß solch einen Apparat, der das Anliegen auf einer kleinen Kassette aufzeichnete. Eva stellte sich schon darauf ein, etwas draufzusprechen, formulierte in Gedanken einen Satz und überlegte, ob sie es danach noch nach Hause schaffte, oder ob es kürzer war, bis zur Apotheke zu fahren und dort auf den Rückruf zu warten, damit sie erfuhr, was sie tun sollte. »Kinderchen, nicht, bitte, bleibt wo ihr seid, ihr müsst noch ein bisschen wachsen, damit ihr es in unserer Welt aushaltet«, flüsterte sie und streichelte ihren Bauch. Die Bauchdecke fühlte sich jetzt wieder weicher an. Es tutete im Hörer.

»Baldsoweit.«

»Nina, ich ...« Sie holte Luft. »Ich bin's, Eva. Du, ich glaub, ich hab Wehen. Kann das sein?« Ihr war zum Heulen zumute, doch sie versuchte, sich zu beherrschen, und schilderte, was vorgefallen war. »Es ziept noch etwas, aber nicht mehr so stark wie eben.«

»Okay, ich stell dir jetzt ein paar Fragen. War es ein richtig unbändiger Schmerz? Kam er in Wellen, und wenn ja, wie oft hintereinander? Ist dein Bauch hart geworden? Konntest du noch sprechen? Was hast du gerade gemacht, als es angefangen hat?«

Eva beantwortete alles, aber so plötzlich wie das Ziehen gekommen war, so plötzlich war es auch wieder verschwunden. Dafür spürte sie nun ein paar Tritte.

»Und wie lange ist das Ganze her?«

Eva schaute durch das schmierige Fenster der muffigen Zelle nach draußen auf den Bahnsteig. »Ich schätze zehn bis fünfzehn Minuten, seit ich mich hingesetzt habe.« Damit war es auch gleich besser geworden, stellte sie im Nachhinein fest.

»Ich schätze, du hast Braxton-Hicks-Kontraktionen, das sind Übungswehen, vielleicht auch schon erste Vorwehen. Deine Gebärmutter senkt sich tiefer ins Becken und bereitet sich langsam auf die Geburt vor. Die Muskulatur zieht sich zusammen und dehnt sich wieder, das wird in nächster Zeit noch öfter sein. Das Wichtigste ist, dass du dich schonst. Kein stundenlanges Stehen oder Gehen. Denk dran, du trägst zwei Menschen in dir. Am besten, du legst dich zu Hause in die Badewanne und entspannst ein bisschen. Mach die Übungen, die ich euch gezeigt habe. Und ich komme nachher vorbei und schau nach dir, ja?«

Das bedeutete, Eva musste die Vorlesung sausen lassen, aber besser das, als die Geburt vorzeitig auszulösen. Es dauerte eine Weile, bis sie wieder in Obermenzing war, aber es lief alles glatt, und diesmal genoss Eva die Stille im Haus, wissend, dass sie einige Stunden allein sein würde. Sie kochte sich Tee und entspannte. Dabei vertiefte sie sich weiter in Anna von Quasts Tagebuch. Wann war sie schwanger geworden? Und war Helene ihr erstes Kind? Hatte Eva vielleicht noch einen Onkel oder eine Tante, von denen sie nichts wusste? Nina kam tatsächlich vorbei und bestätigte, dass sie mit ihrer Vermutung richtiggelegen hatte. Ihre Gebärmutter trainierte das Mutterwerden, und ihr Körper gab nach.

Voller Zuversicht und von allen Zweifeln befreit, freute sich Eva auf das, was auf sie zukam. Auch die Angst, dass plötzlich die Polizei vor der Tür stand oder Nachbar Flüh sie doch noch verpfiff, fiel von ihr ab. Was sollte ihr geschehen, so rundum behütet? Der Gedanke, dass sie doch noch verhaftet würde und ihre Kinder im Gefängnis zur Welt bringen müsste, beschlich sie nur noch selten. Eigentlich nur dann, wenn es neue Terrormeldungen im Fernsehen und in der Zeitung gab. Obwohl die obersten RAF-Mitglieder wegen mehrfachen Mordes zu lebenslangen Haftstrafen verurteilt worden waren, ging die Polizei weiterhin mit aller Härte gegen jeden vor, der sich als Sympathisant von Linksradikalen ausgab. Was, wenn die Rasterfahndung, von der Milo erzählt hatte, auch bei ihnen Erfolg hatte? Doch was konnte man ihnen anhaben? Sie und Milo hatten nichts getan, vielmehr versucht, ihren Freund von seiner Aktion abzuhalten. Sie würden sich schon rausreden können. Darüber diskutierten sie an einem Freitag, Anfang Juni, als sie alle, außer Jasmin, die bei der Geburtstagsfeier ihrer Cousine war, nach Schäftlarn auf den Demeterhof zum Helfen fuhren. Den bewaffneten Kampf lehnten sie einstimmig ab, das war klar. Als sie ankamen schloss sich Ecki dem Rübenverziehtrupp an, wo ihm eine Frau gefiel, während die anderen beim Kartoffellegen mitmachten. In ihrem Zustand – Eva war jetzt schon in der zweiunddreißigsten Woche –, hatten sie ihr verboten, auf dem Feld mitzuhelfen. Deshalb verteilte sie das Saatgut vom Anhänger an die Arbeitsgruppen und kippte die vorgezogenen Gemüsesorten aus den Töpfen. Zwischendurch ruhte sie sich immer wieder auf einem Klapphocker aus. Es fing zu regnen an.

»Aber rebellieren wir nicht auch?« Sie knüpfte an das Gespräch im Auto wieder an, wischte sich die Haare aus dem Gesicht, auch sie war bald nass bis auf die Haut. Keiner von ihnen hatte an Regenschutz gedacht, als sie am frühen Nachmittag aufgebrochen waren.

»Gewaltfreie Rebellion, Eva, das ist das Entscheidende.« Milo zog seinen braun-weißen Pullover aus, in den Lamafiguren eingestrickt waren, und gab ihn ihr. Trotz Kugelbauch versank sie fast darin. Er wärmte, aber mit der Zeit drang dennoch der Regen durch die Maschen. Milos Shirt klebte an seiner Brust. Er hatte die Idee, dass sich die verschiedenen Umweltschutzgruppen zusammentaten, mit dem Ziel, eines Tages in den Bundestag einzuziehen. Seit dem letzten Sponti-Treffen waren die Pläne für eine eigene Partei konkreter geworden.

»Wie willst du denn die vielen verschiedenen Gruppen

zusammenbringen?« Udo kniete zwischen den Pflanzreihen. Die Frage stellte sich Eva auch. Die Vorstellungen, die jeder Einzelne von einer besseren Welt hatte, klafften weit auseinander, auch wenn es durchaus Überschneidungen bei der Friedensbewegung, den Naturschützern und den Fraueninitiativen gab.

»Genau das ist die Herausforderung.« Milo holte bei Eva einen neuen Korb Saatkartoffeln ab. »Nicht links, nicht rechts, sondern mitten aus der Bewegung, aus dem Volk werden wir eines Tages mitbestimmen. Aber wenn ihr schon nicht daran glaubt, wie soll es dann klappen?«

»Doch, ich glaub dran, besonders, weil du so ganz dahinterstehst«, erwiderte Udo, was Milo ein wenig zerknirscht wirken ließ, soviel Eva aus der Entfernung sehen konnte. Bisher hatte er es nicht geschafft, seinen Freund zu einer Versammlung mitzunehmen. Udo mochte das stundenlange Hickhack um Thesen und Pamphlete nicht, fand jedes Mal eine andere Ausrede, ähnlich wie sie. Jedenfalls kam es Eva so vor. Udo engagierte sich auf andere Art, gab nach Feierabend ehrenamtlich einen Schwimmkurs für Erwachsene, seit er wieder im Müllerschen Volksbad arbeitete. Das unterschied die beiden – der eine, Milo, versuchte, die Zukunft politisch zu gestalten, der andere genoss lieber den Augenblick und war ganz praktischer Natur. Doch genau diese Gegensätzlichkeit der beiden und ihre dennoch tiefe Verbundenheit hatte Eva vom ersten Tag an fasziniert. Maja war diejenige gewesen, die die beiden bei Meinungsverschiedenheiten wieder zueinander hatte bringen können. Seit sie nicht mehr mitmischte, war ihr Bund ein wenig aus dem Gleichgewicht geraten. Vielleicht waren sie alle auch nur älter geworden und hatten sich jetzt durch die neuen

Verbindungen – Udo mit Kamilla und sie mit Milo – verändert. Trotzdem konnte Eva inzwischen auch die neu zusammengewürfelte Gemeinschaft genießen, sie mochte es, dass Jasmin bei ihnen lebte und vielleicht auch bald Kamilla. Sie hoffte, dass ihre WG noch lange hielt. Die meisten Wohngemeinschaften zerbrachen, sobald Kinder kamen, sich Paare bildeten oder es berufliche Veränderungen gab. Der Regen prasselte jetzt in dicken Tropfen auf sie nieder. Bald standen sie alle knietief im Matsch.

Als die letzte Kartoffel in der Erde war, sprang Udo barfuß und in kurzen Hosen über die Erdhügel, dass der Schlamm nur so spritzte. »Sommerregen bringt Segen, ich wollte sowieso noch ein paar Zentimeter wachsen.« Er pfiff eine Walzermelodie, zog Eva vom Hocker und tanzte mit ihr über den Acker.

Porree, Radieschen, Spinat, Zuckerschoten und mehr. Gegen Abend, als sich der Himmel wieder aufklarte, luden sie, über und über mit Dreck bespritzt, ihre Ausbeute, die sie im Gegenzug für die Mithilfe erhalten hatten, in den Käfer.

Nachdem Ecki mit der netten Frau vom Rübenfeld – Christine – die Telefonnummern ausgetauscht hatte, fuhr er doch mit ihnen nach Hause. Eva stoppte die drei Männer, als sie einsteigen wollten. »Nicht euer Ernst, oder? Wer von euch will das Auto putzen, wenn wir zu Hause sind?« Wie zu erwarten meldete sich niemand der Herren freiwillig.

»Bleibt nur eins«, schlug Udo vor. Unter einigem Gekicher und Gejohle taten sie, was Udo vorgeschlagen hatte, und zogen sich bis auf die Unterwäsche aus. Ecki und Udo quetschten sich nach hinten. Milo fuhr, und als Schwangere durfte Eva vorne sitzen. So eng, wie es im Wagen war, fror wenigstens keiner, und sie brauchten nicht mal die Heizung einzuschalten. Nur das Fenster mussten sie einen Spalt öffnen, damit die Scheiben nicht beschlugen. Bestens gelaunt drehte Eva das Radio lauter, und auch die beiden von der Rückbank schmetterten *Knowing me, knowing you* mit. Den *Abba*-Song spielte seit Wochen jeder Sender rund um die Uhr. Kurz vor der Autobahn nach München gerieten sie in einen Stau. Weiter vorne wedelte ein Polizist mit einer Kelle und leitete alle Wagen auf eine Spur. Hatte es einen Unfall gegeben? Als sie näher kamen bemerkten sie lauter blinkende Polizeiautos, aber keinen Krankenwagen und keine Feuerwehr. Die Beamten waren außerdem alle bewaffnet, manche hielten sogar Maschinengewehre, und auch Schäferhunde waren im Einsatz. Eva glaubte, ein Bellen zu hören. Zusätzlich war die Fahrbahn durch Gitter versperrt. Ihr Herz raste. »Jetzt schnappen sie uns.«

Milo nahm die Hand vom Schalthebel und strich ihr über den Arm. »Bestimmt gehen die nur einem Verdacht im Zusammenhang mit der RAF nach.« Anfang April hatten Mitglieder der Terrorgruppe den Generalbundesanwalt Buback erschossen. Die Tatverdächtigen hatte man vor ein paar Wochen verhaftet, aber der bewaffnete Straßenkampf brach nicht ab und hielt das Land weiter in Atem. »Hast du die Fahrzeugpapiere dabei?«

»Natürlich, die liegen immer hier drin.« Über ihre Bauchkugel hinweg beugte sie sich vor und öffnete das Handschuhfach. Ein weißes Päckchen fiel heraus. »Das ist doch nicht etwa …?« Siedend heiß fiel ihr das ominöse Geschenk für Udo ein, das ihnen der Güterbahn-Kurti mitgegeben hatte.

»Stimmt, das hab ich ganz vergessen.« Milo wollte danach greifen.

»Nicht. Was, wenn das drin ist, was ich vermute?« Um es einfach zum Fenster rauszuwerfen, war es zu spät. Außerdem wäre das noch auffälliger gewesen. War das ein Schäferhund da vorne, der auf Drogen abgerichtet war? Eva stopfte das Päckchen schnell ins Handschuhfach zurück und schloss die Klappe.

»Scheiße, was machen wir jetzt?« So viel zu Milos Gelassenheit.

»Was ist los?« Udo beugte sich vor und quetschte seinen Kopf zwischen den Sitzen durch. Wegen der lauten Musik hatten er und Ecki offenbar nichts mitbekommen. Eva drehte das Radio aus.

»Etwa schon wieder eine Straßensperre?« Ecki wischte hinten die kleine Seitenscheibe frei und spähte hinaus. »Neulich haben sie mich nicht mal mit dem Radl am Stachusbrunnen vorbeigelassen. Die Bullen flippen zurzeit richtig aus.« Doch jetzt wurde nicht jeder angehalten, manche konnten ohne Kontrolle weiterfahren, wie die zwei Wagen vor ihnen. Ein Mercedes und ein Peugeot. Es gab also noch eine Chance für ihren rot gepunkteten Käfer. Milo rollte langsam auf den Polizisten zu, der sie heranwinkte.

»Es ist nicht nur das.« Eva wandte sich nach hinten. »Wir haben was vom Kurti für dich, Udo, er hat es uns letztes Mal mitgegeben.«

»Vom Kurti? Gib her, darauf warte ich schon seit Wochen.«

»Spinnst du? Hast du vergessen, dass wir in dem gesuchten Auto sitzen? Und jetzt auch noch das!«

»Wenn, dann wollen die nur mich.« Udo kratzte sich die wolligen Brusthaare. »Ihr haltet euch raus, ihr habt von nichts gewusst.«

»Nichts fragen, nicht provozieren«, zischte Milo noch.

Wie zu erwarten, stoppte sie der Beamte, forderte Milo mit einer kreisenden Handbewegung auf, das Fenster herunterzukurbeln. »Führerschein, Fahrzeugpa …« Er schaute zu ihnen in den Wagen, schreckte sichtbar zurück und griff sich an die Dienstmütze. »Seid ihr Frischluftfanatiker oder kommt ihr von der Freikörperkultur?«

»Weder noch.« Eva bedeckte ihren nackten Bauch mit den Unterarmen. »Wir kommen von der Landarbeit, und die war sehr matschig.«

»He, Edwin, komm mal her, schau dir die an.« Er winkte einen schnauzbärtigen Kollegen herbei, der sie aufforderte, an die Seite zu fahren und auszusteigen. Bis Milo hielt, öffnete Eva noch mal das Handschuhfach und fischte den Fahrzeugschein unter dem verdächtigen Päckchen heraus. Kurtis Geschenk schob sie dabei, so weit es ging, nach hinten, als ob das etwas nützte. Sie stiegen aus und klappten die Sitze vor. Ecki und Udo, auch nur in Unterhosen, kletterten von der Rückbank und stellten sich neben Milo und Eva. Sie hatte nicht viel mehr an, sie trug bloß eine ausgewaschene Unterhose mit einem Sarah-Kay-Motiv, die sie seit ihrer Jugend besaß, und ihr selbst gehäkeltes Bikinioberteil. Wenigstens regnete es nicht mehr. Aber das war auch das einzig Angenehme.

»Kofferraum aufmachen«, lautete der nächste Befehl. Das mussten sie sowieso, Milos Führerschein und auch die Autopapiere waren in seiner schmutzigen Hose. Während einer der Polizisten neben dem Kofferraum stand und auf die Dokumente wartete, musterte der zweite ringsum den Wagen, tastete sogar unter die Karosserie. »So, so, Eva Klein, dann sind Sie die Fahrzeughalterin?« Eva nickte, kam sich wie bei einer Schuluntersuchung vor, bei der es am Ende ein Stück Würfelzucker mit dem Polio-Impfstoff gegeben hatte. Nur dass das nicht zwischen lauter Pfützen an der Autobahn stattgefunden hatte. Die Fahrer, die vorbeigelassen wurden, begafften sie wie Zootiere. »Und den Käfer haben Sie selbst bemalt, nehme ich an?« Der Bärtige, den sein Kollege Edwin gerufen hatte, kratzte am Lack, der erstaunlich gut hielt.

»Ein ausrangiertes Postauto«, erklärte Eva wahrheitsgemäß. Ihr Puls pochte bis in die Ohren, sie zitterte, aber nicht bloß, weil ihr kalt war.

Die Polizisten durchwühlten die Kleidung, auf die sie die Salatköpfe gebettet hatten. Hoffentlich öffneten sie nicht das Handschuhfach.

»Wonach suchen Sie genau?« Wie Eva hielt Milo die Anspannung nicht mehr aus und brach selbst mit seiner Ermahnung, nichts zu fragen.

»Nach allem und jedem.« Mit spitzen Fingern hielt Wachtmeister Edwin eine nasse Socke hoch. »Fräulein«, er wandte sich an Eva, »wollen Sie sich in Ihrem Zustand nicht besser was überziehen?« Sie nickte. Ihre Latzhose war in dem Kleiderhaufen nicht auszumachen, deshalb schnappte sie sich noch mal Milos Alpakapullover, der gleich obenauf lag, und schlüpfte hinein. Wie ein Minikleid reichte er immerhin bis zu den Oberschenkeln.

»Fliegenpilz, was soll das sein?« Edwin las die Beschriftung auf der Autotür.

»Unser Laden, den wir demnächst eröffnen«, erklärte Ecki.

»Ein Kinderladen?«, fragte der Beamte mit einem Blick auf Evas Bauch. »Ich dachte, so was gibt's nur bei den Preußen.«

»Und was ist das?« Auf einmal hatte der andere das weiße Päckchen in der Hand. Jetzt war alles aus.

»Tee«, sagte Udo. »Ein spezieller, den man mehrmals aufgießen kann. Wirkt wie Kaffee, macht obendrein satt. Perfekt für lange Schichtdienste und Verbrecherjagden. Möchten Sie etwas davon, geht aufs Haus, äh, oder auf den Käfer, Sie fahren ja selbst welche.« Er deutete auf die blinkenden Polizeiwagen.

Was redete er da? Meinte er wirklich, damit durchzukommen? Der Beamte riss das Päckchen auf, Eva glaubte schon, Kokain oder Marihuana würden herausrieseln, doch es war tatsächlich nur etwas Kräuterartiges und kein Gras, nicht mal Heu, das zum Vorschein kam. Edwin zerdrückte etwas davon in seiner Handfläche, schnupperte daran und nickte. »Riecht tatsächlich nur nach altem Sofa, Quirin.« Er nickte seinem Kollegen zu. Da durchfuhr Eva erneut das Ziehen, das sie ja bereits kannte. Nicht jetzt, bitte, liebe Gebärmutter, flehte sie innerlich, üb wann anders, aber nicht, wenn ich halbnackt auf der Straße stehe. Sie sog die Luft durch die Zähne und stützte sich auf Milo.

»Was ist, was hast du?«, fragte er und hielt sie.

»Ah, ich, oh, ich glaub, oje.« Sie konnte kaum sprechen.

»Meine Freundin hat Wehen, wir kriegen Zwillinge.« Es dauerte, bis Edwin begriff, was Milo ihm zu verstehen gab, doch dann reagierte er sofort.

»Ich weiß, was das heißt, ich hab selbst drei, also drei Kinder, aber hintereinander, und das erste kam im Taxi, weil ich meiner Frau nicht geglaubt habe, dass es losgeht. Ich ruf einen Krankenwagen und eskortier Sie zum Autobahnkreuz, damit's schneller geht.« Schon sprach er in sein Funkgerät.

Eva atmete ein und aus, wie Nina es ihr gezeigt hatte, versuchte, alles um sich herum auszublenden. Milo stützte sie und half ihr in einen grünen Käfer. »Ich komme gleich nach«, hörte sie ihn noch sagen, bevor der Polizist das Martinshorn einschaltete und Vollgas gab. Die Regenbogenmeditation – wie ging die noch gleich? Auch wenn sie sich nicht bequem hinlegen konnte, schloss sie die Augen und stellte sich alle Farben vor. Jede einzelne, die ihr in den Sinn kam – Jasmins Glitzer, dazu das Silber des Mondes, das sie so mochte, und das Gold, das Majas Antlitz umgab, wenn sie an sie dachte. »Ein Regenbogen bildet sich nur, wenn Sonne und Regen aufeinandertreffen«, hatte Nina gesagt. »Angenehmes und Unangenehmes. Das Wunder entsteht aus Freud und Leid und ergibt am Ende pures Glück.«

Anna

In aller Herrgottsfrühe wurden sie von Lau, wie sie den Gockel nannten, mit lautem Krähen geweckt. Auch die Hennen Lu oder Li gackerten jetzt, offenbar hatten sie Eier gelegt. Dass die Hühner das Haus mit ihnen teilten, war auch für Humboldt gewöhnungsbedürftig. Meist fläzte er in der Fensternische über ihrem Käfig, als wollte er sie, auch wenn er schlief, im Blick haben. Als kleiner Wollknäuel auf Dreisonnenquell war er einmal von einer Glucke verfolgt worden, seither blieb er in respektvoller Distanz zum Federvieh. Benni musste sowieso aufstehen, um Tossa zu versorgen. Auch wenn Anna lieber noch liegen geblieben wäre, raffte sie sich ebenfalls auf und richtete das Frühstück her. Mit jedem Tag verschwand die Welt mehr und mehr hinter einem Vorhang aus Nebel, Wolken und Kälte. Beim Blick aus dem Fenster versuchte sie, sich an die Berggipfel zu erinnern, wie sie sich in der Ferne stattlich aneinanderreihten. Waren sie noch hinter dieser Nebelwand, oder hatte die Tonkaalm sich von der Erde gelöst und schwebte mit ihnen durch die Wolken? Bis Benni aus dem Stall zurückkam und das Feuer im Ofen knisterte, holte Anna ihr Buch hervor und hielt diese Idee in einer Zeichnung fest. Das wäre ein schöner Anfang für eine Kindergeschichte, falls es eines Tages so weit sein würde.

Doch vorerst bereiteten sie sich auf den Winter vor. Bis er einzog und alles unter einer dichten Schneedecke begrub, erntete Anna ihren Garten ab. Nur den Rosenkohl ließ sie stehen und setzte die Steckzwiebeln neu ein, damit sie hoffentlich noch mal austrieben. Die Karotten lagerten sie in einer Sandkiste im Schuppen neben den Kartoffeln. Das andere Gemüse kochten sie und legten es in Essig und Öl ein. Im nächsten Jahr wollten sie mehr anbauen, und nach der nächsten Ernte würden sie auch weitere Methoden zur Haltbarmachung ausprobieren. Fermentieren zum Beispiel, wie es Benni von zu Hause kannte. Die nun brachliegenden Beete deckten sie mit Laub ab, um die kostbare und mühsam heraufgetragene Erde vor Verwitterung zu schützen. Zusätzlich gingen Benni und sie rund um den Rabenkopf, um Herbstkräuter und wilde Früchte zu sammeln. Das gefrorene Gras knirschte, wenn sie morgens im dichten Nebel loszogen. Die Felsen waren rutschig, somit jeder Tritt gefährlich. Umso größer war die Belohnung, als an diesem Vormittag doch noch die Sonne herauskam und alles zum Leuchten brachte. Sie deckten sich mit Nüssen aller Art, aber auch mit Hagebutten, Weißdorn und Holunder ein. Besonders freute sich Anna, als sie an einem Seitenhang lauter Brombeersträucher fanden, ein Festmahl für den Augenblick und die Tage danach. Eigentlich hatte sie sich für eine Pflanzenexpertin gehalten, doch ihr Liebster wusste viel mehr als sie. Es war, als würde er aus der Natur vorlesen und ihr die Geschichten von jeder Art erzählen. Sie sammelten Rosskastanien auf, die zwar nicht essbar waren, so wie Bennis geliebte Tessiner *Marroni*, sich dafür aber als Waschmittel eigneten. »Meine Mutter schneidet sie klein und macht daraus eine Lauge.« Genauso pflückten sie das letzte

Mädesüß, das Anna zum Putzen verwendete, wie sie es sich vom Personal auf Dreisonnenquell abgeschaut hatte. Morgens streute sie das Kraut auf dem Boden aus und kehrte es abends, wenn es getrocknet war, wieder zusammen. Was dabei in den Ritzen hängen blieb, verströmte noch tagelang seinen angenehmen süß-herben Duft. Benni erklärte ihr, dass die Blüten des Mädesüß auch eine schweißtreibende Wirkung hätten, die gegen Entzündungen und Schmerzen aller Art halfen. »Als Ergänzung für deine Notfallapotheke, falls sich mal einer von uns verletzt oder krank wird.« Gott bewahre, hoffentlich kam es nicht dazu, musste Anna sogleich denken. Aber die Natur hatte wirklich für alles ein Kraut parat, stellte sie mit Erleichterung fest, und die Menschen gaben sich das Wissen von Generation zu Generation weiter. Sollte doch etwas in Vergessenheit geraten, zeugten Bilder und Texte seit Jahrhunderten davon – damit überzeugte sie auch Benni, wenn er sich vor den mühsamen Schreib- und Leseübungen drücken wollte, weiterzumachen.

»Übernimm du das lieber«, sagte er jetzt, »sonst frieren wir hier draußen noch fest, bis ich ein Wort oder zwei aufgeschrieben habe.«

Also setzte Anna sich auf einen Baumstamm, hauchte ihre kalten Finger an und hielt die neuen Erkenntnisse, die er ihr beim Herumgehen und Weitersammeln offenbarte, in ihrem Notizbuch fest. Das meiste, zumindest, wenn sie sich beim Zeichnen Mühe gab und es abends noch kolorierte, war dazu noch schön anzusehen. So wie das eisenhaltige Franzosenkraut, das die Abwehrkräfte stärkte, denn krank werden durften sie erst gar nicht, aber auch wie die Vogelmiere und die vielen Labkräuter, die sie zurück auf der Alm nicht nur trockneten, sondern auch zu einem leckeren Brotaufstrich zerstampften.

»Und kennst du das hier?« Benni pflückte einen Stängel mit rundlichen Blättern.

»Die Gundelrebe. Im Frühsommer blüht sie zartlila.« Hildegard von Bingen hatte die Pflanze, die bei Erkältungen und eitrigen Wunden half, schon in ihrer *Physica* dargestellt. Sie eignete sich aber auch als Gewürz und verlieh fadem Wasser einen erfrischend fruchtigen Geschmack.

»Wir sagen Erdefeu dazu und verwenden es als Labersatz.«

Das Käsemachen war auf dem Tardini-Hof Tradition. Benni hatte ihr erzählt, dass er von klein auf bei der Herstellung mitarbeiten musste und einmal, als Fünfjähriger, beim Umrühren fast in den großen Kupferkessel gefallen wäre. »Das brauchen wir also auch.«

»Wieso? Willst du anfangen zu käsen?« Aber alle Milch bekam doch Domenico.

»Ja, sobald wir Domenico verkauft haben, will ich loslegen.«

»Du willst ihn von seiner Mutter trennen und hergeben?« Das Wort schlachten sprach Anna nicht aus.

»Wir halten uns die Kuh doch wegen der Milch, odr?« Für ihn schien das selbstverständlich zu sein.

»Auch wegen dem Dünger für unsere Pflanzen«, gab Anna zu bedenken.

»Und am Ende für Fleisch und Leder. Man kann ein Rind bis zur letzten Faser verarbeiten, zumindest haben wir das bei uns so gemacht.«

Anna schluckte. »Und wann, ich meine, wann willst du ihn verkaufen?«

»Keine Sorge, erst im Frühjahr. Damit wir aber auch schon im Winter Milch und vielleicht etwas Frischkäse haben, dachte ich mir, wir binden Tossa demnächst für ein paar Stunden am Tag einen *Buttitschifra* um.«

»Einen Butti-was?«

»Wie heißt das bei euch …?« Benni überlegte. »Butti sagen wir zur weiblichen Brust und Tschifra ist so was wie dein Buckelkorb. Ein Buttitschifra eben, hättest du einen für sie?« Er grinste.

»Äh, ich glaub, Tossa braucht einen etwas Größeren als ich. Aber ich kann einen für sie nähen.«

Ende September schneite es zum ersten Mal – sanfte, fast unsichtbare Flocken, die am nächsten Tag wieder fort waren. Doch Anfang Oktober fegte ein Sturm um den Rabenkopf und hüllte alles in einen dicken weißen Wintermantel. Was jetzt noch draußen wachsen wollte, starb. Es schneite ohne Unterbrechung. Humboldt wagte sich nicht mehr vor die Tür, und auch der Hühnerverschlag nach draußen blieb geschlossen. Die Tränke fror ein und ebenso die Leitung zur Küche. Sie mussten Schnee auf dem Herd schmelzen, um für sich und die Tiere Wasser zu haben. Morgens und abends schaufelten sie sich den Weg zu Kuh und Kalb frei, was oft ein mühsames Unterfangen war. Nur Humboldt genoss es, wenn sie tief genug gruben und ein paar Mäusegänge für ihn freilegten. Immerhin hatten sie genügend Brennholz und mussten nicht frieren. Und wenn sie zwischendurch lüfteten und den Hühnerkäfig penibel sauber hielten, war es im Haus gemütlich. Benni machte weitere Fortschritte beim Lesen, stockte weniger bei schwierigen Wörtern und fing langsam an, den Sätzen eine Betonung zu verleihen. Auch beim Schreiben ging es voran. Manche Buchstaben verwechselte er noch, und auch mit der Groß- und Kleinschreibung tat er sich schwer, noch dazu Sütterlin. Die Schwierigkeiten beruhten aber nicht nur auf seiner mangelnden Übung, sondern auch auf der Sprache selbst. Ständig übersetzte er sein Schwyzerdütsch ins Hochdeutsche und musste es jetzt auch noch schriftlich festhalten.

»Ich bleib einfach bei der Großschreibung und lateinischen Druckbuchstaben, dann muss ich mir die vielen Sütterlinkringel und den Unterschied zwischen dem kleinen E, dem N und dem M nicht auch noch merken.«

»Hauptsache, du kannst die Schrift lesen.«

»Ich denke schon.«

Zur Erholung reparierte Benni, was im Sommer liegen geblieben war. Er schnitzte einen neuen Griff für die Sichel und band einen weiteren Reisigbesen. Auch stopfte er seine Socken selbst und Annas gleich dazu. Kunstvoll und mit einer Engelsgeduld. Wenn das Ida Hofmann sehen könnte, musste Anna denken und schmunzeln. In den ersten Wochen, ganz abgeschnitten von der Außenwelt und nur auf sie beide und ihre Tiere gestellt, fühlte Anna sich wohlig umhüllt. Sie strickte an einer kleinen Decke, gab vor, es wäre ein wollenes Kopftuch. Ansonsten töpferte sie viel. Nicht nur die Vase, die Frieseneggers Kundin in Auftrag gegeben hatte, drehte sie in mehreren Größen, sondern auch neues Geschirr mit unterschiedlichen Mustern, mal gekerbt, mal gemalt. Beruhigte sich der Himmel für ein paar Stunden, wagten sich die beiden zu einem Spaziergang hinaus und ließen auch die Hühner kurz flattern. Weit kamen sie nicht, denn schon steckten sie im Schnee bis über die Knie fest, aber sie konnten sich zumindest strecken und dehnen, wie die Tiere, wenn sie zu lange in einen Käfig gesperrt gewesen waren.

So feierten sie Weihnachten in trauter Zweisamkeit, aßen bei Kerzenschein und einem duftenden Tannenzweig, den Benni geholt hatte, selbst gebackene Anisplätzchen und lasen miteinander eine Geschichte aus der *Gartenlaube*. Kein Brief und keine Nachricht erreichte sie. In der Welt hätte sonst was geschehen können, sie lebten für sich. Anna dachte oft an Dietmar und ihre Freunde vom Monte Verità, fragte sich, wie es ihnen wohl gerade ging und wie sie die Festtage verbrachten. Ende Januar 1913 war das Getreide bis auf ein paar Handvoll Körner aufgebraucht, und auch die anderen Vorräte gingen zur Neige. Erst würden die Hühner hungern, und wenn sie sämtliche eingelegten Sachen aufgegessen hatten, auch sie. Humboldt war genauso abgemagert, fing nur ab und zu eine Maus im Stall oder ums Haus herum, ansonsten musste er sich mit der Milch begnügen, die Anna ihm beim Melken in einem Schälchen hinstellte.

»Bleibt nur Hühnersuppe«, sagte Benni. »So werden wir wenigstens noch ein paarmal satt.« Doch das brachten sie noch nicht übers Herz, zumal Li, die goldene Henne, seit ein paar Tagen auf zwei Eiern hockte und anscheinend zu brüten angefangen hatte. Und das mitten im Winter. Denn trotz allem waren Hühner ja Vögel, die mit dem Nachwuchs bis zum Frühjahr warteten, wo sie ausreichend zu fressen fanden. »Aber durch das gemütlich warme Nest in der Stube, das Licht und das gute Futter, scheint sie durcheinandergeraten zu sein«, meinte Benni.

»Mit dem guten Futter ist es nun ja vorbei.« Anna streute

ein letztes Mal die Brotkrümel von ihren Tellern in den Futternapf.

In der Nacht schreckte sie hoch. Wie viel Geld besaßen sie eigentlich noch? Was würden sie überhaupt noch kaufen können, wenn der Schneefall endlich nachließ und sie wieder ins Tal konnten? Bei Kerzenschein setzte sie sich an den Tisch und zählte die Scheine und Münzen, die sie in einer Schublade zusammengeworfen hatten. Für einen einzigen Einkauf würde es reichen, danach mussten sie etwas dazuverdienen. Für ihre Keramik bekäme sie erst im Frühjahr den nächsten Lohn, wenn der Hausierer sie ihr hoffentlich wieder abnahm. Sollte sie zusätzlich selbst auf einem Markt Waren feilbieten?

Benni stieg aus dem Bett und setzte sich zu ihr.

»Kannst du auch nicht schlafen?«

Er nickte, sog die Luft durch die Zähne, als er sich aufstützten wollte. Sein Gesicht wirkte merkwürdig unförmig.

»Was hast du?«

»Der Backenzahn, rechts unten, pocht seit Tagen.« Er konnte kaum sprechen.

Anna bat ihn, den Mund zu öffnen, hielt die Kerze hoch und leuchtete hinein. Es war nicht nur der Backenzahn, das Zahnfleisch war entzündet und eiterte. Er musste höllische Schmerzen haben. »Ich mach dir einen Sud aus Mädesüß, und irgendwo haben wir noch Nelken zum Kauen, die lindern …«

»Die hab ich … zwischendurch, … nichts geholfen. Am besten, du ziehst ihn mir. Die Beißzange und ratsch.«

Ratsch – so leicht würde es nicht sein, noch dazu, wo er ohnehin schon eine Infektion hatte. Womöglich bekam er eine Blutvergiftung und fiel ins Delirium. Anna wagte gar nicht, weiter zu denken. Benni schleppte sich zurück ins Bett. Zum Glück war das Feuer nicht ausgegangen. Brennholz hatten sie zur Genüge, dafür hatte Benni gesorgt. Anna legte Scheite nach, kochte einen Sud aus sämtlicher Medizin, die ihr einfiel, und flößte ihm den Trank ein. Doch sein Zustand verschlechterte sich von Stunde zu Stunde. Anna überlegte, dann stand ihr Entschluss. Sie zog sich an, mühte sich mit der Tür ab, um sie gegen den Neuschnee aufzukriegen, und arbeitete sich mit der Schaufel zum Schuppen durch. Dann noch zum Stall, um zu melken und Tossa Heu zu geben. Ein Kraftakt. Als sie zurück war und alle Vorbereitungen getroffen hatte, wurde es hell.

»Besser ich bring dich ins Tal.«

Benni glühte, war schweißgebadet, und seine Wange schwoll weiter an. »Jetzt?«

Sie nickte, froh, dass er noch ansprechbar war.

»Draußen kommen wir keine fünf Meter weit.«

»Auf Skiern schon. Hast du schon mal auf solchen Brettern gestanden?« Sie hatte sie sogar mit Kerzenwachs eingerieben, wie ihr Vater es ihr erklärt hatte.

»Einmal, als Kind.« Das musste reichen. Sie half ihm beim Anziehen, wickelte ihm den Schal mehrfach um Gesicht und Hals, zog ihm den Hut drüber. Auch sie mummelte sich warm ein. In so vielen Schichten würden sie zumindest weich fallen, wenn sie hinfielen, dachte sie. Sie half Benni in die Bindung, zurrte den Fersen- und den Zehenriemen über seinen Schuhen fest. Benni schwankte, stöhnte, sobald er den Kopf nach unten senkte. Sie gab ihm einen Besenstiel in die Hand, mit dem er sich unterwegs abfangen sollte. Sie würde Vaters Alpenlanze verwenden, die eine Eisenspitze hatte, um sich abzustemmen. »Fahr immer in meiner Spur, dann verlieren wir uns nicht.« Zumindest stellte sie es sich so vor, bei ihr war es auch lange her, dass sie Ski gefahren war. Sie schulterte Bennis Kraxe, auf die sie ihren Buckelkorb geschnallt hatte, mit etwas Proviant, den leeren Getreidesäcken und ihrem Geld. Langsam rutschten sie vorwärts. Erst nur ein Stück geradeaus, um zu sehen, ob Benni es schaffte. Er hob den Stecken, gab ihr ein Zeichen, dass sie weiterfahren sollte. In die Jachenau hinunter, auch wenn das der weitere Weg war und sie nicht wusste, wo sich dort der nächstbeste Arzt befand, aber so war es weniger steil. Anfangs zitterten Anna die Knie, und sie hatte Schwierigkeiten, das Gleichgewicht zu halten. Sie schaute sich um, ob Benni ihr hinterherkam, das tat er. Einigermaßen aufrecht sogar. Anna war erleichtert. Doch plötzlich sauste sie dahin, glaubte schon zu fallen, aber dann legte sie sich auf die Kanten, glitt Kurve um Kurve über den noch unberührten Schnee dahin. Wie ging das Bremsen noch mal? Die Knie nach innen und die Fersen fest auseinanderdrücken, erinnerte sie sich. »Ein Pflug, Annerl, mach einen Pflug«, hörte sie Vaters Stimme in sich, »aber achte darauf, dass sich die Skispitzen nicht kreuzen.« Plötzlich schoss Benni an ihr vorbei, geradeaus den Abhang hinunter. »Warte, nicht so schnell.« Sie stemmte sich ab, schwang in seine Spur und folgte ihm. Als sie ihn fast eingeholt hatte, fiel er, plumpste seitlich in den Schnee und rührte sich nicht mehr. »Benni!« Anna warf die Kraxe ab, löste ihre Schuhe und sank sofort ein. Mühsam kämpfte sie sich zu ihm vor.

Er keuchte stark, schien kaum noch Luft zu bekommen. Sie löste ihm den Schal vorm Gesicht. »Ich verreck, Anna, ich verreck«, hauchte er, würgte dann und spuckte etwas Gelbes in den Schnee.

»Nein, das tust du nicht. Steh auf, los. Es ist bestimmt nicht mehr weit.« Anna schaute sich um – über ihr der Steilhang, unter ihr der Berg, rechts und links Schnee und ein paar Baumspitzen. Wo sie genau waren und wie viel noch vor ihnen lag, wusste sie nicht, aber sie hoffte, dass sie bald ein Dorf oder auch nur das erste Haus erreichten, wo jemand ihnen beistehen konnte. Wieder in ihre Ski gestiegen, rutschte sie in der Hocke zu Benni zurück. »Los, halt dich an mir fest.« Sie schob ihm die Kraxe unter den Rücken, das stützte ihn, und er konnte sich hochziehen, dann hängte sie ihm die Schulterriemen um. »Jetzt musst du das Gepäck nehmen.« Sie versuchte, ihn hochzuwuchten, was ihr ohne seine Unterstützung nicht gelang. In ihren vielen Kleiderschichten war sie bald schweißgebadet. »Bitte, reiß dich zusammen.« Sie kam sich hartherzig vor, wie sie das sagte, aber anders wusste sie sich nicht zu helfen. Endlich spürte sie seine Hände in den gestrickten Fäustlingen um ihre Taille, er klammerte sich an sie, fädelte seine Ski in ihre, die Spitzen nach innen, damit sie nicht zu schnell fuhren und nur im Pflug. Gemeinsam hievten sie sich hoch. »Nicht loslassen, verstehst du? Du musst sonst nichts tun, wir haben's bald geschafft.« Benni schmiegte sich an sie. Beide gingen sie wieder leicht in die Knie und fuhren langsam an. Dann schneller, zusammen, seine Ski weiterhin in ihren. Es schneite wieder und erschwerte die Sicht. Hauptsache runter und irgendwo ankommen, dachte sie, lenkte mit der Alpenlanze um einen Felsen herum, der aus dem Schnee ragte. Der Besenstiel war weiter oben irgendwo im Schnee stecken geblieben. Immerhin spürte sie Bennis heißen Atem im Nacken. Schlief er? Hoffentlich nur das, dachte sie, als sich sein Griff um sie lockerte. »Bleib bei mir, Liebster.« Rasch rüttelte sie ihn wach, drückte seine Arme wieder fest. Weiter ging's, hinein in die weiße Wand, darauf bedacht, nicht in eine Schlucht zu fallen. Die Flocken verdichteten sich. Jetzt nur nicht zu schnell fahren. »Benni, halt durch!« Sie wusste nicht, ob er sie noch hörte. Wie ein Klumpen hing er auf ihr. Auf einmal war da eine Spur, zwar schon halb zugeweht, aber die Kufen eines Schlittens waren deutlich zu erkennen. Sie lenkte hinein, folgte ihr weiter hinab, sah einen Zaun und kurz darauf Hausdächer und auch einen Kirchturm, der auf einem Hügel stand. Sie hatten es geschafft. Als sie die Dorfstraße erreichten, bremste Anna und wandte sich zu Benni um. »Bist du noch da?« Er nickte schwach, die Augen geschlossen. Sie schnallten die Ski ab, stellten sie zusammen mit der Kraxe unter die Überdachung eines Stadels. Nun mussten sie zu Fuß weitergehen. Die ersten Schritte fühlten sich jetzt nach der Abfahrt komisch an. Benni hielt Anna untergehakt. Sie klopfte am ersten Haus und fragte nach einem Dentisten. Die Antwort war ein Kopfschütteln. »Oder einen anderen Arzt, es muss kein Zahnarzt sein.«

»Ach so, an Doktor?«, sagte die Frau, die sie anscheinend jetzt erst zu verstehen schien. »Naa, so was hamma ned, bei unsere paar Seelen im Dorf. Da müssen's schon nach Lenggries nunter.«

»Und wie weit ist das noch?«

»Mei, so vier, fünf Stunden zu Fuß, bei dem Wetter eher mehr.«

»Das schaffen wir nicht. Mein Mann ist sehr krank.«

»Ja, was fehlt ihm denn?«

Benni hatte die gesunde Wange auf Annas Schulter abgelegt, als wollte er im Stehen schlafen.

»Er hat einen vereiterten Zahn, wir sind von der Tonka-, äh, von der Staffelalm oben.«

»Ah ja, das Fräulein Baronesse und ihr, äh … Tschamsterer.« Sie wusste wohl nicht, als was sie Benni sonst bezeichnen sollte. »Mit den Zähnen ist es eine Plage, gell, erst, bis man sie kriegt, und dann, bis man sie wieder loswird.« Sie grinste aus einem fast zahnlosen Kiefer. »Gehts am besten zum Bader, der übernächste Hof, hinten im Austrag, der hilft euch weiter.« Sie wies nach links, schloss die Tür, und als sie sich auf den Weg machten, sah Anna, wie ihr Gesicht hinterm Fenster wieder auftauchte. Das Gleiche im Nachbarhaus. Anscheinend sorgten sie mit ihrer Ankunft für Abwechslung in der Jachenau.

Auch wenn sie im Vergleich zur langen Talfahrt nur wenige Meter gehen mussten, so kostete es sie alle Kraft. Anna zog Benni weiter, der sich kaum noch auf den Beinen halten konnte. Wenigstens waren die Wege geräumt, auch die Einfahrt, an der ein handgemaltes Schild auf die Badstubn verwies, die in einem Vierseithof lag. Wieder klopfte Anna an eine Tür. Doch nichts rührte sich. Sie klopfte erneut, bumperte mit der Faust dagegen. Diesmal öffnete ihnen ein Mann, der kein Haupthaar, dafür aber einen langen Bart besaß. Er hielt ein Honigbrot in der Hand, von dem es bald tropfte.

»Was gibt's so pressant?«, war die Begrüßung.

»Herr Kammerlocher? Ihre Nachbarin hat gesagt, dass Sie meinem Mann helfen können.«

Benni hatte selbst etwas sagen wollen, brachte aber kaum ein Wort heraus. Also übernahm Anna das Reden.

»Unterhalb oder oberhalb?« Er leckte sich die Honigfinger ab, wischte den Rest an die Hose.

»Ein eitriger Zahn.«

»Dann nicht, ich mach nur unterhalb der Gürtellinie. Leistenbruch, ausgschnackelte Knie, eingewachsene Zehennägel, Hühneraugen und was sich sonst so finden lässt.«

Anna sah schon sämtliche Anstrengungen vergebens, da beugte er sich nach hinten und rief in den Hausgang. »Mari, Kundschaft.« Er winkte sie herein und führte sie unter dem niedrigen Türstock durch in die Badstube, wo mehrere hölzerne Zuber, große Blechkannen, aber auch ein spinnradähnliches Gerät standen. Es war ein Bohrer mit Fußantrieb. Anna schob Benni auf die Bank, die entlang der Wand stand. Herein kam eine stattliche Frau in einer ärmellosen Kleiderschürze. Sie trug ein Haarnetz und hatte kräftige Oberarme. Anna dachte unwillkürlich, dass sie auf einem Jahrmarkt als stärkste Frau der Welt auftreten könnte, so groß und muskulös, wie sie war.

»Er oder sie?«, fragte die Frau ohne Umschweife. Anna erklärte, dass es um Benni ginge und was er hatte. »Dann setz dich her. Bringen wir's hinter uns.« Die Baderin klopfte auf ihren Schoß. Anna glaubte schon, die Prozedur würde in ihren Armen stattfinden, zuzutrauen wäre es der Frau, doch dann zog sie doch einen Schemel unterm Tisch heraus. Benni plumpste darauf. Ein kurzer Blick in seinen Mund genügte. »Neun bis zwölf Mark, je nach Länge.«

Anna glaubte erst, die Heilerin würde die Kosten nach der Größe des Zahns berechnete, doch dann verstand sie, dass sie die Dauer der Prozedur meinte. »Pro Stund' eine Mark mehr. Manchmal verhakelt sich was. Ein Zahn ist wie ein Baum. Erst wenn er gefällt ist, kommt das Wurzelwerk zum Vorschein.« Wobei verkürztes Leid eigentlich teurer sein müsste, ergänzte die Baderin und grinste. Auch ihr Gebiss war lückenhaft. Vielleicht hatte sie die Technik an sich selbst erprobt, musste Anna denken und fragte sich, ob ein gelernter Dentist sich eigentlich selbst behandeln konnte. Zumindest wüsste er dann, wie viel Schmerz er seinen Patienten zumuten durfte. Kurz fiel ihr Gusto Gräsers Frau vom Monte Verità ein, die laut Gerücht einem Zahnarzt als Bezahlung etwas vorgesungen hatte. In diesem Zustand singen? Das konnte auch nach der Behandlung kein Vergnügen gewesen sein. Da sie keine Wahl hatten, erklärte sich Anna mit dem Preis einverstanden, und es ging los. Die Baderin rief nach ihrem Mann. Er sollte den Wacholder bringen. Benni musste einen kräftigen Schluck vom goldgelben Schnaps nehmen. Dann verschwand Herr Kammerlocher wieder. Offenbar war das, was jetzt kam, allein das Geschäft seiner Frau. Mari Kammerlocher schob Benni samt Schemel zum Tisch, wo sie ein sauberes Leintuch auf einem Kissen platziert hatte, auf das er wiederum seinen Kopf betten sollte. Immerhin, dachte Anna noch. Schon zog die Baderin eine Zange aus der Schürzentasche, tauchte sie kurz in den restlichen Schnaps und schlenkerte sie aus. »Augen zu, Maul auf«, lautete der Befehl. Anna musste die Lampe halten. Ein Ruckeln und Reißen begann. Benni jaulte und schrie. Es war kaum auszuhalten. Dabei wusste Anna nicht, ob die Pein nicht auch vom Gewicht der Baderin verstärkte wurde, die ihm obendrein auf die Schuhspitzen gestiegen war. Gerade als Anna meinte, eingreifen zu müssen, hielt Mari den Backenzahn hoch. »Da hammas, das Luder.« Klappernd landete er auf einem Emailleteller. Benni sollte das Blut ausspucken, das ihm schon vom Kinn tropfte, und noch mal mit Schnaps spülen. Anna half ihm, den Kopf anzuheben. »Geschafft, du bist tapfer«, flüsterte sie, ohne zu wissen, ob es wirklich ausgestanden war. Als Antwort stöhnte Benni nur.

»Dafür kommt jetzt der schönste Teil.« Die Baderin wischte sich die Finger an der Schürze ab, trat ans Fenster, um besseres Licht zu haben, und fädelte einen Faden in eine Nadel. »Ich bin nämlich gelernte Paramentenstickerin.«

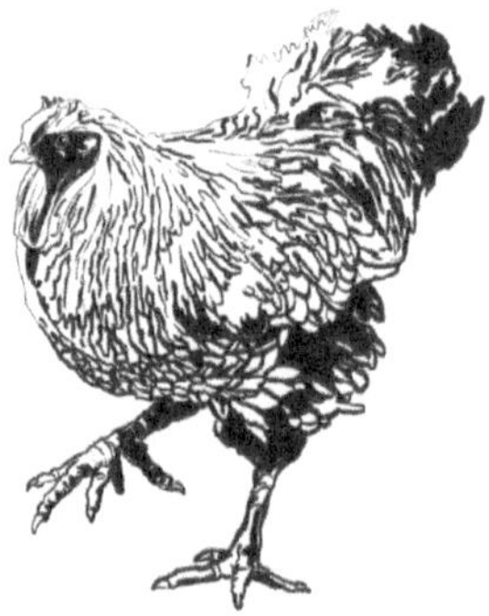

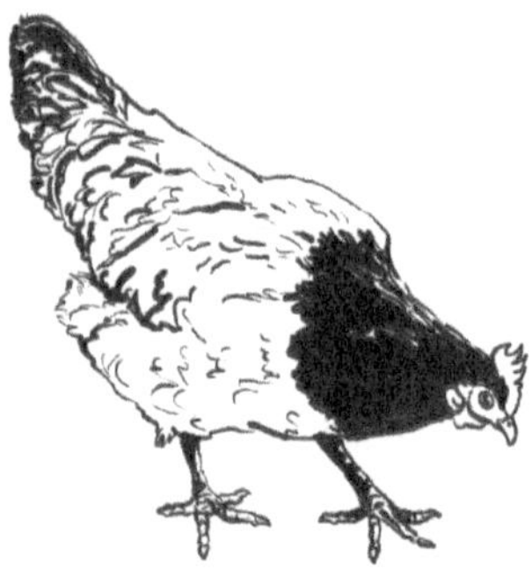

Eva

Als sie in der Frauenklinik ankam, war der Schmerz fort. Trotzdem musste sie eine Reihe von Untersuchungen über sich ergehen lassen. Beim Abhören der Herztöne fand der Arzt zunächst nur ein Kind und rief einen Kollegen hinzu. Der tastete ihren Bauch ab, ließ sie eine Zeitlang im Ungewissen, bis endlich auch das zweite Kind zu spüren war. Nun sollte Eva sich für einen Abstrich freimachen. Das war eine schmerzhafte Prozedur, und sie blutete. »Ihr Gebärmutterhals ist stark verkürzt, das heißt, die Geburt könnte jeden Moment losgehen«, erklärte man ihr.

»In der einunddreißigstens Woche? Das ist doch viel zu früh!« Eva war alarmiert.

Die Ärzte fachsimpelten von Lebensfähigkeit und starken Behinderungen. Am liebsten hätte sie sich die Ohren zugehalten. Selbst wenn, ändern konnte sie nichts daran, doch insgeheim spürte sie, dass es noch dauern würde, dass ihre Kinder noch nicht rauswollten. Woher diese Zuversicht kam, wusste sie nicht, aber sie war da, und sie trug sie in sich. Nach längerer Debatte kamen die Ärzte zu demselben Schluss. Die Klinik durfte Eva aber nicht verlassen. Man wollte sie zur Beobachtung auf der Station behalten, schließlich wäre sie eine Risikopatientin – keine Widerrede.

»Beruhigen Sie sich, Frau Klein«, sagte die Schwester, die ihr – zur Sicherheit, wie sie betonte – schon mal eine Nadel legte. Aber Eva kam es eher so vor, als wollte man sie damit zwingen, nicht einfach davonzulaufen. Kaum tat sie den Mund auf, überstimmte man sie. Eva war ruhig, sie hätte nur gern mehr wissen wollen, doch niemand hörte ihr zu.

Eine junge Hebamme mit stoppelkurzen Haaren, die sich als Schwester Anita vorstellte, half ihr samt Tropf in einen Rollstuhl und schob sie aus der Ambulanz in ein Zimmer, das irgendwo am anderen Ende des riesigen Gebäudes lag. Die Uni-Klinik war wie das Institut für Anatomie, das Eva aus ihrem Studium kannte, Anfang des Jahrhunderts im selben Baustil errichtet worden. Kalte Steinwände, Gewölbedecken, riesige Fenster und lange Gänge. Alles andere als ideal für Gebärende, die sich kaum noch auf den Beinen halten konnten. Anita kam frisch von der Hebammenschule und wirkte nervös.

»Bremsen lösen. Darauf achten, dass die Patientin nicht nach vorne kippt. Den kürzesten Weg wählen, erst mal zum Aufzug. Im Schwesternzimmer anmelden nicht vergessen. Aufpassen, dass das Infusionskabel nicht abreißt …« Bei jedem Handgriff murmelte sie vor sich hin. Mit einer musste sie üben, dachte Eva, dann war sie eben die Auserwählte. »Gepäck. Hat die Frau Gepäck gehabt?«, hörte sie die Schwester hinter sich fragen, als sie durch einen langen kahlen Gang rollten.

»Gebäck? Hätte ich aber gerne. Was gibt's denn?« Eva versuchte, das Ganze mit Humor zu nehmen. »Hunger hab ich nämlich für drei.«

»Für drei?«

Eva zeigte auf ihren Bauch.

»Ach so. Abendessen war schon, ich kann aber gerne für Sie nachher in der Küche fragen, ob's noch was gibt.«

»Danke, sehr nett.« Nach der ganzen Aufregung mit knurrendem Magen bis morgen aushalten zu müssen, wäre schwer.

»Sie sind Julia aus Italien, richtig?«, stellte Anita die andere Schwangere vor, die bereits als Einzige in dem Sechsbettzimmer lag. Eva war erleichtert, sie hatte damit gerechnet, lauter frisch entbundene Frauen und kreischende Babys um sich zu haben.

»Giulia«, korrigierte die Frau. Ihr Anblick war wie aus einer Modezeitschrift. Umgeben von Geschenkpackungen mit großen Schleifen saß sie im Schneidersitz auf dem Bett. Dazu war sie grell geschminkt, trug ein flatterndes Babydoll-Kleid und eine hohe Bienenkorbfrisur, die dank des etwas helleren Haarkissens, das unter den Strähnen hervorblitzte, noch einigermaßen saß. Eva, die nichts bei sich hatte, außer Milos Strickpulli, erhielt von Anita ein langes, weißes, durchgeknöpftes Hemd und ein Waschset in einer Plastiktüte. Auf der Stelle schlüpfte Eva in das Hemd, das ihr bis auf die Füße fiel und Falten warf. Die Hebamme schloss sie an eine Infusion mit Traubenzuckerlösung an. Als Anita gegangen war, wollte Eva am liebsten sofort schlafen und danach nichts wie nach Hause. Sie kroch unter die Decke und legte sich auf die Seite. Sie spürte, wie die Kinder sich in ihrem Bauch bewegten – das war die Hauptsache. Aber kaum hatte sie die Augen geschlossen, holten sie die Gedanken ein. Was war mit den anderen? Hatten die Polizisten Udos Märchen vom Tee geglaubt? Oder saßen sie alle längst in Untersuchungshaft? Aber wenn das so wäre, hätte man sie dann nicht auch eingesperrt, wo sie doch die Fahrzeughalterin war? Und würden die Beamten nicht spätestens im Präsidium eins und eins zusammenzählen und die Verbindung zwischen ihrem Auto, Udo und der Strommastaktion aufdecken? Sie musste zu Hause anrufen, auch um Bescheid zu sagen, dass sie im Krankenhaus bleiben sollte. Im Zimmer gab es kein Telefon, doch sie hatte vorhin irgendwo eins in einer Nische auf dem Flur gesehen. Bis dahin war es weit zu laufen – und das in diesem Totenhemd. Außerdem hatte Eva kein Geld dabei. Also blieb ihr nichts anderes übrig, als auszuharren und nachher die Schwester zu fragen, ob sie kurz telefonieren dürfte. Bei der grellen Beleuchtung war es schwer, zur Ruhe zu kommen. Giulia, der sie den Rücken zukehrte, raschelte noch dazu mit Papier und schmatzte. Eva gab den Schlafversuch auf und drehte sich zu ihr um.

»Darf ich das Licht ausmachen?«

»Das ist kaputt.«

Trotzdem richtete sich Eva mühsam auf und drückte auf den Schalter an der Wand. Nichts passierte.

»Wollen Sie auch eine *Caramella*?« Giulia hielt ihr eine der vielen Schachteln hin.

»Gern, danke.« Eva nahm sich eine große Schokoladenkugel, die innen aus Blätterteig bestand. »Sehr lecker.« Jetzt schmatzte sie genauso.

»Mit *Nocciola.*« Ihre Zimmernachbarin zeigte auf die vielen kleinen Haselnussstückchen, die auf den verbliebenen drei Pralinen in der Schachtel waren.

»Ich liebe Nüsse.« Als Vegetarierin und bei den viele Trockenfrüchten, die sie aß, kam sich Eva manchmal wie ein Eichhörnchen vor.

»Das ist ein Geschenk von unserer *Matrimonia*. Wie sagt man das auf Deutsch?«

Eva überlegte.

»Hochzeit«, wusste Gulia dann selbst. Sie erzählte Eva, dass sie aus Arezzo stammte und ihr Mann ein Münchner aus dem Stadtteil Bogenhausen. Sie hätten gerade in die Flitterwochen aufbrechen wollen, als es losgegangen war. »Die Fruchtblase ist geplatzt. Seitdem warte ich. Und bei Ihnen?«

»Sagen wir doch du«, schlug Eva vor.

»Gerne.« Giulia grinste mit schokoverschmierten Zähnen.

Eva dachte an ihre Großmutter, die mit einem Tessiner zusammen gewesen war. Halb italienisch, halb deutsch, dazu noch schweizerisch. »Oh, ich hoffe, dass es bei mir noch dauert.«

Die Tür ging auf, und Schwester Anita brachte ein Tablett mit Schinkenbrot und einer Kanne Tee herein. Eva nahm Kanne und Tasse, verzichtete aufs Essen.

»Sie sollten aber etwas zu sich nehmen.«

»Ich bin Vegetarierin.«

»Und wenn Sie den Schinken runternehmen?«, schlug Anita vor.

»Dann schmeckt das Butterbrot nach Schinken.« Eva war solche Diskussionen gewohnt.

»Das war alles, was ich um diese Uhrzeit noch auftreiben konnte. Aber warten Sie.« Anita holte einen Apfel aus der Tasche ihres Schwesternkittels und gab ihn Eva. Den hatte sie bestimmt für sich selbst mitgenommen, aber Eva traute sich nicht, das freundliche Angebot abzulehnen, und nahm den Apfel mit einem Dank an. Obendrein notierte sich Anita, dass sie zukünftig kein Fleisch und keine Wurst bekommen sollte. Eva sah, wie sie Diabetikeressen auf einen Zettel schrieb. »Auch keinen Fisch?«, fragte sie noch.

Eva bestätigte das mit einem Nicken, »Genau.« Den Unterschied zwischen Tier und Tier hatte sie noch nie verstanden. »Dürfte ich bei Ihnen im Schwesternzimmer kurz telefonieren?«

»Tut mir leid, das geht nicht. Sie sollen liegen bleiben, aber ich kann gerne für Sie zu Hause anrufen und Ihre Familie informieren«, bot Anita an. Eva hätte lieber selbst mit allen gesprochen, auch mit ihren Eltern, die sich bestimmt Sorgen machten, wenn sie erfuhren, wo sie war. Doch offenbar hatte sie keine Wahl, also nannte sie die Telefonnummer der WG und hoffte, dass dort jemand abhob und sich dann um alles weitere kümmerte. Die Schwester griff nach dem Tablett und wollte das Schinkenbrot wieder mitnehmen, aber Giulia bat sie, es dazulassen, und kaum war Anita fort, machte sich die Italienerin darüber her. Von echten Wehen schien auch sie noch weit entfernt zu sein.

»Dafür musst du *Torrone* probieren.« Sie wickelte ein anderes Geschenk aus und gab Eva einen Block weißes Nougat samt roter Lackschleife, die Eva sich um die Locken band. Als ihnen nach einer Weile der Gesprächsstoff ausging, versuchte sie dann doch, trotz Licht und sämtlichem Süßkram zu schlafen. Allerdings waren nun die Kinder in Evas Bauch wach, sie turnten herum und gönnten ihr keine ruhige Minute. Eva atmete gleichmäßig ein und aus und stellte sich einen Garten vor, rief dazu die Düfte aus ihrer inneren Bibliothek ab. Jede einzelne Pflanze, jedes Blatt und jede Blüte. Immer weiter träumte sie sich in diese Vielfalt, sank tiefer und tiefer, bis ein Stöhnen zu ihr drang. Lauerte ein Ungeheuer im Gras? Eva schlug die Augen auf und sah Giulia, die sich auf ihrem Bett vor Schmerzen krümmte. Das waren eindeutig Wehen. Rasch drückte sie den roten Knopf, der Gott sei Dank funktionierte. Die Nachtschwester kam, eine andere als vorhin, räumte rasch die Schachteln vom Bett und machte Giulia, ungeachtet ihrer Verfassung, als Erstes einen Einlauf. Mit vollem Darm könnte sie nicht in den Kreißsaal, sagte sie.

Als man ihr am nächsten Morgen das Frühstück brachte, erkundigte sich Eva nach Giulia. Sie sei bereits entlassen worden, hieß es, warum und wieso unterläge der Schweigepflicht. Eva zwang sich, die düsteren Gedanken, die sofort in ihrem Kopf entstanden, zu verscheuchen, kämpfte stattdessen solange, bis sie Käse und Marmelade anstelle von Wurst zum Frühstück erhielt. Anitas Notizen mussten verlorengegangen sein. Sowieso war das Klinikessen äußerst fad. Wie sollte man dabei gesund werden, wenn man wirklich krank war? Mittags das Gleiche – man servierte ihr ein Schnitzel mit Kartoffelsalat. Der Zettel, der unter dem *Guten Appetit*-Plastikschild klemmte, offenbarte den Grund. *Elvira Kleist, kein Käse*, stand da – mit Ausrufezeichen. Offenbar hatte man sie verwechselt. Ein Elektriker tauchte auf, reparierte endlich den defekten Lichtschalter, und die Schwester entfernte den Tropf, als sie eine Gemüsesuppe mit einer labberigen Toastscheibe brachte.

Eva wollte nur noch schlafen. Sie stand auf und zog die Vorhänge zu. Die Ruhe währte nur kurz. Nach und nach wurden Frischentbundene zu ihr ins Zimmer gebracht. Bald waren alle Betten belegt, und es herrschte ein Trubel. Eva fragte sich zum wiederholten Mal, was sie hier sollte. Daheim könnte sie weit besser entspannen und zur Ruhe kommen, so wie es ihr doch angeraten worden war. Sie lauschte den Unterhaltungen der jungen Mütter, die sich fragten, wann ihnen wohl die Babys zum Stillen gebracht würden oder ob sie dafür ins Schwesternzimmer gehen mussten. Außerdem tauschten sie sich über ihre Geburtserlebnisse aus, die, in Evas Ohren, alle schrecklich klangen. Leboyer hatte mit seinem Plädoyer offenbar nur allzu recht. Die Unruhe, die im Zimmer herrschte, wurde schließlich noch von den Besuchern, die pünktlich um drei eintrafen, gesteigert. Männer mit Blumensträußen, Geschwisterkinder mit selbst gemalten Bildern, Großeltern mit Teddybären, Tante und Onkel im Schlepptau. Unter ihnen war allerdings auch einer, der Eva zum Strahlen brachte. Milo. Er wirkte erleichtert, als er erfuhr, dass es ihr wirklich gut ging und sie immer noch schwanger war. Anita hatte tatsächlich angerufen, ihm aber nur das Notwendigste mitgeteilt, dazu die Zimmernummer genannt und gesagt, wo Eva zu finden wäre. Er hatte Bienenstich dabei, den Jasmin von ihrer Familienfeier mitgebracht hatte. Eva verzichtete, ihr lagen die italienischen Süßigkeiten noch schwer im Magen. »Lass uns rausgehen, ich brauch dringend frische Luft.«

Milo reichte ihr eine Tasche mit Waschzeug und Klamotten, er hatte fast alles eingepackt, was er in ihrem Schrank hatte finden können. »Ich wusste ja nicht, was du brauchst oder anziehen willst.«

»Und was mir davon noch passt.« Eva grinste. »Danke, du bist ein Schatz.« Im Bad wusch sie sich rasch und zog das bunte Volantkleid an, was sie zur Not auch als Nachthemd anbehalten konnte.

»Wie seid ihr denn aus der Sache mit der Polizei rausgekommen?«, fragte sie, als sie und Milo durch die Stockwerke liefen, bis sie den Ausgang zum Innenhof fanden. Nach den langen Stunden im Bett gefiel es ihr, sich zu bewegen. Sie entdeckten einen Brunnen mit Muschelverzierung und setzten sich auf eine Bank.

»Mit der Wahrheit.« Milo aß Jasmins Kuchen mit den Fingern aus der Dose, und Eva schnappte sich dann doch ein paar Mandeln vom Belag.

»Dann war also wirklich nur Tee in dem Päckchen?« Sie blieb skeptisch.

»Matetee. Kannte ich auch nicht, schmeckt auch nicht besonders. Udo hat zu Hause gleich einen gekocht. In Südamerika, wo der herkommt, gibt's dafür richtige Zeremonien und strenge Regeln, wie man den zubereiten und servieren soll. Da muss Udo noch ein bisschen üben.«

»Seine Mutter kommt doch aus Paraguay, oder?«

»Genau, darum hat er sich den Tee ja bei Kurti bestellt. Wo auch immer der den Tee aufgetrieben hat, vielleicht hat er neuerdings Connections nach Übersee. Ich soll dich auch von Betzi, Cordel und Lucki grüßen. Ich hab sie angerufen, damit sie Bescheid wissen. Du kannst ja ausführlich mit ihnen telefonieren, wenn du wieder zu Hause bist.«

»Das mach ich. Ich muss Betzi wahrscheinlich ohnehin für Montag absagen, wenn das hier so weitergeht. Ich hab keine Ahnung, wann die mich rauslassen.« Am liebsten würde sie mit Milo einfach gleich nach Hause fahren, aber wenn dann doch etwas war und irgendwas mit den Kindern nicht stimmte, dann würde sie sich ewig Vorwürfe machen.

»Von Betzi soll ich dir schon mal ausrichten, dass ihr Bekannter in Sachsen leider gestorben ist, und seine Tochter, mit der sie wohl telefoniert hat, weiß nichts von einer Familie von Quast.«

»Schade, dann ist das wohl eine Sackgasse.« Das wäre

wohl auch zu einfach gewesen. »Wie es scheint, sind die von Quasts bis auf mich ausgestorben. Vielleicht sollte ich mich an einen Ahnenforscher wenden? Immerhin war Anna von Quast eine Baronesse.«

»Keine schlechte Idee. Ich bin auch an der Sache dran. Der Konni, der vielleicht was rausfinden kann, war letztes Mal nicht beim Sponti-Treffen, aber sobald ich ihn sehe, frage ich ihn.« Sie redeten noch eine Weile, und Eva war erleichtert, dass die Aktion mit der Polizei so glimpflich verlaufen war und rundum alles wieder im Lot schien.

Bis Montagfrüh harrte sie noch aus, dann bat sie den Stationsarzt bei der Visite, gehen zu dürfen. Kurz darauf brachte ihr eine Schwester ohne weitere Umstände die Entlassungspapiere und bestellte sogar ein Taxi für sie. Zumindest wüsste sie nun für den Fall der Fälle, wie es im Krankenhaus ablief, und konnte sich darauf einstellen. Eva war jetzt um eine Erfahrung reicher, auch wenn sie die nicht gebraucht hätte, wie sie fand.

Endlich zu Hause rief sie bei Nina an und berichtete ihr vom langen Wochenende und von dem, was die Ärzte gesagt hatten. »Ein verkürzter Gebärmutterhals ist ganz normal bei Zwillingen.« Die Hebamme beruhigte sie. »Und der Abstrich war unnötig, fremde Keime haben da nichts zu suchen.«

»Muss ich jetzt für den Rest der Schwangerschaft im Bett bleiben, wie der Arzt gesagt hat?«

»Du fühlst dich doch gut, oder?«

»Ja, eigentlich sehr gut. Ich bin nur verunsichert.«

»Ich komm nachher vorbei und schau nach dir und den Kleinen. Lauf so lange keinen Marathon, ansonsten kannst du alles machen, was du willst.«

»Ich wüsste etwas«, sagte Milo, als Eva aufgelegt hatte. Mit seinem Chef hatte er vereinbart, dass er später zur Arbeit käme. Er saß auf der Treppe neben ihr und hatte alles mitgehört – jetzt, wo sie wieder zurück war, wollte er sie anscheinend keinen Moment mehr aus den Augen lassen.

»Schlafen, vielleicht?« Eva sehnte sich nach ihrem Bett, aber sie musste noch in Murnau anrufen und den Kleins Bescheid geben, damit sie sich nicht weiter Sorgen machten. Das Treffen mit Betzi würde sie noch mal um eine Woche verschieben. »Vielleicht vorher noch was essen. Wollen wir uns was kochen? Oder habt ihr noch Reste von gestern?« Eva hatte verschiedene Gewürze gerochen, als sie zur Tür hereingekommen war. Es musste etwas mit Lauch, Linsen und Zwiebeln gegeben haben. Majoran obendrein, und es lag auch noch etwas Süßes in der Luft. Kuchen vielleicht? Kam das von Jasmins Mitbringsel, oder hatte jemand gebacken? Eva steuerte auf die Küche zu und staunte. Der Tisch war festlich gedeckt. Es duftete nach Topfenstrudel, und auf dem Herd brodelte eine Suppe. Es war für zwei gedeckt, und sogar Kerzen standen da. Einer der Teller war mit Flieder aus dem Garten geschmückt. »Was ist das denn für eine tolle Überraschung! Wie hast du das auf die Schnelle hingekriegt? Du hast doch gar nicht gewusst, wann ich entlassen werde.«

Milo schwieg, trat vor sie und fiel zwischen Herd und Stuhl auf die Knie. Eva dachte, er wäre gestolpert und wollte ihm aufhelfen.

Doch er hielt sie zurück. »Wir leben in einem Staat, in dem nicht alles so läuft, wie wir es gerne hätten, Eva. Es herrscht wenig Verständnis für Naturschutz, und es gibt viele Bestimmungen, für deren Änderung wir uns einsetzen müssen. Aber lass uns das morgen oder übermorgen tun. Heute bitte ich dich um deine Hand.«

»Meine Hand? Eine kannst du haben, oder willst du gleich alle beide?« Eva lachte, doch Milo blieb ernst.

»Willst du mich heiraten?«

Sie verstand nicht gleich.

»Ich möchte unsere Kinder nicht adoptieren müssen, sobald sie auf der Welt sind, aber was noch wichtiger ist: Ich liebe dich so sehr, Eva, und jeden Tag mehr, wenn das überhaupt möglich ist.«

Sie strahlte Milo an, küsste ihn. »Das ist unmöglich«, flüsterte sie. »Du kannst mich nicht mehr lieben als ich dich.«

Anna

So als wäre Benni nicht selbst dabei gewesen, musste sie ihm später, auf der Tonkaalm, alles erzählen. Wie Anna ihn überhaupt vom Berg und später dann wieder hinauf gebracht hatte. »Du bist doch selber gelaufen, weißt du das nicht mehr?« Aber sie war auch stolz, dass sie es geschafft hatten, und vor allem darauf, dass Benni wieder gesund wurde. Also tat sie ihm den Gefallen, erzählte alles haarklein, so wie er es sich wünschte.

Dass sie für fünf Mark pro Person die Nacht auf dem Stubenboden hatten verbringen dürfen. Er, auf mehrere Kissen gestützt, mit Wadenwickeln, weil er immer noch fieberte. Und dass die Baderin Anna zum Nachtmahl eingeladen hatte. Aber dass sie, obwohl ihr der Magen geknurrt hatte, ihren Liebsten keinen Augenblick allein lassen wollte. »Der wird schon. Mehr kannst du nicht für ihn tun«, hatte die Baderin gesagt. Und was hätte es Benni auch genutzt, wenn sie zusammengebrochen wäre, geschwächt, wie sie war. Sie ging mit, dachte, das Essen fände nebenan statt. »Doch dann hat sie mich durch viele Gänge ins Haupthaus gelotst, wo die Großfamilie samt Gesinde bereits an mehreren Tischen saß und speiste. Sofort sind sie zusammengerutscht und haben mir Platz gemacht, als die Mari mich vorgestellt hat. Eine Frau hat ihren Buben auf den Schoß genommen, damit ich mit auf die Bank gepasst hab.«

»Was gab's?« Außer Suppe konnte Benni noch nichts zu sich nehmen.

»Bratkartoffeln in zwei tischgroßen Eisenpfannen und Butterbrote, so dick wie der Daumen. Sie haben versucht, mich auszuquetschen. Aber mir war nicht nach Reden zumute. Eine Baronesse allein auf der Alm, vor wem ich denn davongelaufen sei, hat einer der Knechte, oder war's der Bauer selbst, gefragt, und Gelächter geerntet.«

»Was kann ein Bauer auch sonst im Winter ernten?« Benni war schon wieder zu Scherzen aufgelegt, und Anna war erleichtert und unendlich dankbar, dass er das Schlimmste überstanden hatte.

»Was mit meinen Verwandten sei, haben sie nachgebohrt. Eine Baronesse gehöre doch in ein Schloss. Ich würde auch eins besitzen, hätten sie gehört, auf der anderen Seite des Berges. Ein von Tassilo gesegnetes sogar.« Und Anna erzählte weiter, wie sie Benni am nächsten Morgen im Tal hatte lassen wollen, weil es für ihn zu anstrengend gewesen wäre, um schon wieder hinaufzusteigen, was ihr auch die Baderin geraten und dabei noch mal die Hand aufgehalten hatte. Dass sie nicht mal gewusst hätte, wie sie es selbst wieder auf die Alm schaffen sollte, aber dass Tossa und die Hühner sie gebraucht hätten. Morgen, spätestens übermorgen würde sie Benni nachholen. Gleichzeitig bezweifelte sie, dass eine weitere Nacht auf dem harten Dielenboden seine Genesung förderte, und verhandelte. »Schließlich bot die Baderin an, eine Kammer mit Federbett freizumachen, die würde allerdings das Doppelte kosten, und die Pflege sollten wir noch zusätzlich zahlen. Sie würde stündlich den Eiter ablassen müssen und vieles mehr.« Anna holte Luft, dann sprach sie weiter, erzählte, wie Benni sich aufgerafft hatte. Seine Temperatur war gesunken und der Schmerz auszuhalten, behauptete er. Anna ließ ihm noch etwas Zeit, sich auszuruhen, stockte solange die Vorräte auf. So viel sie tragen konnte, kaufte sie den Jachenauern an Lebensmitteln ab. Vollbeladen holte Anna Benni ab. »Ich hab eines meiner Schnäuztücher eingerollt und dich gebeten, fest draufzubeißen, um die Blutung zu stillen, dir wieder den Schal fest um Kopf und Gesicht gewickelt und Schnee dazwischengeschoben, um die Schwellung zu kühlen. Hinunter hat der Fahrtwind dafür gesorgt, dass deine Entzündung kühl geblieben ist, doch hinauf war's das Gegenteil. Anfangs sind wir kaum vorwärts gekommen. Eine Plackerei. Zwei Schritte vor und einen zurück. Trotzdem ist es auf den Brettern immer noch besser als zu Fuß gewesen, da wären wir nie durch den Tiefschnee gekommen. Und du durftest ja nicht fallen, sonst wäre womöglich Maris Hohlsaumstickerei aufgeplatzt.«

Langsam konnte Anna wieder Witze reißen und Benni fast schmerzfrei lachen. Die beiden saßen in der Fensternische, umgeben von all den Köstlichkeiten, die Anna präsentierte. Auch ein großes Stück Schweinefleisch hatte sie erstanden, um Benni zu stärken, sobald er wieder kauen konnte. Sie wickelte es aus und zeigte es ihm, verschwieg, dass bereits ein Stück fehlte. Humboldt schnurrte zufrieden auf ihrem Schoß.

»Wie bist du auf die Idee mit den Säcken gekommen?«

»Lies selbst.« Anna holte einen Brief. Laut Dietmar banden sich die Norweger Seehundfelle um die Ski, aber Anna hatte leere Getreidesäcke verwendet und unter den Riemen festgezurrt. Damit bremste es bei jedem Schritt hinauf, und sie konnten auf dem Schnee gehen.

»Wie Jesus auf dem Wasser geht man damit«, las Benni vor. Ein bisschen so war es auch gewesen. Zwar hatten sie keine Wellen geschlagen, aber dafür ein Fischgrätmuster hinterlassen, Schritt für Schritt hinauf.

»Was ist das zwischen Dietmar und dir?«

»Das fragst du jetzt nicht allen Ernstes, oder? Er ist mein Stiefbruder, schon vergessen?« Zugegeben, ein bisschen schmachtend klangen seine Briefe schon, aber dafür konnte sie doch nichts, sie gab ihm jedenfalls keinen Anlass, hoffte sie zumindest. »Du kannst gern all seine Post lesen und wenn du willst auch die, die ich an ihn aufgesetzt habe.« Kaum war Benni buchstäblich über dem Berg, breitete sich die Eifersucht in ihm aus.

»Tut mir leid, ich weiß auch nicht, was mit mir los ist. Du hast so viel für mich getan, mir sogar das Leben gerettet.«

Das hielt sie wiederum für übertrieben, auch wenn sie gebangt hatte um ihn, das schon. »Lass uns ein für alle Mal damit aufhören, ja?« Sie aß ihr Brot, das sie dick mit dem Kammerlochner Honig und der Butter bestrichen hatte – selbst gemacht aus dem Rahm, den sie von Tossas Milch abgeschöpft hatte. »Ich vertraue dir und du mir, egal wie viele Männer und Frauen uns noch begegnen.«

»Oder Büsis«, ergänzte Benni.

»Büsis?«

»Na, Katzen. Oder glaubst du, ich hab nicht gesehen, dass du Humboldt etwas von dem kostbaren Fleisch abgegeben hast? Und du nennst dich *Vegetariana.*« Er neckte sie, und sie knuffte ihn in die Seite.

Anna musste selbst oft darüber nachdenken, dass es ganz ohne Töten auch als Vegetarier nicht ging. Sobald man Nutztiere hielt, musste man ihre Vermehrung begrenzen, und auch im Garten waren Schnecken und Wühlmäuse nicht willkommen. Aber vielleicht war es eine Frage des Maßes, das Geben und Nehmen möglichst im Gleichgewicht zu halten. Das sagte sie Benni und strich die Zeitungsblätter glatt, in die die Jachenauer alles eingewickelt hatten. Sie überflog die Überschriften. Auf diese Weise erfuhr Anna von ein paar Ereignissen aus der Welt. Dass diese bereits einige Tage zurücklagen, spielte keine Rolle. »Schau mal, das ist Oskar von Miller, von dem ich dir erzählt habe.« Sie zeigte auf eine Porträtzeichnung mit markanten buschigen Augenbrauen. »Der Bau des Walchenseekraftwerks fängt anscheinend bald an.« *Von Millers Großbaustelle, Bergrodung geplant*, stand darüber.

»Ist das der, der für euch auf Dreisonnenquell den Strom angezapft hat?«

Sie nickte. Angezapft, das traf es. Mit der Elektrizität in Wessobrunn war es wieder vorbei gewesen, als Ruth die Turbinen zur Stromerzeugung verkauft hatte. Dietmar erwähnte in seinen Briefen nur selten seine Mutter oder auch Onkel und Tante und wer sich noch alles in Wessobrunn eingenistet hatte. Und Anna fragte nicht nach, sie wollte gar nicht wissen, ob sie mit der Brauerei erfolgreich waren. Urlaub zu Hause und dann vielleicht auch ein Besuch auf der Tonkaalm wären für Dietmar erst im Sommer möglich, hatte er zuletzt geschrieben. Dann hätten sie sich schon seit über zwei Jahren nicht mehr gesehen. Anna überflog den Artikel.

»Liest du mir ausnahmsweise vor?«

Sie tat Benni den Gefallen. Dreißig Entwürfe habe der Ingenieur eingereicht, hieß es da, um sein Vorhaben der Bayerischen Kammer zu präsentieren. Dabei wollte er das natürliche Gefälle zwischen dem höher gelegenen Walchensee und dem tieferen Kochelsee nutzen, um mit Hilfe von überdimensional großen Turbinen Strom zu gewinnen. Jede Menge Strom, mehr als man vielleicht überhaupt bräuchte. Deshalb seien sich die Herren Abgeordneten noch uneinig, und auch, ob die Natur nicht zu sehr darunter leide. *Die oberbayerische Landschaft mit ihrer Idylle, Zitat von Herrn Kommerzienrat Lederer, die sich immer mehr norddeutscher Sommerfrischler erfreue, würde für immer verschandelt und zerstört.*

»Wo so ein großes Kraftwerk gebaut wird, da schlagen sie bestimmt eine Schneise in den Wald und brauchen Holzfäller«, warf Benni ein. »Ich könnte für uns etwas dazuverdienen. Und allzu weit weg wäre es auch nicht«, fügte er an, bevor Anna etwas einwenden konnte. Aber noch war es Winter, und Bennis Wunde musste erst einmal verheilen, bevor er eine Axt schwingen konnte.

Jetzt hörten sie ein leises Piepsen unter sich. Das erste Küken war geschlüpft, und kurz darauf brach das zweite durch die Schale. Goldgelb mit gestreiften Flügeln.

Als Mi und Mo Federn hatten, begann das Gezanke zwischen Gockelvater und Gockelsohn. Benni entschied, den jungen Hahn zu schlachten, damit wieder Frieden herrschte. Ein Festbraten für Benni, und auch für Humboldt fiel etwas ab. Ende April 1912 wurde es langsam wärmer. Die Sonne gewann wieder die Oberhand. Der Schnee gab auf, rann in vielen Bächen den Berg hinab und machte dem Frühling mit seinen Blüten, dem Vogelgezwitscher und seinen tausend Düften und Wundern Platz. Das Leben auf der Alm hatte Anna und Benni zusammengeschweißt, und auch, wenn sie sich manchmal stritten – meist wegen Kleinigkeiten, weil einer schlecht geschlafen hatte, etwas nicht fand oder hungrig war und seinen Unmut am anderen ausließ –, so rauften sie sich immer wieder zusammen und verziehen einander. Ihre Liebe wuchs wie der Tonkabaum vor der Hütte, der auch diesem Winter getrotzt hatte. Er warf die Schneelast ab und fing jeden Sonnenstrahl ein, als hätte er als Schmetterlingsblütler wirklich Schmetterlingsflügel. Sobald der Boden taute, erweiterten sie den Garten um ein paar Terrassen, schufteten dabei Hand in Hand. Der eine schaufelte, der andere karrte Erde herbei. Anfang Mai würde es einen Handwerkermarkt in Kochel geben, erfuhren sie von den Fiedlers, als die den Almbetrieb wieder aufnahmen. Das wäre eine gute Gelegenheit, um weitere Besorgungen zu machen – und selbst etwas zu verkaufen, was Anna schwerfiel. Sie war froh gewesen, es so lange wie möglich hinauszuzögern. Jetzt würde es so weit sein, Tossa musste von ihrem Kalb Abschied nehmen. Domenico war inzwischen ein stattlicher kleiner Stier geworden, und Benni hoffte, einen guten Preis für ihn zu erzielen. Ihm fiel es genauso schwer wie Anna, aber er versprach, dass er ihn bis zum letzten Lebenshauch begleiten würde. »Außer wir sparen uns den Weg und tun es selbst. Dann könnten wir das Fleisch räuchern und an Wanderer verkaufen«, schlug er vor, als Anna Domenico ein letztes Mal striegelte und ihm ein Halfter aus einem Strick band. »Dein Pferdemaler wäre bestimmt auch ein guter Abnehmer.«

»Du willst ihn hier auf der Alm neben seiner Mutter schlachten? Auf keinen Fall.« Auch wenn Benni den Gockel auf dem Hackstock nicht weit vom Hühnerschlupf geköpft hatte, so ertrug Anna die Vorstellung beim Kalb nicht.

Domenico im Schlepptau und den Korb voller Töpferware auf dem Rücken, stiegen sie gleich nach Sonnenaufgang den Berg hinunter. Tossa muhte, sobald sie Domenico von ihr trennten, und hörte nicht mehr damit auf. Anna fuhr es bei jedem Schritt durch Mark und Bein. Domenico sah das Ganze eher als Abenteuer, er antwortete seiner Mutter nicht einmal, als sie den Geröllpfad entlangkletterten, sondern ließ sich bereitwillig führen. So verhallte Tossas Klagen, als sie über die Pessenbacher Schneid stiegen. Beim Metzger im Tal blieb Anna nicht. Sie dankte Benni, dass er so stark war und das Folgende übernahm. Sie selbst ging weiter bis zum Kochelsee, auf dessen Rand noch eine dünne Eisschicht lag.

An der Uferpromenade bereitete Anna ein Leintuch aus und legte ihre Keramiken darauf. Viel war es nicht, im Vergleich zu den anderen Händlern, die ganze Wagen abstellten, Körbe, Spanschachteln, Melkschemel, Schnitzereien und allerlei Tand feilboten. Manche dekorierten Tische oder bauten ganze Stände mit Überdachungen auf. Einer war da, der heiße Getränke und Speisen direkt aus einem Ofen auf Rädern verkaufte. Anna knurrte schon jetzt der Magen. Und noch bevor sie etwas von ihrem Geschirr losgeworden war, verlangte jemand eine saftige Gebühr, damit sie überhaupt etwas verkaufen durfte, und obendrein zwei Mark extra, weil sie keinen Gewerbeschein besaß. Daran hatte sie nicht gedacht. Ein kalter Wind wehte. Langsam fror Anna trotz all der Kleiderschichten. Doch dann kam die Sonne heraus, und mit ihr trudelten die ersten Besucher ein. Nicht nur Einheimische, wie Anna am Dialekt heraushörte, es mischten sich auch Kurgäste darunter, die die viel gepriesene Kocheler Marienquelle, ein Natronheilbad, besuchten.

So mancher hob einen Teller an oder drehte die bemalte Kaffeekanne mit der geschwungenen Tülle, auf die sie besonders stolz war, in seinen Händen. Wenn sie die nur nicht fallen ließen, dachte Anna jedes Mal, grüßte freundlich die Dame oder den Herrn und versuchte, mit ihnen ins Gespräch zu kommen, so wie sie es bei den anderen Händlern beobachtet hatte. Die Leute begutachteten ihr Sortiment und sie ebenso, gingen aber unverrichteter Dinge weiter.

Benni kam mit frischem Gebäck und einer Blechschüssel voll heißem Eintopf, an dem Anna sich wärmte. Domenicos Strick ragte aus Bennis Tasche. »Dann ist er … Hast du ihn gut verkauft?«

»Nicht für so viel wie gedacht.« Benni biss in eine Brezen.

»Warst du dabei?« Anna kostete es große Überwindung, das zu fragen.

»Domenico lebt noch eine Zeitlang. Er wäre noch zu mager, hat der Metzger gesagt. Deshalb wird er zusammen mit ein paar anderen Kälbern in seinem Stall weitergemästet.«

»Was kostet die?« Endlich Kundschaft. Eine stattliche Frau mit Pelzkappe und Lodenmantel lehnte drei zusammengebundene Holzrechen an den Wagen des Nachbarn, trat dann näher und hob mit behandschuhter Hand eine hellblaue Tasse hoch, in die Anna vor dem Glasieren ein Farnmuster geritzt hatte.

Rasch gab Anna die Suppe an Benni zurück und nannte den Preis – etwas mehr, als Friesenegger ihr bezahlt hätte.

»Und wie viel verlangen Sie für alles?«

»Für alle Tassen und Untertassen?« Annas Herz schlug schneller.

»Ich meine für alles, was hier ausliegt. Oder haben Sie noch mehr?« Die Frau lugte in den Buckelkorb. Anna verneinte, rechnete, und zu ihrem Erstaunen willigte die Frau in ihr Angebot ein, ohne zu verhandeln, rief einen Burschen mit einem Handwagen herbei, auf dem schon einige Waren geladen waren. Anna half beim Verstauen und bedankte sich für den Kauf. Jetzt strahlte die Frau Anna an. »Ich hab zu danken. Meine Schwester in Wallgau hat nämlich ein ähnlich hübsches Geschirr von einem Hausierer erstanden. Damit hat sie an Weihnachten recht angegeben. Aber unter uns …«, sie beugte sich vor, als offenbarte sie ein Geheimnis, »Ihres, mein Fräulein, war deutlich günstiger und ist dazu noch viel feiner in der Ausführung, wie ich finde. Wenn Sie von dieser Art auch noch eine Teekanne und Suppenschüsseln machen würden, hätten Sie in mir eine dankbare Abnehmerin.«

Anna lag es auf der Zunge, ihr die Herkunft des Getöpferten der Schwester zu offenbaren, aber besser, sie schwieg. Kaum war die Kundin samt Handlanger fort, bereute sie, nicht gefragt zu haben, wo sie wohnte. Dem Dialekt nach war sie eine Hiesige, und Anna hätte ihr die neue Ware gleich nach Hause liefern können.

»Die kommt bestimmt das nächste Mal wieder. Sei doch froh, dein Geschäft läuft.« Benni gratulierte ihr. Er hatte sich bereits beim Metzger erkundigt, wo sich die Baustelle für das neue Kraftwerk befand, um dort vorstellig zu werden. Doch der und auch ein anderer im Dorf, den er auf dem Weg zum Markt befragte, hatten zwar schon von dem Großvorhaben gehört, aber dass dafür auch Arbeiter gesucht würden, davon wusste keiner etwas. Als sie aufgegessen hatten, räumten sie zusammen, schlenderten an den Ständen vorbei und bestaunten die Vielfalt der Handwerkskunst. Auf dem Weg gaben sie die nunmehr leere Blechschüssel beim fahrenden Ofen ab und erhielten das Pfand zurück.

»Alles in allem haben wir heute nur Gewinn gemacht.« Anna steckte die zehn Pfennig in ihre Tasche.

Vor dem Kocheler Postamt trennten sie sich erneut. Benni wollte noch bei den Bauern fragen, ob sie jemanden für die Schafschur bräuchten, oder ob sie ihn stundenweise für andere Arbeiten einstellten. Solange würde Anna ihre Briefe aufgeben und hoffentlich welche erhalten. Nachdem sie eine Zeitlang angestanden hatte, war sie an der Reihe, kaufte Briefmarken, nahm freudig einen ganzen Stapel Post und sogar ein Päckchen aus Ascona entgegen. Ihr fiel noch etwas ein: »Verzeihung, kann ich bitte ein Gespräch mit Oskar von Miller in München anmelden?« Sie wusste nicht, ob sie sich korrekt ausdrückte, hatte aber einen ähnlichen Wortlaut jemanden zuvor sagen hören.

»Sehr wohl, Apparat zwei, die Dame. Heben Sie ab und warten Sie, bis der Teilnehmer sich meldet.« Der Beamte verwies sie auf eine freie Kabine an der Wand. Mit Herzklopfen setzte sich Anna vor die Konsole, auf der das Telefon stand, und wartete, bis das Fräulein vom Amt sie durchstellte. Zum allerersten Mal hielt sie ein solch modernes Gerät in der Hand, beziehungsweise ans Ohr. Im Kaiserreich waren inzwischen fast eine Millionen Fernsprecher an die Vermittlung angeschlossen, wie Anna auf einem Plakat an der Litfaßsäule gelesen hatte, die wie eine moderne Konkurrentin zur Tradition neben dem Maibaum stand. Sie kam sich reichlich rückständig vor, als sie zu der Nachbarin in der Kabine gegenüber spähte, die wie selbstverständlich in das Mundstück sprach und der Stimme lauschte, die ihr offenbar aus dem Hörer entgegenschallte. Dabei rauchte die

Frau sogar noch und lachte, als säße sie mit einer guten Freundin beim Plausch.

»Ja, bitte?« Eine Männerstimme ertönte.

»Herr von Miller?«, rief Anna in das Mundstück. »Ich bin's, die Anna von Quast, Sie erinnern sich vielleicht?« Sofort sprach sie leiser, als sie bemerkte, wie die Leute, die vor den Schaltern anstanden, sich zu ihr umdrehten. Sie hoffte, dass man sie dennoch über die sechzig oder mehr Kilometer Entfernung bis in die bayerische Hauptstadt verstand, und nicht irgendeine Alpendohle gerade in die Leitung pickte. So wie es an ihrem Ohr knackte, konnte es durchaus sein.

»Hier Assessor Rieth. Wie kann ich weiterhelfen?«

»Bin ich nicht bei von Miller herausgekommen?« Das Fräulein musste die Stecker verwechselt haben.

»Doch schon. Hier ist das Bureau von Ingenieur von Miller. Um was geht es?«

»Kann ich dann bitte kurz den Herrn von Miller persönlich sprechen?«

»Er ist beschäftigt, kann ich etwas ausrichten?«

»Ja, ähm.« Irritiert trug sie ihr Anliegen vor. »Es geht um meinen Mann, er sucht Arbeit als Holzfäller, und in der Zeitung hieß es, dass für das Wasserkraftwerk der Wald gerodet wird, und da wollte ich fragen, ob …«

»Entschuldigen Sie, wenn ich Sie unterbreche, aber um die Lohnarbeit kümmert sich die Bauleitung vor Ort, damit habe ich nichts zu tun. Auf Wieder-« Er wollte schon aufhängen oder wie auch immer man das nannte – jedenfalls nahm Anna an, dass der Herr am anderen Ende auch solch einen Hörer in der Hand hielt und ihn gleich auf die sogenannte Gabel werfen wollte –, doch Anna versuchte, ihn aufzuhalten.

»Einen Augenblick noch, Herr Assessor. Vor Ort sagte man uns, dass es noch keine Stelle gibt, an die man sich diesbezüglich wenden kann.« Es drehte sich doch im Kreis, dachte sie.

»Die Gebäude dafür werden erst errichtet, momentan tagt man noch in verschiedenen Gasthäusern.«

Wo etwas gebaut wurde, brauchte man Arbeiter, war sich Anna sicher und bohrte weiter nach. »Und wann? Ich meine, ab wann kann man sich an die Bauleitung wenden?«

»Ich würde sagen, im Herbst, wenn der nächste Planungsschritt gemacht ist.«

»Und wie lautet die Adresse? Also die Postanschrift? Wird das am Walchensee oder in Kochel sein?«

»Wie, sagten Sie, lautet Ihr Name?«

»Von Quast, Anna.«

»Sind Sie verwandt mit dem Botaniker, bei dem mein Vorgesetzter das Miniaturkraftwerk gebaut hat?«

»Ich bin die Tochter.«

»Warten Sie einen Moment.« Und kurz darauf hatte sie tatsächlich Herrn von Miller am Telefon und Benni die Aussicht auf eine Anstellung im nächsten Jahr.

Eva

Zwei Tage später, am Mittwoch, dem 15. Juni 1977, saßen sie im Standesamt, wo ihr Milo einen silbernen Ring ansteckte, und sie ihm. »Wunderschön. Wo hast du die denn so schnell aufgetrieben?«.

»Geheimnis. Ich hatte doch Zeit, als du im Krankenhaus warst, und ich musste mich ablenken.« Sie küssten sich zum ersten Mal als Ehepaar, und ihre Trauzeugen, Udo und Jasmin, applaudierten. Zehn Minuten später verließ Eva als Frau Sattler das Rathaus. Gern hätten sie ihre Familien dabeigehabt, aber Milo und sie hatten beschlossen, es auf die Schnelle beim kleinen Kreis zu belassen und die große Feier nachzuholen. Sobald die Kinder auf der Welt waren. Außerdem zählte erst mal die Ladeneröffnung, die in zwei Wochen stattfinden sollte, und dafür gab es mehr als genug zu tun. Aber zumindest gönnten sie sich ein Mittagessen in der *Inselmühle*, einem Biergarten in Untermenzing, wo sie auf ihre gemeinsame Zukunft anstießen. Das Wetter war herrlich, Eva trug Maiglöckchen im Haar, und sie waren alle vier grün gekleidet, was ringsum auffiel. Sie baten einen anderen Gast, mit Milos Kamera ein Foto von ihnen zu machen, als Erinnerung an diesen besonderen Moment. Doch schon bei der Schwammerlsuppe mit Semmelknödeln, kamen sie wieder auf all das zu sprechen, was sie noch organisieren und erledigen mussten. Eva wollte sich bei der Uni um das Vergrößern der Einladungskarten zu Plakaten kümmern. Mit Jasmin hatte sie schon die Handzettel im Linolschnitt gedruckt. Ein großer Fliegenpilz mit Gesicht, um den der Text stand. Die Schrift hatten sie ganz im Stil von Leonardo da Vinci spiegelverkehrt schneiden müssen. Auch eine Liste, wo sie die Zettel verteilen würden, hatten sie bereits erstellt. Im gesamten Pasinger Viertel natürlich, aber auch darüber hinaus. Milo sollte bei Kurti und dem Demeterhof nachhaken, damit es auch rechtzeitig mit der Warenlieferung klappte, und Udo würde sich um die Regale, in die sie ihr Sortiment stellen wollten, kümmern. Zum Schluss besprachen sie noch den Eröffnungstag selbst und ob sie da etwas Außergewöhnliches bieten sollten, um die Aufmerksamkeit der Anwohner und potenziellen Kunden auf sich zu lenken.

Am Montag darauf fuhr Eva nach Murnau, um sich endlich mit Betzi zu treffen. Mittlerweile hatte sie in den *Gelben Seiten*, die in der Bibliothek auslagen, die Telefonnummern von zwei Ahnenforschern herausgefunden. In ihrem Überschwang hatte sie sofort zum Hörer gegriffen. Bei der ersten, sie gehörte einer Dame in Bonn, ertönte »Kein Anschluss unter dieser Nummer«. Bei der nächsten meldete sich gleich nach dem ersten Freizeichen ein gewisser Herbert von Mottke, der in Tübingen lebte. Er wäre promovierter Historiker, wie er betonte, und selbst von Adel, was ihn von all den Scharlatanen, die sein Geschäft verdarben, deutlich abheben würde. Ob er von der Familie von Quast schon mal gehört hätte, fragte sie, als sie nach vielen Münzen, die sie ständig nachwarf, zu Wort kam. Darauf erhielt sie keine Antwort, sondern vielmehr ein Angebot. Am besten sollte sie ihm alles, was sie über ihre Herkunft wüsste, aufschreiben und ihm postalisch zukommen lassen. Samt aller Dokumente, die ihr zur Verfügung stünden. Für diese Überprüfung würde er einen Stundensatz berechnen und danach entscheiden, ob er ihr Mandat annahm. Er sagte tatsächlich Mandat, als müsste er sie in einem Rechtsstreit vertreten. Anna hatte ihm gesagt, dass sie es sich überlegen und sich wieder melden würde. Erst mal musste sie mit Betzi reden, und dann würde sie weitersehen.

Als sie die Tür zum Salon aufdrückte und über die Schwelle trat, entdeckte sie eine Kundin, die in eine Zeitschrift vertieft auf einem der Lehnstühle saß. Montags war eigentlich geschlossen, aber es hatte schon immer Ausnahmen gegeben. »Guten Morgen.« Eva grüßte und übertönte mühelos die neue Trockenhaube, die erstaunlich leise surrte. Wenn von den alten mehrere gleichzeitig gelaufen waren, hatte der ohrenbetäubende Lärm jedes Gespräch unmöglich gemacht. Eva wollte nach hinten zum Treppenhaus durchlaufen und dann zur Wohnung hoch. Sie drängte sich an der Kundin vorbei. Die senkte in dem Moment *Das goldene Blatt*, das Rot auf Schwarz über das Schicksal von Prominenten und Königsfamilien aufklärte, und Anna erkannte, wer dort saß. »Ach, du bist es, ich dachte, jemand bekäme heute den berühmten Sonderservice.«

Ihre Adoptivmutter hatte die Beine in Perlonstrümpfen lässig auf einen anderen Stuhl gelegt. Vor ihr, auf dem Spiegeltisch, stapelten sich weitere Magazine. »Wann sonst hätte ich Zeit, die Illustrierten zu lesen? Morgen erzählen mir die Kundinnen wieder von Prinzessin Margaret oder Hildegard Knef, und ich weiß von nichts.« Das klang wie eine Rechtfertigung, dabei wusste Eva, dass sie den Klatsch und Tratsch aus der Welt der Reichen und Schönen liebte. »Grüß dich, Kleingroße. Fein, dass du uns besuchst.« Seit kurzem nannte Cordula sie wieder so. Heute war sie weniger stark geschminkt, fiel Eva auf.

»Ist Papa auch da?«

Sie nickte. »Auf der Terrasse, er pflanzt auf Betzis Befehl die Geranien ein.«

»Oha, da will ich nicht stören.« Jedes Jahr war das ein Drama, bis unter Omas strengem Regiment die Blumenkästen vorm Haus hingen. Manchmal endete das Ganze sogar in einem Familienstreit. Alles nur, damit sich die überdüngte Pracht das restliche Jahr dem Straßenstaub opferte.

»Dann setz dich doch solange zu mir.« Cordula fasste sich auf die Lockenwickler, schaltete dann die neue *Viktoria* über einen Knopf am Kabel aus und klopfte auf den Sitz neben sich. »Was meinst du, soll ich mal ein Dunkelrot wagen oder eher dunkelbraun?« Sie schaute in den Spiegel und hielt sich verschiedene Echthaarproben vors Gesicht.

»Ich dachte, du färbst deine Haare nicht mehr?«

»Das Mausgrau, was sich aus meinem Kopf schiebt, gefällt mir einfach nicht.«

Noch dazu, wo sie sich vor Mäusen fürchtete, dachte Eva. »Deine Haarfarbe ist doch eher wie Salz und Pfeffer, was Besonderes, ich find's schön.«

»Sagst du das nur, damit ich so alt aussehe, wie ich wirklich bin?«

»Noch ein Backfisch, hab ich recht?« Eva lächelte sie durch den Spiegel an.

»Fast.« Cordula lächelte zurück. »Du trägst deine Haare aufgesteckt, das sieht elegant aus. Ist das schon die neue Geschäftsfrau in dir?« Erneut spielte sie auf das Ladenprojekt an. Seit dem Standesamt trug Eva die Locken zu einem Knoten am Hinterkopf, das war bei zunehmender Hitze und ihrer fortschreitenden Leibesfülle luftiger im Nacken. »Und dein Bauch. Jetzt merkt man deutlich, dass es Zwillinge sind. Wie viele Wochen hast du noch?«

»Sieben, wenn alles glattgeht.« Eva strich über die große Kugel, die sich unter ihrer Bluse wölbte. »Jede Woche zählt, sagen die Ärzte und auch meine Hebamme.«

»Ein Glück, das war vielleicht ein Schock, als Milo angerufen hat. Geht's dir und den Kleinen immer noch gut?«

»Uns ging's nie schlecht. Sie sind gerade wach. Willst du mal fühlen?« Eva kletterte neben sie auf den Friseurstuhl.

»Darf ich?« Zögernd legte Cordula die Hand auf Evas Bauch und zuckte zusammen, als sie die Bewegungen spürte. »Ein Wunder, das ich selbst nie erleben durfte.« Eine Träne kullerte über ihre Wange. »Die kleinen Kleins. Habt ihr schon Namen?«

»Schon, aber die verrat ich noch nicht. Sag mal, wie war das damals eigentlich genau, als ihr mich gekriegt habt?« Gute Gelegenheit, dachte Eva, bis Betzi für sie Zeit hatte. Jetzt oder nie.

Eine ihrer künstlichen Wimpern hatte sich gelöst und hing Cordula vorm Auge. Sie zupfte sie ab und legte sie in den Aschenbecher. »Du trägst einen Ring?« Sie zeigte auf den eingravierten Baum. »Ist der neu?«

Am besten brachte Eva es direkt hinter sich. »Ja, Milo und ich, wir haben letzten Mittwoch …«

Jemand stieß mit dem Rücken die Hintertür auf, es war Ludwig mit einer Leiter. »Was war am Mittwoch? Grüß dich, Eva.«

»Milo und ich, wir haben geheiratet.« Sie holte den Abzug des einzigen Fotos aus der Tasche und pinnte es zu den vielen anderen Kundenhochzeitsfotos an die Wand. Es zeigte allerdings nur vier Paar Füße. Alle barfuß. Mehr hatte der Gast in der Inselmühle nicht von ihnen erwischt.

»Geheiratet? Einfach so, ohne uns Bescheid zu geben?« Ludwig lehnte die Leiter an den Empfangstresen.

»Damit Milo die Kinder nicht adoptieren muss, sobald sie auf der Welt sind.«

Erst schwiegen sie, dann sprang Cordula auf und drückte Eva samt Lockenwickler an sich. »Na so was. Dann sag ich mal herzlichen Glückwunsch, Frau …? Wie heißt du jetzt?«

Ludwig stand weiterhin nur stumm da.

»Eva Sattler, wie Milo. Klein-Sattler oder Sattler-Klein, so einen Doppelnamen wollte ich nicht.«

»Du hättest doch auch deinen Namen behalten können«, ergänzte Cordula. Das stimmte, seit letztem Jahr war es möglich, dass man als Frau seinen Nachnamen in der Ehe frei wählen durfte.

»Eigentlich heiße ich ja von Quast, oder nicht?«, warf Eva ein und schleuderte die wackelig gute Stimmung augenblicklich ins Aus. Ihre Worte hallten im Salon nach, als wären sämtliche Viktoriahauben mit einem Schlag explodiert. Cordula warf ihrem Mann einen Blick zu, und der reagierte prompt.

»Dann auch von mir Glückwunsch.« Ludwig nahm die Leiter wieder auf und stellte sie draußen auf den Bürgersteig.

»Tut mir leid, Papa«, rief Eva ihm hinterher, »die Feier holen wir nach, versprochen.«

Er zog die Tür hinter sich zu.

»Lass ihn, der kriegt sich wieder ein.« Cordula fing an, die Wickler rauszunehmen. »Die Ehe wird sowieso überbewertet. Ihr liebt euch, das ist die Hauptsache. Und das werden die Kinder spüren, ob vom Staat oder der Kirche gesegnet, ist doch egal.«

Eva staunte, gerade von ihr hätte sie diese Reaktion am wenigsten erwartet. Nur dass sie Ludwig verletzt hatte, wurmte sie. Sie half Cordula, zog die Nadeln aus den Wicklern und rollte ihr Haar auf. Auch Eva löste ihren Zopf. Nun hatten sie beide eine Lockenmähne. Die eine kurz, die andere lang. Sie betrachteten sich nebeneinander im Spiegel.

»Wenn man's nicht wüsste, könnte man meinen, wir wären verwandt.« Cordula drückte sie noch mal an sich.

»Soll ich dir eine Gesichtsmaske zur Entspannung machen?«, schlug Eva vor.

»Das wäre herrlich. Aber dafür bist du doch nicht hier.«

»Ich schätze, dass Betzi noch keine Zeit für mich hat. Ich schau mal kurz nach ihr und dann, was ich für Zutaten in der Küche finde.« Eva ging durch die Hintertür in die Wohnung und von dort auf die Terrasse.

»Du bist schon hier, Engelchen?« Betzi war mit der Verteilung der feingesiebten Erde auf die Blumenkästen beschäftigt. »Ich beeile mich und treib den Wickerl an. Wir waren heute um sieben bereits in der Gärtnerei, da hatten sie ein Angebot. Ist sowieso reichlich spät geworden. Die anderen in der Straße haben ihre seit zwei Wochen draußen. Dafür mische ich dieses Jahr Hängende mit Stehenden. Was sagst du?«

»Herrlich, Oma. Das wird die schönste Fassade von ganz Murnau, die Nachbarn werden aus den Latschen kippen vor Neid.«

Betzi nickte, freute sich offenbar so sehr über die Blumen, dass sie Evas neckenden Tonfall nicht bemerkte. Ludwig erschien, drückte eine Zigarette aus und holte die ersten Geranien. Mit ernster Miene stieß er den letzten Rauch aus und mied es, Eva anzusehen. »Na, wer hat dich wieder auf der Straße aufgehalten?«, war Betzis Kommentar. »Es ist bald Mittag. Das Engelchen und ich haben heute noch was anderes vor.« Sie hielt die erdigen Hände erhoben wie eine Chirurgin bei der OP und trippelte neben ihrem hünenhaften Sohn her, als müsste sie die Herztöne eines schwer verletzten Patienten überwachen. »Pass doch auf, du knickst sie. Lass uns oben anfangen, oder nein, dieser Kasten gehört vors Badfenster. Nimm lieber den da drüben für die Stube.«

»Aber denkt dran, ja nicht durch die Wohnung, ich habe frisch geputzt«, plärrte Cordula aus dem Salon.

Ludwig hob die Stelle, an der andere Menschen Augenbrauen hatten, und legte die Stirn in Falten, griff sich kurz hinters Ohr, wo er eine Zigarette deponiert hatte, tauschte aber dann den einen Kasten gegen einen identisch anderen. Eva verdrückte sich lieber kurz nach oben und inspizierte den Kühlschrank. Sie fand etwas, das sich für Cordulas trockene Haut eignete, schnappte sich noch etwas aus dem Obstkorb dazu. Zurück im Salon nahm sie ein kleines Handtuch zur Hand, reinigte Cordulas Gesicht mit lauwarmem Wasser und entfernte das Make-up.

»Ah, das tut gut.« Ihre Adoptivmutter hatte es sich wieder im Sessel bequem gemacht und lehnte sich zurück. »Ich weiß schon, du willst Antworten. Dafür hast du mich jetzt in deiner Gewalt. Ich kapituliere.« Mit einem Lächeln schloss sie die Augen. »Nur so viel vorweg, es war schwer für mich damals. Vielleicht begreifst du das jetzt, wo du doch bald selbst Mutter bist. Das kann man einem Kleinkind nicht sagen.« Sie holte Luft, setzte sich noch mal kurz auf und schaute Eva an. »Also nicht, dass wir dich nicht geliebt hätten, versteh das bitte nicht falsch, aber ich musste erst in das Ganze hineinwachsen.« Sie legte ihren Kopf wieder ab. »Es kam so plötzlich, dass ich mit dir als Zweijähriger zurechtkommen musste. Ich hab immer gedacht, wenn überhaupt, kriegen wir ein Baby vermittelt. Außerdem wussten wir nicht, was du schon alles erlebt hast. Auch wenn es heißt, bis zum dritten Lebensjahr hat man keine Erinnerung mehr an die erste Zeit, prägt sie doch fürs ganze Leben. Davor hat man uns gewarnt.«

»Wer hat euch gewarnt?« Eva wusste nicht, wie sie sich dem annähern sollte, was sie so dringend wissen wollte, zugleich fürchtete sie sich auch vor dem, was sie vielleicht gleich erfahren würde. »Also hat man euch in dem Mütterheim doch mehr über mich gesagt?« Am besten etwas tun, um die Nerven im Zaum zu halten, dachte sie, holte einen Pinsel und fing an, Cordulas Gesicht mit der weißen Paste zu bestreichen.

»Nein, das nicht. Doch man hat dir angesehen, dass du schon einiges durchgemacht hast. Du warst erst seit kurzem in dem Heim. Es gab andere, die sind dort geboren und haben lange warten müssen, bis sie adoptiert wurden. Aber genau das hat uns für dich eingenommen, besonders Lucki war sofort hin und weg von dir. Er hat es auch verstanden, dich zum Lachen zu bringen.« In Evas Innerem tauchten zwei große Hände auf, die klatschten und mit ihr Gaudi machten. »Es war im Advent, als wir die Einladung in die Villa Graufeld erhalten haben. Von Irmela Uhland höchstpersönlich.«

»Uhland, wie von den Uhland-Werken, der Arzneimittelfirma?«

»Ja, Frau Uhland hat das Entbindungsheim geleitet. Es liegt sehr idyllisch direkt am Ammersee, mit eigenem Steg und einem großen Park drumherum. Ich hab gedacht, die nehmen bestimmt nicht jede Schwangere, und als ich dann auf deiner Geburtsurkunde gelesen hab, dass deine Mutter eine Von war, da habe ich mir schon so meine Gedanken gemacht.«

»Und welche?« Eva verkniff es sich, ihr erneut etwas vorzuwerfen, außerdem wollte sie nicht riskieren, dass sie sich wieder verschloss. Jetzt, wo sie praktisch wehrlos mit zugekleistertem Gesicht vor ihr lag. Ecki würde ihr gratulieren, wie sie mit Hilfe des Friseurstuhls anstelle einer Couch Cordulas Unterbewusstes hervorlockte.

»Na ja, was sie für Gründe hatte, deine …, wie soll ich sagen …«

»Biologische Mutter?«, schlug Eva vor.

»Einverstanden. Biologische, das klingt besser als richtige, denn das war ich hoffentlich für dich, wenigstens die meiste Zeit. Und das waren immerhin zwanzig Jahre. Ich hab mich gefragt, ob deine biologische Mutter vielleicht heiraten wollte oder verheiratet werden sollte, das ist ja in Adelskreisen manchmal noch heute so.« Sie tippte auf den Zeitschriftenstapel. »Möglicherweise war sie auch von einem anderen schwanger. Nur dass so betuchte Leute die Umstände mit Geld besser vertuschen können. Leider haben wir nichts über deine Herkunft erfahren, und wir sind auch überdeutlich aufgefordert worden, die Angelegenheit ruhen zu lassen. Ich hab dir ja schon gesagt, dass wir das sogar unterschreiben mussten.«

»Warst du trotzdem nie neugierig oder versucht, mehr über mich herauszufinden?«

»Schon, du kennst mich. Besonders wenn ich die Uhlands bei einer Gala entdeckt habe. Die haben mit der ganz großen Prominenz verkehrt. Aber ich habe Lucki versprochen, es ruhen zu lassen, dir zuliebe. ›Wer weiß, was wir erfahren‹, hat er immer gesagt, ›und unsere Tochter muss dann damit leben.‹ Doch jetzt bist du erwachsen, und wir können es sowieso nicht mehr verhindern, noch dazu mischt Betzi mit, wenn die sich einmal festbeißt, lässt sie nicht mehr locker.«

Eva wusste nicht, ob ihre Eltern von Betzis Fundstück wussten, wollte aber erst mal alles über die Adoption wissen. »Und der Brief von Frau Uhland, die Einladung, was war damit?«, lenkte sie sie wieder zurück in die richtige Bahn.

»Du weißt ja, was in der Vorweihnachtszeit im Salon los ist, aber Betzi hat angeboten, die Stellung zu halten, und so sind wir an einem Donnerstagnachmittag bei Schneeregen nach Wartaweil gefahren. Als wir ankamen, wollte man uns gleich wieder fortschicken. Sie hatten vergessen, dass wir eingeladen waren, und Frau Uhland, die über alles entschieden hat, war verreist. Aber dann hat uns eine freundliche Schwester doch herumgeführt. Die Säuglinge würden sie hauptsächlich nach Amerika vermitteln, hat sie uns erzählt. Ältere Kinder hätten es schwerer.« Sie war also doch eine Art Ladenhüter gewesen, dachte Eva, ein Glück, dass die Kleins sie genommen hatten. »Überall hat es nach Bohnerwachs und dieser Dampfkost gerochen. Wir wurden in ein Zimmer voller Gitterbettchen geführt, alle nebeneinander aufgereiht. Manche Kinder haben geschlafen, andere gequengelt. Die Schwester ging herum und wischte rasch Nasen ab oder trocknete Tränen, anscheinend sollten sich alle im bestmöglichen Licht für uns zeigen. Du hast in deinem Bettchen ganz hinten an der Wand gesessen, hast dich nicht von all dem Lärm ringsum stören lassen und warst in ein Buch vertieft.«

»Ein Buch?« Eva schnitt die Banane in Scheiben und legte sie auf Cordulas Gesicht.

»Ja, es war schon ziemlich zerfleddert, und die Gegenstände auf den Bildern waren kaum noch zu erkennen, aber dir hat's gefallen, und so hatten wir auch gleich was, was wir miteinander tun konnten. Vorlesen. Später durften wir dir dann auch noch beim Essen helfen.«

Plötzlich tauchte vor Evas innerem Auge ein Bild von einem bunten Ball und einer grünen Lokomotive auf, als Nächstes hatte sie diesen Duft von geriebenem Apfel mit zerdrücktem Zwieback in der Nase, obwohl es hier im Salon nach Haarspray und Shampoo roch.

»Wir haben beim Notar einen Vertrag geschlossen und die Gebühr überwiesen, dann haben wir dich abgeholt.«

»Und wie viel habt ihr für mich bezahlt?«

»Um die viertausend Mark. Für die genaue Summe musst du den Lucki fragen.«

Also so viel war ihr Kinderleben wert gewesen, dachte Eva. Die Viktoria-Trockenhauben hatten wahrscheinlich mehr gekostet. »Und dann bin ich mühelos einfach mit euch mitgegangen?«

»So würde ich es nicht bezeichnen. Jeder Schritt war eine Überwindung. Du konntest zwar schon sprechen, und als wir das Buch angeschaut haben, hast du uns auch alles erklärt, was auf den Bildern zu sehen war, aber kaum warst du bei uns, bist du verstummt. Es war schwierig zu Hause.« Diesen Teil kannte Eva zur Genüge. »Du hast viel geweint«, ergänzte Cordula, »wolltest bloß auf den Arm oder hast uns an den Beinen geklebt, so dass ich keinen Schritt tun konnte, wenn ich dich nicht hochgenommen habe. Damals haben meine Rückenschmerzen angefangen.«

»Ich hab gedacht, deinem Rücken geht's besser.« Dass sie die Schmerzen mitverursacht haben sollte, schob sie erst mal von sich. Genauso wie die Vorstellung von sich als kleines Kind in einer fremden, völlig neuen Umgebung, das sich in seiner Not an Ludwig und Cordula klammerte.

»Ich merk meinen Rücken nur noch gleich nach dem Aufstehen, bis ich etwas gefrühstückt habe.«

»Du frühstückst neuerdings?« Solange Eva noch zu Hause gewohnt hatte, war Cordula, die stets auf ihre Figur achtete, morgens mit leerem Magen in den Salon runtergegangen und dementsprechend gereizt gewesen.

Cordula nickte, und die Bananenscheiben verrutschten. »Und zwar mit Hochgenuss, Frühstücken wie ein König, Mittagessen wie ein Kaiser und Abendessen wie ein Bettelmann, hat mir der Sven aus Bad Tölz empfohlen. Hab ich dir schon von ihm erzählt?«

»Der Orthopäde, der dich wegen deiner Knie behandelt hat?« Eva schob die Bananenstücke wieder auseinander.

»Der Sven ist kein Arzt, sondern Masseur und einfach klasse. Wegen meiner Knie bin ich zu ihm, mit einer ganzen Liste von anderen Maßnahmen bin ich heimgekommen. Der Lucki ist eifersüchtig, es gibt aber keinen Grund dazu, er profitiert nämlich auch davon. Als Nächstes brauchen wir eine neue Matratze, dringend.« Zu Evas Erleichterung führte sie das nicht genauer aus. »Jedenfalls bin ich mit dir damals nächtelang durchs Murnauer Moos spaziert, hab dir Lieder vorgesungen, dich herumgetragen, weil du nicht mal im Kinderwagen bleiben wolltest.«

Das mit den Spaziergängen hörte Eva zum allerersten Mal, wie überhaupt das meiste. Das musste sie erst mal verarbeiten. »Nachts im Murnauer Moos, allein, das hast du dich getraut?«

»Tat mir auch gut, mal rauszukommen. Nichts ist so finster, wie man es sich ausmalt. Wenn man sich an die Dunkelheit gewöhnt hat, sieht man viel mehr, als man glaubt. Erinnerst du dich noch? Wir waren auch nachmittags oft dort, wenn ich mich von der Arbeit abseilen konnte, und am Wochenende zusammen mit Lucki. Betzi war sowieso froh, wenn sie mich loshatte. Dabei kamen damals auch schon die jungen Frauen nur wegen mir und meiner Rundumberatung in den Salon.« Erneut schweifte sie zu ihrem ewigen Schwiegermutterproblem ab.

»Doch, das weiß ich noch. Ich war gerne im Moos, mit dem Steckenpferd, später mit dem Fahrrad. Aber, dass ich mit dir dort war, hab ich vergessen.« Vielleicht erzählte man Kindern nicht ständig von dem, was sie selbst miterlebt hatten. Als sie sicher war, dass die Maske hielt, setzte sich Eva neben Cordula. Ab und zu durchquerte Ludwig unter Betzis Kommando mit den Blumenkästen den Salon.

»In der Natur hast du dich immer am wohlsten gefühlt«, bekräftigte sie mit geschlossenen Augen, sichtlich entspannt. »Du konntest stundenlang zwischen den Blumen sitzen oder mit Steinchen spielen und den Käfern und Ameisen zuschauen. Im hohen Gras bist du halb verschwunden, vielleicht war es genau das, was dir gefallen hat. Eins sein mit der Natur. Ich, mit meinem Heuschnupfen, musste dich dann mit verquollenen Augen und tausend Niesern wieder rausreißen. Als du mir später gesagt hast, dass du dir sämtliche Düfte merken kannst und beruflich was daraus machen willst, hat mich das nicht gewundert. Diese Gabe hattest du von Anfang an. Ich dachte, wenn du schon nicht Friseurin werden willst, dann wirst du Försterin oder Gärtnerin, aber du hast unbedingt Abitur machen und dann studieren wollen. Warum so was Nüchternes wie Pharmazie, hab ich mich damals gefragt. Allerdings hat mir das Herzmittel, das du mir letztes Jahr beschafft hast, super geholfen, das wollte ich dir längst sagen. Was war das eigentlich genau? Sven hat mich auch gefragt, leider hab ich das Fläschchen weggeworfen, als es leer war.« Ein Glück, dachte Eva, auch wenn sie diese Sache verdrängt hatte, nagte unmittelbar das schlechte Gewissen in ihr. Sollte sie ihr die Wahrheit sagen, wo sie selbst von Cordula Aufrichtigkeit verlangte? Oder war es wichtiger, dass das Mittel anscheinend tatsächlich gewirkt hatte? »Äh, das weiß ich auch nicht mehr, da müsste ich nachschauen.« Schwupp, gelogen.

»Ist nicht so wichtig, ich brauche es ja nicht mehr.« Sie winkte ab. »Mmh, die Creme riecht gut. Was ist das? Und hatten wir noch Gurkenscheiben?«

»Du kannst probieren, ist alles essbar.«

Cordula tupfte mit den Fingern etwas von der Maske ab und leckte daran. »Schmeckt wie Mayonnaise. Sag bloß. Die steht schon eine ganze Weile im Kühlschrank, war die überhaupt noch genießbar?« Ein Verfallsdatum gab es in Deutschland noch nicht auf den Lebensmitteln, obwohl Verbraucherverbände und auch einige Politiker das längst forderten, wie Milo neulich erzählt hatte.

Betzi erschien in ihrem blauen Seidenkostüm mit schwarzer Handtasche, das sie für gewöhnlich nur bei festlichen Anlässen trug. »Engelchen, auf geht's. Der Wickerl schafft den Rest hoffentlich allein. Wir können.« Sogar Klippohrringe hatte sie angelegt. Die in Rosenform.

»Wieso, wo willst du mit mir hin?« Eva hatte gedacht, sie würden sich erst mal zu Hause am Tisch beraten, die wenigen Fakten durchgehen, die sie hatten, und vielleicht an den Ahnenforscher schreiben.

»Na, nach Herrsching auf die Gemeinde. Ich hab mich letzte Woche erkundigt, wer für das Heim zuständig ist.«

»Und warum fahren wir nicht direkt nach Wartaweil?« Jetzt, wo ihr Cordula so plastisch beschrieben hatte, wie es damals gewesen war, würde sie gern herausfinden, ob sie sich vor Ort erinnern konnte und ihr noch mehr einfiel. Vielleicht könnte sie mit Frau Uhland persönlich sprechen, falls sie überhaupt noch lebte.

»Das Mütterheim gibt's nicht mehr, es wurde 1966 aufgelöst und die Villa verkauft. Mehr erzähl ich dir unterwegs. Los, es ist schon halb zehn, das Amt schließt pünktlich. Ach, jetzt hab ich die Brille vergessen.« Sie lief noch mal in die Wohnung.

»Lass die Mayonnaise noch ein paar Minuten einwirken und spül sie danach nur mit warmem Wasser, nicht mit Seife, ab. Du hast bestimmt samtweiche Haut hinterher.« Eva verabschiedete sich von Cordula und wollte auch Ludwig Pfiati sagen. Mit einem Strohhut auf der Glatze stand er draußen auf der Leiter und band die Zweige des Spalierbirnbaums fest, der seit vielen Jahren durch die kleine Öffnung im Teer wuchs, damit sie nicht über die Geranienkästen hingen. Eva fiel etwas ein, mit dem sie ihn wieder besänftigen könnte. »Papa?« Sie brüllte gegen den Verkehrslärm an und schaute zu ihm hoch. »Ich hätte ein Rätsel für dich. Eins, das die Menschheit bisher noch nicht gelöst hat. Willst du's hören?« Seinem Gesicht war noch immer die Kränkung abzulesen, als er Sprosse für Sprosse herabstieg. Unten angekommen, umarmte sie ihn. »Verzeihst du mir?«

»Unser einziges Kind heiratet, und ich war nicht dabei?« Er wirkte sehr verletzt.

»Ihr habt mich gerettet, Papa, damals, du und Cordula. Egal, was noch kommt, ihr habt mich zu euch geholt, und ich habe mich immer geborgen gefühlt. Danke.« Endlich gab er auf und drückte sie ebenfalls an sich, hielt sie, wie er sie bereits im ersten Moment gehalten hatte, als sie sich kennengelernt hatten. Das wusste sie nun.

»Willst du, dass wir zusammen mehr über deine Herkunft herausfinden?«

»Das überlassen wir vorerst Betzi, sie hat, wie es scheint, einen Plan. Für uns beide hätte ich was anderes, was wir aber nur gemeinsam herausfinden können, das ist die Bedingung.«

»Sollen wir uns auf die Spur des Bernsteinzimmers oder der Bibliothek von Alexandria machen?« Zu ihrer Freude, und obwohl seine Augen noch glitzerten, schmunzelte er wieder.

»Wäre auch spannend, aber fangen wir mit diesem hier an. Es gibt schon die ein oder andere Theorie dazu, aber …« Samt Kugelbauch reckte sie sich zu ihm hoch und sagte ihm das Rätsel laut und deutlich ins Ohr. »Wie kommt das Wasser in die Bäume, von unten über die Wurzeln bis in die Baumkrone und dann in jede einzelne Blattspitze?« Ecki hatte ihr neulich etwas von Pilzen erzählt, aber das behielt sie erst mal für sich.

»Oha, das verlangt ja nach einer richtigen Expedition, mit stundenlanger Beobachtung und Picknick, so viel steht fest.« Er hob den Strohhut an und kratzte sich am haarlosen Schädel. »Wahrscheinlich müssen wir sogar im Wald übernachten.«

»Auf jeden Fall, Papa, das müssen wir.« Sie strahlte ihn an. Ihren Papa, das war er, ein für alle Mal.

Anna

Benni hatte Post von zu Hause erhalten. Sie gab ihm den Brief, auf dem viele Schweizer Marken klebten, als sie sich wieder trafen und in Richtung Rabenkopf hinaufstiegen. »Für mich?« Er strich über seine neue Adresse in feiner Handschrift, riss dann vorsichtig den Umschlag auf und zog das eng beschriebene Blatt heraus. Ein feierlicher Moment, den sie auf einer Bank mit Blick übers Blaue Land zelebrierten. Zum ersten Mal konnte er lesen, was seine Mutter schrieb, und Anna merkte, wie seine Hände zitterten. Zeile für Zeile entzifferte er den Brief mit bewegten Lippen, als spräche Franka Tardini direkt zu ihm. Währenddessen öffnete sie den Brief von Ida Hofmann. Dieses Jahr gäbe es eine Sommerschule für Bewegungskunst auf dem Monte Verità, ob sie nicht auch dazukäme, Anna wäre herzlich eingeladen. Eine Einladungskarte lag bei:

> »Jeder Mensch ist ein Tänzer.« Freie Improvisation im Ausdruckstanz. Von Handtrommeln, Kastagnetten, Tamburinen, Schellen oder selbst gewählten oder gebauten Instrumenten begleitet, gibt uns der Rhythmus den Anreiz, die Musik in unserem Körper zu finden, uns von allen Hemmungen zu befreien und jegliche Spannung zu lösen.

Anna lächelte, als sie das las, dachte an das Wandeln bei Morgentau und daran, welchen Spaß es gemacht hatte, sich ohne Tanzvorschrift und gesellschaftliche Zwänge zu bewegen. Dass daraus eine Schule entstand und sich Lehrer fanden, die ihren Unterhalt damit verdienten, war nur folgerichtig. Von Jahrhundert zu Jahrhundert entfernten die Menschen sich weiter von der Natur, mit der Absicht, das Leben zu vereinfachen, dabei wurde es ständig komplizierter. Allein wenn man an die viele neue Technik dachte, die das alte Handwerk ersetzte. Auch Annas geliebte Pferde wurden von den Automobilen verdrängt, und Dampftraktoren ersetzten auf den Feldern die Zugkraft der Tiere.

»Willst du ihn lesen?« Benni hielt ihr den Brief seiner Mutter hin.

»Ist er auf Italienisch oder Deutsch?«

»Beides.«

»Dann lies du mir bitte vor.« Sie hörte es so gerne, wenn er Italienisch sprach. Signora Tardini fragte nichts und ging auch nicht auf seine Karte ein, hielt es nicht einmal für erwähnenswert, dass ihr Sohn nun schreiben konnte, berichtete über die Neuigkeiten aus Ascona, vom bevorstehenden Feuerfest, zu Ostern im Tessin, wobei das über den Winter alt gewordene Feuer in den Häusern ersetzt wurde, und von Leuten, die Anna nicht kannte. Schreib doch mal, was die Welschen so treiben, war die einzige Andeutung einer Frage. Mit den Welschen war wohl auch Anna gemeint. *Emmo arbeitet als Zubrot für die Kalkbrenner und hat zweimal beim Bocciaspiel gewonnen*, schrieb sie unten ins Postskriptum. Von ihr selbst kein Wort. *Wir hoffen, dass es dir gut geht, mein Bübli.* Und dann doch noch, senkrecht an die Seite: *Grüß das Fräulein von Quast von uns.*

Die übrige Post würden sie erst auf dem Berg öffnen. Tossa schrie noch immer und suchte nach ihrem Kalb, als sie wieder oben ankamen. Sie musste dringend gemolken werden, und als sie ihr pralles Euter geleert hatten und ihr frisch gemähtes Gras gaben, beruhigte sie sich endlich. Von jetzt an hatten sie die ganze Milch für sich, konnten Topfen und Käse herstellen, was ihre Küche bereicherte und obendrein großen Spaß machte. Mit all den Tätigkeiten war jeder Tag bis zur Erschöpfung gefüllt. Benni verdingte sich zusätzlich im Tal. Und manchmal stieg Anna mit hinunter, um neue Keramiken zu verkaufen. Die Töpferscheibe und auch der Ofen waren ständig in Betrieb, nicht nur der Hausierer war ein dankbarer Abnehmer ihrer Ware, auch im Tal fand sich immer mehr Kundschaft. Hin und wieder besuchten sie die Fiedlers auf ihrer Alm, halfen sich gegenseitig aus, wenn mehr als zwei Paar Hände gebraucht wurden, und gelegentlich feierten sie auch miteinander. Severin hatte sich mit Katharina verlobt, einer Bauerntochter aus Schlehdorf, das gegenüber des Kochelsees lag, erzählte er ihnen beim Kartenspiel. Mit der Hochzeit mussten sie allerdings noch bis zur Hofübergabe warten, und das konnte noch ein Weilchen dauern. Katharinas Vater weigerte sich zu überschreiben. Meta Fiedler freute sich trotzdem schon auf weitere Enkelkinder und fragte prompt, wie es bei Benni und Anna mit Nachwuchs ausschaute. Sobald sich Mann und Frau zusammentaten, erwartete man offenbar Kinder. Und tatsächlich wünschten sich Anna und Benni auch eins – es würde ihr Glück vollkommen machen –, aber bisher sollte es nicht sein. Monat für Monat hoffte Anna vergebens.

»Du arbeitest zu schwer«, sagte Benni bei der Heuarbeit, als Anna sich die Steigeisen abschnallte und den schmerzenden Rücken rieb. Darüber gerieten sie fast wieder in einen Streit. Wo nichts ist, kann auch nichts zerstört werden, war Annas Auffassung. Dass sie sich schonen sollte, noch bevor sie schwanger war, wollte ihr nicht einleuchten. Sie tat, was sie gern tat, und solange es ging. Noch war sie nicht guter Hoffnung, und vielleicht würde sie es auch niemals sein. Es nagte an ihr, und deshalb war sie auch so verletzlich. War sie vielleicht unfruchtbar? Konnte es mit ihrer Lungenkrankheit zusammenhängen, dass sie nicht schwanger wurde? Oder hatte Benni doch recht? Damit, dass sie zu viel arbeitete? Aber was war dann mit all den Bäuerinnen, die trotzdem ständig Kinder bekamen? Die nur mal kurz den Rock zur Entbindung hoben, und weiter ging's. Bald legte sich dieser Wunsch nach einem Kind wie ein Schatten über ihre Liebe. Anna ernährte sich gesund, verwendete viele Heilkräuter, die sie extra in einem eigenen Frauenkräuterbeet angepflanzt hatte. Sie alle sollten die Fruchtbarkeit fördern. Ihre Mutter hatte im goldenen Buch sogar ein Verzeichnis angelegt. Anscheinend hatte sie sich ebenfalls gesorgt, weil sie erst zehn Jahre nach Annas Geburt mit ihrem Bruder erneut schwanger geworden war.

Der Rosmarin bringt den Kreislauf in Schwung, macht müde Beine munter und regt den Eisprung an, weil er alles durchblutet.
Die Engelwurz reinigt den Unterleib.
Der Beifuß ist die Zauberpflanze für uns Frauen schlechthin und verhilft unserem Zyklus wieder ins Gleichgewicht.
Die Schafgarbe stärkt, heilt und entgiftet.
Mönchspfeffer vertreibt die Kälte aus dem Körper und wärmt.

Frauenmantel, als Abbild des weiblichen Schoßes, in dem sich der Morgentau sammelt, regt die Fruchtbarkeit an und schenkt auch der Seele Kraft.

Anna achtete darauf, die Kräuter erst gegen Mittag zu ernten, wenn sie trocken und besonders gehaltvoll waren, aber nur bei zunehmendem Mond. Dann hatten sie am meisten Kraft und schmeckten auch am besten. Sie mischte sie in die Speisen, trank sie als Tee und verwendete sie als Hauttinktur in Wollfett aufgelöst, das Benni ihr von der Schafschur mitbrachte. Zu gern hätte sie darüber hinaus jemanden um Rat gefragt, wusste aber nicht wen. Sollte sie Fanny von Reventlow schreiben? Die hatte ihr ein Buch geschickt. *Herrn Dames Aufzeichnungen oder Begebenheiten aus einem merkwürdigen Stadtteil.* Ein sehr amüsanter Roman über Wahnmoching, also das Münchener Schwabing, mit seinen Bewohnern, die Anna auch ein bisschen kennenlernen durfte. Sogar die Kosmiker, die sie anfangs für Komiker gehalten hatte, fanden darin Erwähnung. Ihre Freundin hatte es geschafft, sich als Schriftstellerin zu etablieren, und auch das Vermögen, das sie durch ihre Heirat mit dem baltischen Baron endlich ihr Eigen nennen durfte, auf einer Bank angelegt. *Ich werde solide und sittsam*, schrieb sie auf der dem Buch beigelegten Karte, *und wie steht es mit dir? Bist du schon vom Weg abgekommen?*

Oder sollte sie sich doch lieber an Ida Hofmann wenden, überlegte Anna. Aber auch sie war eine Frau, die es eher vermieden hatte, schwanger zu werden, als nachzuhelfen. Zumal erschien Anna ihr Anliegen über die Entfernung hinweg und dann schriftlich festgehalten viel zu intim. Wie sollte sie das formulieren? Etwa so: *Können Sie mir sagen, wie man schwanger wird?* Nein, sie hoffte einfach weiter, und vielleicht musste sie sich auch damit abfinden, dass sie kinderlos blieben. Dann war es eben so. Benni, mit dem sie darüber sprach, wenn es sie allzu sehr quälte, blieb zuversichtlich. »Zur rechten Zeit, Anna, kriegen wir ein Kind. Meine Mutter würde es Gottvertrauen nennen, ich vertraue dem Leben und unserer Liebe, Anna.« Das tröstete sie und schenkte ihr neue Zuversicht.

Es wurde September, und auch in diesem Jahr schneite es unerwartet früh. Der Winter galoppierte mit Riesenschritten heran. Wieder würden sie für ein halbes Jahr von der übrigen Welt abgeschnitten sein. Aber diesmal hatten sie genügend Vorräte angelegt. Jeder Winkel in der Hütte und auch im Schuppen war gefüllt. Nicht nur dank Tossas Dung war das Gemüse prächtig gediehen, auch ihr gemeinsames Kümmern hatte die Pflanzen zum Sprießen gebracht. Wo Anna etwas nicht wusste, kannte Benni einen Kniff und umgekehrt. Sie ergänzten sich. Das Einkochen und Fermentieren machte ebenfalls Spaß, insbesondere mit der Aussicht, dass sie sich, wenn's kalt wäre, einfach nur bedienen konnten, und es trotz Eis und Schnee nach Sommer schmeckte. Im Herbst hatte Benni für die größer gewordene Hühnerschar einen eigenen Stall zwischen Almhütte und Schuppen gebaut. Neben dem Töpferofen hatten es die Tiere nun auch bei Minusgraden warm. Wenn es ihnen zu eng in der Stube wurde, fuhren Anna und Benni Ski oder kugelten den Rabenkopf hinunter.

Anfang Mai lag noch immer Schnee auf der Alm. Trotzdem brach Benni zum Walchenseekraftwerk auf, wo er bis zum Sommer bleiben würde. Er verließ Anna auf Skiern und käme zurück, wenn alles fast schon wieder am Verblühen war. Noch nie war ihr die Zeit so lange vorgekommen, auch wenn sie genügend zu tun hatte, besonders als es Frühling wurde und die Gartenarbeit begann. Anfangs genoss sie es, wieder nur für sich zu sein und auf niemand anderen schauen zu müssen. Schnell fand sie in ihren eigenen Rhythmus zurück. Aber dann stellte sie fest, dass sie ständig mit Benni Zwiegespräche führte. Ihr Liebster sprach zu ihr aus jeder Baumkrone und jedem Grashalm. Davon schrieb sie Benni, zählte auf, was sie erlebte. *Friesenegger war ziemlich verschnupft, als er erfuhr, dass ich nun auch selbst auf dem Markt verkaufe. Mich hat es schon gewundert, dass er so lange gebraucht hat, um es herauszufinden. Er fing sich wieder, als ich ihm die neue Ware gezeigt habe. Schnell hat er sich die schönsten Stücke ausgesucht. Zusätzlich bot er mir an, mehr zu zahlen, wenn er dafür das Vorrecht zum Verkauf erhielte. Ich habe eingewilligt, ich bin sogar froh, wenn ich nicht noch auf dem Markt sitzen muss. Letztes Mal bin ich beim Raufgehen gestolpert, und eine große Schüssel ist zerbrochen, die zwar keiner gekauft hat, die ich aber für den bunten Sommersalat verwenden wollte, wenn du endlich wieder bei mir bist. Sei's drum, ich drehe sie neu.*

Liebster Benni! Wusstest du, woher der Hausierer stammt? Sein Vater ist Franzose, die Mutter eine Jenische, die Großmutter aus dem Elsass, und der Urgroßvater war ein Italiener. Bei so viel Mischmasch wäre er rausgekommen. Er wüsste nicht, ob er Nachkommen habe. Keine noch so hübsche Frau mit der er ein Techtelmechtel gehabt hätte, habe ihn an einem Ort halten können. Er musste ständig weiter.

Aber womöglich wächst in so manchem Haushalt eigentlich ein Friesenegger heran. Das alles hat er mir bei seinem letzten Besuch erzählt, als ein Gewitter aufkam und er trotzdem weiterziehen wollte. Ich versuchte, ihn zu überreden, noch zu bleiben. Zumal er lauter blecherne Schöpfkellen an seinem Tragegestell hat, die die Blitze anziehen. Ihm würde schon nichts passieren, sagte er, so viele Kuzifixerl, wie er dabeihabe, damit wäre er doppelt und dreifach geschützt. Da schlug es direkt am Rabenkopf ein, und das Wetterkreuz brannte. Jetzt steht nur noch ein Stumpen oben. Severin hat schon gesagt, dass er sich mit dir und noch ein paar Burschen im Herbst zusammentun will, um es zu erneuern. Du merkst, nicht nur von mir wirst du sehnsüchtig erwartet!

Mein Herzallerliebster! Hast du schon mal einen Maulwurf in der Hand gehalten? Sein Fell ist so weich und glänzt wie das einer Katze. Heute lag einer draußen vor der Hütte. Von weitem dachte ich, Humboldt hätte mir wieder eine tote Maus gebracht. Doch der Maulwurf lebte, und war äußerlich unverletzt. Lag auf dem Rücken in der Sonne und strampelte mit den Grabpfoten in der Luft. Ich trug ihn zu einem Gebüsch im Schatten, wo Humboldt ihn hoffentlich nicht erneut aufspürt.

Liebster! Lau ist tot. Ein Habicht hat sich unseren dienstältesten Gockel geholt, tapfer hat er seine Hennen verteidigt, als der Raubvogel die Küken wollte, aber dann war's aus mit ihm. Seither habe ich ein Leintuch über den Auslauf gespannt, damit die Hühner eine Zuflucht finden, und auch einen Vogelschreck aufgestellt. Du wirst dich wundern, wem er ähnlich schaut. Rate mal! Fängt mit RU an und hört

mit TH auf. Fast ein bisschen zu anmutig ist er, vielmehr sie, geworden.
Gib auf dich acht, mein Herz, dass dich nur kein Ast oder Zweiglein streift!

Und bald erhielt Anna auch Post von Benni. Mit Bleistift und ausschließlich in lateinischen Großbuchstaben schrieb er aus Urfeld am Walchensee:

SO GEMÜTLICH WIE BEI UNS ZU HAUSE IST ES IN UNSEREN SELBST GEZIMMERTEN BARACKEN BEI DEN KESSELBACHFÄLLEN NICHT, LIÄBSTE, ABER WIR KERLI VERSTEHEN UNS, AUCH WEIL ICH NICHT DER EINZIGE AUSLÄNDER BIN. MIT DEM AGOSTINO KANN ICH ITALIENISCH SCHNURRÄ UND DANN HABEN WIR NOCH PANOS, EINEN GRIECHEN. ER FIEL NEULICH UNTER EINE LÄRCHE, HAT SICH ABER ZUM GLÜCK NUR LEICHT DAS BEIN GEQUETSCHT. WÄHREND ER DAS BETT HÜATI HAT MÜASSE, HAT ER UNS EIN PAAR SPIELE AUS SEINER HEIMAT BEIGEBRACHT, KNÖCHLIWERFEN, DAZU BRAUCHT MAN KEINE WORTE, NUR SPASS. ZUSAMMEN TEILEN WIR FREUD UND LEID UND VERMISSEN UNSERE FAMILIEN.

Noch war das Wasserkraftwerk in der Planung. Nach der Bewilligung durch die Abgeordneten der bayerischen Kammer fehlte als Nächstes noch die Zustimmung der Reichsräte. Aber von Miller hätte König Ludwig III. auf seiner Seite, deshalb durften die Holzfäller schon mit der Rodung des Steilhangs beginnen.

TROTZ VIELER WIDERSTÄNDE TREIBT REICHSRAT VON MILLER DIE GENEHMIGUNGEN WEITER VORAN. FÜR MICH WIRD DAS DIE HERAUSFORDERUNG DES NÄCHSTEN JAHRZEHNTS, ANNA. ALS VORARBEITER DARF ICH DIE PLÄNE EINSEHEN UND SOLL DIE LEITUNG FÜR DEN GERÜSTEBAU ÜBERNEHMEN, SOBALD IN DEN BERG GEGRABEN WERDEN DARF. JETZT VERSTEHE ICH ERST, WIE IHR DIE DREI QUELLEN GENUTZT HABT, UM STROM ZU ERZEUGEN. DAS KRAFTWERK HAT DIMENSIONEN, DIE UNS ARBEITER WIE HAMPÄISSI VOR DER ERRICHTUNG EINES WELTENBAUS AUSSEHEN LÄSST.

Hampäissi waren Ameisen, und schnurrä bedeutete reden – Anna liebte diese schweizerdeutschen Wörter. Einerseits freute es sie, dass Benni eine Arbeit mit Zukunft gefunden und dadurch neuen Auftrieb hatte. So wie sie töpferte und ihren Garten liebte, brauchte er auch jenseits der Alm eine Aufgabe, die ihm Anerkennung verschaffte. Andererseits machte sie sich Sorgen, denn diese Arbeit war sehr gefährlich. Aber wie sie Benni kannte, war er bestimmt sehr gewissenhaft und besonnen, er achtete bestimmt nicht nur auf die Sicherheit der anderen, sondern auch auf seine eigene. Unweigerlich fiel ihr der Bau des Gotthardtunnels ein, wenn sie an den bevorstehenden Stollenbau dachte. Und wie viele Menschen dabei schwer verletzt worden oder sogar ums Leben gekommen waren. Es war schon eine Weile her, da hatte sie Fannys Sohn Rolf davon erzählt. Niemals hätte sie gedacht, dass sie eines Tages selbst um ihren Liebsten derart bangen würde. Trotzdem war es wunderbar, dass sie sich schreiben konnten und auf diese Weise ihre Gedanken und Gefühle teilten. Zumindest das meiste, und auch anscheinend nur so viel, wie der jeweils andere, der die Post erhielt, verkraftete. Anna verschwieg auch etwas – eine Sache, der sie anfangs keine besondere Bedeutung beigemessen hatte. Doch seit der letzten Nacht, in der Benni aufgebrochen war, verspürte sie oft Übelkeit, so dass sie sich richtiggehend zwingen musste, etwas zu sich zu nehmen. Sie schob das den Sorgen zu, die sie sich um Benni machte. Und auch dem Wetterwechsel. Ende Mai hatte es noch mal geschneit, und die erste Saat war erfroren, und wenige Tage hatte die Sonne wieder herabgestochen, dass Anna der Kopf nur so dröhnte. Im Juni legten sich die Frühlingsstürme, aber die Übelkeit blieb. Zusätzlich spannte es in ihren Brüsten, und sie fragte sich, ob sie vielleicht ernsthaft krank wäre und einen Doktor aufsuchen musste. Doch so plötzlich wie die Befindlichkeiten aufgetaucht waren, verschwanden sie Anfang Juli wieder, und sie atmete auf. Sie fühlte sich gesund und stark, besonders mit der Aussicht, dass Benni bald heimkehren würde. So wie er es ihr beigebracht hatte, trennte sie Tossas Milch unter Rühren und Erwärmen auf dem Herd, gab Gundelrebe als Labersatz dazu und bewirtete ein paar versprengte Wanderer mit frischer Buttermilch, selbst gebackenem Brot und Kräuterkäse, den sie in verschiedenen Varianten und Geschmacksrichtungen hergestellt hatte. Als Bennis Heimkehr immer näher rückte, legte Anna einen Waschtag ein und brachte die Hütte auf Hochglanz, damit sie dann, wenn sie endlich wieder vereint wären, nur noch Zeit für einander hatten. Als sie abends die nach Bergluft duftende Kleidung in die Kommode räumte, fielen ihr das Gummiband und die Lappen in die Hände, die sie für ihre Monatsblutung benutzte. In den vergangenen drei Monaten – eigentlich seit Benni fort war –, hatte sie die nicht einmal gebraucht. Ihre Freude über die Erkenntnis war riesengroß, am liebsten hätte sie es in die Welt posaunt. Sie umarmte Humboldt und Tossa, sprang auf der Wiese herum und jauchzte.

Am nächsten Tag, als alles getan war, brachte Anna ein paar Käselaibchen hinunter zu Meta, nahm sich aber vor, der Fiedlerin noch nichts von ihrer Neuigkeit zu sagen. Die alte Bäuerin saß in der Abendsonne vor der Hütte, neben ihr türmte sich das schmutzige Geschirr, das ihr die Sommergäste hinterlassen hatten.

»Was für ein seltener Anblick, Meta. Seit wir uns kennen, hab ich dich, glaub ich, noch niemals rasten sehen.« Anna rutschte zu ihr auf die Bank.

Meta bedankte sich für das Mitbringsel, legte den Käse jedoch achtlos zur Seite und verschränkte ihre gekrümmten und vielfach vernarbten Hände ineinander. »Hast du's schon gehört? Der Erzherzog Franz Ferdinand und seine Frau sind in Sarajewo erschossen worden. Seither rufen alle nach Vergeltung.«

»Wie entsetzlich.« Was Anna vom Weltgeschehen wusste, erfuhr sie meistens vom Hausierer, oder sie schnappte ein paar Bemerkungen von den Wanderern auf, aber das waren wohl eher Gerüchte als Tatsachen.

»Hat man den Mörder gefasst?«

»Das schon. Irgendwelche serbischen Aufrührer sind verhaftet worden. Ich versteh nicht viel vom Politisieren, aber jetzt geht's um mehr als nur um diese Morde, die ganze Welt ist in Aufruhr.« Schwerfällig stand Meta auf und brachte Anna eine Zeitung, bei der das Attentat auf den österreich-ungarischen Thronfolger die Titelseite beherrschte. In allen Einzelheiten schilderte man den Ablauf der Tat. Am

28. Juni 1914 war eine Bombe in den offenen Wagen des Herzogpaars geworfen worden. Allerdings wehrte sie Franz Ferdinand noch geistesgegenwärtig mit seinem Arm ab, so dass sie hinter dem Wagen auf der Straße explodierte, die Geschäfte ringsum beschädigte und einige Adjutanten verletzte. Nach einer kurzen Unterbrechung befahl der Herzog, die Fahrt fortzusetzen, die nach seinem Besuch im Rathaus, entgegen der Anweisungen, doch wieder auf die geplante Route einbog, wo ihn und seine Frau an einer Brücke die tödlichen Schüsse ereilten.

»Unsere Buben wollen sich freiwillig melden.« Meta presste die Handflächen so fest aneinander, als wollte sie sämtliche Mächte um Hilfe anflehen.

»Freiwillig, wozu?«

»Falls es Krieg gibt und unser Vaterland verteidigt werden muss. Und sie sind nicht die einzigen Burschen, die Haus und Hof verlassen würden. Der Paul überlegt auch schon, ob die Armee so einen alten Dackel wie ihn noch brauchen könnt.«

Den älteren Sohn Schorsch, der bereits eine Familie mit kleinen Kindern hatte, kannte Anna nicht besonders gut, aber dass Severin seine Braut im Stich ließ, um Soldat zu werden, fiel ihr schwer zu glauben, und bei Paul Fiedler, der weit über sechzig war, erst recht. Sie strich Meta über den Rücken und versuchte, sie zu trösten. »So einfach wird kein Krieg angezettelt.« Anna glaubte an das Gute im Menschen und damit auch in den Mächtigen der Regierungen. »Das werden der Kaiser und auch der bayerische König verhindern.« Sie blieb zuversichtlich, dachte an Dietmar, der genau für diesen Ernstfall übte. Wie schätzte er wohl die Lage ein? Zuletzt hatte er im Juni geschrieben, dass Churchill, der britische Lord der Admiralität, nach Kiel kommen wollte. Das klang versöhnlich, so als ob die Deutschen starke Verbündete an ihrer Seite hätten. Sie konnte es kaum erwarten, mit Benni darüber zu reden, der sicher auch einiges davon wusste. Nur noch einmal schlafen, dann hätte sie ihren Liebsten wieder bei sich.

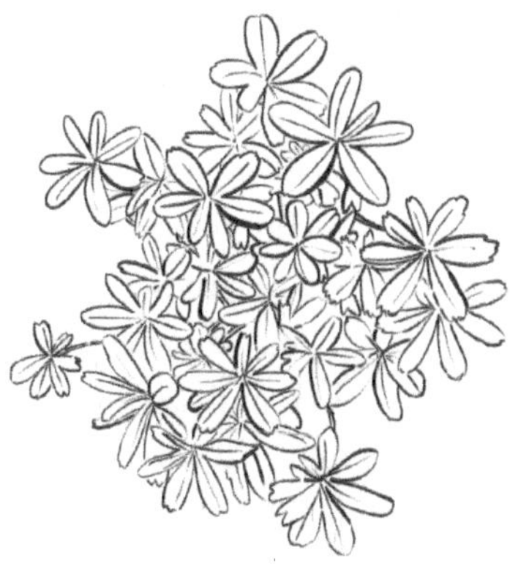

Eva

Endlich wusste sie mehr. Zumindest was den Teil mit der Adoption betraf. Wie sie nach Murnau gelangt war, und warum die Kleins es ihr solange verschwiegen hatten, konnte sie nun besser nachvollziehen. Das stärkte sie bei allem, was sie womöglich als Nächstes erwartete. Als Eva zu ihrem Käfer gehen wollte, lotste Betzi sie zu ihrem weißen Goggomobil, dessen verchromte Scheinwerfer wie Glupschaugen aussahen. »In deinem Zustand lass ich mich doch nicht von dir herumkutschieren.«

»Pass ich überhaupt noch in dein Auto?« Es war eine Weile her, dass Eva sie auf der schmalen Rückbank hopsend zu ihren Hausbesuchen begleitet hatte. Sie zwängte sich auf den roten Beifahrersitz, der so tief war, dass sie die Beine anziehen musste – es war, als hielte sie einen Wasserball, so weit schob sich ihr Bauch nach vorne.

Betzi stieg ein und steckte den Schlüssel ins Zündschloss. Für sie und ihre kleine Größe schien ihr *Goggal*, wie sie das Auto liebevoll nannte, passgenau erfunden worden zu sein. »Geht's?« Sie bemerkte Evas Kurzatmigkeit, drückte auf einen Hebel, und wie in der Geisterbahn schnurrte der Sitz nach hinten. »Besser?« Eva nickte. Schon startete Oma, lenkte mit Blick nach hinten, an Seppl, dem Wackeldackel, und der Klorolle mit Häkelbezug vorbei, aus der Seitengasse. Mit einem resoluten Handzeichen bat sie den nahenden Autofahrer, abzubremsen und sie einbiegen zu lassen. Betzi lenkte auf die Olympiastraße und gab Vollgas. So zuckelten sie mit dreißig Stundenkilometern Richtung Schongau.

Eva kurbelte das Fenster herunter, das verschaffte ihr nicht nur mehr Bewegungsfreiheit, auch warme Luft wehte herein. »Du hast also schon zum Mütterheim geforscht?« Es duftete nach Heu, und ein wenig nach Pferden. Dort oben auf dem Hang standen welche, wie von Franz Marc bestellt. Bauern mähten die buckeligen Wiesen ringsum, der Sommer flirrte.

»Ein wenig.« Betzi störte es nicht, dass sich hinter ihnen eine ewig lange Autoschlange bildete. »Mir ist die Pina eingefallen, du weißt schon, meine Freundin, der ich die Haare mach. Die auch schon zehn Jahre oder länger Witwe ist.« Auf die Schnelle hatte Eva leider kein Bild vor Augen. »Na, die Pina kümmert sich doch immer um alle herumstreunenden Hunde und Katzen«, half sie ihr auf die Sprünge. »Sie wohnt in Herrsching.«

»Also fahren wir auch bei ihr vorbei?«

»Das wäre zwecklos, ich hab schon alles aus ihr rausgequetscht, mehr weiß sie nicht. Die Villa Graufeld ist verkauft worden, ich hab dort angerufen und mit dem neuen Besitzer gesprochen. Alle Unterlagen müssten in der Gemeinde sein, sagte er. Die Pina hat eine Cousine, die auch in der Villa entbunden hat, die schwärmt noch heute davon, sagt sie. Aber dass dort Einheimische hingegangen sind, war wohl eher die Ausnahme, vielmehr hielten sich dort Zugereiste auf, die von überall herkamen, um sich bis zur Geburt ihrer Kinder zu verstecken.«

»Weil alle unverheiratete Mütter waren?«

Betzi nickte. »Hausschwangere haben die geheißen, wusste die Pina, die haben in der Küche, in der Wäscherei oder im Garten mitgearbeitet, bis es so weit war.«

»Also, vielleicht auch meine Mutter Helene aus West-Berlin?«

»Namen kennt die Pina nicht, die wurden streng unter Verschluss gehalten, sonst hätten auch wir mehr erfahren, als wir dich zu uns genommen haben.« Betzi verstand sich schon von jeher als Mitadoptierende. »Irmela Uhland ist 1969 gestorben, die können wir nichts mehr fragen.«

»Und die Cousine von deiner Freundin, die dort entbunden hat?« Sie umrundeten den Hohenpeißenberg, den Eva auch aus einem Tagebucheintrag von Anna von Quast kannte. Ihre Großmutter war dort mit ihrem Pferd hin geritten – auf ihrem Komet quer durch den Pfaffenwinkel.

»Die lebt heute in Hawaii, hat den Kindsvater, einen Soldaten, der nach dem Krieg hier stationiert war, geheiratet.«

»Hawaii? Nicht schlecht. Dann könnte ich ihr vielleicht schreiben und sie fragen, ob sie sich an meine Mutter erinnert?«

»Das war schon, bevor du zu uns gekommen bist.«

»Ach so.« Eva fiel der Ahnenforscher ein, und sie erzählte davon.

»Was? Wie viel verlangt der?« Betzi riss die Augen auf.

»Siebzig Mark in der Stunde«, wiederholte Eva, »plus Spesen. Aber erst braucht er alles, was wir haben. Schriftlich.«

»Das wäre ja noch schöner. Wenn, dann kriegen wir das

selbst hin und auf eigene Rechnung. Schauen wir zuerst, was die vom Amt wissen. Hast du deinen Ausweis und die Geburtsurkunde dabei, Frau Sattler?« Eva nickte, ihre Leinenumhängetasche lag neben Betzis auf der Rückbank.

»Moment mal. Du weißt schon, dass ich geheiratet habe?«

»Meinst du etwa, mir ist die schlechte Laune vom Wickerl entgangen? Ich sag dir nur eines, Engelchen, um die Feier kommst du nicht drumherum.«

Direkt vor dem Rathaus hielt Oma, und sie stiegen aus. Eva zog ihr Shirt über den Kugelbauch und straffte sich. Vielleicht würde sie gleich mehr erfahren. Und vielleicht war auch etwas dabei, was schwer auszuhalten wäre. Doch keine Wahrheit konnte so schlimm sein wie eine Vermutung, eine Ahnung oder ein ständiges Sich-Fürchten vor etwas, das man nicht wissen sollte.

Heute wegen Betriebsausflug geschlossen, stand an der Eingangstür.

»Und jetzt?« Damit hatte Betzi nicht gerechnet.

Eva überlegte. »Wir könnten nach Wessobrunn fahren, wo meine Großmutter, also meine biologische Großmutter, geboren ist. Das Gut, oder was davon noch steht, wollte ich mir sowieso mal anschauen. Oder wir gehen dort auf das zuständige Einwohnermeldeamt. Vielleicht wissen die was.«

Betzi schaute auf ihre silberne Armbanduhr, die sie nur zum Ausgehen anlegte. Im Salon und zu Hause dirigierten die Wanduhren, die Ludwig aufzog, die Zeit. »Ob wir das heute noch schaffen? Es ist schon kurz vor elf.«

»Wir versuchen es, und dann gehen wir irgendwo Mittagessen. Wie wär das?«

Das letzte Stück, den Wessobrunner Berg hinauf, glaubte Eva schon, sie müsste aussteigen und das Goggal schieben, so quälte es sich die Kurven hinauf. Vierzig Minuten später war es geschafft. Sie parkten an einem Gasthof oberhalb der ehemaligen Klostermauer, und Betzi drängte, sofort ins Rathaus zu gehen. Eva schaute über die Dächer des hufeisenförmigen Gebäudes und spürte ein Grummeln im Bauch, das diesmal ausnahmsweise nicht die Kinder verursachten. Hier war sie verwurzelt, irgendwie konnte sie das spüren. Betzi und sie nahmen eine Abkürzung über die Straße und liefen durch eine Baumgruppe von uralten Linden. Eva hakte Betzi unter und half ihr über die Wurzeln, die sich wie Fangarme über die Lichtung spannten. Nicht dass Betzi, die nur ihre hochhakigen Schlappen trug, vor lauter Eile noch stolperte. Was für ein herrlicher Duft. Eva sog ihn tief in sich ein. Ob eine davon die tausendjährige Tassilolinde war? Sie sah sich um.

»Komm, es ist schon kurz vor zwölf. Gleich stehen wir wieder vor verschlossenen Türen.« Betzi wollte sie weiterziehen.

»Schau mal, das ist doch was für dich.« Vor einem Stamm, im Schatten einer mächtigen Krone, stand ein großer Stein, in den das Wessobrunner Gebet gemeißelt war. Anno 814. Die Zeilen darunter waren unverständlich. Schade, dass Eva keine Kamera dabeihatte, und zum Abschreiben ließ ihr Betzi keine Zeit. Sie musste mit Milo noch mal herfahren, hier würde es ihm bestimmt auch gefallen, von Motiven wimmelte es jedenfalls nur so.

Der Frau im Amt, die laut Schild Agnes Bärbichler hieß, war anzusehen, dass sie nicht mehr mit Besuchern gerechnet hatte. Schwerfällig erhob sie sich hinter einem hohen Pult und kam auf sie zu. Ihr Mund war kaum mehr als ein Gedankenstrich, »Was kann ich für Sie tun?«

»Mein Name ist Eva Sattler, gebürtige von Quast, aber ich wurde adoptiert und hieß bis vor kurzem Eva Klein.« Sie war selbst erstaunt, wie sie auf die Schnelle ihr Leben zusammenfassen konnte. »Ich bin auf der Suche nach meiner biologischen Mutter, beziehungsweise meiner Verwandtschaft, also den von Quasts.«

»Ja, und?«

»Den Vorbesitzern von Dreisonnenquell.«

»Dreisonnenquell?« Erneut schaute die Frau an ihr vorbei.

Eva folgte ihrem Blick, glaubte eine Landkarte oder einen Dorfplan zu finden, doch über dem hohen Büroschrank hing bloß ein Katzenkalender und eine Uhr. Noch drei Minuten.

»Ich rede von dem ehemaligen Kloster nebenan.« Sie wusste nicht, zu welcher Seite das Fenster hinausging und in welche Richtung sie deuten sollte. »Es war Anfang des Jahrhunderts ein Gut, und dort ist meine Großmutter geboren und aufgewachsen, eben die Anna von Quast. Ich würde gerne wissen, ob sie noch lebt oder ob es zu meiner Mutter Helene von Quast etwas gibt. Eine Adresse vielleicht?« Sie legte ihren Ausweis und alle Dokumente vor.

»Adoption, sagten Sie? Dafür sind wir nicht zuständig, da müssen Sie sich an das Amt wenden, wo Sie adoptiert worden sind.«

»Ja, das wollten wir, aber das hat heute geschlossen. Deshalb sind wir zuerst zu Ihnen gefahren«, erklärte Betzi aus der Ecke, wo sie auf einem Stuhl mit den Beinen wippte. Eva stützte sich auf dem Tresen ab, der offenbar die Beamten vom Volk abschirmen sollte. Sie war etwas außer Atem, und die Kinder drückten auf ihre Blase, aber diese drei Minuten musste sie noch überstehen, selbst wenn sie sich in die Hose machte.

»Ich habe gleich Mittagspause, deshalb schlage ich vor, wir vereinbaren einen Termin. Bis dahin kann ich die Sachen für Sie raussuchen, falls es welche gibt.«

Noch zwei Minuten. »Und wie wäre es mit jetzt, Frau Bärbichler?« Eva wankte rückwärts zum zweiten Stuhl und ließ sich mit gespreizten Beinen nieder. »Ich weiß nicht, ob ich noch mal den weiten Weg bis hierher schaffe.« Noch hatte sie verschwiegen, wo sie wohnte.

Die Frau lugte über den Tresen und riss die Augen auf, anscheinend bemerkte sie erst jetzt, dass Eva hochschwanger war. »Was ist, was haben Sie?«

Zu viel gegessen hätte sie am liebsten erwidert und tätschelte ihren Bauch, um die Kinder von ihrer Blase wegzubewegen. Anscheinend spielten sie gerade *Empompie Kolonie Kolonastik*, klatschten und traten dabei von innen gegen die Bauchdecke.

»Sie sehen doch, wie es meiner Enkelin geht. Also, bitte.« Mit einem Seitenblick versicherte sich Betzi, dass alles noch im Rahmen beziehungsweise im Bauch war. Dann holte sie eine Banane aus ihrer Handtasche und streckte sie der Frau entgegen. »Hier, gegen Ihren ersten großen Hunger.«

»Tut mir leid, die darf ich nicht annehmen.« Bärbichlers schmaler Mund zuckte. »Aber von mir aus. Warten Sie. Von Quast, haben Sie gesagt?« Sie öffnete einen Schrank, zog ein Hängeregister heraus und blätterte darin, schob den Schrank wieder zu.

Eva atmete kurz ein und lange und laut aus, um sich abzulenken.

Die Frau schaute zu ihnen herüber. »Einen Moment. Seit der Renovierung haben wir noch nicht alle Akten wieder eingearbeitet, ich geh schnell in den Keller.« Aus ihrem Schreibtisch holte sie einen Schlüsselbund, und im selben Moment begannen die Kirchenglocken zu läuten.

Gab es da nicht einen Western mit Gary Cooper, der Zwölf Uhr mittags hieß? High Noon. »Wo ist die Toilette bitte?« Eva hielt es nicht mehr aus.

»Rechts, die zweite Tür. Kommen Sie mit.« Frau Bärbichler begleitete sie hinaus, lief dann die Stufen nach unten, blieb auf dem Treppenabsatz stehen, blickte noch mal zurück, als befürchtete sie, dass Eva gleich im Flur mit Wehen zusammenbrach.

»Lass sie bitte was finden«, murmelte Eva, als sie endlich auf dem Klo saß, »und etwas, über das ich mich freuen kann.«

Der tägliche Wahnsinn kann beginnen, ich bin wach, hatte jemand mit schwarzem Stift auf die Tür geschrieben.

Es dauerte, bis Frau Bärbichler wieder auftauchte. Betzi und Eva hatten sich solange die Banane geteilt. »Schon zwanzig nach zwölf. Meinst du, ihr ist was passiert?«

»Oder sie ist einfach durch die Hintertür abgehauen und lässt uns hier sitzen.« Betzi zuckte mit den Schultern.

»Sie haben Glück.« Da war Agnes Bärbichler wieder. Keuchend hielt sie etwas in der Hand. »Der Ordner mit Q war leer, aber mein Vorgänger hat etwas zu dem Unfall aufgehoben. Weil's bei uns passiert ist.«

»Ein Unfall? Darf ich mal sehen?« Eva meinte mit einem

Mal, tausend Ameisen säßen unter ihrer Haut, ihr wurde schlecht, und plötzlich war da wieder dieser Brandgeruch, ein Teil ihrer Erinnerung, mit dem sie sich schon abgefunden hatte. Doch nun war er so stark wie nie. Sie glaubte kurz, die Frau würde die Karte nicht herausrücken. Und vielleicht wäre es auch besser so.

Frau Bärbichler zog die Büroklammer samt einem mehrfach gefalteten Papier ab und gab ihr das Stück Karton.

»Ist nicht viel, was draufsteht. Ich fürchte, das meiste wissen Sie eh schon.«

Betzi rückte ihren Stuhl näher und beugte sich zu ihr. Mit zittriger Hand hielt Eva die Karte und las:

Quast, von, Eva Gesine, geb: 12. Februar 1954

hatte jemand auf die grauen Linien mit der Schreibmaschine getippt. Die Buchstaben waren leicht unscharf und bläulich. Ein Durchschlag also. An der Seite war ein Stempel des Mütterheims Wartaweil, samt Kürzel, als hatte jemand die Angaben beglaubigt.

Gewicht bei Einlieferung am 17. Mai 1956: 11 kg;
Größe: 92 cm.
Grund der Aufnahme: Inobhutnahme nach Verwaisung.
Gesundheitszustand: bedenklich, (apathisch, Lungenödem, Atemnot, spricht nicht, evtl. geistig unterentwickelt), in ärztlicher Behandlung.
Dr. med. Lachner, Herrsching.
Name des Vaters: unbekannt
Name der Mutter: Helene von Quast, geb: 7. Januar 1918 in Kochel

```
Berufstand: o. A.
Familienstand: ledig.
Derzeitiger Wohnsitz: nach Unfall verst.
```

Hinter die Abkürzung verst. hatte jemand mit Bleistift ein Kreuz gezogen. Es glänzte silbern und hatte sich bis auf die leere Rückseite durchgedrückt, als Eva die Karte umdrehte. »Verwaisung« und »nach Unfall verstorben« – was bedeutete das? Eva strich mit der Fingerkuppe über das Kreuz, wendete den Karton wieder und las die wenigen Angaben erneut. »Doktor Lachner, den kenn ich. Dass der noch lebt!« Das war das Erste, was ihr einfiel. Warum hatte sie nicht an ihn gedacht, ihn hätte sie auch fragen können. Auf einmal gab es so viele Spuren, ein Netz aus Fäden, doch sie war blind gewesen. »Meine biologische Großmutter Anna schreibt über ihn in ihrem Tagebuch. Von ihr steht hier auf der Karte gar nichts, dabei hat sie doch nebenan gewohnt. Haben Sie nichts über sie gefunden?«

»Wie gesagt, das ist alles. Über Ihre weiteren Verwandten könnten Sie auch beim Pfarramt nachfragen, im Taufregister findet sich vielleicht was.«

Sie spürte Betzis Hand auf ihrem Arm. »Engelchen. Darf ich?« Rasch holte Oma die übergroße Brille aus der Tasche und las alles noch mal, als Eva ihr die Karte gab. Ihre Lippen bewegten sich mit jeder Zeile. »O. A. was heißt das?« Sie wandte sich an Frau Bärbichler.

»Ohne Angabe«, sagten Eva und die Gemeindeangestellte wie aus einem Mund. Was ihre Mutter nach ihrer Olympiakarriere gemacht hatte, wussten sie nicht, musste Eva denken, aber dass sie als Zweijährige geistig unterentwickelt war, das wussten sie am 17. Mai 1956 offenbar sicher. Davon und von allem anderen hatte Cordula kein Wort gesagt. Allerdings hatten die Kleins sie erst Ende des Jahres zu sich geholt. Einlieferung, damit war wohl die Abgabe im Mütterheim gemeint. Wohin sie allerdings ohne ihre Mutter gebracht worden war. Auch davon hatten ihre Adoptiveltern nichts erfahren.

»Und was haben Sie da noch in Ihrer Hand?« Eva zeigte auf das Papier mit der Büroklammer. Ein Zeitungsausschnitt, was auch sonst, schoss es ihr durch den Sinn. Alles, was sie verfolgte, wurde in der Zeitung dokumentiert.

»Es geht um den Unfall, mein Kollege hat ihn drangeheftet. So erklärt sich vermutlich auch, warum wir einen Durchschlag der Karteikarte aus Wartaweil haben. Aber ich erinnere mich auch noch daran. Das hat damals das ganze Dorf erschüttert.« Langsam faltete Frau Bärbichler ihn auseinander, zögerte, ihn Eva einfach zu geben. »Es hieß, dass zwei Erwachsene bei einer Gasexplosion in einem Wohnwagen ums Leben gekommen sind. Die Apfel-Anna und ihre Tochter. Das Kind, das draußen im Kinderwagen geschlafen hat, wurde dabei nur leicht verletzt. Zum Glück. Waren Sie das?«

Anna

Sie wollte ihm entgegenlaufen, vielleicht schaffte sie es, ihn an der Pessenbacher Schneid abzufangen, oder schon vorher, und ihm die frohe Botschaft erzählen. Keinen Augenblick länger konnte sie es für sich behalten. Benni kehrte heim! War er das etwa schon? Nein, der Wanderer trug die bayerische Tracht mit kurzer Lederhose, so viel sie von weitem erkennen konnte. Er spekulierte hoffentlich nicht auf eine Bewirtung, dachte Anna, schnürte ihre Stiefel mit einem Fuß auf der Bank vorm Haus, ging noch mal hinein, um ihre Frisur vor dem Spiegel zu richten. Meist trug sie einen geflochtenen Zopf, der ihr weit bis über die Schultern reichte. Heute rollte sie ihre Haare ein und steckte sie mit der Holzgabel hoch, die ihr Benni zum vierundzwanzigsten Geburtstag im letzten Jahr geschnitzt hatte. Dabei fiel ihr ein, dass sie noch das Hühnergehege kontrollieren musste. Nicht dass die fünf Hennen, die momentan ohne Hahn auskamen, die Beete verwüsteten, wie es neulich geschehen war. Ein großer weißer Hund stand plötzlich neben ihr und hechelte sie an. Es war Russi, und an der Leine führte er Franz Marc. Oder war es umgekehrt?

»Sie halten Hühner, Fräulein von Quast, und eine gelbe

Kuh haben Sie auch?« Er zeigte auf Tossa, die in ihrem Weidestück graste.

»Gelb? Für mich ist sie grau, mit ein bisschen schwarz und weiß um die Ohren.«

»Gelb ist für mich die Farbe des Weiblichen und der Lebensfreude, deshalb. Wie prächtig alles gedeiht, ich dachte, das Paradies hier oben kann man nicht schöner machen, aber Sie haben es geschafft. Grüß Gott!« Er zog den breitkrempigen Filzhut mit der Fasanenfeder vor ihr, und sie schüttelte ihm die Hand, freute sich aufrichtig, ihn wiederzusehen, nach so langer Zeit. Marc setzte den schweren Rucksack ab, aus dem eine Staffelei ragte. »Es tut mir leid, dass ich nach Ihrer netten Post nicht noch mal zurückgeschrieben habe, aber ich dachte mir, ich besuch Sie einfach mal wieder, und hier bin ich.«

Zu gern hätte sie sich länger mit ihm unterhalten, aber heute ging es nicht. Sie war in Eile, noch dazu sah es nach Regen aus. Rasch schnappte sie sich ihren violetten Topfhut vom Haken und band sich die Strickjacke um. »Leider muss ich fort. Meinen Mann abholen.«

»Oh, Sie sind verheiratet? Herzlichen Glückwunsch.«

»Danke. Gehen Sie ruhig für eine Brotzeit hinein, falls es draußen ungemütlich wird. Sie kennen sich ja aus. Es dauert ein paar Stunden, bis ich zurück bin.« Und schon lief sie los, musste sich immer wieder bremsen, damit sie nicht stolperte. Nicht auszudenken. An der Felswand entlang und dann über die Schneid und weiter die Stufen hinab, die Benni fast jedes Jahr erneuern musste, wenn sie der Schnee wegriss. Sie entdeckte ihn, zwischen den Kiefern, die den Trampelpfad säumten. So wie vor zwei Jahren, als er wieder aufgetaucht war, nur dass er damals von der anderen Berg-

seite, von der Jachenau heraufgestiegen war. Nun hielt sie nichts mehr. Sie rannte, sprang über die Rinnsale, Wurzeln und Steine und breitete die Arme aus. »Benni!« Er fing sie auf, drehte sich mit ihr, drückte sie an sich. »Ich ...« Sie war außer Atem. »Wir ... Du und ich, wir kriegen ein Kind.«

»Wirklich?« Er freute sich genauso wie sie. Sie umarmten und küssten sich, setzten sich auf einen umgestürzten Baumstamm, ließen die Beine baumeln, hielten sich einfach bei den Händen und schauten über die Täler und Gipfel. Der Ostwind hatte die Regenwolken wieder vertrieben. Die Sonne schien herab. Was für ein Glück, dachte sie nur, was für ein großes Glück ist mir vergönnt.

»Und wann, also wann werden wir Müetti und Ätti?«, fragte Benni. Eltern auf Schweizerdeutsch, das gefiel Anna.

»Ich weiß nicht genau, aber ich glaube, dass es in unserer letzten Nacht passiert ist, und dann wäre es im Februar so weit.« Sie betrachtete ihn. »Was ist? Was hast du?« Er wirkte hagerer als zuletzt, hatte deutlich mehr Schatten unter den Augen. »Ist es wegen deiner Arbeit? Musst du bald wieder zurück?«

»Ich weiß nicht, ob du es schon gehört hast, aber Deutschland hat Russland den Krieg erklärt.« Benni nahm den Rucksack von den Schultern und zog einen Umschlag heraus. Es war ein amtliches Schreiben. Ein Gestellungsbefehl. Angesichts der drohenden Mobilmachung im Kaiserreich wurden sämtliche Eidgenossen zur Landesverteidigung an die Schweizer Grenze beordert.

Eva

Jetzt hatte sie Gewissheit, und es gab keine Hoffnung mehr, dass sie ihre Mutter oder Großmutter kennenlernte. Wo waren sie begraben? Wer hatte sie als Kind gerettet und in das Heim gebracht? Viele Fragen waren noch offen, und weitere würden sich auftun, da war sie sich sicher. Aber jetzt fehlte ihr die Kraft, sie zu stellen. Überhaupt dauerte es, bis sie das Ganze verinnerlicht hatte. Ein Unfall. Eine Gasexplosion und puff. Fort waren sie. Wie versprochen, ging sie mit Betzi zum Essen, und dann fuhren sie zurück nach Murnau, mehr oder weniger schweigend. Eva ruhte sich eine Stunde auf dem Sofa im Wohnzimmer aus, fiel in einen traumlosen Schlaf, bevor sie zurück nach München fahren wollte. Die Kleins ließen sie nicht selbst fahren. Ludwig bot an, sie mit dem Käfer nach Obermenzing zu bringen. Er würde dann mit dem Zug zurückfahren. Dankbar nahm sie an, beteuerte mehrmals, dass es ihr gut ginge. Sie war nur erschöpft und auf merkwürdige Weise auch erleichtert, dass es war, wie es war. Endlich hatte sie die Erklärung, warum keine der Quast-Frauen nach ihr gesucht hatte. Noch dazu war sie nicht einfach wegegeben worden, weil sie ihrer Mutter zur Last gefallen war oder weil sie vielleicht nicht geliebt wurde, sondern in der Not, weil niemand gewusst hatte, wohin mit ihr. »Kommt ihr zu unserer Ladeneröffnung?« In Obermenzing angekommen, bedankte sie sich bei Ludwig fürs Heimbringen und zog noch ein paar Einladungen aus dem Handschuhfach, die hatte sie eigentlich im Friseursalon auslegen wollen.

»Wann ist das noch mal?« Bevor er die Handzettel einrollte, schaute er aufs Datum. »Am einunddreißigsten?«

Eva nickte. »Ihr könnt auch erst nach Feierabend kommen, wir sind bestimmt noch bis spät abends in Pasing und feiern. Ich würde mich sehr freuen.«

»Aber der Juni hat doch nur dreißig Tage.«

»Was, ehrlich?«

»Kennst du den Trick nicht mehr, wie man sich merkt, welcher Monat wie viele Tage hat?«

»Mit den Handknöcheln und den Knöchelzwischenräumen?« Eva überprüfte es rasch. Vom kleinen Finger angefangen für Januar, einunddreißig Tage, weil ein Knöchel zu spüren war, daneben Februar, logisch, achtundzwanzig, eine Kuhle. Der März, ein Knöchel, einunddreißig, und weiter bis zum Juni, der vor dem letzten Knöchel unterm Zeigefinger lag. Eine Kuhle, also bloß dreißig Tage. »So ein Mist.«

»Vielleicht macht es die Leute umso neugieriger«, wandte Ludwig ein, »und sie stehen schon am dreißigsten vor eurer Tür Schlange.« Hoffentlich hatte er recht, dachte sie, begleitete ihn noch zur Bushaltestelle. Zu Hause angekommen, leerte sie den Briefkasten und ging hinein. Sie rief laut hallo, wie sie es immer tat, wenn sie die Haustür öffnete. Keiner antwortete, alle, bis auf Milo, dessen Fototasche und Schuhe im Eingang lagen, schienen ausgeflogen. Sie suchte nach ihm und vermutete ihn unterm Dach, in seiner selbst eingerichteten Dunkelkammer, die eigentlich zum Speicher gehörte. Das Bitte-nicht-stören-Schild hing an der Klinke. Sie klopfte.

»Moment, Kleineva, ich komm raus.« Er nannte sie noch immer so. Sie setzten sich in sein Zimmer, und er hörte sich an, was sie erlebt hatte.

Es dauerte eine Weile, bis Eva all die losen Gedanken in eine Reihe gebracht hatte, sie sprang beim Erzählen hin und her, fügte ein, dass Ludwig sauer gewesen war, weil sie ohne ihn geheiratet hatten.

»Das zeigt doch nur, wie sehr er dich liebt«, sagte Milo, ansonsten unterbrach er sie nicht, auch wenn er bestimmt selbst genug Dinge im Kopf und sie ihn bei seiner Laborarbeit unterbrochen hatte.

»Sie sind tot«, sagte sie abschließend und lehnte sich an ihn. Sollte sie traurig sein und weinen? Auch wenn es wahr war, fühlte es sich unwirklich an, wie etwas in der Ferne, das nichts mit ihr zu tun hatte. Immerhin wusste sie nun, wo sie herkam und warum sie in einer anderen Familie gelandet war. »Allerdings würde ich schon gerne wissen, warum Anna von Quast mit meiner Mutter zusammen in einem Wohnwagen auf Dreisonnenquell war und ich allein draußen geblieben bin. Und noch vieles mehr, wie sie gelebt haben, wie sie sich verstanden haben. Und wieso bin ich in West-Berlin geboren? Hat meine Mutter nach 1936 weiterhin dort gelebt oder auf Dreisonnenquell? Ich weiß ja nur was von der Zeit auf der Alm, aus Annas Tagebuch, als meine Mutter noch ein Kleinkind war. Was haben sie danach und später im Zweiten Weltkrieg erlebt?« Schneller als gedacht, taten sich neue Fragen auf. Dabei hatte Eva gehofft, eine endgültige Antwort zu erhalten, oder zumindest eine, die ihr erst mal Ruhe verschaffte, um vielleicht mit ihrer Herkunft ins Reine zu kommen.

»Dazu habe ich was«, sagte Milo. »Aber ich weiß nicht, ob das jetzt nicht zu viel für dich ist.«

»Zu meine Mutter?« Ihr fiel ein, dass er jemanden wegen der Olympiade befragen wollte. »Hat dein Germanistik-Freund was gefunden?«

»Nicht zu deiner Mutter, aber zu deiner Großmutter. Der Konni arbeitet in der Gedenkstätte vom KZ in Dachau, hilft dort beim Aktensichten und -zusammentragen. Er war heute früh kurz da und hat mir meine Kamera zurückgebracht, die ich ihm geliehen habe. Darauf soll was sein.«

Eva wusste in der Tat nicht, wie viel sie heute noch ertragen konnte. Andererseits war sie neugierig.

»Ich bin gerade beim Entwickeln, hab mir die Sachen schon als Negative unter der Lupe angeschaut. Wenn es dir lieber ist, kann ich sie dir aber auch später zeigen«, schlug er vor.

»Nein, es geht schon. Lieber jetzt gleich.« Mit der Wirklichkeit würde sie zurechtkommen, es war die Scheinwelt, die ihr zu schaffen machte. Dennoch fürchtete sie sich. Was erwartete sie? Fotos von Gräueltaten, von den Leichenbergen, die die Alliierten nach der Befreiung des KZs gefunden hatten, oder Fotos von Überlebenden? Auf welcher Seite hatte Anna von Quast gestanden? War sie eine der Wärterinnen gewesen, oder war sie inhaftiert worden? Bevor Eva sich noch mehr zusammenphantasierte, folgte sie Milo in die Dunkelkammer, wo er das rote Licht anknipste. Der vertraute Chemiegeruch hing im Raum. Ein paar Fotos trockneten bereits auf der Wäscheleine. Das waren aber seine Motive, Porträts und Schnappschüsse. Seit er von der

Schwangerschaft wusste, hatte er jede Woche eine Aufnahme von ihr vor einer weißen Wand gemacht. Eva und ihr Bauch im Profil – um zu dokumentieren, wie er wuchs. Auch ein paar Nacktaufnahmen waren dabei, und sie war froh, dass er den Film zu Hause entwickelte und nicht im Fotoladen. Sie hatte sich insgesamt verändert, fiel ihr beim Betrachten auf, war fülliger geworden, hatte mehr Busen, aber auch gesünder sah sie aus, strahlte vor Lebensfreude. Sie schaute Milo zu, wie er das erste Negativ auf einem Fotopapier vergrößerte und durch das Entwicklungsbad zog. Wo vorher ein weißes Blatt gewesen war, zeigten sich nach und nach Grautöne. Eva versuchte, etwas zu erkennen. Sie war erleichtert, dass bloß ein Schriftsatz erschien, ein Formular, in dessen Mitte etwas mit der Maschine geschrieben worden war, samt Reichsadlerstempel und Unterschrift. Milo zog die Vergrößerung durch das Stoppbad, fixierte es in der dritten Wanne und hängte es auf die Leine. *Geheime Staatspolizei* las sie in großen schwarzen Buchstaben links oben. *Staatspolizeistelle München* kleiner darunter. Zwei Konten waren auch angegeben, eins von der Reichsbank, das andere ein Postscheckkonto, und dann war da noch ein Geschäftszeichen. Selbst Verbrechen hatten ihre deutsche Ordnung. Es war eine Bescheinigung vom 13. April 1945, jemand hatte das vorgedruckte *München* mit lauter kleinen Xen übertippt und *Dachau* darübergeschrieben. Sogar eine Fernsprechnummer war angegeben.

Zur Vorlage beim Wirtschaftsamt und sonstigen Behörden wird bescheinigt, daß Frau Anna Gesine v. Q u a s t, geb. 24. 8. 1889, in Wessobrunn, vom 16. 10. 1944 bis heute im KL Dachau, Außenstelle der DVA als botanische Malerin und Laborassistentin diente und hier an der Gemeinschaftsverpflegung teilgenommen hat. Sie wurde heute auftragsgemäß nach Wessobrunn, Kr. Weilheim-Schongau, entlassen und hat sich bis auf weiteres, dort aufzuhalten.

Unterzeichnet war das Ganze von einem Kriminalsekretär und von der geheimen Staatspolizei abgestempelt.

»KL für Konzentrationslager.« Eva versuchte, die Abkürzungen zu entschlüsseln. »Sie war also als Angestellte dort?«

»Sieht so aus.« Milo belichtete weitere Papiere und zog sie durch die Bäder.

»Aber warum lief das über die Gestapo? Und was heißt DVA?«

»Deutsche Versuchsanstalt für Ernährung und Verpflegung, das hat mir Konni erklärt. Das war eine Firma der SS, die mit Heilkräutern forschte. Damit wollte Heinrich Himmler die Deutschen vom Import ausländischer Gewürze, wie Pfeffer oder Vitamin C, unabhängig machen, man wollte es selbst herstellen.«

»Vitamin C? Aus was?« Eva kannte sich mit der Zusammensetzung von Ascorbinsäure aus, die mit ihren Derivaten unter der Bezeichnung Vitamin C bekannt war – lebenswichtig, besonders in Kriegszeiten, um zum Beispiel Skorbut zu verhindern.

»Aus Hagebutten und Sanddorn, aber im KZ hauptsächlich aus Gladiolen, hat der Konni gesagt. Für die Häftlinge, viele davon Geistliche und Juden, war es die reinste Folter. Unter schlimmsten Bedingungen, bei Wind und Wetter, wurden sie gezwungen, eine Plantage zu errichten.«

»Und mitten darunter meine Großmutter? Erinnerst du dich, was Herr Flüh über Himmlers Naturkostprojekt gesagt hat? Dann gab's das wirklich.«

Milo hängte weitere Fotos auf. Eins zeigte mehrere langgestreckte grasbewachsene Erdhügel, die vorn zwei Fenster und eine Tür hatten. »In Dachau waren hauptsächlich Männer inhaftiert, Frauen wurden zur Dynamitproduktion nach Kaufering gebracht. Vernichtung durch Arbeit war aber auch hier das Motto. Sie mussten in solchen Erdhütten schlafen. Zur Tarnung, falls feindliche Flieger das Areal entdeckten. Der Konni hat die Karteikarten aus der ehemaligen Schreibstube durchgeschaut und das hier fotografiert.« Das andere Bild zeigte noch mal ein Dokument, diesmal eine Karteikarte. Wieder der Name ihrer Großmutter und ihre Adresse in Wessobrunn, dazu mit einer Nummer versehen und dem Datum ihrer Inhaftierung. Am zehnten August 1944. Also hatte sie zwei Wochen Zwangsarbeit leisten müssen, bevor sie in Himmlers Kräutergarten verlegt wurde.

Milo führte Eva aus der Dunkelkammer in sein Zimmer, wo sie sich auf sein Bett legten, Arm in Arm. Sie musste das alles erst mal verkraften. Ihre Mutter schwamm für die Nazis, ihre Großmutter war im KZ gewesen. Was würden sie als Nächstes entdecken, wenn sie weitergruben? Ihr Blick fiel auf die Post, die sie vorhin auf Milos Schreibtisch gelegt hatte. Ein Brief ihrer Vermieterin lag darunter, adressiert an sie. Bisher hatte sie noch nie mit der älteren Dame persönlich zu tun gehabt, da alles über einen Makler gelaufen war. Eva riss den Umschlag auf.

Sehr geehrte Frau Sattler,
Sie haben geheiratet, wie mir zu Ohren gekommen ist, meinen Glückwunsch. Allerdings dachte ich, dass Sie das bereits gewesen wären, als Sie sich, zusammen mit Ihrer Freundin Maja Pellkofer um mein Haus bewarben. Wie ich nun darüber hinaus erfuhr, wohnen aber nicht nur Sie und ihre Lebenspartner in der Benderstraße vier, sondern es scheint ein ständiges Kommen und Gehen zu sein, so dass auch die Nachbarn darunter leiden. Auch werden illegale Substanzen konsumiert, was ich auf meinem Grundstück nicht dulden kann. Deshalb sehe ich mich gezwungen, Ihnen zu kündigen. Da die Miete bisher aber immer pünktlich bezahlt wurde und Sie in anderen Umständen sind, wie ich aus sicherer Quelle erfuhr, gebe ich Ihnen eine Kulanzzeit bis gezum 1. Januar 1978. Bis dahin müssen Sie das Haus geräumt haben. Mein Makler, Herr Schneider, wird Sie im Laufe des nächsten Halbjahres besuchen und etwaige von Ihnen und Ihren Mitbewohnern verursachte Schäden begutachten und Sie zur Reparatur bis zum obigen Datum auffordern. Sind die Schäden bis dahin nicht behoben, bin ich gezwungen, die Kaution einzubehalten.
Mit freundlichen Grüßen
Karmin Kirner

Anna

Es roch nach Farbe, als sie die Alm erreichten. Alle Freude schien gedämpft, wie würde es weitergehen? Franz Marc war fort. Auf dem Tisch in der Fensternische lag ein großes Heft, das *Der Blaue Reiter* hieß. Der Almanach. Anna strich darüber und blätterte ihn auf. In Seidenpapier eingewickelt und mit Karton verstärkt, fand sie das Hinterglasbild darin, zusammen mit einem Brief:

Liebe Anna,
da ich nicht weiß, wie Sie als Ehefrau heißen, erlaube ich mir, Sie beim Vornamen zu nennen. Ich danke für die Leihgabe. Auf Seite 12 sehen Sie das Winterbild, zusammen mit meinem Beitrag über das Epochale in der Kunst, wie es nun jeder, der unseren Almanach kauft, studieren wird. Ich möchte Ihnen ein weiteres Geschenk dalassen, zur Hochzeit. Falls Ihnen mein Gemälde missfällt, zögern Sie nicht und überstreichen Sie es. Wir werden uns vermutlich eine Zeitlang nicht wiedersehen, der Kaiser ruft seine Soldaten. Auch ich rücke ein, auf dass ganz Europa gereinigt aus diesem Krieg hervorgeht. Bleiben Sie gesund und glücklich.
Auf Wiedersehen.
Ihr Franz Marc

An der Wand hinter der Töpferscheibe entdeckte sie sein Geschenk. In grünblauer Farbe, die sich nur schwach vom Kalk abhob, hatte er eine Hirschkuh, die einem Hirschen folgte, gemalt.

»Sehr genau beobachtet und getroffen.« Auch Benni war beeindruckt. »Aber ist es in der Natur nicht genau umgekehrt? Der Hirsch stellt der Hirschkuh nach?« Anna war nicht nach Scherzen zumute, sie wusste gar nicht mehr, was sie fühlen sollte.

»Wo ist eigentlich Humboldt?« Seit Franz Marc mit Russi aufgetaucht war, hatte sie ihn nicht mehr gesehen. Nein, das stimmte nicht, er war heute noch gar nicht auf der Türschwelle erschienen, selbst nicht wie sonst üblich am Morgen.

»Ach, bei der Hitze liegt das Büsi bestimmt irgendwo im schattigen Gras.« Benni schlüpfte aus den Stiefeln und Socken, warf die Weste ab und knöpfte das Hemd auf. Noch immer stand sie wie versteinert in der Fensternische. Nun hatte sie der Krieg sogar bis hier oben eingeholt. »Komm, lass uns ein wenig ausruhen, und danach besprechen wir alles.« Er zog sie zu sich auf Bett. Sie klammerten sich aneinander, küssten und liebten sich.

Anna wollte Benni nicht loslassen, kein Stück von ihm abrücken. »Was, wenn du hierbleibst oder dich in den Bergen versteckst.«

»Wenn sie mich finden, werde ich wegen Befehlsverweigerung erschossen, da kennen meine Landsleute kein Pardon. Nein, der Spuk dauert bestimmt nicht lange, und ich bin schneller zurück, als wir jetzt darüber nachdenken müssen. Auf der Fahrt habe ich gehört, dass manche davon ausgehen, dass der Krieg bis Weihnachten dauert. Auch dein

Franz … Also, der Herr Marc klingt so, als würde er denken, dass die Sache sich bald wieder beruhigt. Außerdem sind wir Schweizer den Deutschen seit dem Kaisermanöver vorletztes Jahr wohlgesonnen. Wir sind und bleiben neutral. Viel wichtiger ist doch, ob du so lange allein zurechtkommst? Ich meine, unter diesen neuen Umständen?« Er streichelte ihren nackten Bauch, und Anna legte ihre Hand auf seine.

Ein paar Stunden später war Benni wieder fort. Sie hatten noch zusammen gegessen und seinen Rucksack gepackt, sie würden sich schreiben, falls das möglich war, zur Not würde Anna Friesenegger bestechen. Der Hausierer kannte bestimmt jemanden, der ihre Post über die Grenze schmuggelte. Eine Zeitlang saß sie in der Fensternische, blätterte im *Blauen Reiter*, las ein paar Beiträge. Dabei fiel ihr auf, dass keine einzige Künstlerin vorgestellt wurde. Wo waren sie? Wo war zumindest Marcs Freundin Gabriele Münter, von der er so geschwärmt hatte? Angeblich sollte der Almanach so fortschrittlich sein. Wo blieb die Gleichberechtigung in der Kunst? Tossas Muhen drang zu Anna durch. Die Kuh graste auf einer eingezäunten Weide. Zeit, sie zu melken und die Hühner zu füttern, und auch alles andere zu tun – das würde sie ablenken. Hoffentlich hatte Benni recht, und er wäre bald wieder bei ihr, dachte sie dabei. Nachdem sie die Milch ins Haus getragen und das Melkgeschirr gespült hatte, fragte sie sich erneut, wo Humboldt steckte. Sein Schälchen Milch am Abend ließ sich der Kater sonst nie entgehen. Der Himmel färbte sich glutrot, kleine Wolkenschlieren schwebten über den Berggipfeln. Anna spazierte über die Wiese und rief nach dem Kater. Noch sah die Welt friedlich aus, und nichts ließ vermuten, dass im Tal die Männer in Horden losmarschierten. Vermutlich waren auch die Fiedlersöhne dabei. Krieg, was bedeutete das überhaupt? Noch nie hatte sich Anna damit ernsthaft auseinandergesetzt, aber alles, was sie sich dazu vorstellte, dass Menschen, aus einem anderen Land plötzlich Feinde waren, die getötet werden mussten, mit Gewehren, Bomben und auch Bajonetten, machte ihr noch mehr Sorgen. Zurück im Haus schrieb sie an Dietmar, fragte ihn, ob er bei der Kaiserlichen Flotte bereits im Kriegseinsatz wäre. Falls dem so war, hoffte sie, dass er alles gesund überstand. Von sich schrieb sie nichts, außer dass sie sehr beunruhigt wäre. Auch nicht, dass sie ein Kind erwartete und dabei allein war. Was hätte ihr Stiefbruder auf hoher See auch damit anfangen können? Sie überlegte, was sie ihm sonst noch schreiben konnte, das halbe Blatt war noch leer. Dabei schaute sie immer wieder zum Fenster, ob Humboldt nicht davorsaß oder mit den Pfoten kratzte. Sie dachte an Dreisonnenquell und an den kurzen Sommer, in dem Dietmar und sie sich kennengelernt hatten. *Gezwungenermaßen, weißt du noch? Wie geht's deiner Narbe, sag mal, hat sie dir damals den Fechtkampf erspart?* Sie zählte noch ein paar weitere gemeinsame Erinnerungen auf, bis hin zu ihrem Versteck in der Tassilolinde. Ihr Tagebuch, das jetzt ihr Tonkaalmbuch war und bald vollgeschrieben, so dass sie auf die Ecken und Ränder ausweichen musste, wenn sie etwas beim Durchlesen ergänzte. Dietmar hatte es damals gerettet. Es war finster, als sie zu Bett ging, Bennis Duft einsog, der noch im Kissen hing. Ach, wenn alles doch nur ein Traum wäre, dachte sie noch, aus dem sie schweißgebadet, aber dann doch wieder in der richtigen Welt, in der, die sie sich erhofft hatte, erwachte.

Weiterhin keine Spur von Humboldt, hielt sie im Tonkaalmbuch fest. Am nächsten und auch am übernächsten Tag nicht. Es war nicht ungewöhnlich, dass der Kater länger fortblieb, manchmal streunte er umher, wie es seine Art war, und einmal hatte ihr der alte Fiedlerbauer gesagt, dass er sogar bis bei ihnen unten auf der Alm gewesen war. Doch bisher war er jedes Mal zurückgekehrt. Anna suchte überall, ging auch in Gedanken jeden Platz durch, wo er sich verkrochen haben könnte. Hoffentlich war er nicht verletzt und starb irgendwo allein? Nicht auch noch er, dachte sie, das würde sie nicht verkraften. Bis zum Rabenkopf stieg sie hoch, setzte sich an das verkohlte Wetterkreuz, und auch zur Fiedleralm ging sie hinab. Die war bereits verbarrikadiert, die Fensterläden geschlossen. Normalerweise blieben Meta und Paul bis September auf der Alm. Hatten sie die Kühe bereits ins Tal getrieben? Doch da hörte sie die Glocken, im Wald, wo sie sich damals an ihrem ersten Tag verirrt hatte und auf Paul getroffen war. Ein Mann stapfte über die Buckelwiese. Es war Friesenegger. Seine Kraxe war diesmal nicht ganz so voll beladen wie sonst, aber schon auf dem Weg konnten sie besprechen, was Anna auf dem Herzen lag. Selbstverständlich würde er sich um ihre Post kümmern, er hätte Verwandte in St. Gallen. Wo nicht, dachte Anna. Oben angekommen schrieb er ihr die Adresse auf, an die sie ihre Briefe für Benni schicken sollte, und er danach auch seine. Sie gab ihm Dietmars Brief und auch Geld für die Marken.

Er winkte ab. »Feldpost, vielmehr Schiffspost, so viel ich sehe, kostet nichts, und soll portofrei an jeden Kriegsschauplatz zugestellt werden.« Diesmal bezahlte er ihr mehr für ihre Töpferwaren, als dass sie bei ihm einkaufte. Dafür hatte

sie noch eine Liste, auf der stand, was er beim nächsten Besuch, der schon wieder sein letzter vor dem langen Winter sein würde, mitbringen sollte.

Abgesehen von der Post, die hoffentlich nur gute Nachrichten enthielt, bat sie ihn auch um Zeitungen, damit sie auf dem Laufenden blieb. »Können Sie auch Windeln mitbringen und Kinderkleidung für Neugeborene?«, rang sie sich durch, obwohl ihr bewusst war, was sie damit vor dem alten Herrn preisgab.

»Selbstverständlich, das ist sogar eine meiner Spezialitäten. Ich werde Ihnen eine Auswahl vom Allerfeinsten mitbringen.« Er drückte ihre Hände, die sie vor Anspannung zur Faust geballt hatte.

In der Nacht schreckte sie hoch, glaubte, Regen zu hören, und hoffte wieder einmal, dass ihr Garten dem Unwetter trotzte. Sie hatte sich getäuscht. Es war still ringsum. Als sie wieder zurück auf ihr Kissen sank, spürte sie etwas Nasses auf dem Laken, eine Pfütze. Hatte es doch reingetropft? Es roch nach Blut. Rasch zündete sie die Lampe an und spürte ein Stechen im Bauch. Dann krampfte sich alles in ihr zusammen. Anna krümmte sich, hangelte sich an der Wand entlang ins Freie. Womöglich würde ihr frische Luft helfen, es war so stickig im Haus. Der Mond beleuchtete die Wiese, und neben dem Brunnen lag etwas. Ein Fuchs? Erneut wallte der Schmerz auf. Sie keuchte, hockte sich ins Gras, als etwas aus ihr herausdrängte. Zwischen ihren Beinen fing sie es auf. Etwas Kleines, das noch warm war, aber nicht mehr lebte. Keine Kaulquappe und auch kein Fisch mehr. Es war schon ein winziges Menschenkind. Anna hielt ein Ohr an seine Brust. Ob sein Herz noch schlug? Alles, was sie hörte, war ihr eigenes Herz, es pochte ihr bis in die Kehle. Auf der Wiese zusammengekauert, die Hände als Wiege, hielt sie ihr Kind weiterhin dicht an ihr Gesicht, um es zu wärmen. Sie wachte im Morgengrauen auf, spürte etwas Weiches auf ihrer Haut. Erst an ihren Fußsohlen, dann an ihren Armen, ganz nah. Es war Humboldt. Er war voller Blut, ob von ihr oder ob er selbst verletzt war, konnte sie nicht erkennen, aber anders als das Kind, atmete er noch. »Passt du bitte kurz auf?« Sie legte es neben ihn, rappelte sich hoch, holte die Notfallapotheke und auch das Deckchen, dass sie im letzten Winter gestrickt hatte. Darin wickelte sie ihr Kind ein. Dann kümmerte sie sich um den Kater, untersuchte ihn. Humboldt war stark abgemagert, hatte lauter Bisswunden unterm Fell, die sie reinigte und mit Ringelblumensalbe betupfte. Er ließ alles über sich ergehen, machte keinen Mucks und kein Miau. Rührte sich kaum, als sie ihm Milch und etwas von Bennis kostbarem Fleischvorrat brachte. Nicht auch noch du, flehte sie. Bitte! Sie schob ihm ein paar in Milch getauchte Brocken zwischen die Zähne, hielt ihm das Maul zu, damit sie drinblieben und musste ihm die Gurgel kraulen, damit er schluckte. Das tat er, einmal, zweimal. Dann wusch sie sich, weichte ihr Nachthemd ein und zog sich ihr Kleid an, band die Schürze um, als sei es ein Tag wie immer. Draußen lagen sie wie zuvor, Kater und Kind, beide dicht aneinander und eingerollt. Anna zitterte, obwohl die Sonne vom Himmel brannte. Sie zog ihre Strickjacke über, nahm eine Schaufel und hob ein Loch am Tonkabaum aus, ertastete eine Wurzel, die einer Schaukel glich, und dankte dem Baum. Sie nahm das Kindchen aus der Decke, küsste es ein letztes Mal und legte es in die bloße Erde, damit es sie spürte, so wie ihr Vater es sie gelehrt hatte, wenn sie wieder einmal außer sich war. »Papá, Mamá, schaut, das ist euer Enkel. Kümmert ihr euch bitte um ihn?«

Eva

Mitten am Tag, ob in einer Vorlesung, beim Lernen, beim Gemüseschneiden zu Hause oder beim Fastenteeabfüllen in der Apotheke, holte sie der Schmerz ein. Besonders dann, wenn sie den Geruch von Verbranntem in die Nase bekam. Sie stellte sich den Unfall vor, glaubte, ihre Mutter zu sehen, wie sie an die Wohnwagentür klopfte, hineinging und die Tür hinter sich schloss. So als hätte sie mit Anna etwas zu besprechen, was nicht für Kinderohren bestimmt war. Und dann schaute sie als Kleineva aus dem Kinderwagen nach oben in den Apfelbaum, der voller Blüten war. Bienen summten, eine Hummel schwirrte so nah an ihrem Ohr vorbei, dass sie sie sprechen zu hören glaubte. Was hatten sie ihr damals anvertraut? Verstanden kleine Kinder noch die Sprache der Tiere und verlernten sie erst, wenn sie sich mit den Erwachsenen zu verständigen begannen? Wahrscheinlich bildete sie sich das nur ein, aufgrund der spärlichen Informationen, die sie besaß, reimte sie sich etwas zusammen. Meistens löste sich sowieso der Rest der Erinnerung in grellweißem Licht auf, je intensiver sie erzwingen wollte, die Lücken zu vervollständigen. Dann trieb sie die Wut an, auf einen Schlag, keine noch lebenden Blutsverwandten mehr zu haben. Im nächsten Augenblick trauerte sie um Helene und Anna und meinte zugleich, sie noch irgendwie zu spüren. Trotz allem. Betzi brauchte sie davon nichts zu erzählen, bei ihrer Frömmigkeit wusste sie, wer das war. Eva fiel es schwerer. Vielleicht war es auch die Liebe, die wie eine letzte Kraft irgendwo hängenblieb? Irgendwann, wenn sie wieder Zeit und Nerven für Neues hatte, würde sie weiterforschen. Auch die Toten konnten ihr noch einiges erzählen. Auf Dreisonnenquell oder in West-Berlin, im Tessin, auf dem Monte Verità und natürlich auch auf der Tonkaalm, die in Wirklichkeit die Staffelalm war, wie sie in Annas Tagebuch gelesen hatte. Da hinauf würde sie als Erstes steigen, sobald sie keinen Bauch mehr vor sich hertrug mit zwei Kindern drin. Vielleicht fände sie eines Tages sogar ihren biologischen Vater, wer weiß? Momentan zählte, dass sie in ihrer Gemeinschaft zusammen blieben. Nach dem ersten Schock hatte sie mit Milo beschlossen, dass sie den anderen abends im Garten von der Kündigung erzählen würden.

Rasch mähte Milo noch die Wiese mit dem mechanischen Mäher. Da er stumpf war, rupfte er mehr, als dass er das Gras schnitt. Die Luft war lau, und die ersten Mücken schwirrten umher.

»Leute, zwei schlechte Nachrichten. Welche wollt ihr zuerst hören?«, eröffnete Milo die Runde. Er klappte nun die Holzliegestühle zwischen den einzelnen Grashalmen auf.

»Fang mit der an, die ich auf nüchternen Magen besser verkrafte.« Udo, noch ohne Kamilla, brachte den Grill in Gang, ein uraltes Ding, das vom Vormieter stammte. Den Geruch von Kohle und Glut mochte Eva eigentlich nicht, doch an diesem Abend hatte er etwas Versöhnliches. So als würde eine Erinnerung auf ewig in ihrem Gedächtnis verschlossen.

Eva hielt den Zettel für die Ladeneröffnung hoch. »Fällt euch was auf?«

»Weil du nur einen in der Hand hast – ist das vielleicht der allerletzte, und ihr müsst nachdrucken?« Ecki kam mit einer Schüssel Kichererbsen-Hirse-Salat nach draußen. »Ist die Nachfrage so groß?«

»Das Datum gibt's nicht«, gab Eva die Antwort selbst. Nach anfänglichem Stirnrunzeln lachten Udo und Ecki, nur Jasmin blieb skeptisch.

»Wir wollen unseren Fliegenpilz an einem Tag aufmachen, der gar nicht existiert?« Sie und Eva wickelten auf dem Gartentisch Feta und Zwiebeln in dünne Zucchinischeiben und verschlossen sie mit Zahnstochern zu Päckchen. »Wie soll das gehen?«.

»Zauberei«, sagte Udo, eingehüllt in eine Wolke aus Feuer und Rauch. »Nee, Quatsch.« Er nahm ein Geschirrtuch und wedelte den Qualm fort, sie husteten schon alle. »Wir feiern einfach zwei Tage lang Eröffnung. Am dreißigsten Juni und am ersten Juli. Donnerstag und Freitag sind sowieso die besten Tage in der Woche zum Feiern.«

Damit waren alle einverstanden, und Eva ließ sich überstimmen. An sich gefiel ihr der Vorschlag, zumal dann auch mehr Programmpunkte unterzubringen wären, die vorher gar nicht mehr reingepasst hatten. Aber ganze zwei Tage waren eine Herausforderung, nicht nur, weil sie in wenigen Wochen entband, gegen Ende des Sommersemesters würde sie auch noch drei Klausuren schreiben müssen.

»Wir könnten doch einen roten Teppich vom Bahnhof bis zum Laden auslegen, so locken wir vielleicht Kunden an, die nicht im Viertel wohnen«, schlug Jasmin vor.

»Super Idee, aber woher willst du so einen langen Teppich kriegen?«

»Mit Kreide aufs Pflaster gemalt natürlich. Ich besorg morgen gleich eine ganze Schachtel voll. Vorausgesetzt, es regnet nicht, dann ist alles futsch.« Jasmin sprudelte wieder mal vor Ideen. »Und du, Milo, könntest unsere Gäste, die hoffentlich Stammkunden werden, mit einer Sofortbildkamera fotografieren, als wären sie echte Promis.«

»Okay, ich leih mir eine von meinem Chef, aber die Kosten für das Material müssen wir bezahlen. Polaroidfilme sind teuer.«

»Klasse Vorschlag, Jasmin.« Udo stieg mit ein. »Wir legen Verkleidungen aus, Bärte, Hüte, Brillen, Perücken und was wir sonst noch finden.«

»Wie wäre es mit einem Gutschein, für etwas, was es erst später im Laden gibt?« Ecki, der heute der Küchenchef war, und den Grillabend vorgeschlagen hatte, fädelte Gemüsestücke auf Spieße. »Beim Einlösen kaufen die Leute vielleicht dann auch mehr.«

»Kundenbindung, spitze!« Eva streute Rosmarin auf die fertigen Zucchinipäckchen und legte sie nach Udos Freigabe auf den Grill. Sie musste sich einfach mehr freie Zeit verschaffen. Ihr Mutterschutz begann zwar erst in zwei Wochen, doch gleich morgen würde sie in der Apotheke anrufen und Meitl um vorzeitigen Urlaub bitten, die Arbeit, verbunden mit dem langen Stehen, wurde ihr momentan sowieso zu viel. Außerdem sollte sie langsam damit beginnen, die Sachen für die Kinder herzurichten. Mit Nina zusammen hatte sie eine Liste erstellt. Das meiste besaß sie schon, und der Rest würde sich finden. Aber sie freute sich darauf, endlich ein gemütliches Nest einzurichten. Zwei weiche Handtücher würde sie noch kaufen, die sie vorwärmen wollten. Für die Kinder, zum Empfang. Mittlerweile konnte sie die Zwillinge ganz gut unterscheiden, wenn sie sich in ihrem Bauch bewegten. Das eine Kind hatte sich mehr oder weniger auf der rechten Seite eingerichtet, das andere turnte, so gut es in der Enge noch ging, darüber oder eher links vom Geschwisterkind herum. Als sie alle saßen, ging Eva zum weitaus unangenehmeren Teil über. »Jetzt die schlechtere der schlechten Nachrichten.« Eva zeigte den Brief der Vermieterin herum und drückte, wie zu erwarten, damit die Stimmung.

»Da steckt doch bestimmt der Flüh dahinter. Dieser Denunziant.« Ecki gab den Brief weiter.

Eva schaute nach drüben. Es dämmerte bereits, und die Straßenbeleuchtung sprang an. Ausnahmsweise lehnte ihr Nachbar nicht am Zaun. Ihr fiel auf, dass sie ihn schon länger nicht mehr gesehen hatte. »Meint ihr, wir sollten mal nach ihm schauen? Nicht dass Flüh irgendwo liegt und nicht mehr aufstehen kann?«

»Ach, der alte Griesgram hockt bestimmt vorm Fernseher und überlegt sich bei den Mainzelmännchen eine neue Schandtat«, sagte Milo.

»Doch, Eva hat recht. Mir reicht's.« Udo ließ die Grillzange fallen und stürmte über die Wiese. »Dem werd ich mal die Hämorrhoiden, oder wie die Dinger heißen, lesen.«

»Was hast du vor?« Eva hievte sich hoch, hielt ihren schweren Bauch und watschelte ihm hinterher. »Lass ihn, tu nichts Unüberlegtes, abwenden lässt sich die Kündigung ohnehin nicht mehr.« Wenigstens mit Worten versuchte sie, Udo noch zu erreichen. Doch er machte sich nicht mal die Mühe, durchs Gartentor zu gehen, sondern schwang sich über den Zaun und hastete auf die andere Straßenseite. Eva kam das Ganze wie ein Déjà-vu vor. Es war wie letztes Jahr bei der Strommastaktion. Noch dazu, wo Milo sie jetzt überholte.

Er rannte Udo hinterher. »Bleib, das bringt doch nichts.«

Ein blauer Volvo bremste, der Fahrer hupte und schimpfte. Niemand beachtete ihn. Im Gegenteil. Eva breitete die Arme aus und lotste nun auch Ecki und Jasmin wie zwei Erstklässler hinüber. Hoffentlich schafften sie es diesmal, Udo aufzuhalten. Er war bereits hinter dem Wohnblock verschwunden. »Warte, Milo«, rief sie. Nicht, dass er auch noch mit drinhing. »Lass uns erst mal vorne klingeln.« Das taten sie viermal, kein Summer ertönte, aber eine Frau mit einem Pudel auf dem Arm ließ sie ins Haus.

»Verzeihung, wo wohnt Herr Flüh?«, fragte Eva. Das Hundehalsband war aus demselben karierten Stoff wie das Haarband der Frau.

»Erster Stock rechts.« Die Pudeldame drückte sich an ihr Hündchen und dann an ihnen vorbei. Oben angekommen, klingelten sie erneut. Nichts.

»Wie's scheint, ist er ausgeflogen«, sagte Milo. »Bis er zurück ist, ist Udos Wut hoffentlich verraucht, und der Streit mit Kamilla legt sich auch.«

»Wieso, was war denn?« Eva hatte gedacht, Kamilla käme später nach.

»Zwischen den beiden kriselt es.« Das erklärte und verstärkte Udos Zorn offenbar, wie damals, als er noch in Maja verknallt war.

»Schlimm? Ich meine, ist es aus, oder ist die Beziehung noch zu retten?«

Milo zuckte mit den Schultern. »Ich weiß nur so viel, dass

das hier keine seiner Sternstunden wird. Besser, ich such ihn, bevor er sich in die nächste Scheiße reinreitet, und halte ihn auf.«

Ecki klopfte noch mal zur Sicherheit und drückte dann ein Ohr an die Tür. »Ich hör was da drinnen. Was sagen wir, wenn Flüh doch …« Gerade als Milo die Treppe hinunterspurtete, sprang die Tür auf.

Es war Udo. »Kommt, helft mir. Allein schaff ich es nicht.«

»Wieso, was hast du getan?« Milo kam die Stufen wieder hoch.

»Nichts, der Alte liegt im Wohnzimmer, wer weiß wie lange schon.« Ein widerlicher Gestank drang zu ihnen. Eine Vielzahl aus Gerüchen, die nicht nur von einem alten Mann ausgehen konnten.

»Ist er tot?« Jasmin hielt sich die Nase zu.

»Wenn Tote noch jammern, dann schon.«

»Wie bist du reingekommen?« Eva zögerte, warf einen Blick in den Flur.

»Über den Balkon. Los.«

»Und woher wusstest du, welcher seiner ist?« In dem Haus wohnten mindestens zwölf Parteien.

»Das war leicht, da wo die braune Uniform zum Lüften raushängt. Schmarrn, ich hab's nur vermutet, hab ihn dann drin liegen gesehen.« Udo dirigierte sie herein. Überall lagen Klamotten und Müll, Tüten, aus denen leere Dosen herausgefallen waren. Zerbrochene Gläser. Dazwischen ein loser Telefonhörer, der vom Apparat abgerissen worden war. »Vorsicht, wo ihr hintretet. Da liegen nicht nur Scherben. Anscheinend hat er's nicht aufs Klo geschafft.«

Eva presste ebenfalls die Hand vor den Mund und hangelte sich durch den Flur, im Gänsemarsch staksten ihr die anderen über den verschmierten Fußboden hinterher. Ein Ölbild, das eine Landschaft mit einer alten Wassermühle zeigte, hing halb aus dem Rahmen gerissen schräg an der Wand, so als hätte jemand versucht, sich daran hochzuziehen. Sie fanden Flüh auf dem Teppich. Nur in Unterhose und Hemd lag er zwischen Sessel und laufendem Fernseher. Sein Beinstumpf schimmerte bläulich wie eine Landkarte voller Flüsse.

»So, Herr Flüh, Verstärkung ist da.« Udo schaltete als Erstes den Fernseher aus, schob den niedrigen Glastisch zurück, auf dem neben leeren Bierflaschen und einer Brille lauter Medikamente lagen, und kniete sich zu ihm. »Wir versuchen, Ihnen aufzuhelfen.« Er packte ein Sofakissen, schob es ihm unter den Kopf. Flüh stöhnte auf. »Haben Sie Schmerzen? Was ist passiert?«

»Die Tischkante … bin gefallen.« Mit schlaffen Fingern klopfte er sich auf die weißen Brusthaare, die aus seinem Hemdausschnitt ragten.

»Können Sie sich ganz langsam auf den Bauch drehen und dann vielleicht in den Vierfüßlerstand?« Udo hatte als Wehrdienstverweigerer ein Jahr im Krankenhaus verbracht, er schien Erfahrung zu haben, wie man gestürzten Personen aufhalf.

Doch Flüh winselte und schrie sogar auf, als er versuchte, sich auf die Ellbogen zu stützen. »Ah, nicht vor den Damen.« Wie ein Ertrinkender streckte er einen Arm hoch.

Eva schaute sich um, schnappte sich das gestreifte Badetuch, das auf der Heizung hing und deckte ihn damit zu. Er nickte schwach, als wollte er danke sagen. »Wir rufen besser den Notarzt«, schlug sie vor. Auf den ersten Blick war zwar keine Verletzung zu sehen, doch möglicherweise hatte er innere Blutungen. Außerdem nahm er starke Herzkreislauftabletten und zusätzlich Psychopharmaka, was das Risiko erhöhte.

»Bitte nicht, Frau Sattler, die sperren mich in eine Gummizelle und lassen mich nie mehr raus.« Er keuchte und hatte die hellen Augen nur schwach geöffnet, aber er schaute zu ihr. Er wusste, dass sie nun Sattler hieß, dabei hatte sie erst vor drei Tagen das Namensschild an der Klingel ausgetauscht. »Wartet. Ich komm gleich wieder hoch. Meine Krücken brauch ich ... Die liegen auf der Kellertreppe.«

Jasmin, offenbar froh, etwas zu tun zu haben, holte sie.

»Haben Sie mit unserer Vermieterin gesprochen?« Jetzt wollte Eva es auch wissen. Flüh schwieg, umklammerte eine Krücke, versuchte, sich zu drehen und erneut aufzurichten. Sie halfen ihm dabei, so gut es ging, doch er schrie auf, als Milo ihm unter die Achsel griff.

»Ich glaub, Sie haben sich was gebrochen. Also besser nicht mehr bewegen. Keiner bringt Sie in die Psychiatrie, Sie müssen ins Krankenhaus.« Udos Wut schien verflogen. »Wo ist Ihr Telefon?«

»Kaputt«, stammelte er.

»Dann ruf ich von uns aus an.« Jasmin lief schon hinaus. Kurz darauf trafen die Sanitäter und auch ein Notarzt ein, der Flüh untersuchte, Blutdruck maß und ihm einen Zugang legte, worüber er ihm ein Schmerzmittel verabreichte, damit er transportfähig war. Sie wären die Nachbarn von gegenüber und hätten sich Sorgen gemacht, sagten sie, als sie gefragt wurden, ob jemand ihn begleiten wollte. Offenbar hielt man sie für Flühs Familie.

»Kann ich machen.« Udo erklärte sich bereit.

»Pfiati Gott und guten Abend«, sagte Flüh mit einem

schwachen Lächeln, als sie ihn auf die Trage hoben. »Und bitte nicht auf mich böse sein, Frau Sattler.« Er griff nach Evas Hand. »Ich wollte nichts sagen, aber Frau Kirner hat nicht lockergelassen und mich über Sie und Ihre Verhältnisse ausgequetscht.«

Bis Udo zurückkehrte, warfen sie den Grill, der ausgegangen war, neu an und beratschlagten beim Essen, wie es mit der WG weitergehen sollte. Sollten sie mit der Vermieterin reden und die Verhältnisse, wie es Flüh nannte, klarstellen? »Wir stehen doch zu unserer Art von Lebensgemeinschaft«, sagte Eva. »Also wird das nichts bringen. Ich hab auch keine Lust mehr, mich zu verbiegen.« Einfach ein neues Haus zu finden, war schließlich der gemeinsame Konsens, so wie sie dieses hier und auch den Laden in Pasing gefunden hatten. Dem Glück vertrauen. Warum sollte es nicht gelingen? »Und Maja? Wer sagt es ihr? Schließlich zahlt sie die Miete oder zumindest einen Teil davon«, Eva wandte sich an Jasmin, »je nachdem, was ihr ausgehandelt habt. Ich finde, sie sollte mitreden.«

»Du hast recht, das mach ich am besten gleich.« Jasmin rappelte sich aus dem Liegestuhl hoch und lief ins Haus, als hätte sie sofort eine Telefonnummer in Indien parat, wo sie Maja erreichte.

»Moment.« Eva, die auf der Gartenbank an Milo lehnte und das letzte Paprikastück vom Gemüsespieß knabberte, setzte sich auf. »Du rufst sie jetzt sofort an? Das heißt, du weißt jederzeit, wo sie sich aufhält?«

»Das nicht, aber ich hab eine Postadresse in Varanasi, wo sie als Nächstes hinfahren will, und dort kann man ihr eine Nachricht hinterlegen lassen.«

»Varanasi?«

»Der berühmte Ort, wo die Leute hinpilgern, um im Fluss zu sterben.«

»Wieso, was ist mit ihr?« In Eva loderte es, schon wieder Tod – nicht auch noch Maja.

»Mit Maja? Der geht's gut. Ich meinte, die Hindus, die pilgern an diesen heiligen Ort, um einmal im Leben im Ganges zu baden oder zu sterben. Momentan ist Maja in Sri Lanka, bis sie ein neues Visum hat und wieder nach Indien einreisen darf. Ich soll dich wie immer grüßen.«

»Bleibt sie noch lange weg? Oder hat sie überhaupt vor, jemals wieder zurückzukehren?« Sie spürte Milo, der sie besänftigen wollte, und riss sich los.

Jasmin verharrte in der halboffenen Terrassentür. »Sprich doch einfach selbst mit ihr und vertrag dich wieder.« Wie sollte das am Telefon zu schaffen sein, wo sie dauernd gestört würden, dachte Eva sofort, sie hätte so viel zu sagen, und im selben Moment wahrscheinlich auch nichts. Sobald sie Majas Stimme hörte, wüsste sie vermutlich nicht weiter. Sie war verheiratet, und sie vermisste ihre liebste Freundin, das war so und würde immer so sein. Vielleicht sollte sie sich einfach von ihr verabschieden oder es zumindest versuchen. »Gibst du mir bitte ihre Adresse, oder die von der Poststelle in Vara …, halt von diesem magischen Ort? Dann schreib ich ihr.« Diesmal nahm sie sich fest vor, den Brief auch abzuschicken. Drinnen läutete auf einmal das Telefon.

Anna

August 1914

In der Fensternische machte sie Humboldt aus einem alten Laken ein Nest und bettete ihn sorgsam hinein. Er rührte sich weiterhin kaum, aber er atmete, das war die Hauptsache. Um sich selbst kümmerte Anna sich auch, trank Frauenmanteltee, legte sich Hirtentäschel auf, was die Blutung und auch die Bauchkrämpfe stillte. Auch Humboldts Wunden heilten. Bald hob er den Kopf, wenn sie ihn fütterte, dann putzte er sich wieder, schlief aber noch dabei ein, so als fehlte ihm die Kraft fürs ganze Fell. Nach einer Woche wagte er ein paar Schritte, schaffte es zur Türschwelle, wo er die Morgenluft schnupperte. Bald begleitete er sie wieder zum Stall oder aalte sich in der Herbstsonne zwischen den Terrassen, während sie mit der Ernte beschäftigt war. Der Hausierer überreichte ihr alles Bestellte bis auf die Kinderkleidung und die Windeln. Entweder hatte er die vergessen, oder er sah ihr an, was geschehen war. Sie fragte nicht nach. Er hatte aber auch keine Nachricht von Benni und auch sonst keine Post. Dafür nahm er ihre Briefe mit und versprach ihr, im Frühjahr einen ganzen Beutel voller Antworten mitzubringen – als ob er das könnte. Der Krieg herrschte an allen Fronten, wie sie aus den Zeitungen erfuhr. In einem Rappel stopfte sie alle auf einmal in den Ofen und zündete sie an, als ob das allein schon den Frieden herstellte. Aus den Augen aus dem Sinn. Den Winter verbrachte sie mit den Tieren, unterhielt sich mit ihnen oder mit sich selbst, um das ewig kreiselnde Karussell in ihrem Kopf anzuhalten. Am besten kam sie beim Töpfern zur Ruhe, sobald die Drehscheibe rotierte, erholte sich ihr Geist. Neue Welten taten sich auf, aus denen sie sich nur zu bedienen brauchte. In ihrer Phantasie schritt sie durch Räume, Wiesen und Wälder, nahm Altbekanntes und formte es zu Neuem. Die ewig gleichen Abläufe gaben ihr auch im tiefsten Winter Halt, wenn es kaum hell wurde oder der Schnee bis zum Dach reichte und sie sich wie ein Maulwurf ins Freie graben musste. Aufstehen, einheizen, Tossa melken und auch die anderen Tiere füttern, ausmisten, kochen, sauber machen, Briefe schreiben und ihrer Kunst nachgehen, und wieder von vorne. Sie hoffte, dass Benni einen ruhigen Posten als Grenzsoldat innehatte, wo ihm nichts geschah. Frieseneggers Flüsterpost, wie sie es bald nannten, funktionierte erst im April 1915. In der Weidesaison gingen so viele Briefe wie möglich hin und her. Aus Sicherheitsgründen schrieb Benni nicht, wo er sich aufhielt, und was er tat, wichtig war nur, dass es ihm gut ging. Zumindest glaubte das Anna jedes Mal, wenn sie eine Nachricht von ihm erhielt. Schweren Herzens hatte sie ihm letztes Jahr schon mitgeteilt, dass sie das Kind verloren hatte. *Ich habe unseren Sohn unterm Tonkabaum begraben.* Daraufhin hatte sie von ihm ein ganzes Blatt voller Buchstaben erhalten, dicht an dicht, mit nur drei Worten, die sich ähnelten und sich viele Male wiederholten. ICH LIEBE DICH UND ICH LEIDE MIT DIR. Davon zehrte sie, bis sie sich hoffentlich wiedersahen. Auch Dietmar hatte geschrieben. Er sei nun auf einem der »Schwarzen Gesellen« – so würden die Torpedoboote genannt – in der Nordsee eingesetzt, um damit auf U-Boot-Jagd zu gehen.

Die Jahreszeiten mit ihrem Wachsen, Werden und Vergehen scherten sich nicht um den Krieg, der im Tal und auf See tobte. Außer durch die Nachrichten, Frieseneggers Besuche und ihre gelegentlichen Abstiege ins Tal lebte Anna davon unbehelligt mitten im Kreislauf der Natur. Im nächsten Jahr stieg der Hausierer seltener zu ihr herauf. Auch er war alt geworden, wie alt genau, verriet er ihr nicht. Aber auch die Welt mache ihm zu schaffen, sagte er. Zugleich hatte er weniger Abnehmer für ihre Töpferwaren. Jeder musste sparen, die Lebensmittel wurden rationiert. Doch Anna konnte sich selbst versorgen, hatte sogar das Saatgut vermehrt. Sie schöpfte aus ihrer Hände Arbeit und beschloss, anstelle von Gebrauchsgeschirr wieder mehr Skulpturen zu formen. Nur für sich. Hatte sie das nicht ursprünglich werden wollen? Eine Tonkünstlerin, die ihre innere Musik in Farben und Formen ausdrückte? Im Kaiserreich dagegen, besonders in den Städten, hungerten die Leute. Es gab Brot- und Kartoffelmarken. Ende 1915 war es laut Zeitungsbericht im Norden zu Krawallen gekommen, im Sommer 1916 fanden auch in München Hungerdemonstrationen statt. Mütter mit unterernährten Kindern plünderten Geschäfte und erstürmten das Rathaus. Das Rote Kreuz sammelte Frauenhaare, die zur Herstellung von Treibriemen und Dichtungsringen verwendet werden sollten. Anna erhielt zwei Mark für die hundert Gramm ihrer ausgekämmten Locken, die sie bei der Sammelstelle vor der Kocheler Schule ablieferte. Dort rief man auch zur Schmuckspende auf. Meta hatte ihren Ehering bereits gegen einen Eisenring eingetauscht, in den *Vater-*

landsdank eingraviert war. *Gold gab ich zur Wehr, Eisen nahm ich zur Ehr*, lautete das Motto zur Kriegsfinanzierung. Doch Anna weigerte sich, Bennis gewellten Ring abzuliefern. Was bliebe ihr dann sonst noch von ihm? Seit über zwei Jahren hatten sie sich nicht mehr gesehen. Der nächste Kriegswinter kam und sperrte sie erneut von der Außenwelt ab. An Weihnachten 1917 begab sie sich auf eine Reise in die Vergangenheit. Sie vertiefte sich in Alexander von Humboldts *Cosmos*, verglich manche Textstelle mit Kolbs Reiseaufzeichnungen und fühlte sich dadurch den Erlebnissen ihres Vaters sehr nahe. Auch Alexander von Humboldt hatte einen Gehilfen gehabt, einen Sekretär, der seine Aufzeichnungen für ihn ins Reine brachte. Nach getaner Arbeit im Stall und an der Drehscheibe legte Anna Holz im Küchenherd nach, höhlte sich zwei sorgsam gehütete Äpfel aus, füllte sie mit Marmelade und schob sie in den Ofen. Ein köstlicher Duft breitete sich in der Almhütte aus.

Die Natur ist das Reich der Freiheit, auch wenn sie durch tausend Fäden verbunden ist. In ihr haben alle Wesen Platz und ihre Berechtigung, las sie dem Katerchen vor. Humboldts Namensvetter lag schnurrend auf ihrem Schoß. *Vom unscheinbaren Moos bis zur stolzen Eiche, von der Schwebfliege bis zum Elefanten, zusammen ergeben sie ein Ganzes. Wir Menschen sind nur ein kleiner Teil dieser Schöpfung und sollten die Vielfalt respektieren. Jeder ist zur Freiheit bestimmt, wie die Pflanzen, die sich zwar ihrer Umgebung anpassen und doch ihr Bestes und Schönstes hervorbringen, gehören auch die Menschen zu einer Familie, und niemand ist dem anderen überlegen.*

Galt das auch für die feindlichen Linien, die sich in Europa gegenüberstanden? Vielleicht war Dietmar mit seinem Torpedoboot inzwischen irgendwo in der Südsee gestrandet, so wie er es sich erträumt hatte. Vielleicht hatte er dort eine Frau fürs Leben gefunden und kletterte nun auf Palmen statt auf einer tausendjährigen Linde herum.

Als der Schnee endlich schmolz, hielt sie nichts mehr auf dem Berg. Trotz der Gefahr abzurutschen, stieg Anna im März 1917 ins Tal, um aufs Postamt zu gehen. Sie freute sich über einen Brief von Fanny. Keiner von Benni, warum meldete er sich nicht mehr? Auch ihrer Freundin machte der Krieg zu schaffen. Durch einen Bankenkrach hatte sie ihr gesamtes Geld verloren.

Da soll mir noch einer sagen, die Schweizer Banken sind sicher. Nun bin ich wieder arm wie eine Kirchenmaus, oder schlimmer noch, arm wie die Mäuse, die in der Gosse leben, schrieb sie. Vielleicht kehrte sie wieder nach München zurück, dann könnten sie sich bald wiedersehen. Sie würde sich mit einer neuen Anschrift melden. Doch der Brief stammte noch vom letzten Jahr. Auch kein Lebenszeichen von Dietmar.

Nach neunhundertzwei Tagen war es so weit. Obwohl es schon Anfang Mai war, hatte es in der Nacht noch mal geschneit. Als Anna den Weg zum Stall freischaufelte, sah sie einen Skifahrer, der sich im Fischgrätschritt den Berg hinauf mühte. Das konnte nur Benni sein, und er war es auch. Unverletzt und nicht mal in Uniform. Ihr Herz überschlug sich fast, als sie sich endlich in die Arme schlossen. Sie hielten sich, er noch auf Skiern, fielen beide in den Schnee und küssten, lachten, freuten sich und klammerten sich aneinander. War der Krieg endlich vorbei? Leider nein, wie Benni ihr sofort gestand. Er hatte eine Art Urlaub erhalten und sich zu ihr durchgeschlagen. Wenn er erwischt wurde, drohte ihm Gefängnis oder Schlimmeres. Die italienische und die französische Schweiz waren inzwischen gegen das Kaiserreich. Das hatte zum Streit mit den deutschen Kantonen geführt, die sich weiterhin als Verbündete sahen. Durch seine Zweisprachigkeit hatte sich Benni nach St. Gallen versetzen lassen, wo er verletzte deutsche Soldaten bewachte, die zur Erholung in ein Sanatorium durften.

»In Bad Ragaz bin ich nun stationiert. Nur einen Katzensprung von Malans, der Heimat meiner Mutter entfernt. Als ich jetzt einen Leutnant nach seiner Operation und Prothesenanpassung wieder zurück nach Garmisch begleitet habe, habe ich um Ausgang gebeten. Vom Marronibub zum Krankenpfleger, wer hätte das gedacht?« Vom Aufstieg noch außer Atem grinste er sie an, und sie bedeckte sein erhitztes Gesicht erneut mit Küssen. »Leider bleiben uns nur ein paar Stunden. Morgen Abend muss ich mich zurückmelden.«

Eva

Beim Sturz auf die Tischkante hatte sich Flüh tatsächlich ein Schlüsselbein und ein paar Rippen gebrochen. »Der wird wieder und bleibt uns die restlichen Monate in der Benderstraße erhalten.« Udo hatte vom Bahnhof aus angerufen, richtete ihnen Jasmin aus, bevor sie das Telefon, samt ewiglangem Kabel, in Majas ehemaliges Zimmer hochtrug und verschwand. »Er fährt noch zu Milla, soll ich sagen!« Hoffentlich renkte sich das zwischen den beiden wieder ein, dachte Eva. Ecki machte sich kurz darauf ebenfalls aus dem Staub. Er wollte noch ins Parkcafé, eine Disco, die sich im alten Botanischen Garten befand, wo früher der Münchner Glaspalast gewesen war, den Eva auch aus Annas Tagebuch kannte. »Es sei denn, ihr habt auch Lust zu tanzen und kommt mit.«

»Lust schon«, sagte Eva, »aber das Gedränge und Geschubse ist mir zu gefährlich. Geh du ruhig mit, Milo, wenn du magst.«

»Ich bleib lieber bei dir.«

»Na gut, dann frag ich Jasmin, ob sie mitwill. Falls ich sie vom Telefon wegkriege.« Ecki verabschiedete sich. So saßen sie nur noch zu zweit im Garten und schauten nicht nur den Glühwürmchen und Fledermäusen zu, die herumschwirrten, sondern auch zu den beleuchteten Fenstern der Nachbarn ringsum und versuchten, die Schattenrisse wie in einem Theater zu deuten.

»Vielleicht war das vorhin einer unserer letzten gemeinsamen Grillabende hier mit allen in der WG.« Eva wickelte sich in die Decke und hüllte auch Milo im Liegestuhl neben sich ein. Alles schien sich aufzulösen, mit jedem Tag, ja, fast mit jeder Stunde veränderte sich etwas. Noch am Morgen hatte sie gehofft, mit Betzi überhaupt irgendetwas über ihre Herkunft herauszufinden, und nun wusste sie Dinge, die sie sich nie hätte ausdenken oder vorstellen können.

»Kein Abend ist wie der andere«, sagte Milo, »wir werden bestimmt noch viele besondere, aber ganz andere mit all unseren Freunden erleben.«

»Anscheinend habe ich doch einen Optimisten geheiratet.« Sie küsste Milo. Die Zweifel der letzten Zeit schien er überwunden zu haben. Deshalb gab auch sie sich einen Ruck und versuchte, nach vorne zu blicken. Sie hatte doch alles, was sie brauchte, dazu noch im Übermaß. Freunde, die sie unterstützten, und Adoptiveltern samt Oma, die ihre Familie waren, aber besonders einen Mann, der sie liebte und den sie liebte. Und das mit jedem Tag mehr. Sie würde damit leben lernen, dass Helene und Anna von Quast tot waren.

»Du vermisst Maja sehr, oder?«

»Ja«, gab sie zu. »Aber sie scheint glücklich zu sein, da wo sie gerade ist. Und wir haben uns, und bald sind wir zu viert.«

»Was sagst du zu Karl und Rosa?«

»Wegen Karl Marx und Rosa Luxemburg?«

Milo nickte. »Keine schlechten Vorbilder, oder?«

»Lieber was Eigenständiges, Namen, die niemand mit anderen verbindet. Außerdem sind es wahrscheinlich zwei Mädchen oder zwei Jungs, nicht Mädchen und Junge. Dafür müssten sie zweieiig sein. Unsere sind eineiig.«

»Aber was, wenn sie sich beim Ultraschall vertan haben?« Um die Vornamen hatten sie sich immer wieder Gedanken gemacht und warfen sich gegenseitig ständig ihre Favoriten zu. Aber einig waren sie sich noch lange nicht. Vielleicht würde es sich ergeben, wenn die Kinder auf der Welt waren. Nina hatte ihnen erklärt, dass sie das auch nicht mal sofort nach der Geburt entscheiden müssten.

Milo machte weiter. »Mir gefallen kurze Namen am besten. In der Schule ist mir jedes Mal der halbe Arm bei den Klassenarbeiten abgefallen. Bis ich Maximilian Leopold Sattler oben eingetragen hatte, waren die anderen längst mit der ersten Aufgabe fertig. Irgendwann hab ich dann nur noch Milo geschrieben. Wie wäre es mit Ida und Lia?«

»Wunderschön, aber die gibt's schon, so heißen die Zwillinge der Krautgärtner.«

»Stimmt. Und wie findest du Jens und Kurt? Otto und Klaus?«

»Wenn schon, sollte es sich reimen.«

»Im Ernst?«

»Nein, aber es müssen schon außergewöhnliche Namen sein, oder Namen, die zu uns passen.« Sie schlug nach einer Mücke, die ihr ins Gesicht flog. Das Zitronengrasöl in der Duftlampe, die sie extra aufgestellt hatte, half nicht mehr.

»Weil wir so außergewöhnlich sind? Einerseits Vegetarier, aber die Mücken erschlagen wir.« Milo war auch schon ziemlich zerstochen.

»Jawohl.« Sie traf die nächste, die es sich an ihrem Hals gemütlich machte, und hatte nicht mal ein schlechtes Gewissen dabei. »Ich lass mich doch nicht aussaugen. Aber warte, ich weiß noch was.« Hinten im Garten hatte sie Salbei entdeckt. Sie stand auf, pflückte im Schein der Straßenlaterne ein paar Blätter und legte sie auf die Glut im Grill.

Inzwischen hatte Milo Eckis Nachspeise geholt. Eine Mischung aus Grapefruit- und Orangensaft, in der eine Kugel Vanilleeis schwamm. Die Testversion zur Ladeneröffnung – und die bestand die Prüfung. Das hätte es für alle gegeben, aber nun war es nur für sie. Sie rückten die Liegestühle näher zum Grill, und als der Salbei glomm, breitete sich ein feiner Frühlingsduft aus. Zugleich wagte sich kein Insekt mehr in ihre Nähe. »Dann willst du die Namen für die Kinder erfinden?«

Eva zuckte mit den Schultern. »Wie wäre es mit der griechischen Mythologie. Nyx, die Göttin der Nacht, und Odina, die Wassernymphe.«

»Stell dir mal vor, wenn Oma Betzi das aussprechen muss. Nix und Dina, wo steckt ihr?« Er ahmte ihre bayerische Sprechweise nach, sie lachten. »Dann schon lieber Heidi und Peter.«

Als das Feuer erlosch, wurden sie sofort wieder von Stechmücken umschwärmt und gingen lieber ins Bett. Immerhin hatten sie am Ende noch zwei Namen gefunden, die ihnen beiden auf Anhieb gefielen.

Am Abend vor der Ladeneröffnung, mitten in den letzten Vorbereitungen, offenbarte ihnen Ecki beim Aufhängen der Girlanden, dass er ein Auslandsstipendium erhalten hätte. Ab Oktober würde er für ein Jahr nach England gehen. Genauer gesagt, nach London, wo Sigmund Freud gezwungenermaßen seine letzten Lebensmonate im Exil verbracht hatte. Ecki käme es also gelegen, dass sie im Januar ausziehen müssten. »Und wenn ihr hinterher noch eine Besenkammer für mich irgendwo am Ende der Welt habt, bin ich wieder dabei.« Die anderen gratulierten ihm. Evas Freude hielt sich in Grenzen. Na, toll, dachte sie, der Herr Psychologe wollte sich hinterher wieder ins gemachte Nest setzen. Sie war dabei, ihre Naturkosmetikecke einzurichten, hatte sich etwas Besonderes überlegt und viel vorbereitet. Zur Eröffnung wollte sie nicht nur Proben, sondern auch Behandlungen auf einem Liegestuhl anbieten. *Evas Duftgarten-Salon.* Leider hatte es Probleme mit der Lieferung gegeben, Kurti war in eine Auseinandersetzung mit der Deutschen Bahn verwickelt, und die gesamte Ware hing seit Tagen in Stuttgart fest, hatte Milo berichtet, als er mit leerem Auto vom Güterbahnhof zurückgekehrt war. Was also tun? Sie mussten improvisieren und schwärmten in der Stadt mit sämtlichen Fahrzeugen aus, um an den Stellen, wo es bereits naturbelassene Lebensmittel gab, welche aufzutreiben und herbeizuschaffen. Am Ende war es nur ein Bruchteil von dem, was sie hatten anbieten wollen, aber es war besser als nichts. Immerhin funktionierte die Kühltheke, so dass sie kalte Getränke, Milchprodukte und selbst gemachtes Quarkeis anbieten konnten. Die Lücken, die trotzdem in den Regalen und der Auslage blieben, würden sie mit Pflanzen ausfüllen, dafür hatte Eva am Morgen den halben Garten in Obermenzing ausgegraben und in Töpfe gestellt. Wenigstens duftete der Fliegenpilz, und der auf Hochglanz polierte Laden blühte bereits von innen. Wie üblich in letzter Zeit hatte sie sich dabei etwas übernommen. Sie war nun in der fünfunddreißigstens Woche, fühlte sich aber schon jetzt wie das allergrößte Walross, das je auf Erden gelebt hatte. Es zwickte und zwackte überall, und ihr passte nur noch das lose Hängekleid, das eigentlich aus zweien bestand. In einem Rappel, als sie die Träger ihrer geliebten Latzhose selbst im äußersten Loch nicht mehr über dem Bauch zubrachte, hatte sie zwei Kleider auseinandergeschnitten und auf Majas Maschine zu einem zusammengenäht – Betzis strengen Schneiderlehrstunden sei Dank.

»Bei der Gelegenheit hab ich euch auch etwas zu sagen.« Udo schraubte die Regale zusammen, die er in letzter Minute noch aufgetrieben hatte. »Ich und Milla, äh, Milla und ich …«, feierlich stellte er sich vor ihnen auf, »wir wollen zusammenziehen.«

»Mit zu uns?« Eva wunderte sich, warum er das so herausstellte. Kamilla blieb oft über Nacht oder auch mal übers Wochenende. Über den Ladentisch gebeugt, ging sie noch mal die Listen mit den Preisen durch und hakte ab, damit sie nichts vergaßen.

»Das wissen wir noch nicht genau, aber Milla fühlt sich zu alt für eine WG auf so engem Raum. Sie braucht ein eigenes Zimmer, ein eigenes Bad.«

»War das der Grund für eure Auseinandersetzung?«, bohrte Eva nach.

»Auch.« Udo widmete sich wieder den Regalböden.

»Wisst ihr was …« Eva knallte den Kugelschreiber auf den Tisch. »Am liebsten, würde ich alles hinschmeißen.« Ihr platzte der Kragen. »Macht doch was ihr wollt, geht doch und sucht euch was Eigenes. Wir kommen auch ohne euch zurecht. Was soll das für eine Gemeinschaft sein, die sich beim kleinsten Problem auflöst?«

»Jetzt bist du ungerecht, Eva«, sagte Sir Ecki.

»Der Laden verbindet uns doch jetzt, vielleicht ist es da gar nicht schlecht, dass sich jeder nach Feierabend in seine eigene Bude zurückzieht, sonst hocken wir bloß noch aufeinander und streiten«, wandte Udo ein.

»So viel dazu, dass du uns mit den Kindern unterstützen willst.« Eva geriet weiter in Rage. Auch wenn er damit recht hatte, wie sie insgeheim zugeben musste. Sie war unfair. Schließlich hielten sie trotz ihrer eigenen Probleme zusammen. Sie war gerade einfach nur traurig und wütend. Kaum, dass es mit der WG begonnen hatte, endete es wieder, und alle zogen ihrer Wege. Also ließ sie ihren Tränen freien Lauf. »Wehe, einer sagt was von Hormonen.« Milo gab ihr ein Taschentuch. Es war eine Mullwindel, die sie auch aus eigenem Interesse bereits im Sortiment hatten. Sie faltete sie auf, praktisch, da passte wenigstens all ihr Kummer hinein.

»Bevor ihr mich fragt …«, meldete sich Jasmin zaghaft zu Wort. »Eva und Milo, ich bleib euch erhalten, zumindest, solange ihr es wollt. Alleinleben ist nichts für mich, jedenfalls noch nicht. Ich kann mir aber auch eine andere WG suchen, falls ihr als Paar mit den Kindern für euch leben wollt. Und außer ihr zieht nach Warfing, dann bin ich raus.«

»Verständlich, in das Scheißnest zieht keiner mehr.« Eva schniefte. Auch nach all dem, was Jasmin durchgemacht hatte, hielt sie weiter zu ihnen. Jetzt kam sie sogar um den Ladentisch herum und umarmte Eva.

»Und ich kümmere mich, als Onkel Udo, egal ob ihr in Buxtehude oder Honolulu wohnt.« Auch er stellte sich zu ihr, legte seine breite warme Hand auf ihren Rücken.

Das alles machte Eva noch mehr zu schaffen. »Kann ich noch eine Windel haben?« Sie ließ sich auf dem Schemel nieder, schnäuzte und schluchzte. Vielleicht hing es doch mit den Hormonen zusammen, zurzeit heulte sie bei jeder Kleinigkeit. Dennoch kam es ihr so vor, als würde Udo noch irgendetwas verschweigen, aber so vertraut, dass sie über alles miteinander redeten, waren sie noch nie gewesen.

»Udo hat recht«, ergänzte Milo, »lass uns erst mal als Familie zusammenwachsen.«

»Das sagt der Richtige. Hast du vor kurzem nicht das Gegenteil behauptet? ›Raus aus der Kleinfamilie mit ihrer verkrusteten Struktur, hin zur Kommune, nur da kann sich der Einzelne entfalten und fühlt sich gebraucht.‹ Verleugnest du auf einmal deinen Marx oder wen auch immer?«

Wortlos starrte Milo sie an.

»Ich kehre besser draußen vor dem Eingang.« Ecki schnappte sich einen Besen.

»Ich komm mit.« Hastig hängte Udo das letzte Regalfach ein und warf das Werkzeug in den Kasten. »Wollte sowieso nachsehen, ob die Glühbirnen an der Girlande alle funktionieren.«

»Dann geh ich mal, um noch ein paar Einladungen auf der Straße zu verteilen.« Jasmin nahm sich einen Stapel Handzettel aus einer der Fahrradtaschen. »In die Briefkästen ringsum werfe ich auch noch welche.«

Anscheinend sollten Eva und Milo das lieber unter sich klären.

»Und ich frag Herz, ob er uns einen Sonnenschirm für deine Kosmetikbehandlungen leiht.« Auch Milo wollte sich verdrücken. Es war ja nicht ihr erster Heulanfall in letzter Zeit, den er aushalten musste.

Da öffnete sich mit Schwung die Tür. Herr Meisele kam mit einem Tablett voller Erfrischungen herein. »Ich dachte, ich schau mal, wie es meinen neuen Geschäftsnachbarn geht? Haben Sie Lust auf einen Himbeerjoghurtmix von meiner Frau und ein paar Haferschnitten?«

Anna

4. Mai 1917

Vierundzwanzig Stunden konnten wir zusammen sein. Einen ganzen Tag, aufgeteilt in zwei halbe und eine Nacht dazwischen, in der wir kaum schliefen. Wie sich loslassen, wenn doch mit jedem Atemzug der Abschied näher rückt? Fast drei Jahre war ich ohne dich und du ohne mich. Wie raffiniert du es angestellt hast, damit wir uns wiedersehen. Natürlich wollte ich alle Einzelheiten wissen, auch welchen Gefahren du dich mir zuliebe ausgesetzt hast. Oh, mein Liebster. Wird das nun immer so sein, wenn der Krieg kein Ende findet? Versprich mir, dass ich nie wieder so lange von dir getrennt sein muss! Du lachst ein bitteres Lachen, ich sehe es schon vor mir, wenn du diese Zeilen liest. Als ob wir darüber zu bestimmen haben. Aber wünschen darf man sich alles, hat meine Mutter jedes Jahr vor Weihnachten gesagt, aber ob man es kriegt, ist eine andere Frage. Ich jedenfalls, wünsche es mir von tiefstem Herzen, und ich setze noch meine Hoffnung oben drauf.

Aus: Annas Tonkaalmbuch

Eva

30. Juni 1977

Ludwig sollte recht behalten. Schon am dreißigsten standen die Leute morgens um neun vor dem Fliegenpilz Schlange. Kaum drehten sie den Schlüssel um, drängten die Kunden herein, bei mehr als fünfen gleichzeitig fühlte man sich eingezwängt wie in einer vollbesetzten Straßenbahn. Andere umringten die Angebote draußen, wo Ecki an einem Extrastand Pilze in allen Formen verkaufte. Später würde es von den Schwammerln eine Suppe geben, hatte er angekündigt. Für den Notfall hatte Eva ein paar Medikamente vorrätig, falls es jemandem schlecht wurde. Das Wetter hielt zu ihnen, die paar Wolken waren angenehm, so war es nicht zu heiß. Und außerdem würden die Leute dann nicht schon ab mittags aus der Stadt verschwinden und zu irgendeinem Badesee abdampfen.

»Frische Eier von freilaufenden Bauern haben wir selbstverständlich auch im Angebot«, erklärte Udo einer älteren Dame, die daraufhin kichernd errötete. »Wie viele brauchen Sie?«

Evas Naturkosmetik stieß ebenfalls auf reges Interesse. Es musste doch auch natürliche Produkte für Babys und Kleinkinder geben, hatte sie sich überlegt, und bot Lavaerde an, die sich zur sanften Reinigung von Haut und Haaren eignete. Auch Thymianbalsam gegen Husten und eine Creme aus Lanolin für oder besser gegen einen wunden Babypopo hatte sie im Sortiment. Dank Nina Baldsoweits Tipps. Sie würde in Zukunft auch eine Abnehmerin sein, hatte die Hebamme versprochen. Darüber hinaus hatte Eva auch begonnen, eine Pflegeserie für Mütter zu entwickeln. Gegen die andauernde Müdigkeit, vor der ihr schon graute, oder einfach zur Entspannung und um sich selbst zu verwöhnen. Die ersten Cremes sollten mit ihren besonderen Essenzen verzaubern, im Laufe der Zeit würde sie mehr herstellen, auf Nachfrage und nach Bedarf. Bald war Eva im Gespräch mit einigen Frauen, erklärte ihnen die Konservierungsstoffe, die in herkömmlichen Produkten waren, und dass es auch ganz ohne ging, und überhaupt die Zusammensetzung. An dem runden Tisch vor ihrer Naturkosmetikecke bereitete sie einige Kostproben zu. Wie zu erwarten, betörte schon der Duft ihrer Erzeugnisse, und gleich hatte sie erste Bestellungen von begeisterten Kundinnen.

Aber auch andere Stimmen aus dem Viertel wurden laut. »Eins neunzig für einen Kopfsalat? Sagt mal, spinnt's ihr?«, beschwerte sich eine ältere Dame. Da nützte es auch nichts, dass ihr Milo geduldig erklärte, wie der Preis zustande kam. »Diese dreckigen Karotten, die würde ich ja nicht mal an unsere Kaninchen verfüttern. Ich geb euch keine zwei Wochen«, sagte ein anderer, als er alles inspiziert hatte. Doch die meisten Nachbarn und Anwohner waren einfach nur neugierig und genossen mit ihnen die Feier. Mittlerweile fiel Eva das Stehen und Herumlaufen schwer, aber auch das Sitzen, wozu sie sich ab und zu durchrang, behagte ihr nicht. Am liebsten stand sie hinter der Ladentheke, die Arme aufgestützt und kreiste möglichst unauffällig mit dem Becken.

Am frühen Nachmittag flaute der erste Kundenstrom ab, sie konnten durchatmen. Eva wollte sich gern zurückziehen, mal einen Moment für sich sein und entspannen. Vielleicht sollte sie es einfach tun. Sie schnappte sich den Autoschlüssel und sagte Milo Bescheid. »Ich fahr kurz heim und ruh mich aus, ja?« Nachmittags hatte Jasmin schulfrei und würde mit ihrem Silberschmuck dazustoßen.

»Was ist? Was hast du?« Milo wirkte besorgt, und auch Udo war sofort zur Stelle, als ginge die Geburt bereits los.

»Nichts, ich bin nur müde. Ich glaube, ich nehme ein Bad und komme dann erfrischt zurück.« Sie packte noch etwas von ihrem Lavendelsalz in ihre Umhängetasche, und Milo begleitete sie zum Käfer, der im Hinterhof parkte. Erschöpft schob sie sich auf den Fahrersitz. Plötzlich zog es stärker in Rücken und Bauch, sie krümmte sich gegen die Lehne und dann gegen das Lenkrad, fand keine Stellung, die angenehm war. »Na, ihr beiden, jetzt noch eine Runde Extrasport an diesem anstrengenden Tag?« Mit beiden Armen umschlang sie ihren Bauch.

»Besser, ich fahr dich«, schlug Milo vor. Er half ihr wieder heraus und um den Wagen herum auf den Beifahrersitz. Wenigstens ebbten die Schmerzen wieder ab – wie schon so oft. Eine Viertelstunde später saß Eva in der lauwarmen Wanne, legte den Kopf zurück und atmete auf. Am liebsten würde sie den restlichen Tag hier verbringen. Planschen und einfach vor sich hindösen. Andererseits wollte sie den Auftritt der Krautrock-Band namens *Ejwussl Wessahqqan* nicht verpassen, die Udo und Ecki noch in letzter Minute organisiert hatten, um endlich das *Filouphon* live zu sehen, ein von der Band selbst erfundenes Saiteninstrument, mit dem sie ihre psychedelischen Stücke spielten. Bisher kannte Eva die

Band nur von ihrer einzigen LP, die sie bereits vor mehr als sechs Jahren eingespielt hatten. Udo hatte sie neulich extra noch mal herausgekramt und aufgelegt. 1971, da war Eva noch im Gymnasium gewesen und hatte Lotte, die Käthe-Kruse-Puppe, gebastelt. Niemals hätte Eva damals gedacht, dass sie ein paar Jahre später mit einem Zwillingsbauch in der Wanne läge und bald selbst Mama sein würde.

»Weißt du, wo der Tramperrucksack ist? Der blaugraue.« Milo kam ins Bad, mit sämtlichen leeren Jutebeuteln am Handgelenk, die sie im Haus hatten.

»Wieso, was ist?«

»Kurti hat gerade angerufen, der Waggon ist endlich in Laim eingetroffen, ich kann die Ware abholen, dann haben wir ab morgen das perfekte Angebot.«

»Spitze.« Sie freute sich.

»Die Radtaschen sind alle in Pasing, aber der Rucksack müsste noch hier sein. Weißt du, wo der sein könnte?«

»Hast du unter Udos Stockbett geschaut?«

Milo nickte.

»Dann zwischen Regal und Heizung bei ihm im Zimmer? Oder in der Speisekammer, hinter der Zentrifuge.« Die stammte noch von Udos Oma, wie so viele andere mechanische Geräte, die sich für sie bewährt hatten. Andere Orte fielen Eva nicht ein. Sie schloss erneut die Augen, um weiter zu dösen.

»Alles in Ordnung bei dir?« Milo setzte sich zu ihr an den Wannenrand. Sie hatte gedacht, er wäre längst weg.

»Ja, du kannst ruhig fahren, hol mich auf dem Rückweg wieder ab. Solange bleib ich hier liegen, bis ich schrumpelig bin.«

Milo berührte ihren Bauch, der wie eine Insel aus dem

Wasser ragte, und legte dann die Finger auf eine Beule. Kaum entspannte sie, ging das Remmidemmi in ihr los. Die Insel verformte sich mal hier mal da, ein Paar Füßchen oder auch ein Ellbogen oder zwei drückten von innen gegen die Bauchdecke. »Du bist so wunderschön. Ich hole rasch die Kamera, Moment.«

Als er fort war, beugte sich Eva vor, um den Hahn noch mal aufzudrehen. Plötzlich spürte sie, wie etwas aus ihr hinauswollte und nach oben stieg. Plopp. Eine große Luftblase stieg aus dem Wasser auf. »Milo?« Sie rief nach ihm, zog sich mit schwankenden Knien am Haltegriff aus der Wanne hoch. »Ich glaub, die Fruchtblase ist geplatzt. Rufst du Nina an?«

Anna

Diesmal war es anders. Mehr eine leise Freude, die aber nicht weniger groß war. Von Woche zu Woche, von Monat zu Monat spürte sie einen kleinen Menschen in sich heranwachsen, der diesmal hoffentlich bei ihr blieb. Und als es Herbst wurde, und sich ihr Bauch stark unter ihrem Rock wölbte, strampelte das Kind in ihr. Zuvor hatte sie es schon als zarte Berührung von innen wahrgenommen, immer wenn sie sich bewegte, lag es still, als würde es von ihr geschaukelt. Kaum gab Anna Ruhe, regte es sich, als wäre es gerade aufgewacht. Nun gab es keinen Zweifel mehr, es lebte. Auch wenn sie oft nahe dran war, schrieb sie Benni nichts davon. Anfangs wollte sie ihn nicht damit belasten, falls sie das Kind erneut verlor, später beschloss sie ihn zu überraschen, sobald sie sich wiedersahen. Wenn er wüsste, dass sie trotz Schwangerschaft sämtliche Arbeiten verrichtete, würde er sich bloß sorgen. Sie hatte gesät und erntete – wie jedes Jahr, verbunden mit all den Ungewissheiten, was das Wetter betraf, den Niederlagen und den vielen kleinen Wundern.

Im Juni, als die Fiedlerkühe wie eh und je den Berg heraufstiegen und ihre Glocken schon zu hören waren, war Tossa ausgebüxt. Mit wehendem Schweif war sie den Abhang hinuntergetrabt. Nach dem langen Winter hatte auch sie anscheinend die Einsamkeit satt. Nun hätte sich eine Glocke bewährt. Vergeblich rief Anna nach Tossa und suchte sie. Schließlich war es Paul, der sie ihr zurück auf die Alm brachte. Der Kummer wegen seiner Söhne, die beide an der Front waren, hatte ihn noch grauer und hagerer werden lassen. Anna bedankte sich, dass er den steilen Weg zu ihr auf sich genommen hatte. Besonders an der Felswand entlang, mit der Kuh im Schlepptau, war es eine Herausforderung. »Ich bring noch mehr mit als nur eine Kuh.« Er schenkte ihr ein verschmitztes Lächeln. »Sie wollte nicht nur zu unserer Herde, sie hat sich auch mit unserem Lorenz ganz gut verstanden.«

»Lorenz? Habt ihr endlich einen Hofhelfer zugeteilt bekommen?« Abgesehen von der Almarbeit waren Meta und Paul bereits im Ruhestand, doch seit Kriegsbeginn halfen sie der Schwiegertochter im Tal wieder bei der Landwirtschaft.

»So kann man's auch nennen, der Lorenz ist unser Stier. Falls deine Tossa aufgenommen hat, wird sie nächstes Frühjahr ein geschecktes Kalb kriegen, halb Murnau-Werdenfelser, halb Graugehörntes.«

»Darauf müssen wir anstoßen!« Anna bot ihm einen Holunderblütensaft an, den er mit dem Inhalt seines Flachmanns verdünnte. »Gibt's was Neues von euren Söhnen?« Sie wusste nur, dass Schorsch bei den Schweren Reitern gegen die Russen kämpfte und Severin als Feldwebel in Frankreich stationiert war.

»Vom Severin haben wir schon länger nichts mehr gehört. Zuletzt hat er aus einem Schützengraben bei Lille, oder wie man das ausspricht, geschrieben, wo sie froh sind, wenn sie auf Engländer treffen und nicht auf Franzosen, die sind gnadenloser. Er hat nach Kerzen und Bleistiften gefragt, aber seit wir ihm alles geschickt haben, kam keine Antwort mehr. Der Schorschi hat Grüße aus Galizien geschickt.«

»Galizien?«

Paul nickte. »Das liegt bei Schlesien und Polen, noch vor Russland. Ich hab auch erst im Atlas nachschauen müssen.« Die Sorge um seine Söhne war kaum auszuhalten, zumal sich in den Zeitungen die Todesanzeigen mit dem Eisernen Kreuz häuften. Unzählige Ehemänner, Söhne, Brüder, Väter und Freunde starben den Heldentod fürs Vaterland.

»Hoffentlich herrscht bald wieder Frieden, und sie kehren heim.« Wenigstens wäre Benni in der Schweiz halbwegs in Sicherheit, dachte Anna.

»Sag das den Oberen, die bräuchten nur mit dem Finger schnippen, anstatt unsere Buben zu verheizen.« Paul stand auf und machte sich wieder auf den Rückweg. Nach Severins Verlobter wagte sie nicht zu fragen, nicht auszudenken, was sie aushalten musste. Durch Tossa war Anna wenigstens jetzt auch in der Schwangerschaft nicht mehr allein. Gelegentlich, wenn ihr die Sorgen und Ängste zu sehr aufs Gemüt drückten, übernachtete sie im Stall, drückte sich an den warmen Bauch der Kuh, in dem sich nach ein paar Monaten das Kalb regte.

Mit jedem Brief versprach Benni, bald bei ihr zu sein. Der Sommer 1917 verging, der Herbst kam, und der erste Schnee fiel. Seit dreieinhalb Jahren wütete der Große Krieg. Anna versuchte, die Gefahren, denen Benni, Dietmar, Severin und all ihre Freunde ausgesetzt waren, auszublenden und ihre damit verbundenen Ängste zu verdrängen. Zum vierten Mal verbrachte sie Weihnachten allein. Vielleicht ruhten die Waffen dort unten längst, dachte sie manchmal, wenn sie in eine besonders klare Sternennacht blickte, und sie erfuhr nur nichts davon. Trotz allem richtete sie es sich so gemütlich wie möglich ein, knetete einen Nudelteig nach Bennis Rezept, walkte ihn aus und schnitt ihn in lange Streifen. Gekochte Nudeln schmeckten auch Humboldt, vielleicht weil sie ihn an Mäuseschwänze erinnerten. Dazu gab es eine Soße aus den Schätzen des Waldes vom Herbst, mit Nüssen, Frischkäse und getrockneten Kräutern. Ein Festmahl, das sogar die zwei noch verbliebenen Hühner genossen, die ihr der Fuchs gelassen hatte. Für sie waren die Nudeln vermutlich Winterregenwürmer. Das schrieb sie auf und hielt Lo und La, wie sie um eine Bandnudel stritten, in einer Skizze fest.

An Silvester sprang der Kater plötzlich von der Bank, miaute laut, als hätte er sich verletzt, und krampfte unter dem Tisch. Anna kroch zu ihm. Er konnte seine Hinterläufe nicht mehr bewegen. Was sollte sie auf die Schnelle tun, außer ihn streicheln und bei ihm sein? Schon sank sein schöner rotweißgestreifter Kopf in ihre Hand, er röchelte und atmete ein letztes Mal aus. Sein Blick erstarrte, die Verkrampfung löste sich, und seine Pfoten erschlafften. Anna weinte lange. Zu gern hätte sie ihrem Kind das beste und liebste Katerchen der Welt vorgestellt. So blieben nur die festgehaltenen Abenteuer von ihm in ihrem Tonkaalmbuch, die sie ihrer Tochter oder ihrem Sohn eines Tages vorlesen würde. »Danke, dass du mein Freund warst und mich all die Jahre begleitet hast. Ohne dich hätte ich all das hier oben niemals überstanden.« Da die Erde gefroren war, verbrannte sie ihn, kehrte die Asche in eine getöpferte Schale und würde sie nach der Schneeschmelze über die Wiese streuen. »Das alte Jahr geht nur mit uns beiden zu Ende«, sagte sie zu ihrem Kind im Bauch und stellte die Schale, die mit ihrem gezackten Rand an Katzenohren erinnerte, auf die Fensterbank. Humboldts Lieblingsplatz. »Na ja, abgesehen von einer trächtigen Kuh und zwei alten Hennen.«

Im Februar beschloss sie, schon mal mit dem Großputz anzufangen, bevor das Kind käme. Sie räumte ihre Töpferecke auf, sortierte angefangene Werke aus, bei denen die ursprüngliche Idee nicht mehr zu erkennen war und die längst zu Tonklumpen zerfielen. Machte Ordnung in ihren Skizzen und Notizen, die überall als lose Blätter herumschwirrten, und heftete sie zu einem Büchlein zusammen. Scheuerte den Boden im Vierfüßlerstand, weil ihr das Knien und Vorbeugen inzwischen schwerfiel. Dass sie ihr Kind wahrscheinlich allein, ohne Hilfe einer Hebamme, auf der Alm zur Welt bringen musste, machte ihr keine Angst. Sie hatte sich gründlich vorbereitet, alles zur Schwangerschaft und Geburt gelesen, was in den Büchern ihrer Eltern zu finden gewesen war, hatte Meta Fiedler während der Heuarbeit gefragt, wie ihre Geburten verlaufen waren.

»Mei, der Schorschi hat mich schon arg hergebeutelt, dafür hab ich den Severin fast in der Waschküche verloren.« Viel mehr wusste sie nicht zu berichten, machte eher kein Aufheben darum. Vielleicht auch, weil sie die Worte dafür nicht kannte. Doch beim Almabtrieb, als Annas Schwangerschaft nicht mehr zu leugnen gewesen war, hatte sie ihr eine Broschüre von ihrer Wehfrau, wie sie ihre Hebamme nannte, gegeben. Darin war nüchtern und sachlich mit Hilfe von Abbildungen beschrieben, wie ein Kind heranwuchs und wie es geboren wurde. Das bestärkte Anna in ihrem Entschluss, auf der Alm zu bleiben. Sie war sich sicher, dass sie und ihr Kind dieses Abenteuer bestehen würden. Kinder kriegen war seit Beginn der Welt ein Naturgesetz, und sie vertraute der Schöpfung. Außerdem hatte sie schon so viel im Leben geschafft, sie wusste, dass ihr Körper das Gebären in sich trug. Er würde sie anleiten, wenn es so weit war, das hatte ihr auch Meta bestätigt. »Du kannst sowieso nicht mehr fort. Da nutzt auch ein Doktor nichts, worauf die Stadtfräuleins neuerdings bestehen, so viel ich gehört habe. Was soll ein Mannsbild bei einer Geburt schon tun? Das war und ist seit jeher Frauensache.« Die Fiedlerbäuerin bot ihr an, den Winter bei ihnen auf dem Hof im Tal zu verbringen. Seit die Buben fort wären, hätten sie Platz, und sie könnte ein eigenes Zimmer haben. Anna bedankte sich für die Freundlichkeit und versprach, es sich zu überlegen. Vielleicht würde sie bei der ersten Wehe tatsächlich auf die Skier steigen und ins Tal sausen. Doch vorerst blieb sie auf der Alm, in ihrer gewohnten Umgebung, und wartete ab, was geschah. Dass Benni sich schon länger nicht mehr gemeldet hatte, bereitete ihr mehr Sorgen. Trotzdem rechnete sie jeden Tag mit ihm. Sie beschloss, einen Buttermilchkuchen zu backen, den er besonders gern mochte. Sie hoffte, dass ihn das anlockte, so wie sie ihre Liebe verband. Doch das Stehen fiel ihr schwer. Noch dazu zog es ihr seit der Putzerei im Rücken und in den Oberschenkeln. Sie rieb sich mit Arnika ein, streckte und dehnte sich. Bestimmt hatte sie sich vor lauter Eifer bloß überanstrengt, also rührte sie den Teig im Sitzen. Dabei stellte sie über ihren Kugelbauch hinweg fest, dass sie wieder besser Luft bekam als noch vor einiger Zeit, anscheinend war das Kind tiefer in ihr Becken gerutscht, bereit für die Geburt. Langsam reichte es ihr auch, dass sie am Tisch kaum noch auf den Teller sehen konnte. Überall zwickte und zwackte es. Besser, sie ging früh schlafen, dann würde sie sich schon wieder erholen. In der Nacht setzten die Wehen ein. So stark, dass sie ihr Vorhaben, hier oben allein zu entbinden, sofort bereute. Was, wenn sie starb oder auch nur ihr Kind gefährdete? Doch der Schmerz ließ ihr keine Zeit, genauer darüber nachzudenken. Er wallte und wühlte in ihr. Sie hievte sich aus dem Bett, stapfte in der Stube herum, stöhnte und keuchte. Unmöglich, es jetzt noch ins Tal zu schaffen. Noch dazu war Neumond und es draußen stockfinster. Das Gehen half ihr, trotz der Wellen aus Schmerz, in denen sie innehielt, sich an den Balken neben dem Bett krallte und mit jeder Atmung stöhnend nach unten sackte. Anstatt zu schreien, wodurch sie nur heiser geworden wäre und sämtliche Kraft verloren hätte, summte sie sich in den Schmerz hinein. Bald fühlte sie sich wie die dickste Hummel, die sich selbst umschwirrte. Zwischen den Wehen ruhte sie sich auf dem Bett aus oder kniete sich davor, vergrub ihren Kopf in den Kissen. Die rochen nach dem Alpenlavendelöl, das sie dem Kastanienwaschmittel zugesetzt hatte. Tief sog sie den Duft ein und schöpfte neue Kraft. Tatsächlich war es so, wie sie es sich erhofft hatte, ihr Körper zeigte ihr, wie sie sich bewegen sollte und wann sie ruhen konnte. Als Frau war sie schließlich dafür gemacht. Sie wusste, ohne dass sie es gelernt hatte, wie es ging, und sie vertraute sich mit jeder Wehe mehr. Es war schon hell in der Stube, als es an der Tür bumperte. Jemand trat mit den Schuhen dagegen, wie um sich den Schnee abzuschlagen. »Benni, bist du das?«, rief sie, aus ihrem Dämmerzustand gerissen, bevor eine neue Wehe sie überrollte.

Eva

Glücklicherweise war die Hebamme sofort zu erreichen. »Es geht los, kannst du bitte schnell hier sein?« Milo hatte das Telefon bis ins Bad getragen, wo Eva mittlerweile auf dem Klodeckel saß und sich abtrocknete.

»Hat sie schon Wehen?«, hörte sie Nina fragen.

Milo schaute zu ihr.

Eva schüttelte den Kopf. »Oder doch … ich …« Jetzt spürte sie wieder das Ziehen, heftig und lang. Und dann setzte ein nie gekannter Schmerz ein, der ihr die Sprache verschlug. Sie presste ein lautes I durch die Zähne, versuchte zu hecheln. Wenn das der Anfang war, dachte Eva, würde sie nicht bis zum Ende durchhalten und lieber aussteigen. Doch so schnell die Wehe anstieg, genauso schnell verebbte sie wieder. Eva keuchte, atmete auf. Die Pause währte nicht lange, schon folgte die nächste Wehe, diesmal nicht so stark – oder hatte sie sich schon an den Schmerz gewöhnt?

»Ich denke, es ist das Beste, wenn ihr sofort in die Maistraße fahrt«, hörte sie Nina. Milo kniete bei ihr, hatte das Telefon auf den Boden gelegt. »Es ist zu früh für die Zwillinge zu Hause, sie müssen auf jeden Fall gleich ärztlich versorgt werden. Ruft erst ein Taxi und danach in der Klinik an, damit sie dort Bescheid wissen. Packt das Wichtigste ein und dann ab. Viel Glück. Und meldet euch, wenn ich was tun kann, ja?«

»Aber ich will nicht«, sagte Eva, als die nächste Wehe vorbei war. »Können wir nicht noch ein bisschen warten?« Sie hatte sich doch so auf eine natürliche Geburt zu Hause gefreut. Milo hielt ihr den Hörer ans Ohr, als Nina ihr noch mal die Einzelheiten erklärte, die Risiken für die Kinder, aber auch für Eva selbst. Sie bedauerte es genauso, bestand aber darauf, dass es so sein müsste und das Beste wäre, wünschte Eva viel Kraft und gute Nerven. Das Letzte ging in der nächsten Wehe unter, Eva zog die Luft durch die Zähne, jaulte laut auf.

Hastig legte Milo auf, holte das Telefonbuch, blätterte, drehte erneut die Wählscheibe, sprach erst mit einer Empfangsdame in der Maistraße und dann mit einem Taxiunternehmen. »Wir kriegen das hin, Liebste, ja, zusammen schaffen wir das.«

Auch wenn er sich tapfer gab, merkte Eva ihm an, dass er sehr besorgt und nervös war. Während sie auf das Taxi warteten, half er ihr beim Anziehen, suchte, auf ihre Anweisung hin, weitere Sachen zusammen. Vorab fürs Krankenhaus gepackt hatte sie nicht, weil sie felsenfest davon ausgegangen war, dass die Entbindung zu Hause stattfinden würde. Besonders nach dem letzten Aufenthalt in der Maistraße hatte sie an dem Gedanken festgehalten, aber zumindest wusste sie seitdem, dass sie nur ein paar persönliche Dinge mitzunehmen brauchte. Alles andere gäbe es zur Not auch dort. »Vergiss nicht mein Aromaetui, und meine Tasche nehmen wir sowieso mit. Schau bitte noch nach, ob …«, wieder kam eine Wehe, »ob der Mutterpass drin ist und mein Personalausweis. Willst du deine Kamera mitnehmen? Und pack bitte auch was zu essen ein. Oder nein, nicht.« Ihr wurde auf einmal schlecht, als eines der Kinder sich bewegte und ihr auf den Magen trat. Rasch stand sie auf und übergab sich in die Toilette. Milo sprang herbei, hielt ihr die langen Haare zurück. Als auch diese Wehe hinter ihr lag, half er ihr aufzustehen, wusch ihr das Gesicht und die Hände und führte sie nach draußen, wo das Taxi bereitstand. Hoffentlich bekam sie die Kinder nicht schon auf der Fahrt, dachte Eva. Von Obermenzing bis in die Maistraße dauerte es eine halbe Stunde, wenn kein Stau dazwischenkam. Also hieß es ruhig atmen und zusammenzwicken, falls das möglich war. Sie strich über ihren Bauch, redete den Kindern gut zu, »Wartet noch, haltet nur noch ein bisschen durch, bis euch jemand helfen kann.«

»Wir haben vergessen, den anderen Bescheid zu geben, auch meinen Eltern und Betzi.« Auf der Rückbank, mit ihren in Milos Hände verkrampft, versuchte sie, möglichst langsam einzuatmen und dann stoßweise wieder aus.

»Wir wissen doch noch gar nicht, wie lange es dauert«, erwiderte Milo. »Sonst sorgen sich noch alle und fragen ständig nach.«

Eva nickte, versuchte, an einen Regenbogen zu denken, um sich zu entspannen, an jede einzelne Farbe. Dabei starrte sie auf den Haarkranz des Fahrers, der sie durch den Rückspiegel beobachtete.

»Junge oder Mädchen?«, fragte er.

»Zwei Jungs oder zwei Mädchen«, sagte Milo.

»Soll ich Sie nicht besser zum Dritten Orden fahren, das wäre näher«, schlug er vor, als Eva eine neue Wehe überrollte.

Sie bäumte sich auf, keuchte und stöhnte. »Nein, in die Maistraße.« Das hatte ihnen Nina geraten, noch dazu kannten sie sie dort bereits.

Eine Hebamme namens Bettina nahm sie in Empfang, führte sie durch die Flure bis zum Kreißsaal und tastete sie ab. »Was haben wir?«, fragte der Arzt, der hinzu geeilt war, sich weder vorstellte noch Eva begrüßte.

»Zwillinge, eineiig, fünfunddreißigste Woche, beide in Beckenendlage«, erklärte die Hebamme. Sie saßen also beide in ihr mit dem Kopf nach oben und schauten sich an, wie sie das schon die meiste Zeit der Schwangerschaft getan hatten. Bettina ergänzte ihre Antwort noch durch einige Fachbegriffe, die Eva nicht mehr aufnahm, da sich eine weitere Wehe ankündigte. Zur Untersuchung wurde ein weiterer Arzt hinzugezogen, ihr Blutdruck wäre erhöht. Was kein Wunder bei der ganzen Aufregung war, wie sie fand, doch niemand fragte, wie es ihr ging. Als sie vergeblich nach den Herztönen der Kinder suchten, kam Hektik auf. Eva wunderte sich. Trotz allem war sie sich die ganze Zeit sicher, dass es beiden Kindern gut ging. Sie spürte es felsenfest, versuchte es auch mitzuteilen, doch keiner hörte ihr zu. Zum Glück durfte Milo bei ihr bleiben, darauf bestand Eva, als sie ihn wie üblich als Mann hinausschicken wollten. Er übernahm die Konversation an ihrer Stelle.

»Bevor wir gleich den Eingriff vornehmen, muss ich Sie noch darauf vorbereiten.« In einer Wehenpause sprach der Arzt sie doch noch direkt an. Die Hände in der Kitteltasche beugte er sich über Eva. »Die Kinder könnten blind sein oder auch eine Hirnblutung haben, ihre Lungen sind vielleicht noch nicht ausgereift, die Nieren oder auch die Netzhaut könnten …« Er zählte lauter Fehlfunktionen auf.

»Welcher Eingriff?«, unterbrach Eva ihn.

»Wir machen eine Notsectio.« Immer mehr Leute in Weiß mit und ohne Haube drängten herein. Bald herrschte ein Gewusel im Kreißsaal wie am Stachus, wobei sie der Springbrunnen zu sein schien. Inmitten des Ganzen entdeckte sie Milo, sie sahen sich an. Jetzt war die letzte Möglichkeit, Einspruch zu erheben. Doch hatten sie eine Wahl? Es war doch schon entschieden. Und da Milo ihr Ehemann war, durfte er unterschreiben. Eva versuchte zu entspannen, sich die Farben wie letztes Mal vorzustellen, all die Farben, die einen Regenbogen ergaben. Doch das grelle Licht und der Lärm um sie herum brachten sie davon ab. Schon zog man sie aus, nahm ihr den Ehering ab und flößte ihr etwas ein. Eine Schwester rasierte sie, streifte ihr Thrombosestrümpfe über. Eine andere intubierte sie, jemand bestrich ihren Bauch mit einer rotbraunen Flüssigkeit. Eva sah auf die Spitze ihres Kugelbauchs, den Nabel, der sich vorwölbte, dann legte ihr der Arzt eine Maske über Mund und Nase. Sie sollte zählen, von zwanzig abwärts, forderte er sie auf. Eva blieb schon bei neunzehn hängen, schaute sich nach Milo um, ob er noch bei ihr war, glaubte, seine Hand zu spüren. Sie atmete ein und aus und versuchte, erneut zu zählen. Schließlich tastete sie nach ihrem Bauch, fand ihn aber nicht mehr. Es war, als würde sie sich auflösen. Trotz der Zahlen, die um sie herumschwirrten, redete sie leise mit ihren Kindern, um ihnen die Angst zu nehmen. Gleich sind wir zusammen, für immer, haltet durch.

Anna

Er war's, auch wenn sie ihn nur als Silhouette gegen das Licht wahrnahm. Er warf seinen Rucksack ab und lief zu ihr, wollte sie halten, als sie sich erneut krümmte, blieb aber neben ihr stehen, ohne sie zu berühren. Jetzt bin ich in Sicherheit, dachte sie. Egal, was kommt, Benni wird mich beschützen.

»Woher wusstest du, dass ich …« Sie keuchte, schöpfte nach Atem, als der Schmerz nachließ und sie aufs Bett fiel. Es konnte doch kein Zufall sein, dass er ausgerechnet jetzt auftauchte.

»Von Meta, sie hat mir über die Verwandtschaft vom Hausierer ein Telegramm schicken lassen. ›Deine Frau ist kurz vor der Niederkunft auf der Alm.‹ Mehr stand nicht drin, aber das hat gereicht. Ich hab um Sonderurlaub gebeten, hab gesagt, ich müsste ins Tessin, weil meine Mutter schwer erkrankt wäre. Was, wenn du mir nicht das Lesen beigebracht hättest, Liebste. Los, zieh dich an, ich bring dich in ein Hospital.« Er wollte ihr in die Kleider helfen, sie trug nur ihren Unterrock, aber auch der engte sie ein.

»Zu spät.« Anna war froh um die Verschnaufpause, sie konnte kaum die Augen offenhalten, und ihre Kräfte ließen nach. »Ich bleib hier.« Schon kündigte sich eine neue Wehe an. »Kannst du …«, sie stöhnte und summte, »nachheizen und die Schere auskochen?« Nicht dass das Feuer erlosch, und sie brauchten etwas, um die Nabelschnur zu durchtrennen.

Benni rührte sich nicht, stand da und schaute zu, wie sie sich auf dem Laken wälzte.

»Du hast …«, sagte sie zwischen zwei Wehen, »doch schon viele Tiergeburten erlebt, also kannst du doch auch mir beistehen. Oh, ich glaub …«

Benni sprang zu ihr.

Etwas in ihr drückte stark nach unten. »Es kommt. Unser …« Nun hängte sie sich mit beiden Armen an Benni, und er umfasste sie, hielt sie unverrückbar wie ein Fels. Sie presste, wollte etwas aus sich herausschieben, spürte, wie sie sich weitete und zu zerreißen drohte. Dann schrie sie doch, ließ Benni los und kroch zurück aufs Bett.

»Das Köpfchen, ich sehe es«, sagte er.

Etwas plätscherte zu Boden. Die Fruchtblase war geplatzt. Anna beugte sich vor und tastete zwischen ihre Beine. Wirklich, da war etwas Rundes, das sich aus ihr herauswölbte. Als hätte sie neue Kraft geschenkt bekommen, presste sie wieder, schob immer weiter an, ohne innezuhalten oder auch Luft zu holen. Benni kniete sich vor sie und nahm das Kind in Empfang, das noch an einer langen Schnur mit ihr verbunden war. Mühsam richtete Anna sich auf. Da war es. Ein rosafarbenes Bündel mit dunklem Flaum auf dem Kopf lag in Bennis Armen. Die Fäustchen geballt und das Gesicht noch verkniffen.

»Sie atmet nicht.«

»Sie?« Anna konnte es nicht glauben, war noch viel zu benommen, um zu reagieren.

Doch Benni wusste, was zu tun war. Er saugte dem Kind den Schleim aus der Nase und rieb ihm sanft den Rücken. Dann legte er ihre Tochter in Annas eingesunkenen Bauch, der nun wie ein Nest war, und umschloss sie beide mit seinen Armen. Weich und warm und wunderschön fühlte sich die Kleine an. Plötzlich hustete und spuckte sie, krächzte, als ob auch sie heiser wäre. Sie lachten und weinten vor Freude. Als die Nabelschnur nicht mehr pulsierte, banden sie sie ab und durchtrennten sie.

»Wie findest du den Namen Helene?« Der war Anna bei ihrem Anblick als Erstes in den Sinn gekommen, und Benni gefiel er. Bald nuckelte sie schon an ihrer Brust, und die Nachgeburt löste sich. Ganz ohne Schmerzen fiel der Lebensbaum, der ihre Tochter neun Monate lang genährt hatte, aus ihr heraus. Helene, die strahlend Schöne, ihre Sonne, war auf der Welt.

Es war unglaublich, sie hatten tatsächlich ein Kind! Doch wieder blieben ihnen bloß ein paar Stunden, um ihr Glück, jetzt zu dritt, zu genießen. Dabei wären sie am liebsten einfach nur dagelegen und hätten ihr Wundermädchen bestaunt. Doch trotz Kälte und Schnee musste Benni am nächsten Morgen aufbrechen. Das waren die härtesten und schönsten Stunden zugleich. Bevor er sich von ihnen losriss, trug er Brennholz herein, kochte eine Suppe, bestrich ein halbes Dutzend Butterbrote und stellte alles zu Anna neben das Bett. Dann bedeckte er Helene und sie mit tausend Küssen. Als es Stunden später erneut an der Tür klopfte, war es Meta, zusammen mit einer Hebamme aus dem Tal. Auf Schneeschuhen waren die beiden Frauen bis zu ihr heraufgestiegen. Benni hatte sie auf dem Weg zum Bahnhof verständigt, er wollte sicher sein, dass es Anna und Helene an nichts fehlte, bevor er in die Schweiz zurückfuhr – und bis auf ihn fehlte es den beiden auch an nichts. Die Frauen blieben, zeigten Anna alles, was sie wissen musste, halfen ihr beim Wickeln und Stillen, kümmerten sich um Tossa und die Hühner und verließen sie erst wieder, als sie und die Kleine bestens versorgt waren und allein zurechtkam. Eine innige Zeit begann.

Anna trug Helene meistens in einem großen Tuch auf dem Rücken mit sich herum, das sie sich aus Stoffbahnen genäht hatte, und wenn die Kleine zeterte, sang sie ihr sämtliche Lieder vor, die ihr einfielen.

Im April, als Helene schon ihren Kopf halten konnte und Laute von sich gab, so als wollte sie mitsingen, war Anna selbst Hebamme. Wie sie es von Benni gelernt hatte, half sie Tossas Kalb, auf die Welt zu kommen. Diesmal war es ein Kuhkalb, ein geschecktes, wie es Paul vorhergesagt hatte. Sie nannte es Loretta, die weibliche Form von Lorenz, dem bayerischen Stier. Anna genoss jeden Augenblick und hielt die vielen Glücksmomente im Tonkaalmbuch fest. Auch in ihren Briefen an Benni zählte sie auf, wie Helene gedieh und was sie Neues dazulernte. So wie ihre Mutter alles über sie im goldenen Buch notiert hatte. Und sie hielt in Zeichnungen fest, wofür es keine Worte gab. Eines Tages würde Anna ihr Buch Helene geben. Und falls ihre Tochter später selbst ein Kind hätte, könnte sie es genauso tun. Damit nichts von den kostbaren Anfängen verloren ging, aus denen die Zukunft wuchs. Im Frühjahr gab sie dem Hausierer einen ganzen Packen Briefe mit. Im Gegenzug hatte er auch einen für sie dabei. Endlich.

Eva

1. Juli 1977

Als sie wieder zu sich kam, lag sie in einem kahlen Krankenzimmer mit weiß gestrichener Decke. Wo waren ihre Kinder? Lebten sie? Panik erfasste sie. Ihr fiel der Druck ein, den sie gespürt hatte, als das Skalpell angesetzt wurde, und dann das Reißen, als man ihr den Bauch öffnete, und wie sie geschrien hatte. War sie tot und in eine Abstellkammer geschoben worden? Tot mit Jesus, dachte Eva. Über dem mit Plastikfolie abgedeckten Bett hing ein Kruzifix. Sie war da, aber sie spürte sich nicht. Von der Brust abwärts, wie die Dame ohne Unterleib vom Varieté. Immerhin lief ein Schlauch von einem Tropf zu einer Nadel in ihrer Hand, man hatte sie also noch nicht ganz aufgegeben. Langsam tastete sie unter der Bettdecke nach ihrem Bauch und spürte einen Verband. Ihr Bauch war kleiner und leer, fühlte sich wie ein alter Luftballon an. Wo hatte man die Kinder hingebracht? Wie ging es ihnen? Sie suchte nach dem Klingelknopf. Gerade als sie ihn drücken wollte, ging die Tür auf.

Eine Schwester kam herein. »Sie sind schon wach? Wie geht's Ihnen?«

»Wo sind sie? Meine Kinder. Ist alles in Ordnung mit ihnen?«

»Sie sind in der Kinderklinik, wo sie überwacht werden.«

»Überwacht?«

»Sie liegen im Inkubator. Genauer gesagt in zwei Brutkästen, anders ist es bei Zwillingen nicht möglich.«

Man hatte sie also getrennt, und nun lagen sie hilflos und allein in sterilen Kästen. Diese Vorstellung war unerträglich. Eva versuchte aufzustehen.

»Bitte bleiben Sie liegen, Sie müssen sich schonen, sonst platzt die Naht wieder auf.«

Das war Eva egal, sie musste jetzt sofort zu ihren Kindern und nachsehen, was ihnen fehlte. Sie hatte sie doch gleich nach der Geburt im Arm halten oder zumindest auf ihren warmen Bauch legen wollen. Die wichtigste Bindung, Haut auf Haut, war abgerissen. Und was war mit ihrer Milch? Wer ernährte sie? Aber vielleicht war es noch nicht zu spät, wenn sie gleich zu ihnen ging.

»Draußen wartet Besuch. Soll ich sie hereinbitten?« Die Schwester drückte Eva aufs Bett zurück.

Sie? Wer sollte das sein? Und wie viele waren es? Niemand wusste doch von der Geburt. Wo steckte Milo? Eva war jetzt noch nicht in der Lage zu reden und sich gratulieren zu lassen – überhaupt, gratulieren, wozu? Sie wusste doch nicht mal, ob sie Jungs oder Mädchen bekommen hatte. Bevor sie weiterfragen oder antworten konnte, war die Schwester schon gegangen, und jemand anderes stand in der Tür. Ein Rotschopf, die Haut voller Sommersprossen, das schönste Gesicht einer Frau, das sie jemals gesehen hatte. Eva brach in Tränen aus. »Du? Woher weißt du, dass … Meine Kinder. Sie sagen mir nichts Genaues, sie sind weggebracht worden … Ich weiß nicht, ob sie …« Die Welle aus Freude wurde vom Kummer gebrochen. Eva schluchzte laut, und alles in ihr schien zu zerbersten. Maja setzte sich zu ihr aufs Bett, nahm sie sanft bei den Schultern, drückte ihren Kopf an ihren. Wange an Wange. Mohn, Salbei, Lavendel, Pfingstrosen und Arnika, ein ganzes Blumenfeld strömte auf sie ein. Der zitronig-herbe einmalige Majaduft, den sie so vermisst hatte. Darüber hinaus nahm Eva auch einen Hauch von Muskat, Koriander, Pfeffer, Zimt und Ingwer wahr. Plötzlich fing sie zu zittern an, ihr ganzer Körper schlotterte. Sie kämpfte dagegen an, doch ihre Glieder zuckten und bebten. Es nahm kein Ende. Maja hielt sie. Schmerzen wühlten in ihr, offenbar ließ die Betäubung nach.

»Atme, Liebste, atme ein und aus. Ein und aus«, flüsterte Maja dicht an ihrem Ohr. »Ich bin da, und ich bleibe.«

»F-f-für im-m-mer?« Die zwei Worte brauchten endlos lange, bis sie ihre Lippen verließen.

»Wenn du willst, ja.«

Eva schloss die Augen und atmete, und Maja mit ihr. Ein und aus. Gemeinsam. Nach einer Ewigkeit verebbte das Zittern. Sie schwitzte und fror zugleich. Maja deckte sie zu. Doch die Sehnsucht nach ihren Kindern blieb, dazu war die Ungewissheit stärker als alles andere. »Ich muss zu ihnen, muss wissen, ob sie gut versorgt sind. Hilfst du mir?«

Maja nickte. »Ich frag mal nach, ob du aufstehen darfst, bin sofort zurück.« Kurz darauf schob sie einen Rollstuhl herein. »Schaffst du's, dich reinzusetzen? Die Klinik ist zehn Minuten von hier weg, man hat mir den Weg beschrieben.«

»Und die Infusion?« Von der Flasche, die an einem Gestell hing, tropfte etwas in ihre Vene an der rechten Hand.

»Es ist gerade Schichtwechsel bei den Schwestern, aber ich hab schon darum gebeten, dass man dir den Zugang entfernt. Es kommt gleich jemand.«

Das dauerte Eva viel zu lange. Mit Majas Unterstützung rutschte sie vom Bett in den Rollstuhl.

Die Krankenschwester, eine andere als vorhin, zögerte, den Katheder zu entfernen. »Über den Tropf erhalten Sie auch Schmerzmittel. Sind Sie sicher? Es wäre besser, Sie würden noch warten, zumindest bis morgen.«

»Entweder Sie tun's, oder ich mache es selbst.« Eva war fest entschlossen. Nichts konnte sie mehr aufhalten.

»Na gut, aber ich habe Sie gewarnt. Ein Kaiserschnitt ist kein kleiner Kratzer, sondern eine große Bauchoperation.« Die Schwester entfernte die Nadel und klebte ein Pflaster auf den Einstich.

»Können Sie ihr nicht Schmerztabletten mitgeben?«, fragte Maja. Das lehnte Eva ab, sie wollte doch stillen, wenigstens das musste doch möglich sein.

»Ihre Kinder werden bestens versorgt, Frau Sattler, die Lachner'sche Klinik ist eine der besten weltweit.«

»Etwa Doktor Lachner aus Herrsching?« Eva fiel der Retter ihrer Großmutter ein.

Die Schwester nickte. »Er hat sie nach dem Krieg gegründet, ja, inzwischen leitet sie sein Sohn.« Sie löste die Schläuche. »Wenn es nicht mehr auszuhalten ist mit den Schmerzen, dann nehmen Sie Ibuprofen, das ist unbedenklich, auch für stillende Mütter.«

Als die Schwester fort war, polsterte Maja sie ringsum mit einer Decke aus. »Frau Sattler, so, so. Jasmin hat mich zwar über vieles auf dem Laufenden gehalten, aber dass du Milo geheiratet hast, wusste ich noch nicht.«

»Jasmin könnte glatt bei der telefonischen Auskunft arbeiten.« Eva lachte, zuckte zusammen, als sich der Wundschmerz erneut meldete, und schwitzte schon jetzt.

»Das stimmt. Aber da gibt's ja jetzt noch den Fliegenpilz, der sie voll in Beschlag nimmt. Ich bin schon so gespannt auf alles. Also, Frau Sattler, bereit?«

Eva nickte. Ihr war etwas schwindelig und auch ein wenig übel, vor ihren Augen flackerte es. Doch sie versuchte, es zu ignorieren. »Im letzten halben Jahr, ohne dich, ist viel passiert. Ich dachte, wir sehen uns nie wieder.«

»Das hab ich nie gedacht. Außerdem warst du immer bei mir«, Maja klopfte sich auf die Brust, »trotzdem musste ich einfach weg und meinem Lebenstraum folgen, sonst wäre ich innerlich geplatzt.«

»Erzählst du mir alles, haarklein, was du in Indien erlebt hast?«

»Du meinst, haarsattlerklein? Natürlich, und umgekehrt du auch, ja?« Maja schob sie durch den Klinikflur bis zum Aufzug. »Und ich hab mich schon gewundert, dass die am Empfang nicht wussten, wo das Zimmer von Frau Klein ist. Erst als ich gesagt habe, dass ich zu der Zwillingsmama aus Obermenzing will, die gestern zwei kleine Mädchen entbunden hat …«

»Wirklich? Es sind zwei Mädchen?« Eva konnte ihr Glück kaum fassen. Ihre Blumenkinder, gleich war sie bei ihnen.

»Oh, hab ich das jetzt verraten? Ich dachte …«

Die Aufzugtür öffnete sich, und da standen Udo und Milo. Ihr Milo! Er war blass und sah müde aus, aber er strahlte Eva an, breitete die Arme aus und schloss sie darin ein. »Hallo frischgebackene Mama, Jolanda und Rosalie geht's gut, ich war die ganze Zeit bei ihnen.« Auch Udo beugte sich zu ihr, küsste sie ebenfalls und drückte sie an sich.

»Ihr seid also mein Begleitkomitee in die Kinderklinik?«

Udo nickte. »Ich wollte die Kinder noch sehen, bevor ich …« Er schaute kurz zu Milo, dann zu Maja. Die drei hatten sich also schon getroffen und abgesprochen. Um was ging es hier? »Eva, ich stelle mich. Dann hat das ein Ende, dass sie nach mir suchen, und euch muss es nicht mehr belasten. Wenn mich die Bullen nach dem Fahrzeug fragen, sag ich, das hätte ich ohne dein Wissen genommen. Und so war's ja auch, du hast ja nicht gewusst, was ich vorhatte. Jedenfalls, ich halte euch aus allem raus, versprochen.«

Anna

November 1918

MICH ZERREISST ES INNERLICH, WENN ICH AN EUCH DENKE. JEDEN TAG WERDEN NEUE VERWUNDETE UND VERSEHRTE, FÜRS RESTLICHE LEBEN VERSTÜMMELTE MÄNNER INS SANATORIUM EINGELIEFERT. IHNEN FEHLEN ARME UND BEINE, MANCHE HABEN KEINE OHREN MEHR ODER DAS AUGENLICHT VERLOREN. UND ICH SCHÄME MICH, DASS ICH BLOSS HEIMWEH NACH EUCH HABE. DENNOCH ZERFRISST ES MICH. ES IST, ALS WURDE MIR INS HERZ GESCHOSSEN. SO SEHR VERMISSE ICH EUCH!

Bennis letzter Brief war vom vierzehnten März 1918. Seither hatte sie nichts mehr von ihm gehört. Im Laufe des Jahres holten sie weitere Schauermeldungen ein. Franz Marc war bereits 1916 in Frankreich gefallen, und Severin wurde noch immer vermisst. Auch ihre liebe Freundin Fanny war gestorben, als sie in Locarno vom Fahrrad stürzte, wie Anna im Herbst von Ida Hofmann erfuhr. Die Welt um sie herum drohte zu zerbrechen. Dann, als bereits Schnee in der Luft hing und Anna das letzte Mal von ihren Obst- und Gemüseterrassen erntete, stürzte Tossa ab. Das Kalb war ausgebüxt und bis zur Felswand gelaufen, wo es sich in einem Gebüsch verfangen hatte. Anna rettete es, merkte aber zu spät, dass ihr auch die Kuh auf dem engen Pfad gefolgt war. Tossa wich zurück, rutschte den Abhang hinunter, überschlug sich mehrmals auf dem Geröll und starb. Zitternd wankte Anna mit Helene auf dem Rücken und Loretta am Halfter wieder auf die Alm. Was sollte sie tun, wie sollte es weitergehen? Seit ihre eigene Milch versiegt war, brauchten Helene und auch das Kalb Tossas Milch. Anfangs versuchte Anna es mit verdünntem Getreidebrei und zerdrückten Kartoffeln, fütterte ihre Tochter und auch das Kalb damit. Loretta schien die ungewohnte Kost besser zu vertragen als Helene, die pausenlos schrie. Anna flößte ihrer Tochter Kümmeltee gegen die Bauchschmerzen ein, doch Helene weinte und spuckte weiterhin alles aus.

»Miss, Miss.« Ständig schrie sie nur nach Tossas Milch. Vielleicht bekam sie auch den ersten Zahn, den roten Bäckchen nach zu urteilen, konnte es durchaus sein. Trotzdem war es kaum auszuhalten, sie so leiden zu sehen. Was, wenn sie ins Fieber fiel? Wie sollte Anna mit einem kranken Kind den Winter oder überhaupt den nächsten Tag, die nächste Stunde überstehen? Sie bräuchte dringend die Hilfe von Doktor Lachner, falls es den noch gab. Nach einer weiteren schlaflosen Nacht mit einem greinenden Kind, gab sie auf und beschloss, ins Tal zu ziehen. Wohin genau, wusste sie noch nicht. Vielleicht könnte ihr Meta wegen Helene einen Rat geben, und danach würde sie sich eine Unterkunft suchen, sich schon irgendwie durchschlagen, so viel stand fest. Als das Feuer erloschen war, kletterte sie aufs Dach und legte den Stein in den Kamin. Helene vor sich in das Zaubertuch ihrer Mutter gebunden, die Hühner oben auf dem Gepäck verstaut, holte sie das Kalb aus dem Stall. Ein letztes Mal schaute sie sich in der Almhütte um, ob sie auch nichts Wichtiges vergessen hatte, dann sperrte sie zu und versteckte den Schlüsselbund im Schuppen hinter dem herzförmigen Pfettenbrett. Sie schulterte den Buckelkorb, ging dabei fast in die Knie und glaubte, keinen Schritt vorwärtszukommen, so schwer war alles. Sie musste sich zwingen weiterzugehen. Helene wimmerte in der Trage, das Kalb zerrte am Strick. Nur die Hühner gurrten leise wie Begleitmusik. Am Gatter schaute sie noch mal zurück. Da lag sie, ihre Tonkaalm, halb vom Nebel umhüllt. Paradies und Zuflucht zugleich, so als wäre nichts geschehen. Vielleicht würde sie nach der Schneeschmelze zurückkehren, mit Benni zusammen – ja, das hoffte sie. Und falls nicht, würde sich ihre Tochter an diese Zeit erinnern? Rasch ging Anna weiter, hangelte sich an der Felswand entlang, darauf bedacht, nicht auszurutschen. Irgendwo dort unten lag Tossas Kadaver, doch der Nebel erschwerte die Sicht, und jetzt war Anna dankbar dafür. Als sie nach langem Fußmarsch über rutschiges Geröll und gefrorenes Gras in Kochel ankam, schlief Helene. Anna stellte den Buckelkorb auf der Hausbank ab und klopfte am Fiedlerhof. Niemand öffnete. Sie drückte die Klinke herunter, die Tür war versperrt. Sie ging ums Haus herum. Auf dem Misthaufen scharrten ein paar Hühner. Ansonsten wirkte alles wie ausgestorben, selbst das Taubenhaus, das wie eine Miniaturnachbildung des Fiederhofs aussah, war leer. Da entdeckte sie vor dem Kuhstall eine Frau. In einer weiten Männerhose hockte sie auf einem Stoß Bretter und las Zeitung. Ihre Haut wirkte merkwürdig gelb und auch ihre Haare leuchteten. Anna schaute kurz nach oben, ob sich am Novemberhimmel überraschend die Sonne zeigte.

»Verzeihung, ich such die Meta, wissen Sie, wo sie ist?«

Als Anna auf sie zuschritt, warf die Frau die Zeitung weg, sprang auf und griff nach einer Schrotflinte. Kurz schien sie zu überlegen, mit welcher Hand sie den Kolben und mit welcher sie den Abzug betätigen sollte. »Stehen bleiben. Keinen Schritt weiter, sonst …«

Anna erschrak, drückte Helene an sich. »Nicht schießen, bitte.« Von nahem sah sie, dass die Frau tatsächlich gelb war, ihr Gesicht, die Hände, der Dutt. War das eine von den Frauen, die in der Munitionsfabrik arbeiteten und die man Kanarienvögel nannte, weil sie sich durch die Pulverrückstände verfärbten? Was tat sie bei den Fiedlers? Wo steckten die ganze Familie und auch die Mägde, die Anna kannte. Hoffentlich war ihnen nichts geschehen. »Was ist passiert, wo sind sie alle?«

»Auf der Post.« Die Frau rüttelte am Lauf, der noch immer nicht eingerastet war.

Anna wich zur Seite, nicht dass sich trotzdem ein Schuss löste. »Wieso auf der Post?«

»Na, um zu telegraphieren, telefonieren oder um Briefmarken zu kaufen, was weiß ich.« Mit der wackelnden Flinte deutete sie zur Straße. »Geradeaus, an der Kreuzung nach links, das graue Gebäude mit dem Fachwerkgiebel.«

»Danke, ich weiß, wo die Post ist.« Dahin wollte Anna sowieso noch. »Kann ich das Kalb einstellen? Und vorne habe ich noch zwei Hühner, die würde ich auch gerne hierlassen.«

»Der Bauer hat gesagt, ich soll aufpassen, dass niemand was stiehlt. Überall treiben sich die Hamsterer rum, aber dass jemand was bringt, davon hat er nichts gesagt.« Sie wirkte unschlüssig, was sie tun sollte.

»Ich bin die Anna von der Tonka-, vielmehr von der Staffelalm. Ich kenn die Fiedlers schon seit vielen Jahren.«

»Ach, die Einsiedlerbaronesse vom Rabenkopf, das sind Sie?« Also, so nannte man sie hier. »Und Sie wollen bloß was abgeben und nichts holen?« Anna nickte. Erleichtert legte die Frau die Waffe zur Seite, wischte sich die Hände an der Schürze ab und gab die Stalltür frei. Anna brachte Loretta zur Kälberabtrennung und holte die Hühner aus dem Korb. Laut gackernd flatterten sie über den Hof, als sie sie freiließ. Helene regte sich und fing wieder zu wimmern an. »Mei, was hat's denn, das Butzerl?« Die Kanarienvogelfrau beugte sich über sie.

»Hunger. Kann ich etwas Milch für meine Tochter haben?«

»Also doch.« Erneut baute sie sich vor Anna auf. »Du wolltest mich bloß austricksen, gell?«

»Ich geb dir eine Melissentinktur für deine gereizte Haut, und ich hab auch was für die Haare. Ich brauch bloß eine Flasche voll Milch, bis Meta zurück ist, die wäre bestimmt einverstanden.«

»So ein Hexenzeug brauch ich nicht. Aber was hast du da an der Hand?« Sie zeigte auf Annas verstümmelten Finger.

»Das ist lange her, ein Unfall, als ...«

»Ich mein den gewellten Ring, der ist hübsch, den will ich.« Anna blieb keine Wahl, ihrer Tochter zuliebe. Schweren Herzens streifte sie Bennis Erbstück ab und schwupp, verschwand der Ring in der Hosentasche. Nachdem sie von einer angebundenen Kuh direkt in das besondere Glasfläschchen mit Ventil gemolken hatte, das ihr Metas Wehfrau mitgebracht hatte, nuckelte Helene genüsslich in großen Zügen am Gummidiezel. Sie verschluckte sich, hustete, so sehr schmeckte es ihr, und dann lächelte sie wieder, zum ersten Mal seit Tagen. Aller Schmuck der Welt war das wert. Kurz wärmte Anna sich im Stall auf, wo Loretta sich als einzig Graugescheckte wie selbstverständlich unter die Braunen gemischt hatte. Es blieb sogar noch Zeit, um Helene zu wickeln, bevor sie die Frau mit der Flinte aufscheuchte.

»Los, raus jetzt, ich will keine Schelte riskieren. Bei solchem Gesindel wie dir weiß man nie.«

Der Paul, der würde ihr schon was pfeifen, dachte Anna, sagte aber nichts, bat zum Schluss noch, ihr Gepäck unterstellen zu dürfen. Nur ihre Tasche mit dem Tagebuch und dem Geld nahm sie mit. Ihr Blick fiel auf die Schlagzeile der *Münchner Neuesten Nachrichten*, deren Titelseite auf einen Holzstoß geweht war.

Abdankung des Kaisers – Thronverzicht des Kronprinzen.

Anna traute ihren Augen nicht, hob das Blatt auf und las das Datum. Es war von heute, Samstag, dem neunten November 1918.

»Der Kaiser hat abgedankt?«

»Und mit ihm die ganzen Großkopferten, die Monarchie ist gestürzt. Bayern ist ein Freistaat.«

»Und der Krieg?«

»Der ist aus.«

Auf dem Weg durchs Dorf, musste Anna alles erst mal verdauen. Wenn wirklich Frieden wäre, dann bräuchte man keine Grenzen mehr zu verteidigen. Das bedeutete auch in der Schweiz Waffenstillstand, und Benni käme zurück. Konnte das stimmen? Was war mit Dietmar? Ohne Kaiser gäbe es keine Flotte mehr, würde auch er heimkehren? Sie hoffte es, und auf einmal loderte eine große Freude in ihr auf. Sie umfasste die Händchen ihrer Tochter und hüpfte den Gehsteig entlang. Bestimmt waren Meta und Paul deswegen auf die Post geeilt, sie wollten ihre Söhne erreichen. Wie gut, dass Anna jetzt schon in der Nähe des Bahnhofs war, am liebsten würde sie Benni entgegenfahren. Vor dem Gebäude drängten sich die Leute am Schaukasten, in dem weitere Zeitungsseiten ausgehängt waren. Anna versuchte, ein paar Nachrichten zu erhaschen. Sie las:

An die Bevölkerung Münchens! Das furchtbare Schicksal, das über das deutsche Volk hereingebrochen ist, hat zu einer elementaren Bewegung der Münchner Arbeiter und Soldaten geführt. Ein provisorischer Arbeiter-, Soldaten- und Bauernrat hat sich in der Nacht zum 8. November im Landtag konstituiert. Es lebe die bayerische Republik, es lebe der Frieden.

Unterzeichnet war dieser Ausruf von Kurt Eisner, dem ersten Vorsitzenden der neuen Räterepublik.

Drinnen herrschte genauso ein Trubel wie draußen, und vor den zwei Schaltern hatten sich Schlangen gebildet. Anna musste lange anstehen, bis sie drankam. Sie hielt nach den Fiedlers Ausschau, fand sie aber nicht. Vielleicht übersah sie sie auch in dem Gewühle. Vor den Telefonkabinen warteten ebenso viele Leute. Der Lärm war groß, und Helene weinte wieder. Endlich händigte ihr der Schalterbeamte die Post aus. Es war nur ein einziger Brief von Bennis Mutter, aber diesmal an sie adressiert. Am Seeufer, wo es leiser war und sich Helene schnell wieder beruhigte, öffnete sie ihn.

Liebes Fräulein von Quast!
Ich bin untröstlich. Leider ist mein lieber Beniamino vor zwei Wochen plötzlich und unerwartet …

Anna ließ den Brief sinken, was darin stand, konnte und durfte nicht wahr sein.

Eva

Ein Jahr später, Juni 1978

Apfelblüten wehten von den Bäumen wie Schnee. An der Klostermauer wucherte Flieder, und auf einem Stein verweste eine Maus. Leben und Tod, wie es Eva mittlerweile vertraut war. Als sie den Hang hochstieg, erfasste sie den Geruch des frisch gewaschenen Lakens, das neben ein Paar Socken auf einer Leine hing, und das Aroma der Erde, die eine Amsel mit den Krallen aufwühlte. Hinter einer Lücke in der Mauer entdeckte sie einen Gemüsegarten. Von Buchsbäumchen umgeben. Grillen zirpten, Tauben flatterten durch die Luft. Sämtliche Düfte drängten sich ihr auf, als wollte jeder unbedingt einen Platz in ihrer inneren Bibliothek ergattern. Dabei hatten sie den seit ihrer Kindheit schon längst. Damals hatte Eva noch nicht begriffen, dass das, was sie konnte, außergewöhnlich war. Erst mit der Zeit versuchte sie, diese Gabe auch als Geschenk zu sehen, und heute wollte sie den Grundstein legen, um etwas für die Zukunft daraus zu machen. Oberhalb von Dreisonnenquell angekommen, spazierte sie durch den Torbogen, setzte sich auf eine Bank und hielt Ausschau nach Milo. Ohne ihn hätte sie die Besichtigung wahrscheinlich weiter hinausgeschoben. Seit die Kinder auf der Welt waren und anfangs als Frühchen all ihre Aufmerksamkeit gebraucht hatten, war Eva noch nicht dazu gekommen, nach Wessobrunn zu fahren, um endlich das umzusetzen, was ihr seit längerem vorschwebte. Wenn ihnen in den letzten zwölf Monaten zwischen Schlaflosigkeit und Dauererschöpfung nur ein bisschen Zeit für andere Gespräche blieb als die Sorge um die Kinder, hatte sie mit Milo über ihre Idee geredet. Und nun hatte er sie zu diesem Treffen gebeten. Er käme mit dem Zug von der Arbeit. Danach würden sie gemeinsam mit dem Auto zurückfahren. Maja kümmerte sich so lange um Jolanda und Rosalie, die um diese Zeit wahrscheinlich ihr Mittagsschläfchen hielten. Eva schaute sich um. Alles roch so vertraut, als wäre sie hier zu Hause. Das Holz der Bank, in dem noch der Regen steckte. Das nasse Gras, das ihre Schuhe aufweichte. Sie hörte Frösche quaken, stand wieder auf und ging am alten Römerturm mit der Sonnenuhr vorbei, den Anna von Quast in ihrem Tonkaalmbuch den *Grauen Herzog* nannte. Dort hinten in dem Rundbogenhaus mussten die drei Quellen sein. Sie hielt inne, schnupperte. Der Geruch nach Verbranntem schlich sich in ihre Nase. Qualmte irgendwo ein Kamin, oder brannte ein Feuer? Sie schaute in den wolkenlosen Himmel, dessen Blau sich über den Alpen verlor. An diesem warmen Sommertag heizte niemand, oder etwa doch? An einem überwucherten Erdhügel verstärkte sich der Geruch. Mit der Schuhspitze hob Eva ein paar Kieselsteine an, wühlte den Boden auf wie die Amsel vorhin, glaubte, einen verkohlten Ast oder etwas aus Metall zwischen Gräsern und Erde zu erkennen. War es hier geschehen? Sie schob ihre Locken nach hinten und bückte sich, fand eine rostige Radfelge und etwas, das aussah wie ein Stück von einem Eisenträger. Das mussten die Reste des Wohnwagens sein, in dem ihre Mutter und Großmutter gestorben waren. Eva nahm all ihren Mut zusammen und wagte einen großen Schritt, mitten hinein in das Gestrüpp. Es kribbelte, als Brennnesseln ihre nackten Arme und Fußknöchel streiften, und unter ihren Schuhen knirschte es. Überall lagen Bruchstücke von Keramiken. Sie hob eine auf und erkannte ein blattförmiges Muster, das in die Scherbe eingebrannt war, fand noch mehr bunt glasierte Stücke und schob sie in ihre Tasche. Erst als es in ihrem Hals unerträglich zu jucken anfing und ihr das Atmen immer schwerer fiel, beschloss sie fortzugehen. Sie räusperte sich, schluckte, roch noch mal an ihren Haaren und umklammerte dann die Zitrone in ihrer Jackentasche, die sie vorsorglich mitgenommen hatte. Mit dem Fingernagel ritzte sie die Schale ein, verrieb das Zitrusöl auf ihrer Haut, roch an ihren Händen und Armen – das beruhigte sie wieder und neutralisierte ihre Nase. Ein Bus hielt bei der Kirche, und nur ein einziger Fahrgast stieg aus, hängte sich seine Kamera um. Milo. Sie lief ihm entgegen. Nach einem Kuss und dem kurzen Eintauchen in seinen Vanilleduft, den sie nach wie vor liebte, spazierten sie um das hufeisenförmige Gebäude mit seinen drei Trakten herum. An vielen Stellen war der Putz abgebröckelt und die Fassade zugewuchert. Aber das Dach schien bis auf wenige Ziegel intakt zu sein. Jedenfalls hoffte Eva das. Milo fotografierte Dreisonnenquell, erwischte auch Eva dabei, die neben Rosalie und Jolanda sein Lieblingsmotiv war, wie er immer noch behauptete. Bienen summten, die Wiese blühte und dampfte. Um nicht durchs hohe Gras stapfen zu müssen und alles niederzutrampeln, durchquerten sie ein großes Gewächshaus, anstelle von Scheiben wuchsen Äste von knorrigen Bäumen durch die Rahmen. Ein Käuzchen blinzelte Eva aus einem Astloch an.

»Wer pflanzt denn in einem Treibhaus einen Wald?« Milo knipste den bizarren Anblick.

»Das sind die Maulbeerbäume, von denen ich dir erzählt habe«, erklärte Eva. »Der gescheiterte Versuch meines Urgroßvaters, in Bayern Seide zu erzeugen.« Sie umrundeten das Hauptgebäude, und Eva entdeckte eine halb zugemauerte Tür in der Wand.

»Du willst doch nicht etwa …« Bevor Milo den Satz beenden konnte, hatte sich Eva schon durch das Gestrüpp geschlagen, drückte die Pappe zur Seite, die das Fensterglas ersetzte, und kletterte hinein. Drinnen roch es muffig kalt wie in Kellern üblich. Sie knipste die Taschenlampe an, versuchte, sich in dem Gewölbe zu orientieren, und fand eine Stromleitung, die an der Kellerdecke entlanglief und nach oben führte. Hinter sich hörte sie Milo, der ihr gefolgt war. Über eine Steintreppe erreichten sie das Erdgeschoss, in dem es wieder heller war, so dass sie keine Lampe mehr brauchten. Rechts und links erstreckten sich Gänge, deren Decken mit Stuck verziert waren. Eva kannte bisher nur die Beschreibungen ihrer Großmutter. Obwohl das meiste verfallen und durch die unterschiedliche Nutzung in den letzten Jahrzehnten zerstört worden war, ahnte sie die Pracht, mit der das ehemalige Kloster einst geschmückt gewesen war. Milo war ebenso begeistert und kam kaum mit dem Fotografieren und Filmrollenwechseln hinterher. Sie stiegen weiter nach oben, mussten aufpassen, dass sie nicht durch die morschen Stufen brachen. Der Knauf am Handlauf hatte die Form eines Kiefernzapfens. Im ersten Stock löste sich die Tapete in dicken Schichten von den Wänden, darunter schimmerten Rohre durch. Wo Dielen fehlten, balancierten sie über die Balken. Sie betraten ein großes Zimmer am

Ende des Flurs, dessen doppelflügelige Tür prunkvoll verziert war. Anstelle eines Kronleuchters schien die Morgensonne durchs Dach. Pflanzen wuchsen aus dem Boden. Hier hatte jemand Hanf angebaut. Unverkennbar dieser Geruch, der auch Milo sofort auffiel.

Eva betrachtete die Stuckkunst an der Decke, rieb sich über die Pusteln am Arm, wo sie die Brennnesseln gestreift hatten. Im Maul eines bemalten Löwenkopfs hatten sich Schwalben eingenistet und schwirrten umher. Die Natur versuchte, sich den Raum zurückzuerobern. »Das ist der Tassilosaal. Und da oben müsste ein Versteck sein.« Sie streckte sich zu dem Wildschwein hoch, das zwischen den gipsernen Blattranken lief, kam aber nicht dran. Milo holte den Stuhl ohne Sitz und half Eva, auf die wackeligen Kanten zu steigen. Sie tastete den Wildschweinbauch ab, griff unter den Stuck. Dahinter war wirklich ein Hohlraum in der Wand. Eine altmodische Fotografie lag darin. Etwas stockfleckig und voller Risse. Die drei Menschen saßen vor einer gemalten Landschaft und hatten wahrscheinlich lange stillhalten müssen, damit das Bild nicht verwackelte. Obwohl Eva sie noch nie gesehen hatte, kamen sie ihr bekannt vor. *Unser Annerl ist schon vier*, stand in Sütterlinschrift, die Eva inzwischen flüssig lesen konnte, darunter. Dann waren das also Gesine und Christoph, Evas Urgroßeltern und die kleine Anna als Kind. Was für eine wunderbare Erinnerung! Milo hielt Eva, als sie wieder herabstieg. Sie legte das kostbare Fundstück in ihr Notizbuch. In ihr brodelte es, als würde jemand mit einem Quirl in ihr rühren. Sie zog Milo weiter. »Irgendwo hier muss auch die Hausapotheke gewesen sein und auch das Refugium meiner Großmutter Anna. Die ehemalige Hostienbäckerei, wo sie als junge Frau getöpfert hat.« Sie stockte, schob die Hand in die Hosentasche und umklammerte die Keramikscherben. Wann und warum Anna von Quast zurückgekehrt war, würde sie vielleicht nie erfahren, auch nicht, warum sie und ihre Mutter in diesem Wohnwagen gewesen waren, als es passierte. Aber was sie wusste, war, dass sie diesen Ort brauchte – und dass es an der Zeit war, das Milo zu sagen. »Ich finde, es wäre der ideale Platz für uns.« Und schnell ergänzte sie: »Nur ein Traum, ich weiß.« Obwohl sie den Rauswurf aus dem Obermenziger Haus mit vereinten Kräften noch hatten abwenden können, so war es nur eine Frage der Zeit, bis Frau Kirner auf Eigenbedarf pochte und sie doch ausziehen mussten. Ende Juli des letzten Jahres, kurz nachdem die Zwillinge endlich nach Hause entlassen worden waren, hatten sie ihre Vermieterin zu einem persönlichen Gespräch in die WG eingeladen.

Sichtlich überrascht vom tadellosen Zustand des Hauses, das dank des gemeinschaftlichen Einsatzes bis in den letzten Winkel wie aus einer Schöner-Wohnen-Zeitschrift wirkte, blinkte und blitzte, hatte sich die betagte Dame erweichen lassen, die Kündigungsfrist aufzuheben. »Zu beanstanden, jetzt, wo ich alles selbst in Augenschein nehme, gibt es nichts. Der Garten und alles rund ums Haus ist in einem vorbildlichen Zustand.« Milo hatte ausnahmsweise den Rasen gemäht, normalerweise ließen sie das Gras, außer auf dem Stück, wo sie Federball spielten oder grillten, stehen. »Übrigens ist der Kuchen vorzüglich, sind das die Johannisbeeren, die ich noch gepflanzt habe?« Maja, die die Baisertorte gebacken hatte, nickte. »Allerdings wohnen mir doch noch ein bisschen zu viele Leute bei Ihnen, aber das lass ich Sie unter sich klären. Ich werde Sie doch jetzt, Frau und Herr

Sattler, mit ihren entzückenden Kinderchen, die all Ihre Fürsorge brauchen, nicht auf die Straße setzen. Sie sollten nur schon wissen, dass ich das Haus meinem Enkel überschreibe. Welche Pläne er damit hat, weiß ich nicht. Dass er mit seiner zukünftigen Frau bei Ihnen miteinzieht, kann ich mir allerdings nicht vorstellen. Aber wer weiß.«

»Dreisonnenquell wäre nicht nur für uns perfekt. Jasmin, Maja, Ecki, aber auch Kamilla und Udo, wenn er wieder draußen ist, hätten genügend Platz, und sogar auch noch andere.« Eva malte sich schon genau aus, wie sie, nach den Vorgaben aus dem Tonkaalmbuch, alles wieder instand setzten. »Ich würde Naturkosmetik aus eigenem Anbau produzieren. Ich weiß, die Renovierung würde Unsummen kosten. Selbst wenn wir alle zusammen helfen und erst mal nur einen Teil wiederbewohnbar machen. Es wird schon einen Grund geben, warum es so lange leer steht.«

Milo nickte. »Selbst wenn wir das Geld hätten, könnten wir uns davon vermutlich ein neues, modernes Haus, ja, einen ganzen Palast bauen. Noch dazu näher an München, am Fliegenpilz. Wie sollen Jasmin und Maja den sonst täglich erreichen? Und wie du zur Uni kommen?« Eva hatte wegen der Kinder zwei Semester ausgesetzt, wollte ihr Studium aber im Herbst fortsetzen. »Der Bus vom Bahnhof fährt nur zweimal am Tag, hab ich gesehen. Man ist aufs Auto oder Fahrrad angewiesen. Den Berg runter geht's, aber jeden Abend wieder rauf, das ist sportlich.«

»Mir gefällt die Abgeschiedenheit. Und hast du nicht gesagt, dass du mehr Sport machen willst?« Eva wollte unbedingt das zweite und dritte Staatsexamen machen, sie würde nicht aufgeben, jetzt, wo sie fast am Ziel war. Und sie bräuchte sie auch als Grundlage für das, was sie danach vorhatte. Solange sie ihre Liebsten um sich hatte, und das hatte sie, und auch Betzis Goggomobil noch funktionierte und sie sie besuchen konnte, würde sie an ihrem Wunsch festhalten. »Jeder, der hier wohnt, könnte seinen Traum verwirklichen, als Künstlerin, als Musikerin. Maja könnte einen eigenen Kindergarten einrichten, wenn sie will. Und Jasmin könnte ein Pferd halten, und wir eine Katze oder zwei. Außerdem hätte ich Hilfe mit den Pflanzen. Das Gemüse könnten wir im Laden verkaufen. Es gäbe Zimmer für ein Fotostudio und für eine Dunkelkammer oder auch für die nächsten Sponti-Treffen. Vor allem würden unsere Kinder in der Natur aufwachsen, weg vom Straßenlärm und Gestank der Stadt.« Sie holte Luft. »Ich will hier leben und nirgendwo anders. Dreisonnenquell hat Geschichte – meine Geschichte.« Sie drehte sich zu Milo um, blieb an einem losen Brett hängen und stolperte.

»Hoppla.« Lachend fing er sie auf. »Mich brauchst du nicht überzeugen, Eva. Ich weiß, wie wichtig dir Dreisonnenquell ist. Und auch Udo würde es Hoffnung geben, dass unsere Gemeinschaft erhalten bleibt.«

Obwohl ihr Freund nicht vorbestraft war und niemand, außer Udo selbst, beim Sturz des Strommasts zu Schaden gekommen war, hatte der Richter keine Milde walten lassen und ihn zu vier Jahren Gefängnis ohne Bewährung verurteilt. Die Staatsanwaltschaft hatte sogar das Doppelte gefordert. Man wollte ein Exempel statuieren. »Jetzt werde ich vielleicht doch noch das Abi nachholen, wie mein Alter es sich immer erträumt hat«, hatte Udo auf seine gewohnt humorvolle Art bei ihrem letzten Besuch in München-Stadelheim gesagt.

»Komm. Ich hab mich erkundigt, wem das Gut heute gehört.« An der Hand führte Milo sie aus dem Saal und eine andere Treppe hinunter. Kurz schaute er aus dem Fenster, anscheinend wusste er auch er nicht mehr so genau, wo im Gebäude sie sich befanden. Am Hang erstreckte sich der Innenhof, und hinter der Mauer, das musste die Tassilolinde sein.

Eva entdeckte den kleinen Garten, den sie vorhin durch die Mauer gesehen hatte. Dort stand ein alter Mann mit einem Löwengesicht. Er winkte ihnen mit seinem Hut. »Oh, ich glaub, wir stecken in Schwierigkeiten. Ist das der Hausmeister?«

Milo zog sie nach draußen. Sie wappnete sich schon, um ihr Eindringen zu rechtfertigen. Am besten erzählte sie alles, warum sie hier waren und überhaupt.

»Eva, darf ich dir den Besitzer von Dreisonnenquell vorstellen?« Milo ging auf den alten Mann zu. »Herr Weiser, der Stiefbruder deiner …«

»Oder lassen wir das gleich weg«, er streckte ihr die Hand entgegen. »Ich bin Dietmar.«

Epilog

Noch ein Stück weiter, oder doch nicht, nein, ich glaub, wir hätten vorher abbiegen müssen.« Eva keuchte, die anderen genauso. Mit dem Unterschied, dass sie, bis auf ihre Umhängetasche, keine Last trug, nicht mal die Brotzeit hatten sie ihr zu tragen erlaubt, dabei war die Kaiserschnittnarbe bis auf eine kleine Wulst unterhalb ihres Bauchnabels verheilt. Trotzdem. Die Kinder wogen schon mehr als elf Kilo und wären zu schwer für sie. Milo hatte Jolanda vorne im Tragetuch, sie quengelte, dafür war Rosalie in Majas Rückengestell eingeschlafen, wenigstens das. Eva holte eine Banane aus Milos Rucksack und gab Jolanda ein Stück. Dabei drückte sie kurz ihr Gesicht an den Hals ihrer Tochter, sog ihren himmlischen Duft ein, den Eva als einzigen von allen noch nicht genau benennen konnte, auch wenn sie ihn immer wieder zu fassen versuchte. Ein Hauch Vanille, etwas Thymian, aber auch Erdbeere und Honig war mit drin. Etwas Erdiges hatten beide, aber auch den Duft einer Sommerwiese. Rosalie roch etwas mehr nach Zitrone, Jolanda mehr nach Lavendel. Würde man aus diesem herrlichen Kinderduft ein Parfüm kreieren, wäre jeder verzaubert, dachte sie. Feinde würden die Waffen fallen lassen und Frieden schließen. Evas Locken kitzelten Jolanda, sie lachte und aß mit großem Appetit. Milo fischte eine schwarze Lakritzschnecke aus seiner Hosentasche, von der er eine ganze Tüte dabeihatte. Güterbahn-Kurti hatte ihm zu seiner großen Freude endlich den ersten naturbelassenen Bärendreck mitgebracht.

»Sieht das nicht wie ein Weg aus?« Maja schwitzte, so dass ihr schönes Gesicht, das von den roten Haaren umkränzt war, noch mehr leuchtete. Vor allem die vielen Sommersprossen auf ihrer Haut. Sie zeigte zwischen die Bäume, die sich dicht und steil vor ihnen erhoben. Dazwischen war kein Pfad, nicht mal ein paar Mäusespuren waren zu erkennen. Eva holte das Tonkaalmbuch aus der Tasche und blätterte zu der Seite mit der Wegbeschreibung. Auch Anna hatte sich bei ihrem ersten Aufstieg verlaufen, nur dass ihnen jetzt wahrscheinlich kein Paul Fiedler entgegenkäme. Waren sie überhaupt schon in der Nähe der Fiedleralm? Wie selbstverständlich hatten ihre Liebsten Eva begleiten wollen, und sie war sehr dankbar dafür. Dennoch wusste sie nicht, was sie von dem, was ihr Dietmar erzählt hatte, halten sollte. Würde sie dort oben wirklich ihrer biologischen Großmutter begegnen? Unzählige Male hatte sie sich ausgemalt, wie es sein würde, wenn sie ihre leibliche Mutter oder ihren Vater träfe, aber an Anna, die sie aus ihrem Tagebuch kannte, hatte sie dabei kaum gedacht. Vielleicht, weil sie längst zu einem Teil von ihr geworden war. Sie waren sich so ähnlich. Hin und wieder hatten sie sogar die gleichen Entscheidungen getroffen, nur mit dem Unterschied, dass Anna fünfundsechzig Jahre älter war als Eva. Sie kehrten um, folgten dem Kiesweg zurück und entdeckten ein Steinmännchen. War das ein Wegweiser? Von dort schlängelte sich eine fußbreite Spur im Zickzack den Berg hoch. Sollten sie es wagen? Eva lief vor, und tatsächlich, kurz darauf erreichten sie die Fiedleralm, die bereits geschlossen hatte. Sie legten eine kurze Trink- und Essenspause ein, wo sie erst Rosalie, die zwei Minuten ältere, und dann Jolanda stillte, bis beide wieder zufrieden waren. Dann stiegen sie weiter den Steilhang hinauf bis zur Pessenbacher Schneid. Jemand hatte neue Stufen in den Berg geschlagen und Bretter und Pfosten befestigt, das erleichterte den Aufstieg. Der Ausblick zur Benediktenwand, zum Jochberg und über die anderen Gipfel und Täler war überwältigend. Milo machte ein paar Aufnahmen, und doch würde nur der, der wirklich hier oben gestanden hatte, wissen, wie herrlich die Aussicht war. Wie es roch, dazu die Stille, die gute Luft. Diese Erhabenheit, über der Welt zu stehen, hoch über den großen und kleinen Sorgen, die einen am Morgen noch geplagt hatten, war berauschend. Sollten sie doch allein unten im Tal weiterwuseln. Eva drängte weiter, über Baumwurzeln und Rinnsale hinweg, die aus der Felswand sprudelten. Den engen Fußpfad voran, von dem Tossa abgestürzt war. Als sie in die Tiefe blickte, meinte sie einen Moment lang, unten zwischen zwei Lärchen ein großes Tier zu sehen, einen Steinbock vielleicht? Oder war es das Skelett einer Kuh?

»Geht's?« Eva wandte sich um, schaute, ob ihr die anderen hinterherkamen. Dicht an dicht folgten sie ihr über die Felsplatten. Sie erreichten das Gatter. Eine letzte Biegung und da lag sie, die Tonkaalm, genauso wie Anna sie beschrieben hatte. Unterhalb des Rabenkopfs, am Südhang von Terrassen umgeben. Eva hielt inne, ihr Herz drohte zu zerspringen.

»Komm.« Maja umfasste sie. »Gleich geschafft.« Nun ging es einen Kiesweg entlang, mal leicht bergauf, mal etwas bergab. Sie waren anscheinend nicht die einzigen Wanderer, die die Hütte aufsuchten. Milo und Maja spazierten mit den Kindern noch ein Stück weiter in Richtung Berggipfel, wo ein paar Ziegen grasten. Es gab sogar Zicklein. Eva wollte erst mal allein sein und ging um die Hütte herum. Aus der Wand wölbte sich der Töpferofen und hinten, zwischen Holunderbüschen, versteckte sich der Schuppen. Unter der zweigeteilten Eingangstür, die als Ausgabetheke diente, waren mehrere Tische mit Bänken aufgestellt. Ein Baum mit gefiederten Blättern überragte das Dach. Eva stellte sich unter die dichten Blätter, strich über die glatte Rinde. Gelbe Früchte hingen in den Ästen. Sie schnupperte, glaubte schon, ihren feinherb süßen Duft wahrzunehmen, den sie im Innern, unter dem Fruchtfleisch verbargen. Betörend wie der ihrer Kinder, zugleich ganz eigen und alles durchdringend.

»Weißt du, was das für ein Baum ist?« Eine alte Frau mit weißen Locken beugte sich über die Thekentür.

»Ein Tonkabohnenbaum.« Es war, als würde sie in einen Spiegel blicken. Sie erkannte Anna sofort und glaubte dennoch zu träumen. »Und er trägt.« Eva schluckte, sah in grünbraune Augen in dem zerfurchten Gesicht, das von fast einem ganzen Jahrhundert schrecklicher Kriege und eigenen schweren Kämpfen erzählte.

»Am besten gedeiht man dort, wo man gepflanzt wird.« Ihre Großmutter öffnete die Tür und breitete die Arme aus. »Du bist meine Eva, stimmt's?«

Es dauerte, bis sie die nächsten Worte fanden. Sie hielten sich, weinten und lachten, zitterten beide. Anna, in ihrem schlichten blauen Dirndl, duftete wie sie, nach nichts und trotzdem nach allem.

»Schön, habt ihr es hier«, unterbrach sie ein Wanderer mit krebsrotem Gesicht, dessen Frau bereits auf einer Bank Platz genommen hatte. »Eine Spezi und eine Russ'n-Maß und zwei Schnitzel bitte. Habt ihr auch Pommes? Oder gibt's nur Salat?« Er wischte sich über die Stirn.

»Frischkäsebrote mit Schnittlauch und Radieserl kannst du haben«, sagte Anna freundlich, aber bestimmt. »Es gibt auch Brombeerkuchen und einen Nusszopf. Cola hab ich keine, auch kein Weißbier, aber Limo und ein Helles.«

»Gibt's zum Kuchen wenigstens einen Cappuccino?« Der Mann wirkte enttäuscht, hatte anscheinend mit mehr Auswahl gerechnet und war sich wohl nicht bewusst, dass alles, was es hier oben zu Essen und zu Trinken gab, heraufgetragen und ohne Strom hergestellt werden musste. Es sei denn, Anna erntete es. Wie den Schnittlauch und die Radieserl.

»Ich hab nur Filterkaffee, dafür mit frischer Goaßmilli.«

»Ziegenmilch? Ist die genießbar?« Er rümpfte die Nase.

»Probier's aus.«

»Na gut. Dann von allem zwei große Portionen bitte.«

Anna legte Feuerholz nach, um das Kaffeewasser zum Kochen zu bringen. Nur als sie sich bückte und eine Weile brauchte, bis sie wieder hochkam, merkte man ihr das hohe Alter an. Sie rieb sich den Rücken über dem Schürzenband, zog einen Eisenring aus der Herdplatte und schob den Topf darauf. Eva setzte sich in die Fensternische und half ihr beim Broteschmieren. Sie hackte den Schnittlauch und bestrich die Brote mit dem Ziegenkäse. »Sind das deine Goaßn?«

Sie nickte. »Im Winter darf ich sie bei den Fiedlers im Tal einstellen.«

»Bei Severin?«

Anna schüttelte den Kopf. »Bei seinem Neffen, der jetzt den Hof weiterbetreibt. Severin ist nie zurückgekehrt und wurde später für tot erklärt.«

So viele Tote, Eva ging das so nahe, als wären es ihre Freunde gewesen.

Im Haus sah es genauso aus, wie sie es sich vorgestellt hatte. Die Töpferscheibe, die vielen Erinnerungsstücke ringsum. Franz Marcs Hirschkuh und der Hirsch an der gekalkten Wand. Sogar das Votivbild aus dem Blauen Reiter hing wieder in der Nische und über dem Spülstein der Stierkopf. Und doch war es noch schöner als in ihrer Vorstellung, weil alles greifbar wirklich war, nicht nur wie Worte in einem Roman. Sie wollte so vieles wissen, und hoffte, dass ihnen genügend Zeit blieb, damit sie auf all ihre Fragen eine Antwort erhielt. Vielleicht nicht heute oder morgen, aber bald. Nachdem es im Ofen bullerte, setzte sich Anna auch, stach mit einer Plätzchenform ein Herz aus den fertigen Broten – was für eine hübsche und originelle Idee. Davon musste sie Jasmin unbedingt als Anregung für den Naturkostladen erzählen. Dort boten sie seit neuestem auch kleine Gerichte an, für die Kunden, die sich gesund ernähren, aber nicht selber kochen wollten. Eva trug die fertigen Brotzeitbretter zur Theke und stellte die kalten Getränke dazu, die sich die Leute abholten. Kaffee und Kuchen würden folgen. »Mit dem blauen Pferdchen haben wir jetzt eine echte Franz-Marc-Zeichnung in der Familie.« Eva fing mit dem nächstbesten an, was ihr gerade einfiel.

»Du hast die Zeichnung von Komet?«

»Sie lag in dem Koffer, den man meinen Adoptiveltern mitgegeben hat. Zusammen mit meiner Kinderkleidung und deinem Notizbuch.« Eva holte das Tonkaalmbuch aus ihrer Tasche und hielt es Anna hin.

»Das tut mir alles so leid, Eva. Ich hatte keine Ahnung, dass es dich gibt. Damals wusste ich lange sowieso nicht mehr, was ich denken und tun sollte. Ich bin schuld, dass meine Tochter gestorben ist.«

»Aber es war doch ein Unfall«, warf Eva ein.

»Trotzdem. Der Kopf sagt was anderes als das Herz. Immer wieder hab ich mir das Hirn zermartert, hab mir vorgeworfen, dass ich …, wenn ich allein gewesen wäre oder wenn ich den alten Gasherd endlich ausgetauscht hätte … oder wenn wir nicht gestritten hätten und ich nicht so stur gewesen wäre …« Sie seufzte, und ihre schmale Brust in der Dirndlbluse sackte ein. »Als ich nach der Gasexplosion wieder halbwegs hergestellt war, hab ich erfahren, dass Helene ums Leben gekommen ist, aber dich hat niemand auch nur mit einer Silbe erwähnt.« Annas gekrümmte Finger drückten ihre Hand. »Wenn ich das doch früher gewusst hätte, dass Helene ein Kind hat, eine Tochter. Dich.« Sie strich über ihren gestickten Einband mit dem Almgarten, und erneut tropften Tränen von ihrem Kinn. »Das Tagebuch hab ich Helene nach Berlin geschickt. Wir hatten uns zerstritten, weil sie unbedingt an der Olympiade teilnehmen wollte. Nach dem Krieg dachte ich mir, wenn sie liest, wie es mir als junge Frau ergangen ist, vertragen wir uns vielleicht wieder. Lenchen war schon immer eine begabte Schwimmerin und ehrgeizig dazu. Im Voralpenland mit den vielen Seen hatte sie viel Gelegenheit, sich bei Wettbewerben unter Beweis zu stellen. Anfangs hab ich mich mit ihr gefreut, dass sie Förderer gefunden hat, aber als sich dann rausgestellt hat, dass die von der Partei waren und meine Tochter nur für ihre

Zwecke benutzen wollten, hab ich mich quergestellt. Die Vergeltung für meinen Widerstand hab ich dann acht Jahre später zu spüren bekommen, als sie mich verhaftet haben.« Sie legte eine Pause ein, und nun umschloss Eva ihre Hände.

»Ich weiß, dass du in Dachau im KZ warst.«

»Ich glaub, du weißt so viel mehr über mich und ich noch fast nichts über dich.« Sie lächelte wieder. »Wird Zeit, dass wir das ändern. Erzähl mir von dir. Dietmar sagte, du willst auf Dreisonnenquell etwas mit Naturkosmetik machen? Nichts lieber als das. Das ganze Gut soll dir gehören, und wenn wir das Franz-Marc-Bildchen verkaufen, kannst du alles nach deiner eigenen Vorstellung instand setzen und eine eigene Firma gründen.«

»Ich glaub nicht, dass wir uns deswegen von der Zeichnung trennen brauchen.« Die Pläne, was mit Dreisonnenquell geschehen sollte, waren genauso neu und überwältigend für Eva wie alles andere. Auch dafür brauchte sie noch Zeit. »Dann habt ihr euch, du und meine Mutter, zwanzig Jahre nicht mehr gesehen?«

»Nur ab und zu geschrieben oder auch mal kurz telefoniert. Wie man das halt so macht, zu Weihnachten oder zum Geburtstag. Ich wusste nicht, mit wem Helene zusammenlebte oder ob sie verheiratet war. Nach dem Krieg blieb sie in West-Berlin, erst 1956 tauchte sie wieder auf. Aus der achtzehnjährigen Meisterschwimmerin war eine fast vierzigjährige Frau geworden. Kannst du dir das vorstellen? Für mich war sie immer noch das kleine Lenchen, das ich hier auf der Alm zur Welt gebracht habe.«

»Habt ihr euch da das erste Mal wieder gesehen? An dem Tag, an dem der Unfall passiert ist?«

Darauf ging Anna nicht ein, sie rutschte wieder aus der

Fensternische und stellte einen Porzellanfilter auf eine hohe Kaffeekanne, die selbst getöpfert wirkte. Kleine Blattmotive waren in ihren Bauch eingekratzt. »Weißt du auch, dass Franz Marc sogar unsere Tossa gemalt hat? Das Gemälde hängt im Guggenheim-Museum. Ich hab's gesehen, als ich mit Dietmar in New York war. Die gelbe Kuh, die über eine Weide galoppiert. Lebensfreude pur oder wie Marc sagen würde, der Inbegriff des Weiblichen. Maria Marc hat das Original bei einer Ausstellung zur Erinnerung an ihren Mann 1936 in Berlin gezeigt. Zur selben Zeit, als Helene dort geschwommen ist. Das war, bevor Hitlers Anhänger Marcs Werke und die vieler anderer Künstler für entartet erklärt haben. Zur Olympiade, vor internationalem Publikum, haben sich die Nazis noch weltoffen gegeben.«

Eva war ebenfalls aufgestanden, faltete das Filterpapier und füllte Kaffeepulver hinein. »Wie viele Löffel nimmst du?«

»Acht gehäufte. Besser neun.« Anna schnitt indessen den Kuchen auf und verteilte ihn auf zwei Teller. »Möchtest du auch ein Stück?«

»Gern.« Eva gab das Kaffeepulver in den Filter, fasste mit Hilfe eines Topflappens den Wasserkessel am Griff und goss das kochende Wasser hinein. »Und Benni, also mein Großvater? Was war mit ihm? Dein Tagebuch bricht ab, als du den Brief von seiner Mutter erhalten hast.«

Dazu sagte Anna nichts.

»Und wie hast du dich mit Ruth arrangiert?«, tastete sich Eva langsam vor. »Sie lebte doch auf Dreisonnenquell.«

»Sie hat mich ein paar Wochen nach Kriegsende, also Anfang 1919, zu sich eingeladen.«

»Eine Einladung? Woher kam der plötzliche Wandel bei

deiner Stiefmutter? Sie hatte dich doch rausgeworfen und wollte nichts mehr von dir wissen.«

»Das Brauereiunternehmen ist schon vor dem Großen Krieg gescheitert, wie wir ihn damals noch nannten, ohne zu ahnen, dass gleich dahinter ein zweiter, noch viel verheerenderer, lauerte. Ruths Bruder fiel an der Front, und ihre Schwester und der Rest der Weisersippschaft zog zurück nach München. Damals war meine Stiefmutter schon schwer krank, was ich nicht geahnt habe. Ich dachte, es ginge um Dietmar, der immer noch vermisst wurde, und dass sie einsam wäre und Gesellschaft suchte. Also bin ich mit Helene zu ihr gezogen und hab sie zwei Jahre lang gepflegt.«

»Was hatte sie?«

»Die Franzosenkrankheit, wie man es damals genannt hat.«

»Syphilis?« Eva kannte die Krankheit aus dem Studium, vor der Erfindung von Penicillin war sie noch unheilbar und mit langjährigem Leiden verbunden gewesen.

Anna nickte. »Eine schreckliche Krankheit. Nicht nur außen, auch im Körper bilden sich überall Knoten, und irgendwann werden sämtliche Nerven zerstört. Erst wusste ich nicht, was Ruth fehlte, so vertraut waren wir nicht. Anfangs kam sie mir nur etwas kurzatmig vor, und ihre Haut war an vielen Stellen entzündet, als hätte sie überall wundgekratzte Mückenstiche. Ich schlug ihr verschiedene Mittel aus der Natur zur Linderung vor, doch nichts zeigte Wirkung. Da hat sie mir gestanden, dass sie sich wahrscheinlich bei ihrer Arbeit im Bordell angesteckt hat. Trotz allem haben wir, wie soll ich sagen, so was wie Frieden geschlossen. Sie hat gesagt, dass sie meinen Vater sehr geliebt und auch für mich nur das Beste gewollt hätte. Kurz vor ihrem Tod wurde sie sogar noch richtig tolerant, wie ihr jungen Leute es heutzutage nennt.« Wieder schenkte sie Eva ein Lächeln. »Ich bin nämlich nicht allein auf Dreisonnenquell eingezogen, sondern habe auch Kriegsflüchtlingen, die wie ich eine Bleibe suchten, ein Heim geboten. Wir waren eine der ersten Kommunen auf dem Land, haben sogar eine Naturschule nach unseren Vorstellungen gegründet, so wie wir meinten, dass man Kinder unterrichten sollte.«

Nicht nur davon wollte Eva unbedingt mehr wissen. Doch vorerst reichte sie den Wanderern die Kuchen- und Kaffeebestellung und kassierte, was Anna flugs im Kopf zusammenrechnete und ihr als Summe nannte.

»Also Unterricht in der Natur?« Beide setzten sie sich wieder in die Fensternische.

»Auch, aber uns ging mehr darum, dass man alle Fähigkeiten vereint, dass das Gelernte einen Sinn hat und man es praktisch umsetzt. So haben wir zum Beispiel zusammen mit den Kindern ein Hühnerhaus gebaut. Es mit ihnen gemeinsam entworfen, berechnet und dann aufgestellt und angemalt. Die jüngeren haben von den älteren Kindern gelernt, und jeder durfte Vorschläge einbringen. Auf diese Weise war ich sogar eine Zeitlang wieder Lehrerin, was ich früher gerne geworden wäre.«

»Steht das Hühnerhaus noch?« Eva schenkte ihnen beiden Kaffee ein. Sie konnte jetzt aber doch nichts essen, obwohl sie hungrig war und der Kuchen köstlich roch. Sie war viel zu aufgewühlt.

»Unten an der Klostermauer bei der Schaukel müsste es noch sein. Es hat sogar Räder, damit man es versetzen kann. Als Hitler an die Macht gekommen ist, haben sie uns Andersdenkende auseinandergetrieben. Und wie sie es mit vielen Adligen gemacht haben, deren Gunst sie nicht erhielten, versuchten sie mich zu enteignen. Eines Tages habe ich eine Vorladung von der Gestapo bekommen.« Sie brach ab.

»Und Dietmar, wann hast du ihn wiedergetroffen?« Eva hangelte sich zu etwas Erfreulicherem vor. Viel hatte ihnen der alte Mann bei der ersten Begegnung nicht erzählt. Er, der etwas jünger als ihre Großmutter war, aber deutlich gebrechlicher wirkte, war sehr gerührt gewesen und hatte sie ständig dasselbe gefragt, so als wollte er sich versichern, dass sie wirklich existierte.

Anna blätterte in ihrem Tagebuch. »Nach dem Unfall hat er mich im Krankenhaus besucht. Ich hab gedacht, auch er wäre tot, genauso wie …« Wieder brach sie ab, umschloss das Lesezeichen mit dem Stein in der Faust und sprang zu einer anderen Erinnerung. »Als ich aus dem KZ entlassen wurde, bin ich in einen Wohnwagen auf dem Gutsgelände gezogen, von aller Welt enttäuscht und verlassen, wollte ich lieber für mich sein. Bei gutem Wetter habe ich im Freien an meinen Töpfersachen gearbeitet und sie gelegentlich auf dem Markt angeboten, wie ich es früher gemacht habe, um mein Auskommen zu sichern. Und wenn's regnete oder schneite, hab ich mich mit meinen Zeichensachen und Büchern ins Bett verkrochen. Zum Kochen hab ich einen alten Gasofen benutzt. Der war gebraucht, der Flammenregler hat nicht mehr richtig funktioniert. Und als Helene mich besucht hat, war ich außer mir vor Glück und hab mich anscheinend in dem Moment nicht noch mal versichert, dass der Regler richtig abgedreht war. Nur so kann ich es mir erklären. Sie hat mir so viel erzählen wollen, auch dass sie eine Überraschung für mich hätte, die draußen warten würde.

Jetzt fällt's mir ein, das musst du gewesen sein. Warum hab ich nie daran gedacht? Ich hab Wasser für einen Tee aufgesetzt und ein Streichholz angezündet. Und dann ist alles explodiert. Auch wenn Dietmar mir versichert hat, dass es ein Unfall war und ich nichts dafür könnte, ist es schwer auszuhalten. Ich lebe, und mein Lenchen ist tot.« Sie verstummte, und Eva traute sich nicht zu fragen, wo ihre Mutter beerdigt war, ob es überhaupt ein Grab für sie gab.

»Sobald ich wieder körperlich hergestellt war, wollte ich bloß weg aus Deutschland, und wir fingen zu reisen an. Aber wie es so ist, wenn man unterwegs ist. Mich haben die Gärten in anderen Ländern, ob in Irland oder Portugal oder den USA, fasziniert. Eine Zeitlang waren wir auch in Guatemala. Wenn ich es länger an einem Ort aushielt, versuchte ich mich einzubringen, sobald ich mit den Händen in der Erde wühlen durfte, ging es mir besser. Aber erst als ich wieder anfing zu töpfern, wurde ich allmählich gesund. Aber der Schmerz um Helene umgab und umgibt mich, egal wo ich war und bin. Er ist ein Teil von mir, mit dem ich leben muss.« Sie schwieg kurz, und Eva fiel Jasmin ein, die auch mit einem Trauma leben musste. »Irgendwann wollte ich wieder zurück auf die Tonkaalm, hier fühle ich mich am meisten zu Hause. Zumindest in der Weidezeit bin ich seit einigen Jahren wieder hier. Jetzt mit der Fahrstraße von der Jachenau aus, ist es auch für Dietmar leichter. Er kann mir die Lebensmittel bringen, die ich zur Bewirtung zusätzlich brauche, und mich natürlich auch besuchen.«

»Und mein Großvater?«, fragte Eva noch einmal vorsichtig.

Über die Tränen hinweg lächelte Anna wieder und rieb über den Wellenring, den sie wieder am verstümmelten Finger trug. »Es war einfach, ihn zu lieben. Dass Benni heute so alt wäre wie ich, kann ich mir nur schwer vorstellen. Für mich ist er immer der junge Mann geblieben, der er war, als ich ihn zum letzten Mal kurz nach der Geburt deiner Mutter gesehen habe. Er ist an der Spanischen Grippe gestorben, die sich damals in der Schweiz ausgebreitet hat. Schon einen Monat vor Kriegsende.« Plötzlich stand Anna auf und ging nach draußen.

Eva schob sich aus der Bank, eilte ihr hinterher, sah Maja und Milo auf der Wiese und winkte ihnen. Sie hielten Jolanda und Rosalie an den Händen, die schon die ersten Schritte versuchten. »Ich hab auch eine Überraschung für dich«, sagte sie zu Anna, die in ihrem Almgarten stand. Dietmar hatte versprochen, Anna noch nicht zu verraten, dass sie bereits Urgroßmutter war.

Gerade als sie es ihr sagen wollte, nahm Anna ihre Hand und legte ihr einen Klumpen Erde hinein. »Pass gut darauf auf, unsere ganze Welt steckt darin.«

Rezepte

Annas Ziegenfrischkäse

2 Liter Ziegenmilch
Saft von einer Zitrone
1 EL Naturjoghurt
Kräuter und Gewürze nach Geschmack
etwas Agavensirup oder Honig

Die Milch zum Kochen bringen, darauf achten, dass sie nicht anbrennt, von der Herdplatte nehmen und den Zitronensaft und den Joghurt hineinrühren. Noch mal aufkochen und dabei rühren, bis die Milch flockt, das heißt, die Molke trennt sich von den Käsekrümeln. Alles durch ein feines Sieb oder ein Geschirrtuch schütten. Die Molke kann man zum Beispiel mit einer Prise Salz und einem Teelöffel Agavensirup trinken. Den Käse abtropfen lassen und fest auspressen. Sobald er kalt ist, kann man ihn mit frischen Kräutern, Salz und Pfeffer abschmecken. Auch essbare Blüten eignen sich zum Unterheben. Dann mit den Händen zu kleinen Laibchen formen oder in flache Gläser füllen und kühlstellen.

Evas Lippenbalsam

5 g Bienenwachs
5 g Kokosöl
5 g Sheabutter
1–2 Tropfen ätherisches Öl
des Lieblingsaromas

Alle Zutaten vermischen und in einem Metalldöschen aufbewahren.

Annas Zahnputzpulver

4 Stück Rosskastanien
1 EL Natron
7 g getrockneter Salbei

Alle Zutaten in einer Mühle pulverisieren und in einem verschließbaren Glas aufbewahren. Zum Zähneputzen etwas von dem Pulver auf die Zahnbürste streuen.

Evas kleines Duftaroma-Lexikon von A–Z

- APFEL: erfrischend
- BERGAMOTTE (ital. Zitrusfrucht): stimmungsaufhellend
- CASSIS (schwarze Johannisbeere): ausgleichend
- DILL: schlafférdernd
- EUKALYPTUS: durchblutungsférdernd
- FICHTENNADEL: beruhigend
- GERANIE: stärkend
- HYAZINTHE: inspirierend
- IRIS: befreiend
- JASMIN: löst muskuläre und seelische Blockaden
- KAMILLE: heilend
- LAVENDEL: entspannend
- MAEDESÜSS: honig-mandelartiger Duft, wirkt gegen Sodbrennen
- MELISSE: krampflösend
- NELKE: schmerzlindernd
- ORANGE: stressabbauend
- PFIRSICH: blutdrucksenkend und verdauungsfördernd
- QUITTE: erfrischend
- ROSE: angstlösend
- SALBEI: gegen Entzündungen im Rachenraum
- SANDELHOLZ: hautreinigend
- TONKABOHNE: glücklich machender vanilleähnlicher Duft und köstlicher Geschmack für Süßspeisen
- THYMIAN: schweißhemmend
- VANILLE: entzündungshemmend
- VEILCHEN: herzstärkend
- WACHOLDER: luftreinigend
- YLANG-YLANG: aphrodisierend
- ZAUBERNUSS: juckreizlindernd
- ZIMT: nervenstärkend

Nachwort und Danksagung

Die Geschichte von Anna und Eva zeigt, wie aus Selbstvertrauen Mut entsteht und umgekehrt. Die Biobewegung und der Naturschutz gehen zurück auf solche Enthusiasten, die in Zeiten von Krisen etwas wagten, wobei der Begriff »Bio« erst in jüngster Zeit verwendet wird. Bis in die 1990er Jahre nannte man die Leute, die Wert auf naturbelassene, ungespritzte Lebensmittel legten, noch »Ökos«, »Müslis« oder »alternativ«. Schon in den 1970er Jahren wollten sie der Umweltzerstörung, dem drohenden Klimawandel und dem weltweiten Unrecht zwischen Arm und Reich etwas entgegensetzen. Aus dem Wunsch heraus, sich und die Familie möglichst gesund zu ernähren, fingen sie an, Produktionsketten zu hinterfragen, erfanden Fairtrade, lehnten Massentierhaltung ab und versuchten sich, meist in Kommunen auf dem Land, selbst zu versorgen. Einige mieteten sich in ehemalige Tante-Emma-Läden ein, die wegen der Konkurrenz der Supermärkte hatten schließen müssen, und gründeten Naturkostläden. Vorreiter war die biodynamische Landwirtschaft der Anthroposophen, die 1927 den Demeterverband gründeten. Diese Wirtschaftsweise wiederum entstand Mitte des 19. Jahrhunderts aus der Lebensreformbewegung. Raus aus engen, stickigen Städten in die reine Luft und die

Weite der Landschaft. Zurück zur Natur, der Begriff wurde bereits Anfang des zwanzigsten Jahrhunderts verwendet. Man trug Reformkleidung, die nicht mehr einengte, oder verzichtete ganz auf Stoff, schwor auf Freikörperkultur und Ausdruckstanz. Fleisch und Genussmittel wie Tabak, Kaffee, Alkohol und Zucker waren verpönt und wurden durch Rohkost und Vollkornprodukte ersetzt. Die ersten Reformhäuser entstanden um 1900. Die Pianistin und Autorin Ida Hofmann (1864–1926) lebte mit Henri Oedenkoven (1875–1925) in einer Reformehe, kämpfte in ihren in Reformschrift verfassten Aufrufen für die Gleichstellung der Frau, die, ihrer Auffassung nach, nur kinderlos auch tatsächlich gleichberechtigt wäre. Das Paar kaufte 1900 einen Hügel bei Ascona am Lago Maggiore, benannte ihn in Monte Verità um, baute zusammen mit den Brüdern Karl (1875–1920) und Gusto Gräser (1879–1958) Lichtlufthütten und gründete eine Naturheilanstalt. Wie so oft, wenn es um Haben und Sein geht, zerstritten sie sich. Die Gräserbrüder wollten ausschließlich von Luft und Liebe leben, Ida Hofmann und Henri Oedenkoven aber ein Sanatorium betreiben. Der »Berg der Wahrheit« wurde Zuflucht und Sehnsuchtsort für viele namhafte Künstler, Philosophen, Pazifisten und Andersdenkende. Hermann Hesse, Erich Mühsam, Oskar Maria Graf, Else Lasker-Schüler, Gabriele Münter, Wassily Kandinsky, Marianne Werefkin und die Puppenmacherin Käthe Kruse, die im Roccolo, einem ehemaligen Vogelfängerturm, in der Nähe des Monte Verità lebte, wo später Fanny Gräfin von Reventlow mit ihrem Sohn einzog. Manch einer von ihnen spottete aber auch hinterher über die »Naturapostel« und »Salatfresser«.

Aber auch anderswo drängten die Menschen aufs Land. Stadtmenschen wollten ihre kohlegeplagten Lungen reinigen. Erholungsgebiete entstanden, und die Erschließung der Berge begann. Wer krank war oder etwas Vorbeugendes für seine Gesundheit tun wollte, kurte in einem Bad. Urplötzlich tauchten in den entlegensten Nestern heilende Quellen auf, so dass ihren Ortsnamen fortan das begehrte »Bad« vorangestellt werden durfte. Wer es sich leisten konnte, reiste von Sanatorium zu Sanatorium, trat Wasser in einem Kneippbad, hielt sich einen Schatten, genoss das Leben und die freie Liebe, fernab von gesellschaftlichen Verpflichtungen.

Einige der im Ersten Weltkrieg leerstehenden Schweizer Sanatorien kamen verwundeten deutschen Soldaten zugute. Durch ein Abkommen zwischen Deutschland und Frankreich wurden die Kriegsgefangenen mit Hilfe des Roten Kreuzes je nach Krankheit oder Art der Verletzung in den großen Hotels interniert. Lungenkranke nach Davos und Arosa, Verwundete in die Zentralschweiz und Rheumakranke nach Bad Ragaz. Während des Genesungsaufenthalts erhielten sie Fortbildungen, machten Handwerkerausbildungen, Schulabschlüsse und Berufsausbildungen oder studierten an Schweizer Universitäten. Danach wurden sie in Kategorien von »arbeitsunfähig« bis »vollständig arbeitsfähig« eingeteilt und wieder ins deutsche Kaiserreich entlassen. Offiziell blieb die Schweiz neutral, innerhalb des Landes führte die Verbundenheit der deutschsprachigen Kantone mit dem Kaiserreich zu bürgerkriegsähnlichen Konflikten. Erst gegen Ende des Krieges flauten die Spannungen ab. Eine Epidemie hatte sich über die Landesgrenzen und alle Fronten hinweg ausgebreitet und forderte weitere Todesopfer: die Spanische Grippe.

In Kochel, einem Dorf im bayerischen Voralpenland, das heute besonders wegen seines Franz-Marc-Museums bekannt ist, entdeckte man 1860 die heilende Marienquelle. Laut Gästebuch besuchten russische und deutsche Adelige, aber auch der bayerische Märchenkönig Ludwig II. das Bad, bis 1920 die Natronquelle wieder versiegte. Dafür ging 1924 endlich, nach langjähriger Planung und Bauzeit, eines der größten Wasserkraftwerke in Betrieb. Bis heute verbindet das Walchenseekraftwerk den höher gelegenen Walchensee mit dem tiefer gelegenen Kochelsee. Erbauer war Oskar von Miller (1855–1934), der Gründer des Deutschen Museums in München. Damals hatte der bayerische Landtag noch Bedenken, ob man genügend Abnehmer für solch große Mengen Strom finden würde, und stimmte mehrfach dagegen. Heute, über hundert Jahre später, liefert es über 300 Gigawattstunden Ökostrom jährlich.

Oberhalb des Kochelsees, im Blauen Land, wie Franz Marc (1880–1916) die Gegend um das Murnauer Moos getauft hat, liegt die Staffelalm, die im Roman auch Tonkaalm genannt wird. Dort gibt es neben der grandiosen Aussicht Marcs Fresko von Hirschen und der Hirschkuh und auch den Stierkopf zu bestaunen. Schon als Bub stieg der Künstler auf die Alm und kehrte später immer wieder mit seinem Hund Russi dorthin zurück.

Dreisonnenquell heißt in Wirklichkeit Wessobrunn, wie das gleichnamige Dorf. Hier findet man die drei Quellen, die der

Legende nach Herzog Tassilo einst zur Klostergründung bewegten. Davor steht der Graue Herzog, der alte Römerturm mit seiner Sonnenuhr. Bei einer Führung kann man die prunkvollen, stuckverzierten Säle besichtigen und auch die tausendjährige Tassilolinde, Annas Lieblingsbaum im Roman, bestaunen. Das ehemalige Kloster der Missionsbenediktinerinnen gehört heute einer Naturkosmetikfirma, die Produkte nach Demeter-Richtlinien herstellt. Der Volkskundler Johann Nepomuk Sepp (1816–1909) ließ 1875 das althochdeutsche Wessobrunner Schöpfungsgebet in einen Findling meißeln, der auf dem Weg zum ehemaligen Kloster in einer Lindengruppe steht. Die Romanfigur Anna erwähnt es auch in ihrem Tagebuch, bei der Begegnung mit Franz Marc. Eine übersetzte Zeile erinnert an den Gelassenheitsspruch der Anonymen Alkoholiker, dabei wurde das Gedicht schon um 790 n. Chr. verfasst: *Gott, Allmächtiger, der Du Himmel und Erde erschaffen hast und den Menschen so viel Gutes gegeben hast, gib mir in Deiner Gnade rechten Glauben und guten Willen, Weisheit und Klugheit und Kraft, den Teufeln zu widerstehen und das Böse zurückzuweisen und Deinen Willen zu tun.*

Die Nationalsozialisten sahen in der biodynamischen Landwirtschaft eine Chance, »den deutschen Volkskörper« zu stärken und das sogenannte Großdeutsche Reich von Überseeimporten unabhängig zu machen. In Himmlers Kräutergarten, eine Plantage im KZ-Dachau, zwangen sie die Häftlinge, den Moorboden zu entwässern, Blumen und Kräuter anzubauen, um beispielsweise aus Gladiolen Vitamin C zu gewinnen oder aus Gewürzen wie Basilikum, Thymian, Bohnenkraut, Paprika und Dost deutschen Pfeffer herzustellen. Einige KZ-Häftlinge arbeiteten im Labor und als botanische Maler, gestalteten Pflanzenbildwerke, Plakate und Glückwunschkarten für die SS. Im Blumenladen am KZ konnten die Bewohner der Stadt Dachau die Erzeugnisse kaufen. Dank mutiger Menschen wie Resi Huber (1920–2000) erhielten Häftlinge mittels dieser Schleuse, Briefe, Medikamente und Lebensmittel.

Die Rolle des Adels im Dritten Reich ist umstritten. Viele arrangierten sich mit den Nationalsozialisten, einige leisteten Widerstand. In meiner Heimat Starnberg wurde der letzte bayerische Kronprinz Rupprecht von Bayern als Gegner der neuen Machthaber vertrieben, seine Familie in Sippenhaft genommen und im KZ-Dachau und Flossenbürg inhaftiert. Das Schloss Leutstetten beschlagnahmte die SS für eine Reiterschule. Davon habe ich schon in »Die Wunderfrauen« erzählt, in diesem Roman hier hat Anna eines der seltenen Leutstettener Pferde aus der königlichen Zucht.

Fanny Gräfin von Reventlow (1871–1918), die »Schwabinger Skandalgräfin«, die Sie insbesondere aus Band 1 der »Glückstöchter« kennen, probierte sich, wie viele Künstler damals und heute, in mehreren Berufen und Tätigkeiten aus. Sie war Malerin, Übersetzerin, Schauspielerin, aber auch Prostituierte, Sekretärin, Aushilfsköchin und Versicherungsagentin, bevor sie als Schriftstellerin ein relativ gesichertes Einkommen erhielt. Zeitlebens verheimlichte sie, wer der Vater ihres Sohns Rolf war. Im Ersten Weltkrieg versuchte sie ihn mit einem spektakulären Versteckspiel, das durch die ausländische Presse ging, vor der Einberufung als Soldat zu bewahren. Doch das Kriegsende erlebte sie selbst nicht mehr, nach einem Fahrradunfall starb sie im Juli 1918.

Seit Ende des neunzehnten Jahrhunderts kämpften die Frauen auch in Deutschland um ihre Bürgerrechte. Noch bestimmte der Ehemann über alles, was die Familie und damit auch seine Ehefrau betraf. Auf der internationalen Frauenkonferenz in Kopenhagen, 1910, forderten die Frauen einen Acht-Stunden-Tag, gleichen Lohn für gleiche Arbeit, Urlaub für Schwangere und ein Arbeitsschutzgesetz. 1913 waren nur vier Prozent aller Studierenden weiblich, die Akademie der Bildenden Künste in München ließ erst 1920 Frauen zu. Mit dem Ende des Ersten Weltkriegs und dem Beginn der Weimarer Verfassung erhielten Frauen endlich das Wahlrecht, was nach 1933, mit Hitlers Machtergreifung, wieder eingeschränkt wurde. Aus dem Weltfrauentag (8. März) wurde der Muttertag, Frauen durften keine wissenschaftlichen oder technischen Berufe mehr ergreifen, und es gab einen Numerus clausus für Studentinnen. Allein die Mutterschaft und damit eine große Kinderschar zählten. Dennoch werden auch Mütter mit Beginn des Zweiten Weltkriegs zur Arbeit in Munitionsfabriken verpflichtet. Laut Grundgesetz sind Männer und Frauen seit 1949 gleichberechtigt. Doch es dauerte noch bis 1979, dass einer Schwangeren am Arbeitsplatz nicht mehr gekündigt werden durfte, oder dass es bezahlten Mutterschaftsurlaub gab. »Mein Bauch gehört mir« forderte die Frauenbewegung in den 1970er Jahren. Die Diskussion über Geburtenregelung und Schwangerschaftsunterbrechung begann schon im Kaiserreich, aber erst 1976 wurde der Paragraph 218 reformiert. Seitdem ist eine Abtreibung in den ersten drei Monaten nicht mehr rechtswidrig. Schutz vor Gewalt, auch in der Ehe, gab es noch lange nicht. Bei Vergewaltigungen, die als sexuelle Nötigung verhandelt wurden, verfolgte man nur wenige Täter strafrechtlich und sprach ein Drittel der Angeklagten frei. Den Betroffenen riet man, sich möglichst nicht zu wehren, um mit dem Leben davonzukommen. Aber ohne sichtbare Verletzungen gab es keine Beweise. Die ersten Frauennotruf-Zentralen entstanden aus Eigeninitiative. Die Regelung »Nein heißt Nein« trat erst 2016 mit dem geänderten Paragraphen 177 im Strafgesetzbuch in Kraft und ist nun auch endlich menschenrechtskonform.

Meine Romane sind immer eng mit meiner Heimat verbunden. Ungetauft in einem katholischen Dorf wuchs ich in einem Künstlerhaushalt auf. Als Jugendliche wurde ich Vegetarierin, nähte und strickte meine Kleidung selbst und verkaufte Silberschmuck wie Jasmin im Roman. »Du gehst noch auf die Barrikaden«, sagte meine Mutter, als ich rebellierte. »Yeah, wo sind die? Da will ich hin«, war meine Reaktion. Leider habe ich sie bis heute nicht gefunden. Endlich achtzehn wurde ich Mitglied bei Greenpeace und im Bund Naturschutz, demonstrierte gegen Atomkraft, gründete mit Freunden einen Eine-Welt-Laden und verliebte mich in einen Gleichgesinnten: Thomas Schuster. Seit über dreißig Jahren sind wir nun verheiratet und denken uns alle Romane zusammen aus. Mein Herzallerliebster weiß immer weiter, wenn ich an meiner Arbeit zweifle oder in Ideen feststecke. Im wirklichen Leben und im Roman ist er der Schreiner Notnagel, den Sie vielleicht schon aus »Die Wunderfrauen« oder den eigens ihm gewidmeten Starnberger-See-Krimis »Hendlmord« und »Jungfernfahrt« kennen. Thomas ist nicht nur

Schreiner, sondern auch Biolandwirt. Mit einer kleinen Schaf- und Ziegenherde und seiner nachhaltigen Bewirtschaftung sorgt er für die artenreiche Blumen- und Kräutervielfalt auf unseren gepachteten Wiesen und die Erhaltung der Kulturlandschaft, hoch über dem Starnberger See.

Danke sage ich all unseren Freunden aus der Bioszene, die mich so selbstverständlich bei der Romanrecherche unterstützt und von sich und ihren Anfängen erzählt haben:

Brigitte und Uli Pötzl vom Biomarkt Tutzing, die mich auch durch ihr Netzwerk weitervermittelt haben.

Jonas Weiss, der mich zum Güterbahn-Kurti im Roman inspiriert hat.

Jennifer Vermeulen und Joseph Wilhelm von der Rapunzel GmbH, die 1974 aus ihrer Selbstversorger-Gemeinschaft und einem kleinen Naturkostladen in Augsburg, die Fair-Trade-Märkte gründeten und vorantrieben. Liebe Jennifer, danke sehr für die berührenden, persönlichen Einblicke in deine Geschichte!

Eva Kiene, die mich durch das heutige Rapunzelmuseum in Legau geführt hat, mir viele spannenden Zusammenhänge erklärt und mir im Tropenhaus einen echten Tonkabaum gezeigt hat. Übrigens steht im Museum die Badewanne, in der, wie in Band 1, »Glückstöchter – Einfach leben«, die Müslis gemischt wurden.

Andrea Wild, die nicht nur einen schwarzen Käfer mit bunten Blumen besessen und in einer Apotheke gearbeitet hat. Sie hat mir auch viel von ihrem Münchner WG-Leben und ihren Indien-Reisen erzählt und mich damit für die Figur der Maja inspiriert.

Ebenso danke ich:
Der Sennerin Bettina Schwaller von der Staffelalm.

Der Friseurmeistern Claudia Rauch, die ihren Salon in Feldafing in der dritten Generation betreibt.

Dem Glückstöchter-Team der S. Fischer Verlage: Fürs Lektorat Carla Grosch, für die Redaktion Silke Reutler, fürs Marketing Verena Wälscher und Milena Kahlcke für die Pressearbeit.

Gaby Gerster für die Fotos von mir und unserem Zuhause in den Umschlagklappen.

Meiner Literaturagentin Sabine Langohr von Keil und Keil für alles, was rund um meine Buchideen stattfindet.

Unserer Tochter Theresa danke ich erneut fürs Abtippen meiner handschriftlichen Manuskriptkorrekturen, fürs Vorablesen und Besprechen. Damit gehört das fetteste Dankeschön wie immer meiner Familie, die mich stets aufs Beste unterstützt und inspiriert. Meinem Mann Thomas, unseren Kindern Theresa, Veronika und Jonas, unseren Schwiegersöhnen Sebastian und David und unseren obergoldigen Enkel* innen Winona, Ida, Lia und James. Ihr seid mein Glück!

Wenn Sie Fragen oder Anregungen haben, wenn Sie mir sagen möchten, wie Ihnen die »Glückstöchter« gefallen haben oder falls Sie wissen, wo die Barrikaden sind, schreiben Sie mir an: mail@stephanieschuster.de

Zum Schluss erinnere ich an Luise Dahlmann aus »Die Wunderfrauen«, die mit ihrem kleinen Starnberger Gemischtwarenladen die Vorreiterin der Naturkostläden war. Ihr Lebensmotto lautet: Egal wie sehr dich das Leben beutelt, das kleine Glück verlässt dich nie.

In diesem Sinn, genießen Sie jeden Augenblick!
Ihre Stephanie Schuster

Inhaltshinweis:

Im historischen Kontext der »Glückstöchter«-Reihe verwenden die Figuren auch zum Teil diskriminierende Sprache und Konzepte, die in den Jahren, über die sich die Handlung der Romane erstreckt, von der Mehrheitsgesellschaft größtenteils unreflektiert genutzt wurden. Darüber hinaus wird ein sexueller Übergriff sowie ein Aufenthalt im Konzentrationslager thematisiert und eine Fehlgeburt beschrieben.